바른자세와 효과적인 움직임을 위한

근막시스템

THE MYOFASCIAL SYSTEM

바른자세와 효과적인 움직임을 위한

근막시스템

홍 정 기 옮김

THE MYOFASCIAL SYSTEM

in Form and Movement

Lauri Nemetz

Foreword by David Lesondak

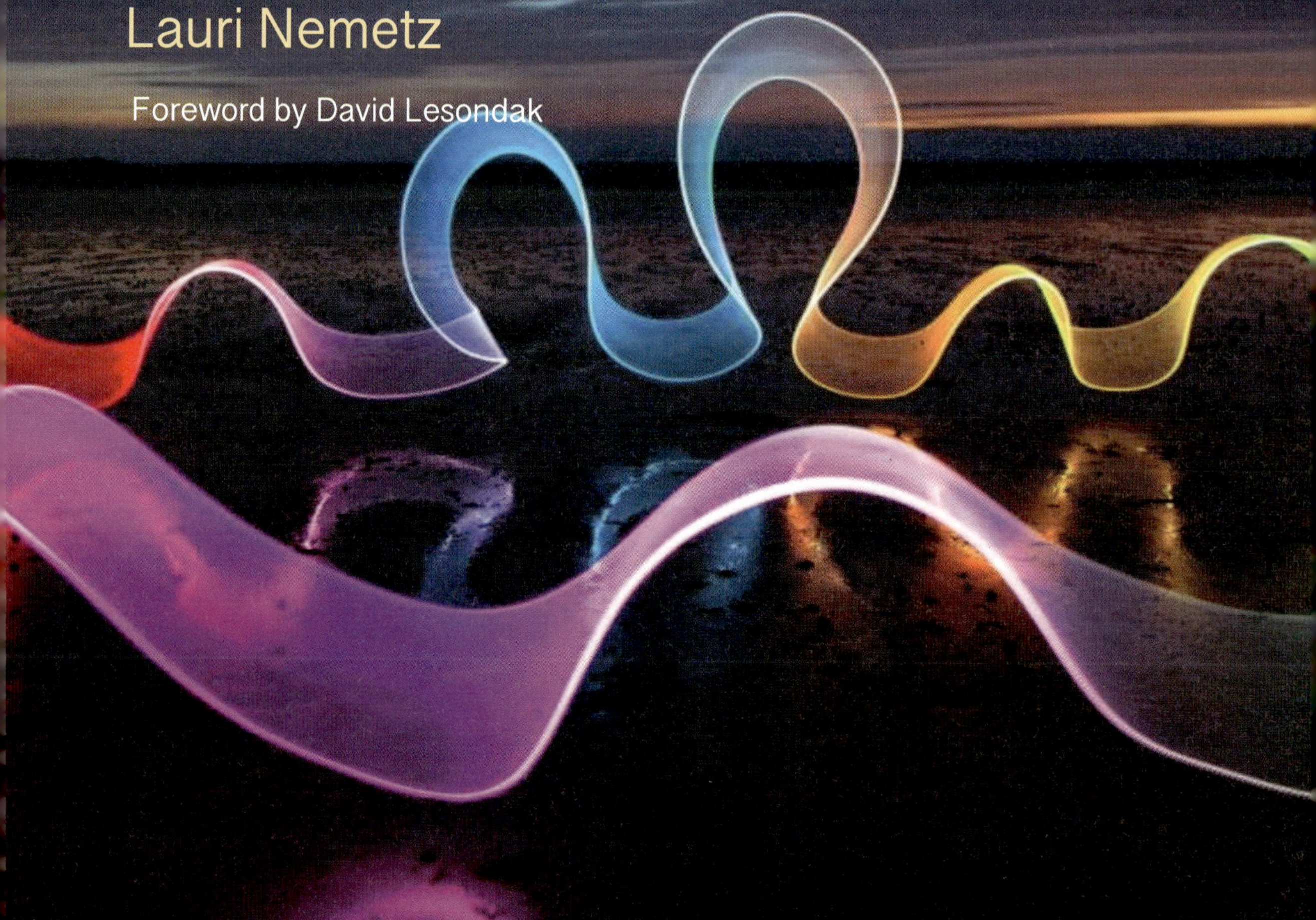

영 문 출 판 사

■ 옮긴이

홍정기

- 차의과대학 스포츠의학대학 원장
- 강남차병원 스포츠의학 고문
- 대한육상연맹 스포츠과학 이사
- 한국선수트레이닝학회 회장
- 대한선수퍼포먼스코치협회 회장
- SSL 자문 교수
- EXSCI R R&E (Research & Education) Director
- 「운동 말고 움직임 리셋」 책 저자

THE MYOFASCIAL SYSTEM – in Form and Movement

by **Lauri Nemetz**

First published in English in 2023 by Handspring Publishing, an imprint of Jessica Kingsley Publishers
An imprint of Hodder & Stoughton Ltd
An Hachette UK Company

주의(notice)
발행자와 저자는 본 책에 포함된 자료의 사용으로 인해 발생되는 손실이나 부상 또는 사람이나 재산의 손해에 대해 책임을 지지 않습니다. 환자에 대한 이해와 전문적인 지식과 그에 따른 전문치료와 최적의 방법을 선택하는 것은 치료하는 치료사의 책임입니다.

바른자세와 효과적인 움직임을 위한

근막시스템

2023년 1월 20일 초판인쇄
2023년 1월 30일 초판발행

지은이 : Lauri Nemetz
옮긴이 : 홍 정 기
발행인 : 박 병 조
발행처 : 도서출판 영문출판사
등 록 : 1987년 12월 21일 제2-419호
주 소 : 서울시 강남구 삼성동 69-1
전 화 : (02) 514-5590, 776-5590
팩 스 : (02) 756-8943
홈페이지 : www.ymsbook.net
E-mail : yeongmunsa@empas.com
정 가 : 30,000 원
ISBN 978-89-7224-546-9 93510

※ 파본은 교환해 드립니다.

목차
(Contents)

David Lesondak의 서문
(Foreword by David Lesondak)

"음악에 대한 글쓰기는 건축에 대한 춤과 같다."라는 유명한 인용문이 있다(적어도 3명의 다른 사람들의 탓). 이것은 움직임과 형태에 관한 대부분의 책에 대한 나의 감정을 어느 정도 정확하게 요약하기 때문에 여기서 관련이 있다.

아마도 나의 편견은 매체로부터 나온 것이다. 높이 × 너비 × 깊이로 정의된 것처럼, 형태는 3차원에서 발생한다. 그리고 움직임은 적어도 4차원에서 일어난다고 주장할 수 있다. 공간을 가로지르는 형태의 움직임이기도 하지만, 시간이 지남에 따라 일어나기도 한다.
자, 여러분의 마음속에서 일어나는 일임에도 불구하고, 한 페이지에 적힌 단어를 읽는 것은 틀림없이 2차원적인 경험이다. 그러나 책을 읽는 데는 시간이 걸린다.

내가 아는 Lauri는 댄스 치료사, 사진작가, 요가 강사, 등산가, 작가, 부교수, 카약 선수, 자연 애호가, 해부학자 등 많은 일을 하고 있다. 그녀에게 이것들은 전혀 별개의 활동이 아닐 수 있다. 그들 각각은 관계 속에 존재하며, 다른 사람들로부터 정보를 얻고 향상시킨다. 또한 그녀는 통찰력, 혁신 및 통합이 종종 공동의 환경에서 가장 잘 발생한다는 것을 인식하면서 협력을 좋아한다.

그녀의 삶에서와 마찬가지로, 이와 같은 모든 자질은 그녀의 책에 풍부하다. 그녀의 순수한 움직임에 대한 사랑을 포함한다. 겉보기에는 좀 더 전통적인 교과서처럼 구성되어 있지만, 본 책인 Myofascial System in Form and Movement도 독자인 여러분께, 다양한 통로 및 샛길을 제공하여 문자 그대로 책을 통해 "움직이는" 방법을 선택할 수 있다.

우선 Lauri의 책 자체가 백과사전의 지식 기반을 드러낸다. 그런 다음, 앉아서 반성하고, 일어서서 특정 방식이나 순서로 움직이거나 신장하거나, 수십 명의 전문가로부터 관점을 얻거나, 내면 세계와 외부 세계를 다르게 바라볼 수 있는 일련의 주제별, 색상별 상자가 존재한다. 나는 누군가가 하루를 쉬면서 모든 움직임 실험실을 뒤지고 싶어하는 것을 쉽게 상상할 수 있었다. 아니면 그 장을 읽고 나서 다시 상자로 돌아가는 것이다.
이 책을 공부하는 방법은 무수히 많다.

Lauri는 다차원적으로 움직임을 불러일으키는 책을 만드는 데 엄청난 생각과 배려, 빅 텐트 감성을 쏟아 부었으니 시간을 내서 이 책을 읽으면서 함께 모험을 찾아 떠나길 바란다. 내가 장담하건대, 이것이 시간을 잘 보내는 방법일 것이다.

David Lesondak
University of Pittsburgh Medical Center
Pittsburgh PA, USA
July 2022

감사의 글
(Acknowledgments)

페이지에 적힌 마지막 단어보다는 책 뒤에는 더 많은 것들이 항상 존재한다. 여러분 앞에 작품의 실체를 만들어낸 수많은 실타래와 이야기들이 있다. 모든 것이 잘된다면, 이 말들은 성장을 향한 더 많은 생각과 변화를 불러일으킬 것이다. 본 책은 훌륭할 정도로 불완전하지만, 어찌된 일인지 자신만의 형태가 되었다.

삶이 만든 모든 역경을 사랑으로 이겨낸 가족들에게 감사드린다. 몇가지 커다란 고난이 있었다. 지난 몇 년 동안의 어려움에는 크고 작은 손실, 개인적인 손실 및 전문가로서의 손실이 포함되어 있다. 응급 수술도 있었고, 치유해야 할 상처도 있었고, 육체적으로나 은유적인 고난이 있었다. 우리는 우리가 할 수 있는 최선을 다해 그들을 모두 이겨냈다.

나의 친구와 동료들은 이 책에 나오는 나의 "게스트" 한 분 한 분이 이 책의 일부가 되는 것에 열정적으로 "예"라고 말했고, 책이 옮겨가는 동안에도 "예"라고 다시 말한 것이 너무나 감격스러웠다. 여러분 모두에게 감사드린다. 이 책에 등장하는 사진작가, 모델, 그리고 도움을 주신 분들에게 큰 감사를 드리고 싶다. 많은 이름 없는 분들도 나에게 귀중한 사람들이다. 진심으로 감사드린다.

내가 책을 쓰도록 첫 번째 제안부터 시작해서, 하버드 메디컬의 컨퍼런스, 그리고 팬데믹 동안 온라인으로 나를 지켜보는 것까지, 나와 함께 해온 Sarena에게 감사드린다. 그녀는 나에게 글을 쓰는 과정에서 예상치 못한 일들이 일어날 수 있다고 말해 주었다. 나에게 무슨 일이 일어날지 짐작할 수 없었다.

FNPP(Fascia Net Plastination Project)를 통해 나의 모험을 함께 공유했고, 이 책 프로젝트에 대한 많은 대화를 통해 나를 도와준 Tracey Mellor에게 감사드린다. 당신은 나에게 많은 지지를 보내주었다. Jihan에게 감사드린다. 그는 훌륭한 해부학자이며 법의학자였다. 우리는 독일에서 그 당시 최고의 웃음을 가졌고 자전거 타기는 항상 웃음을 가져다 줄 것이다. 나는 FNPP의 나머지 팀원에게 감사드린다. 특히, Gary와 Rachelle, 그리고 놀라운 친구와 동료 모두에게 깊은 감사드린다.

Vladimir에게 감사드린다. 그는 Guben에서 해부학 시간을 통해 논문(아직도 오고 있다!)까지, 이 모험을 함께 나와 공유했다. 항상 관대한 정신을 보여준 Robert Schleip에게도 감사드린다. 그리고 Gil에게 감사드린다. 그는 조기 해부학 연구를 함께 했고, 친구이자 동료로서 항상 존경해 왔다.

James Earls에게 감사드린다. 그는 몇 년 전 옥스퍼드에서 저와 함께 발표하는 것에 동의해 주어서 감사드린다. 정말 즐거웠다. 최근에 당신은 내가 슬픔을 이겨내도록 도와주었고, 더 큰 샌드박스를 볼 수 있도록 도와주었다.

Chris와 Ann Frederick은 내가 그들의 세계에 참여할 수 있도록 초대해 주었고, 미친 듯이 더운(114°) 아리조나에서 일주일 동안 그들의 집에 머물수 있도록 도움을 주었다. Leslie와 Lydia에게 감사드린다. 그들은 내가 성장할 수 있는 공간을 제공해 주었고, 수십 년간 서로를 알고 지낸 후 함께 가르칠 수 있는 방법을 찾아준 것에 대해 감사드린다.

감사의 글 *계속* (Acknowledgments)

유머와 경이로움을 동시에 공유해 David Lesondak에게 감사드린다. 우리의 우정은 팬데믹 동안 더욱 발전했음에 감사드린다. 사진 대화의 공유부터 여러 도시에서의 모험까지, 동료이자 친구로서 함께 해 준 것에 감사드린다.

고인이 된 Barry Lopez에서부터 Bill T. Jones까지 질문과 창의성을 불러일으켜 준 그들에게 깊은 감사를 드리고 싶다. James Williams에서 감사드린다. 그는 Rush Medical의 실험실을 나에게 열어 주었고, 내가 연구할 수 있도록 공간을 제공해 준 것에 감사드린다.

시간과 환경이 이별을 만들어냈지만, 나는 여전히 열정적인 선원인 Robert(Van de Peer) 와 Tom에게 깊은 실마리를 잡고 있다. 나는 내가 그들의 두 주요 작품, 로버트의 마스터 판화에 관한 책에 있는 나의 예술 작품, 그리고 톰의 잘 알려진 제3판에 있는 나의 근막 심장과 신장(유령 기관)에 작은 출연을 했다는 것을 깨달았다. 그들은 초창기에 가이드 역할을 했고, 나는 이들 둘로부터 은유적인 차트를 읽는 법을 배웠고, 그리고 나서 내 자신의 바다를 항해하는 법을 배웠다. 나는 Todd에게 예술적 기술과 탐험의 공간을 준 것에 대해 감사드린다.

신체가 모양을 변화시킨다는 것이 놀라웠다. 나는 운좋게도 해부학해서 심장의 근막과 이것들을 둘러싸고 있는 심막을 보았다. 나는 실연 증후군에 대해 처음 들은 것이 실험실이었다. 때로는 타코츠보 심근증이라고도 알려진 심근증에 대해서 말이다. 이 질환은 극심한 스트레스로 인한 형태적 변화 반응이다. Takotsubo는 이 증후군에서 심장의 비대한 좌심실이 닮은 일본의 낚시 덫이다. 의사의 보살핌 아래서, 좋은 소식은 심장이 종종 치유되고 다시 형태를 바꿀 수 있다는 것이다. 그래서 마지막 감사는 마음이 상한 사람들과 그들 자신과 다른 사람들을 위해 그들의 모습을 바꾸기 위해 열심히 일하는 사람들에게 보내는 감사이다. 우리는 많은 도전의 시대에 있지만, 우리가 흔히 알고 있는 것보다 더 좋은 일을 할 수 있다. 시스템의 어떤 부분을 바꾸는 것은 모든 것에 영향을 미친다. 이 웹의 중요한 부분으로 모든 이동자와 스레드 커넥터와 여러분인 독자들에게 감사드린다.

저자에 대해서
(About the author)

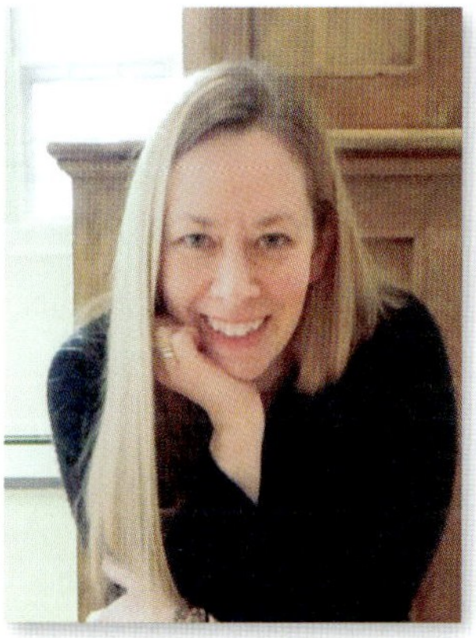

Laurice(Lauri) D. Nemetz, MA, BC-DMT, LCAT, ERYT500, C-IAYT

Lauri는 자신을 다른 탐험가를 위한 가이드로 여기고, 새로운 방법으로 사물을 보고 배우는 것에 대한 건강한 호기심을 유지하고 있다. 그녀는 2020년 뛰어난 공로로 대통령상을 수상하였고, Rush University Medical Center(Chicago, IL)의 물리의학부 객원 부교수(2021 - 2022)였고, Leslie Kaminoff(Yoga Anatomy)과 함께 Fascial Net Plastination Project (FNPP)와 KNM Dissections을 포함한 여러 프로젝트에 참여한 해부학자였다. 2010년부터 2020년까지 Thomas Myers의 인증을 받은 Anatomy Trains®의 시니어 교수와 해부학 조수로 재직했다. 그녀는 뉴욕 면허의 창조예술치료사(LCAT), 미국 해부학협회(American Association for Anatomy), 댄스/움직임 치료사 협회(Academy of Dance/Movement Therapists) 등의 회원이고, 500시간 수준의 공인 요가 교사, Stott 필라테스 강사, 공인 요가 치료사(CIYT)이다. Lauri는 헌신적인 트레일 워커와 달리기 선수일 뿐만 아니라, 해부학과 움직임의 테마를 가지고 국제적으로 활동하고 또 가끔 카약 가이드로서도 활동하고 있다.
그녀는 성장과 배움을 위한 공간을 만드는 것을 좋아한다.

자세한 내용은 www.wellnessbridge.com을 방문해 주길 바란다.

끊임없이 공간을 하나의 물질과 하나의 영혼을 가진 하나의 살아 있는 존재로 간주해 보자; 모든 것이 하나의 지각, 즉, 살아 있는 존재에 대한 인식을 어떻게 참조하는지를 관찰해 보자; 그리고 모든 것이 하나의 움직임과 어떻게 작용하는지를 관찰해 보자; 모든 것이 어떻게 존재하는 모든 것의 원인이 되는가; 실의 연속적인 스피닝과 그물의 결을 관찰해 보자.

Marcus Aurelius, Meditations, Book IV

기여자
(Contributors)

Jihan Adem

Jihan은 Bowen Therapy로 불리는 기법을 전문으로 하는 근막도수치료사이다. 그녀는 2000년대 초반부터 영국과 유럽 전역에서 Bowen을 가르치고 있으며, 신입생에게 코스를 소개하고 전문대학원 교육을 제공하고 있다.

비록 그녀의 열정은 수면과 관련된 호흡 장애를 다루는 데 있지만, 그녀는 영국 남서부에서의 개인 치료실에서 Bowen의 다재다능을 활용하여 다양한 증상을 가진 다양한 사람들을 치료하고 있다. 현재 영국에 있는 몇 안되는 여성 근막 해부자 중 한 명인 Jihan은 해부 실험실을 이끌 때 조직 밀도의 체성 지식을 가져온다. Bowen College UK의 원칙으로서, 이런 기초 지식은 매혹적인 교육 자세를 가져온다.

Madeline Black

Madeline의 삶 추구는 사람의 몸이 어떻게 움직이는지를 발견하는 것이다. 30년 넘게 움직임 분야에서 활동하면서, 그녀는 춤, 필라테스, 요가, Gyrotonic®, 피트니스 훈련, 생체역학, 사체 해부 실험실, 오스티오패스와 도수치료 등에 관심이 있었다. Madeline은 Centered: Organizing the body through movement theory, kinesiology, and Pilates techniques의 저자이며, 2021년 가을에 Handspring Publishing에서 2판이 출간되었다. Madeline은 평가 스킬, 움직임 시리즈 및 도수 기법을 사용하는 움직임 강사에게 교육시키는 Madeline Black Method™를 개발했다. Madeline Black는 www.madelineblack.com의 모든 움직임 강사를 위해 자신의 프로그램인 Madeline Black Method™를 온라인으로 제공하고 있다. Madeline은 Pilates Anytime과 Fusion Pilates EDU Online을 위한 많은 워크샵과 움직임 강좌를 촬영했다. 그녀는 미국 캘리포니아 소노마에서 개인 클리닉을 운영중이다.

Nile Bratcher

Nile Bratcher는 건강과 퍼포먼스 전문가, 댄서, 그리고 외과 기술자이다. Nile은 자기 인식, 가변성, 그리고 연민을 통해 그의 클라이언트를 지속적으로 관리해 오고 있다. 그에 대해 자세히 알고 싶으면 www.nilebratcher.com.을 방문해 주길 바란다.

Dr. Vladimir Chereminskiy

Chereminskiy 박사는 Eastern Virginia Medical School의 병리해부학과의 조교수로 재직중이다. 또한 Chereminskiy 박사는 독일 Guben의 von Hagens Plastination에 있는 Anatomy and Plastination 원장이다. 그는 FNPP에서 중추적인 역할을 해왔다.

Rachelle Clauson

Rachelle Clauson은 지난 18년 동안 California의 San Diego에 있는 개인 클리닉을 운영하는 마사지 치료사로 일했다. 2018년 1월부터 그녀는 FNPP에서 자원봉사 해부학자와 사진 작가로 일하고 있다. 그녀는 Fascia in a NEW LIGHT의 공동 제작자였다: 베를린에 있는 Gary Carter와 함께 제 5회 국제 근막 연구 대회에서 공동 전시를 했고, 그는 프로젝트를 계속 공유하는 것을 돕기 위해 웨비나를 조직하고, 기사를 작성하고, 비디오 및 미디어 콘텐츠 제작하는 것을 도왔다. Rachelle은 전 세계의 움직임 전문가, 터치 치료사 및 신체 지향 수행자들에게 근막의 조직과 기능을 더 잘 전달하기 위해 근막의 시각적 표현을 만드는데 열정을 가졌다.

Holly Clemens

Holly Clemens는 Cuyahoga Community College의 스포츠와 운동 연구, 건강 및 체육 교수로 운동생리학, 운동학, 운동처방 및 운동 프로그램 설계 등을 강의하고 있다. 또한 그녀는 대학 운동팀을 위한 신경-근막 중심의 움직임 훈련과 근력강화 및 컨디셔닝 프로그램을 제공한다. Holly는 2016년도 그녀의 대학에서 우수 강의 평가상인 Ralph M. Besse를 수상했다. 그녀는 30년 이상 건강과 피트니스 분야에 참여했고, 건강과 피트니스 관련 논문을 썼고, 또 지역사회, 주 및 국가 수준의 다양한 피트니스, 건강, 웰니스 및 움직임 중심 프로그램과 워크샵에 참였다. 가르치는 것 외에도, Holly는 Anatomy Trains® Certified Teacher, ACSM-Exercise Physiologist, NSCA-Certified Strength and Conditioning Specialist, Fascial Stretch Therapist-Level III, Yoga-Tune Up Certified Teacher, ERYT500 등에서 강사로 활동해 왔고, 2016년부터 2020년까지 Thomas Myers Anatomy Trains®의 해부학 실습 보조로서 근무했다.

Mary M. Copple

Mary M. Copple은 Laban Movement Analyst이며 베를린의 Laban-Bartenieff Movement Studies에서 EURO-LAB 인증 프로그램을 가르치는 데 도움을 주고 있다. 1970년대 다팅턴 예술대학에서 교육 무용학위를 취득했으며 2016년부터 건축학과 디자인학과 학생들과 함께 라반의 '다이나믹 스페이스' 개념을 탐구하는 운동 워크숍을 진행하고 있다. 그녀는 1970 년대에 Dartington College of Arts에서 교육 댄스 학위를 받았으며, 2016년부터 건축 및 디자인 학생들과 함께 Laban의 '동적 공간' 개념을 탐구하는 움직임 워크샵을 진행했다. 또한 Mary는 2002년 베를린 프레이 대학교에서 프랑스어 언어학과 정보과학 석사학위를 취득했으며, 제스처 연구와 언어 철학 분야에서 번역가로 일하고 있다.

Michol Dalcourt

Michol Dalcourt는 사람의 건강과 퍼포먼스 분야에서 국제적으로 인정받는 리더이다. 그는 Institute of Motion(www.instituteofmotion.com)의 설립자이자 CEO이며, VIPR과 VIPR PRO(www.vipr.com)의 발명가이고, PTA Global(www.ptaglobal.com)의 공동 설립자이다. Michol은 국제적인 강사이자 교육자로서, 인간의 디자인과 기능에 관한 수많은 논문을 발표했다. Michol은 건강과 퍼포먼스 분야에서 광범위한 일을 해왔고, 다른 것들 중에서 Equinox, Microsoft, 그리고 Nike를 포함한 많은 피트니스 업계의 큰 회사들에 컨설트를 해 왔다. Michol은 모든 수준의 운동선수들뿐만 아니라 일반 건강을 위한 프로그램에도 기여했다.

Dennis Dunphy

피트니스 전문가로서 Dennis의 첫 번째 노력은 1999년에 24시간 피트니스로 시작했고, 곧이어 자신의 훈련 사업을 시작했다. 그의 클라이언트들은 40대 이상이었고, 통증과 신체적 문제를 가지고 있었고, 그의 큰 보상은 다른 사람들의 신체적, 정신적 향상을 돕는 것이었다. 그는 인체에 대한 지식과 신체의 모든 시스템이 어떻게 동시에 작동하는지에 대한 지식을 늘렸고, 그로 인해 그는 다른 사람들이 더 나은 움직임과 건강을 성취할 수 있도록 돕기 위해 2015년에 Stick Mobility를 공동으로 설립했다. www.stick Mobility.comJames.

James Earls

James Earls는 기능적, 비교적, 진화적 해부학에 대한 배경을 가진 도수치료사이다. 그의 열정은 해부학을 이해하고 맥락에 맞게 만드는 것이다. James는 Born to Walk and Understanding the Human Foot을 포함한 여러 교재를 집필했다. 그는 영국 런던에 살면서 치료사로 활동해 왔고, www.BorntoMove.com를 가르치고 있다.

기여자 계속
(Contributors)

Fascia Net Plastination Project(FNPP)

FNPP(Fascial Net Plastination Project)는 근막 연구, 플라스티나리움(Plastinarium), 바디 월드 등을 공동으로 다루고 있다. FNPP의 성과는 전신 플라스티네이트로 근막을 강조하고, 위험을 감수하려는 의지 때문에 나왔다. Robert Scheip, Vladamir Chereminsky, Rurik von Hagens와 Angelina Walley의 밑에서, 자문 위원회와 자원봉사 팀의 주목할 만한 사람들이 오스트리아, 호주, 브라질, 영국, 핀란드, 독일, 이스라엘, 싱가포르, 스위스 및 미국 등지에서 나왔다. 그들의 전문성, 자원 및 시간 등을 공유하려는 의지 때문에, 그들은 비전을 현실로 구현했다. www.fasciaresearchsociety.org/plastination.

Mike Fitch

Mike Fitch는 피트니스 업계에서 21년의 경험을 가진 혁신적인 피트니스 교육자이자 움직임코치이다. 그는 Global Bodyweight Training의 설립자로서, 인기 있는 Animal Flow 수행을 포함한 여러 바디웨이트 프로그램을 개발했다. 그는 20개 이상의 국가에서 수천 명의 피트니스 전문가를 가르쳤고, 수많은 피트니스 잡지의 표지에 실렸으며, 인쇄물과 디지털 미디어에 자주 등장했다. 2019년 그는 Animal Flow On Demand platform을 출시하여 직접 소비자 시장으로 프로그램을 확장시켰다. 그는 Colorado의 Boulder에서 스노우보드, 하이킹, 애니멀 플로우 수행 등을 하고 살고 있다.

Chris Frederick

Chris Frederick은 애리조나에 있는 Stretch to Win Institute를 공동 설립하여 Fascial Stretch Therapy™(FST™) 인증 과정을 가르치고 있다. 1989년 물리치료사가 되기 전, Chris는 전문 댄스 경력을 가졌지만, 부상으로 댄서를 포기했다. 그후 그는 뉴욕 시립 발레단과 다른 무용단에서 일하는 무용의학 전문가가 되었다.

Chris는 현재 FST와 도수치료와 움직임 치료를 통합한 분야의 전문가로 활동하고 있다. 그는 도수치료, 근막 치료, 운동 평가와 치료에 대한 다양한 상호 관련 주제를 다루는 수많은 논문과 책을 집필했다. Chris는 도교 생활 방식을 실천하고 그룹 클래스로 Taiji(타이지)와 기공을 가르치고 있으며, 현재 임상, 교육 및 집필 작업을 하고 있다.

Johannes Freiberg Neto

Johannes Freiberg Neto는 1983년부터 University of São Paulo (USP)에서 체육교육학과 교수로 재직하고 있다. 그는 1998년 월드컵(파리)에서 3위를 차지했고, 범미 대회에서 챔피언을 차지한 브라질 가라데 팀의 선수이자 코치였다. 2017년부터 Fascia Plastination Project의 멤버이며, Universidade Sang Judas Tadeu (USJT)에서 노화 과학 석사 과정을 수료했다.

Carrie Gaynor

Carrie Gaynor, RN은 사람들이 잘 움직이고 잘 지내도록 돕기 위해 바디워크와 움직임을 이용했다. Modern Nature Bodyworks라는 그녀의 사업을 통해, 그녀는 Anatomy Trains Structural Integration, Fascial Stretch Therapy™과 Gray Institute Functional Movement의 세션을 제공했고, 다양한 연령대와 능력을 가진 클라이언트들을 치료했다.

또한 Carrie는 Functional Movement와 Tri Yoga Flow를 통합한 Yoga for Health of It을 가르치고 있다. Carrie는 Anatomy Trains courses의 시니어 강사이고, 인기있는 프리젠터이다. 그녀는 International Association of Structural Integrators를 통해 Structural Integration에 대한 논문을 발표했다. 그녀의 웹사이트는 www.

modernnaturebodyworks.com 이다.

Julie Hammond

Julie Hammond는 Anatomy Trains Australia의 감독이자 수석 강사이다. 그녀는 20년 넘게 바디워크 분야에 종사해 왔고 여전히 Western Australia에서 바쁘게 치료에 임하고 있다. 골반저와 턱의 해부학과 기능 장애에 대한 열정을 가진 자칭 해부학 괴짜였다. Julie는 임상 관찰을 통해 횡격막 사이의 연관성에 관심을 갖게 되었고, 보다 글로벌한 접근 방식에 집중하는 것이 어떻게 그녀의 클라이언트에게 더 의미있는 결과를 제공하는 것인지에 관심을 갖고 있다. Julie는 David Lesondak의 새 책인 Fascia, Function and Medical Applications에서 한 단원을 집필했다. Julie는 현재 연구를 통해 사람과 의과학을 연구하고 있다. julie@anatomytrainsaustralia.com.

Gil Hedley

Gil Hedley는 1995년부터 해부 실험실, 공개 강의 및 온라인 강의를 통해 해부학에 대한 그의 필수적인 접근 방식을 가르치고 있다. 그는 Integral Anatomy 시리즈의 제작자이자 여러 책의 저자이다. 현재 Gil Hedley는 Colorado 주의 Colorado Springs 소재에 있는 해부학 연구소의 소장을 맡고 있으며, 심층 해부학 연구를 수행하고 있다.

Michael Jacobs

Michael Jacobs는 New York의 Manorville에 본사를 둔 골프 강사이자 생체역학 연구원이다. Michael은 엘리트 프로 메이저 챔피언에서 일상적인 아마추어에 이르기까지 모든 수준의 선수들을 지도하는 일 외에도, 선수들의 신체와 그들이 사용하는 도구들의 힘과 토크를 측정하고 평가하는 Dr. Steven Nesbit와 함께 Jacobs 3D sports movement analysis system을 구상하고 설계했다. Michael은 Golf Digest's 50 Best Teachers와 Golf Magazine's Top 100 Instructors의 멤버이고, 여러 PGA 오브 아메리카 섹션 교수 및 코칭 영예를 받았고, Long Island에 있는 Rock Hill Golf and Country Club에 기반을 두고 있다.

Travis Johnson

Travis는 2007년부터 일본 도쿄에서 프로 코치로 일하고 있다. 그는 아내와 함께 도쿄 중심부에 있는 각 계각층의 사람들을 위해 공연 시설을 소유하고 운영하고 있다. Travis는 12개 이상의 업계 인증을 획득했으며 DVRT 마스터 강사, Original Strength 강사 및 Gray Institute 과정 강사로 전문가들을 가르치고 있다. 그는 2010년 Gray Institute Function Transformation 프로그램을 졸업하고, 응용 지식 기반은 재활부터 부상 예방, 성과에 이르기까지 다양한 분야를 망라하고 있다. Travis는 프로 럭비와 축구 팀을 위한 근력과 컨디셔닝 프로그램을 개발했으며 일본 전역에서 광범위하게 가르쳤다.

Leslie Kaminoff

Leslie Kaminoff는 T. K. V. Desikachar의 전통에 영감을 받은 요가 강사이다. 그는 40년 이상 동안 요가, 호흡 해부학, 신체 작업 분야에서 워크샵을 이끌었고 전문 교육을 개발했다. Leslie는 Amy Matthews와 함께 베스트셀러 요가 해부학의 공동 저자이다. Leslie는 요가 강사와 다른 운동 전문가들을 위한 교육 수준을 향상시키는 데 전념하였고, 뉴욕 시에 기반을 둔 비영리 교육 단체인 The Breathing Project의 설립자이다. 그는 또한 Lauri Nemetz, Lydia Mann과 함께 KNM Labs(www.knmlabs.com)를 설립하여 독특한 해부학 교육을 제공하고 있다.

기여자 계속 (Contributors)

Sue Lembeck Edens

Sue Lembeck-Edens는 30년 전에 나이든 사람들을 위한 댄스/움직임 치료를 시작했다. Sue는 나이든 사람들을 위한 봉사하려는 열정으로 치료적 운동과 대체건강 교육의 포괄적인 프로그래밍을 만들었다. 현재 펜실베니아 주립대학에 있는 라이프 케어 은퇴 커뮤니티인 주니퍼 빌리지에서 체력 프로그램을 지도하고 있으며, 요가, 타이지, 기공, 근력 훈련, 필라테스, 무용 등의 수업이 모든 능력 수준에서 주민들의 필요에 맞게 조정되어 있다. Sue는 레지던트와 조수들을 위한 REfresh Mind, Body, Spirit-Juniper's wellbeing program의 공동 창안자이며, 명상과 표현운동에 대한 그녀의 배경을 개인과 공동체 정신을 향상시켰다. 그녀는 개인 신체 작업 연습을 유지하고, 댄스/움직임 치료사로 봉사하며, 마사지 치료와 전체론적 건강 실천의 학생들에게 해부학, 전문적 발달, 윤리에 대한 지속적인 교육을 가르치고 있다.

David Lesondak

David Lesondak은 피츠버그 대학 의료 센터(UPMC)의 가족 및 커뮤니티 의학부의 응용보건 분야의 멤버이다. 그는 현재 9개 언어로 출판된 국제적인 베스트셀러인 Fascia, What It Is and Why It Matters의 저자이다. David는 또한 Fascia, Function, and Medical Applications의 편집자이고, podcast BodyTalk의 진행자이기도 하다. 그는 UPMC의 통합의학 센터에서 종종 특정한 움직임과 결합된 일련의 근막 및 근막 기술을 사용하여 만성 통증, 부상, 수술 전/후 문제를 가진 사람들을 돕는 개인 치료를 하고 있다.

Tracey Mellor

Tracey Mellor는 주로 필라테스, 근막 피트니스와 요가를 가르치는 강사이다. 영국 남부에서 거의 20년 동안 스튜디오를 운영한 그녀는 근막을 치료하고, 근막 피트니스 운동을 교육하고, 또 만성적인 신체 및 신경 질환을 가진 클라이언트를 치료하고 있다. 자기 인식과 신체 자신감을 키우는 것이 그녀 교육 방식의 기본이다.

그녀는 Fasial Research Society의 창립 멤버이자 Fascial Net Plastination 프로젝트의 일부이다. Tracey는 특히 그것이 클라이언트의 웰빙에 도움이 될 수 있거나 더 많은 청중에게 근막해부학에 대한 이해를 가져다 줄 수 있다면, 항상 개방적이고 새로운 개념에 귀를 기울일 준비가 되어 있고, 인체에 대해 끊임없이 연구하고 있다. Tracey는 어린이와 청소년을 위한 필라테스의 책(Handspring Publishing, 2014)을 편집했다.

Gail O'Reilly

Gail O'Reilly는 여러 스타일의 요가를 가르치고, 또한 요가의 과학, 생리학, 심리학을 통합하고 적용하는 달리기를 지도하고 있다. 2004년부터 그녀는 Hatha, Kundalini, Nidra, and Restorative를 포함한 광범위한 요가 훈련을 받았고, 수천 시간의 강좌를 운영했다. 스포츠에 대한 그녀의 열정은 요가의 원칙과 정신적, 육체적, 그리고 에너지적인 측면을 포함하는 코칭에 초점을 맞춘 달리기 프로그램을 만들도록 영감을 주었다. 그녀의 훈련 방법론은 여가를 위한 달리기하는 사람과 달리기 선수들에게 도움을 주었다. Gail은 이전에 2009년에 Cycling with a Yoga Mind 프로그램과 훈련 DVD를 만들었다. www.Zenergy.Live.

Fiona Palmer

Fiona는 지난 25년 동안 움직임 치료사였고 20년 이상 바디워커로 활동했다. Fiona의 배경은 임상 필라테스, 골반저 기능장애, 요통이다. 그녀는 향상된 호흡이 요통과 골반저 문제를 가진 사람들에게 도움이 된다는 것을 발견했고, 횡격막 사이의 연관성에 관심을 갖게 되었다. 지역 문제에 대한 글로벌 접근 방식을 채택함으로써 클라이언트의 결과를 크게 개선시켰다. Fiona는 Suffolk에서 클리닉과 온라인 필라테스와 저압 호흡 및 자세 운동 사업을 운영하고 있다. 그녀는 해부학과 신체에 대한 열정을 공유할 수 있게 해주는 Anatomy Trains 강사 중의 한 명이다.

Dr. Rebecca Pratt

Dr. Rebecca Pratt는 현재 미국 미시간주 로체스터에 있는 오클랜드 대학교 윌리엄 보몬트 의과대학의 해부학 교수이다. 그녀는 미국 인디애나주 퍼듀 대학에서 암세포생물학 박사학위를 받았다. 현재 근막 연구 협회 이사회에 재직하고 있다. 그녀는 교수, 학술 활동, 그리고 이 분야에 대한 봉사의 우수성으로 미국 해부학 협회에 의해 인정받았다. Pratt 박사는 국립 오스티오패스 의학 검사 위원회에 기고하고 있으며, 두 번이나 올해의 아이템 작가상을 수상했다. 그녀의 현재 모험은 M1, M2, M4 의학 학년에 걸쳐 임상 해부학과 의학 조직학을 가르치고 있다. 또한 그녀는 근골격계 시스템 과정 책임자를 맡고 있다. Dr. Pratt는 기회가 있을 때마다 근막에 대한 흥분을 공유하고 있다.

Rebekah Rotstein

Rebekah Rotstein은 의학적으로 지지받는 Buff Bones® 시스템을 만든 사람으로서 전 세계에 수백 명의 훈련된 강사들이 있다. 그녀는 통합 운동, 필라테스, 그리고 뼈 건강에 대한 주제로 전 세계의 회의, 병원, 스튜디오에서 발표했다. 그녀는 8개의 사체 해부에 참여했고 근막 연구, 체세포 연구, 내장 조작의 프로그램과 과정을 마쳤다. Rebekah는 필라테스 애니타임의 첫 방문 강사 중 한 명이며, 오랫동안 미국 뼈 건강의 대사로 일했고, US Department of Health & Human Services의 파트너로 일했다.

Dr. Robert Schleip

Dr. Robert Schleip는 독일 Ulm University의 Fascia Research Group을 이끌고 있다. 그는 수십 년 동안 Rolfing Structural Integration과 the Feldenkrais Method을 연습하고 가르친 후, 놀랍게도 살아 있는 근막 그물의 세포 역학을 탐구하면서 호기심 중심의 실험실 과학자로 변신했다. 그는 "적극성 근수축성"에 대한 연구를 통해 Vladimir Janda Award for Musculoskeletal Medicine 상을 수상했다. Robert는 첫 근막연구 대회((Harvard Medical School Conference Center, Boston, MA, 2007)와 그 의회 계통의 후속 사건들을 후원하는 연구자로 활약하였다. 그는 Fascia Research Society의 부회장과 Research Director of the European Rolfing Association의 연구이사로 활동했다. 그에 대한 자세한 내용을 알고 싶으면, www.somatics.de와 www.fasciaresearch.de을 방문하길 바란다.

Dr. Emily Spilchal

소아과 의사이자 운동 전문가인 Dr. Emily Splichal는 근거중심 피트니스 아카데미의 설립자이다. Dr. Splichal는 피트니스 업계에서 10년 이상 근무했고, 발 자세와 발 근력과 관련된 자세 정렬과 인간의 움직임을 연구하는 데 열정을 바쳤다.

Jason Spitalnak

Jason Spitalnik는 2007년부터 Tom Myer's Structural Integration을 공부했고, 2010년부터 Anatomy Trains Structural Integration을 가르치기 시작했다. 그는 또한 건강과 생명 과학의 준학사 학위 과정을 공부하는 학생

기여자 계속
(Contributors)

들을 가르쳤다. Jason은 structural integration, osteopathic cranial techniques, visceral manipulation 및 neuromobilization 등과 같은 다양한 치료를 훈련받았다. Jason은 또한 콜라겐과 콜라겐 효소에 대한 연구를 몇 년 동안 해왔다. Jason은 마사지 치료사와 침술사와 함께 클리닉을 운영하고 있다.

Marla Sukoff

Marla L. Sukoff, MD (BC-PM&R), RYT-500은 전직 현대무용가였고, MD(board certified physical medicine and rehabilitation specialist), integrative and functional medicine의 평생 학생이고, 요가 교사(RYT-500), 골반저 교육자이다. 그녀는 골반저 인식과 훈련을 위한 다양한 접근법(해부학, 근막, 구현, 요가 치료, 필라테스, PT)을 통합한 여성을 위한 골반저 건강-골반저 균형 프로그램을 개발했다. 그녀는 운동 기능과 치료의 최적화를 위해 몸 전체의 골반저의 근막 연결부를 연구해 왔다. 그녀의 워크샵 강좌는 "의자의 안(in)과 주변에서" 가르쳐지고, 그녀는 요가 플로우 수업에도 이런 원칙을 적용한다. Marla의 강의는 North Castle Library(New York)를 통해 지역적으로 이루어질 뿐만 아니라 presentwisdom.com을 통해 온라인으로 이루어진다.

Dr. Neil Theise

Neil Theise는 의사이고 과학자이며, NYU Grossman School of Medicine의 병리학 교수이다. 그는 간병리학자, 줄기세포 연구자, 게이 활동가, 복잡성 이론의 괴짜, JuBu(Village Zendo in NYC의 4학년 학생), 샤머니즘 입문자, 과학 철학자(그래서 그는 보통 이것을 부인하지만), 해부학자("interstitium" 참고), 제약 및 의료기술자이다. 그는 2010년 University of Bordeaux에서 명예박사 학위를 받았다.

Laura Victoria Ward

Laura Victoria Ward는 Laban/Bartenieff Movement Analyst, Registered Somatic Movement Educator and maximalist이다. 그녀는 다세대 현대 발레단인 Octavia Cup Dance Theatre의 예술감독이고, 펑크 록 밴드 딕 핀처스와 함께 바이올린, 기타를 연주하고 노래를 부른다. 그녀는 30년 넘게 무용, 연극, 피트니스, 체육, 그리고 창조적인 예술 분야에서 일해왔다. Laura가 근막에 매료된 것은 1996년 Theresa Lamb과 함께 결합조직 치료를 공부했을 때 시작되었고, Gil Hedley의 연구에 이어 오늘날까지 이어지고 있다.

위 사람들 이외에도 이 책이 출간되는데 도움을 주신 유능한 포토그래퍼, 예술가 및 모델들에게 감사드린다: Kelly Kamm(사진작가 비범하고 아름다운 요가 강사), Sondra Lorring(심오한 말을 사용하는 모델), Barry Knittle(내 카약 패들을 빛으로 묶어줘서 감사), Benjamin Feinstein(큰 아들이자, 예술가 및 포토그래퍼), Doug Feinstein(the glial photo를 해준 처남), 예술가, 모델들 덕분에 이 책을 매우 특별하게 만들었습니다. (내 큰 아들, 예술가, 사진작가), 해부 이미지(knmlabs.com)로 사랑스러운 Lydia Mann, 그리고 Nada Khodlova(그녀의 아름다운 인용), Karen Rider, Lori Officer와 그녀의 자매인 Stacie Bird, Ingeborg Miller, Paula Bisbey, Patty Goodwin, 및 Jared Kaplan 등.

감사드린다 …

이렇게 도움을 주신 분들은 우리에게 계속 가르치고 평생 동안 교육에 사용할 수 있는 권한을 부여한 다양한 프로그램의 기증자이다. 그들의 형태가 삶에서 우리 자신의 움직임을 어떻게 인식하는지 계속해서 형성한다는 것을 고려하여 그들을 바라 보는 그들의 소망을 존중하자.

서문
(Preface)

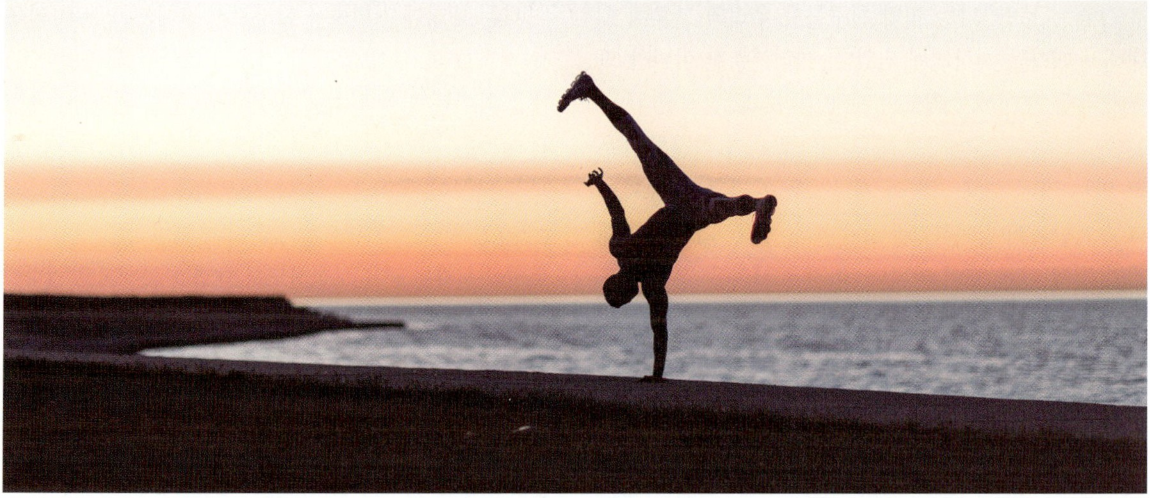

그림 서문 1. 움직임 속의 근막 시스템. 역사를 통틀어, 예술가들은 의사들보다 인체에 대한 지식을 더 많이 가지고 있었고, 그들의 연구는 그들에게 신체의 구조에 대한 깊은 견해를 주었다. 그들이 해부할 때 개발한 스킬들은 사람의 몸을 묘사하는 그들의 놀라운 예술작품으로 옮겨졌다. 내가 만든 예술은 항상 춤을 통해 이루어졌다. 춤은 나를 집중시키고 개인으로서 나 자신 그리고 창조, 음악, 움직임, 그리고 치유와 공유하는 선천적인 연결로 나를 다시 연결시킨다. 동시에, 나의 열정은 해부학과 생리학에 대한 연구이기도 했다. 예술가들과 같은 개인적 해부학 경험은 무용 예술, 건강 코치, 그리고 외과 기술과 학생으로서 나를 진보할 수 있도록 해주었다. – Nile Bratcher

사진 출처: Nile Bratchert.

대화에 참여해 주신 것을 환영한다.

나는 좋은 대화를 좋아하고, 우리가 세상을 어떻게 보는지에 대한 질문을 좋아한다. 나는 움직임, 예술, 해부학 분야를 더 깊이 탐구하면서 근막의 구조와 형태가 자연이 형태와 연결 모두에서 자신을 표현하는 더 큰 방식을 어떻게 구현하는지 관심을 갖게 되었다. 인생은 결국 움직임에 관한 것이고, 우리는 행동을 통해 우리의 삶을 만들어 간다. 그것이 계획된 운동 수련이든, 사랑하는 사람을 반복적으로 껴안는 방식이든, 아니면 지역 시장이나 코너 카페로 가는 길을 일상적으로 협상하는 방식이든, 우리의 행동을 통해 삶을 개척해 나간다. 삶은 우리를 만들고, 또한 우리도 삶을 만든다. 생물적 조직 기질인 근막은 오늘날 세계의 더 큰 논의에 대한 성찰이기 때문에, 그 순간을 맞이하고 있는지도 모른다. 해부학적 구조, 건축의 요소, 또는 사회 집단이 무엇이든 격리하는 것은 그것의 의미와 맥락을 바꾼다. 환경은 매개체이고, 환경이다. 이들 페이지에서, 나는 최근 과학 연구에서 알고 있는 것에서부터 관련된 더 난해한 은유의 범위에 이르까지, 근막의 미시적, 거시적 수준을 넓은 획으로 다루려고 눈을 돌렸다.

서문 *계속*
(Preface)

그러는 동안, 나는 몇몇 친구들을 우리의 토론에 초대해서 대화를 시작하게 되었다. 여러분뿐만 아니라 과학과 운동 분야에서 최고의 저녁 손님들도 참석했다! 나는 여러분이 우리가 알고 있는 것과 우리가 여전히 배우고 있는 것에 대해 지성과 개방성을 가지고 이 주제에 다른 사람들이 참여하기를 요구한다. 결국, 과학은 절대적인 것에 관한 것이 아니다. 이것은 새로운 정보가 드러남에 따라 아이디어를 테스트하고, 경로를 변경하려는 의지와 그 정보를 추가로 전달하려는 의지에 대한 모든 것이다. 친구 사이든, 직장 관계이든, 근막의 흉터 조직을 통해 전달되는 힘이든, 우리는 의사소통이 어려운 곳을 모두 경험했다. 좋은 대화를 촉진하면, 복원력(또는 새로운 개념의 취약점 방지)이 생긴다. 우리들의 대부분은 몸과 삶에서 더 많은 가능성을 가질 수 있는 기회를 환영한다. 스트레스가 없는 삶이 많은 사람들에게는 매력적으로 들리겠지만, 우리는 실제로 앞에 놓여 있는 미지의 것들에 대한 더 많은 복원력을 만들기 위해 우리의 심리와 조직 모두에서 건강한 스트레스를 필요로 한다.

나는 보통 내 작품을 가이드(교육, 요가 수업, 움직임 치료, 해부 실험실 또는 물 위의 카약 안내)의 작품으로 묘사한다. 그게 무슨 뜻이죠? 나는 움직임 치료, 이론, 실습 및 관찰 시스템에 대한 광범위한 훈련을 포함하여 몇 가지 은유적인 길을 택했다. 나는 훈련과 지식을 통해, 종종 학생이나 클라이언트에게 지름길이나 효율적인 "여행" 방법을 알려줄 수 있다. 독자이자 인생의 무버로서 여러분은 자신의 일을 해야 하지만, 가이드가 있으면 험한 지형을 빠르게 건너는 데 도움을 받을 수 있다.
나중에, 여러분은 자신만의 은유적인 신발을 꺼내
새로운 흔적을 만들 수 있다.

나는 대학에서 미술사 학자로서 난해한 학문적 연구를 시작했고, 무용/움직임 치료의 대학원을 졸업했고, 계급 차이를 넘어 말하는 법을 배우게 한 몇 가지 재정적 어려움과 함께 해부학과 학계로 계속 나아갔으며, 여성과 남성이 동일시하는 학문 분야에서도 여성이었다(그리고 지금은 트랜스젠더와 다른 사람들을 역사적으로 소외시키는 것을 포함하도록 대화가 확대되고 있다). 이들 모든 과목에서 배운 것은 나에게 겉보기에는 별개로 보이는 분야들 사이에 다리를 놓아주었는데, 그들은 꽤 멀리 떨어져 있었다. 나는 예술에서 심리학, 해부학에 이르기까지 모든 형태, 패턴, 형태가 미시적, 거시적 차원에서 어떻게 자신을 표현하는지 보는 것을 즐긴다. 내가 근막을 접했을 때, 고립된 부분이 아니라 연결된 부분들 사이의 관계를 보는 것이 좋았다. 이것은 좋은 대화와 매우 비슷하다. 우리는 다이빙을 하고, 사고와 생각의 실타래 사이를 엮어 나갔다. 무엇보다 과거사에 고개를 끄덕이면서 대화를 계속 진전시키길 바란다. 그러나
우리가 과거의 패턴에 산다면, 성장이나 변화가 일어날 여지가 없다.

현실에서의 몸은 전체주의만 알고 있다. 간단히 말해, 이것은 스포츠, 움직임, 치료, 그리고 그 이상의 분야에서 모든 사람을 위해 게임 판도를 바꿀 수 있다. 시스템 자체의 구체적 내용에 대해 궁극적으로 동의하든 동의하지 않든 대화를 나누는 자리이기도 하다. 또한 나는 이원론의 개념을 초대한다. 예를 들어, 신체의 이름이 다르게 붙여진 곳을 동시에 관찰하면서 신체의 전체성을 인식하는 것도 전적으로 가능하다. 둘 다 진실의 장소를 가질 수 있다.

이 책은 움직임에 적용되는 근막 이론의 한 시스템에 초점을 맞춘 반영으로 시작된 이후에 크게 변화되었다. 그 당시, 나는 이야기의 결말을 알고 있다고 생각했고, 매일 이루어지는 트레일 러닝의 경로를 알고 있는 해부학에 접근하거나, 수업이나 워크샵을 가르치는 것과 같이 주의를 기울일 필요가 있다고 생각했다. 물론, 이 모든 것들은 매 순간 경로를 상당히 다르게 만드는 무수히 많은 도전을 가지고 있다. 우리는 생물학적 또는 심리적 수준에서 복원력을 위한 훈련에서, 예기치 않는 경로를 기대한다고 들었다. 팬데믹은 이 특정 책에 대한 훨씬 더 큰 계획을 가지고 있었고, 내가 여러 렌즈를 통해 이런 이야기를 다시 쓰게 만들었다. 내가 가본 곳과 멋진 아이디어들을 접시에 담아준 사람들에 대한 모든 존경심을 가지고, 나는 나만의 가상 저녁 모임을 "주최"하는 역할을 맡기로 결심했다.

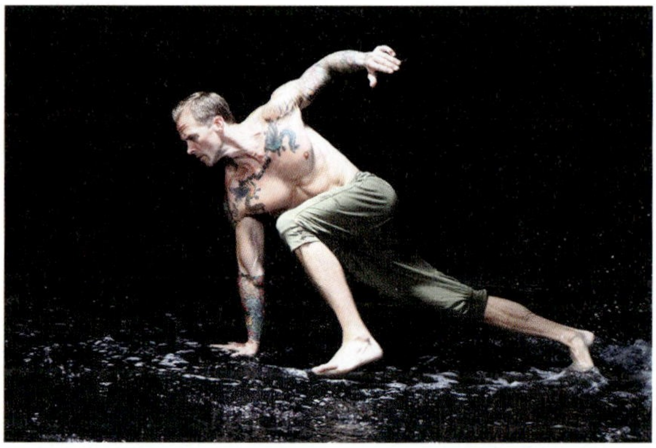

그림 서문 2. 근막 시스템은 섬유성이지만 본질적으로 체액이다. 근막의 훈련은 시스템에서 사용할 수 있는 여러 가지 선택을 장려함으로써 움직임과 표현에 대한 가능성을 증가시킨다.

사진 출처: Mike Fitch, Animal Flow

우리는 코로나 시대에 서로 다른 매체와 플랫폼에서 의사소통하는 방법을 배웠지만, 연결이 필요한 많은 문제는 그대로 남아 있다. 과거 역사의 맥락을 찾아보면, 나는 흑사병 시대의 이탈리아 작가 Boccaccio(1313–1375)의 데카메론에 관심을 갖게 되었다. 이 책은 시골에 모여 서로에게 이야기를 들려주며 흑사병을 기다리는 한 무리의 젊은 여성과 남성들을 다룬 것이다. 역사학 교수인 Martin Marafioti는 이 책에 다음과 같이 논평을 했다; "Boccaccio의 전염병에 대한 처방은 '이야기식 예방'의 좋은 용량이었다. 이것은 이야기로 자신을 보호하는 것을 의미했다. Boccaccio는 마을을 탈출하고, 즐거운 동료들과 함께 하며, 기분을 좋게 하기 위해 재미있는 이야기를 함으로써 자신을 구할 수 있다고 제안했다. 사회적 고립과 즐거운 활동이 뒤섞여 전염병이 최악의 나날에도 살아남을 수 있었다" (Spicer, 2020).

다른 좋은 책이나 소설, 논픽션과 마찬가지로, 이것은 우리의 친구들을 모으고 움직임에 적용된 근막에 대한 이야기를 하는 것이다. 이야기는 우리가 세상을 이해하고 심오한 방식으로 연결되도록 도와준다. 어쩌면 그 이야기들은 여러분에게 이야기식 예방책으로 작용할지도 모른다. 물론, 의학적 조언을 전제로 하는 것은 아니지만, 아이디어는 삶에서 강력한 역할을 하며, 우리가 스스로 반성하든, 아니면 우리가 접하는 클라이언트와 사람들의 세계에 이것을 도입하고 있든 건강과 치유를 위한 전략을 수립하는 데 도움이 될 수 있다.

Boles와 Newman(1992)은 보편적 패턴에 대한 글에서 더 큰 전체를 망각하는 위험에 대해 숙고했다. 주목하기 위해,

서문 계속
(Preface)

"이 세상은 하나의 조각이지만, 우리는 이것을 우리의 조사를 위해 포획하는 그물을 발명했다. 그런 다음, 우리는 우리의 그물을 삭붊의 현실로 착각했다. 우리는 이 그물 속에서 지성이라는 물고기를 잡지만 전체성의 바다는 영원히 우리의 손아귀에 닿지 않았다. 그래서 우리는 초심을 잃어버리고 그물을 바다로 착각한다."(p.x).

여기서 내가 주의할 가장 강력한 말이 있다. 말 그대로 그물처럼 생긴 우리의 전체적인 근막성 연결 조차도 전체 그림은 아니다. 세계는 놀 수 있는 거대한 샌드박스로 가득 차 있고, 심지어 근막, 형태, 움직임에 대한 우리의 열정도, 우리는 여전히 바다를 차지하기 위해 뒤로 물러설 필요가 있다.

나는 이들 페이지가 여러분을 위한 대화를 불러일으키길 바란다. 모든 사람이 식탁의 대화에 오르는 것을 환영하고 있음에 주목해야 한다. 몸은 다양한 색깔, 크기, 성별 식별 및 나이를 가지고 있으며, 이제 우리의 연결된 몸을 축하할 때이다!

참고문헌

Boles, M. and Newman, R. (1990) The Golden Relationship: Art, Math & Nature. Bradford, MA: Pythagorean Press.

Spicer, A. (2020) 'The Decameron – the 14th-century Italian book that shows us how to survive coronavirus.' The New Statesman, March 9, 2020. www.newstatesman.com/2020/03/coronavirus-survive-italy-wellbeingstories-decameron

추천 책

Lu, M., Uchil, P. D., Li, W., Kwong, P. D. et al. (2020) 'Real-time conformational dynamics of SARS-CoV-2 spikes on virus particles.' Cell Host & Microbe 28, 6, 880–891.e8. https://doi.org/10.1016/j.chom.2020.11.001

Lu, M. et al. (2020) 'Real-time conformational dynamics of SARS-CoV-2 spikes on virus particles.' Cell Host & Microbe 28, 6, 880–891.e8. https://doi.org/10.1016/j.chom.2020.11.001

Lynch, K. (2005) The Image of the City. Publication of the Joint Center for Urban Studies. Cambridge, MA: MIT Press.

Taleb, N. N. (2012) Antifragile: Things That Gain from Disorder. 1st ed. New York: Random House.

역자 서문
(Translator's Preface)

단지 근육을 감싸고 있는 기능 뿐만이 아닌 근육들이 같이 수축하고 따로 수축할 수 있도록 하여 효율적인 움직임이 수행되게 돕고 더 나아가 또 하나의 뇌처럼 예민한 신경세포들의 저장소 및 관제탑의 역할, 질환 개선과 예방에 필요한 면역 부스터로서의 역할까지 근막의 기능은 그저 신비하기만 하다.

이번에 번역하게 된 Lauri Nametz 박사의 *'바른 자세와 효과적인 움직임을 위한 근막시스템'* 은 위에서 언급한 신비한 근막을 구조적인 측면부터 기능적인 측면까지 기본적인 내용들에서부터 근막관련 최근 업데이트된 내용들을 심화된 수준으로 소개하고 있다.

특히 업데이트 된 근막이론 부분은 현장에서 이제까지 출판됐던 대부분의 근막 관련 서적에 대해 실망했던 독자들에게는 매우 매력적인 부분으로 받아들여질 것이다.

또한 자세와 움직임과 관련해서 근막이 어떤 역할을 하며 어떻게 떨어진 기능을 회복할 수 있는가와 관련된 부분, 그리고 필라테스나 요가 또는 웨이트 트레이닝 세팅에서 근막 기능에 긍정적인 효과를 줄 수 있는 근막운동들은 운동 지도 및 재활 운동 시 적용이 가능하고 운동 시퀀스 및 지도방법과 관련해 여러 긍정적인 관점을 제공한다.

번역하는 과정에서 현장의 헬스피트니스 전문가들과 몸과 운동에 관심이 많은 헬스피트니스 매니아들에게 유익할 수 있기를 바라는 마음으로 정성스럽게 임했다.

이제 근막을 모르고서는 자세와 움직임을 제대로 알고 있다고 할 수 없는 시대가 되었다.

이 책을 통해 근막 프리미엄 운동 서비스를 제공할 수 있길 바란다.

근막을 정말 사랑하는 ***홍정기*** *교수*

오리엔테이션 키
(Orientation keys)

이 책은 여러분이 훑어보기를 원하든, 더 깊이 들어가기를 원하든 사용자 친화적으로 설계되었다. 여행을 시작하면서 우리는 외부 환경을 구성하는 방법인 "길 찾기"의 시각적 개념과 건축적 개념을 차용할 것이다.

우리는 길찾기의 정신으로 색과 기호를 사용하여 이 책을 통해 활용되는 다음과 같은 아이디어와 개념을 지향할 것이다.

열린 상자

우리의 은유 테이블에 있는 손님들, 근막 세계에서 가장 똑똑한 사상가들, 그리고 움직이는 사람들에 의해 쓰여진 이 상자들은 광범위한 작업에 대한 통찰력을 제공한다. 내가 가장 좋아하는 몇몇 친구들과 동료들로부터 "소리 물림"을 직접 들을 수 있는 기회를 즐기고, 근막과 움직임의 직접적인 영역에 대한 그들의 독특한 관점을 경험해 보자.

생각 상자

집중된 아이디어를 위해 멈추고 반영하기 위해 이들 기회를 가져보자. 이런 생각 상자는 추가 논의를 위한 아이디어의 씨앗이며, 잠시 멈추고 집중된 아이디어를 성찰하는 장소이기도 한다. 많은 것들은 내가 보낸 것이고, 어떤 것들은 클라이언트로부터 와서 여러분의 생각을 성찰하기 위해 불을 붙인다. 일부의 경우, 우리는 근막과 움직임을 중심으로 언어를 개념화하는 새로운 방법이나 응용 프로그램이 어떻게 적용될 수 있는지 탐구할 것이다. 만약 여러분이 아이디어에 의해 촉발되기를 원한다면, 전구를 찾아보자. 이것은 "생각을 위한 음식"의 순간이며, 때로는 개념에 대한 맛인 짧은 "소리 물림"의 순간이다.

움직임 실험실

움직임 과학자로서 여러분을 실험하는 장소인 "실험실"을 통해 움직임 아이디어를 시도해 보자. 이들은 움직임 놀이에 대한 제안이다. 필요한 모든 적응을 통해 자신을 돌보고, 추가 응용 프로그램을 생각하면서 자유롭게 실험해 보자. 다른 과학적 조사와 마찬가지로, 원하는 방식으로 얼마든지 반복하고 결과를 기록해 보자.

디자인 원리

디자인 원리는 건축의 내적 또는 외적에 반영된 설계를 탐구하는 영역을 강조한다. 인간 디자인에 사용되는 대부분의 디자인 원리는 자연계에 있는 요소들을 가져온 것이다.

왜 근막이고, 왜 지금인가?

David Lesondak, author

나에게 던져진 설명은 "왜 근막이고, 왜 지금인가?" 무엇이든지 비교적 이것에 빠르게 다가가는 사람인 나의 첫 반응은 "왜 이렇게 오래 걸렸는가?" 였다.

근막 인식 안에서의 바다 변화가 2018년 'Lost in Space'의 넷플릭스 릿부팅으로 인해 나에게 훅 다가왔다. 첫 번째 에피소드에서, Robinson 가족 중 한 명이 몇 시간 동안 반수 중에 갇힌 후, 그녀의 종아리 부위에서 생명을 위협하는 구획 증후군이 발생했다. 그리고 나서, 그녀의 여동생은 압력을 해제하기 위해 근막을 절개하는 첨단 의료 기구를 사용함으로써 그녀의 생명을 구했다.

나는 정말 짜증났다. 우선, 구획증후군은 그렇게 작동하지 않았다. 두 번째이자 치명적인 실수는? 그들은 그것을 "근막"이라고 발음을 했다. 나는 그 순간 거의 보는 것을 멈추었다. 그럼에도 불구하고, 나는 대중 매체에서 근막에 대해 첫 번째로 언급한 것을 보았음을 알게 되었다. 좋은 일이겠죠? 공식적으로, 나는 결국 보는 것을 그만두었다. 과학자 가족에 대한 이야기에서, Robinson 가족은 비판적 사고의 심각한 부족을 보여주었다. 그리고 작가들은 기초과학의 많은 부분에서 완전히 틀렸다. 나는 개인적으로 이것을 받아들일 수 없어서 채널을 바꾸고 다시 그 채널로 돌아가지 않았다.

과학의 역사는 대중의 나쁜 생각과 지식으로 가득 차 있는데, 돌이켜보면 믿음보다 나을 것이 거의 없었다. 그리스-로마 문화는 인간을 해부하는 것을 금지했지만, 동물의 해부는 괜찮았다. 그들은 사람의 몸과 동물의 몸이 표면적으로 동일하다고 추론했는데, 의심할 여지 없이 초기 의학에 많은 잘못된 정보를 제공했다. 이와 마찬가지로, 지구 중심주의는 그 시대와 위대한 사상가인 Aristotle에서 비롯되었다. Copernicus가 지구가 태양 주위를 돈다는 가설을 처음 발표한 1543년까지 1000년 이상 동안 지구 중심주의는 지배적이었다. Galileo는 1630년에 이단적 죄목으로 투옥되었다. 그 이후로, Johannes Kepler가 행성 운동의 법칙을 발전시켰고, 1687년에 Isaac Newton이 계산으로 증명했으며, 태양 중심설(그리고 중력)이 명백하게 밝혀졌다.

우리 시대에 더 가까워졌을 때, 내장신경계인 뇌가 1907년에 최초로 발견되었다. 이것은 나중에 그 현실이 관심을 끌기 전에 세 번씩 무시되었다. 이제는 학문적으로 밝혀졌다. 근막이 생물학적으로 땅콩을 포장하는 것 이상의 것으로 내가 처음으로 발견할 수 있었던 것은 1800년대 초반의 일이다. 이것은 과학의 과정이고 진보이다. 사상과 이론은 흥망성쇠한다. 그 중의 일부는 끈질기게 버티고 결국 번성한다.

우리가 우리 자신의 몸이 얼마나 철저하게 상호연결되어 있는지, 우리가 집이라고 부르는 이 행성에서 우리가 어떻게 환경적으로 상호연결되어 있는지, 인터넷을 통해 서로 더 상호연결되어 있는지를 인식하게 된다는 것이 시적 유사점을 가진다. 하지만 나는 이런 연결을 어떤 공간적이나 영적인 상징에 귀속시키는 것을 주저하고 있다. 아마도 그 답은 더 평범할 것이다. 지금은 근막의 시대이다.

David Foster Wallace는 두 마리의 물고기가 하루하루를 돌아다니는 이야기를 했다. 한 마리가 다른 한 마리를 지나쳐 헤엄칠 때, 그는 "물은 어때?" 라고 말했고, 다른 물고기는 "물이 무엇이죠?" 라고 대답했다.

수세기 동안 생물과학은 물의 모든 것을 강박적으로 연구하면서 우리의 근막을 점성이 있는 살아 있는 물을 무시해 왔다. 시간이 지남에 따라, 충분한 과학자들이 마침내 물 자체를 연구했고, 물이 더 이상 무시될 수 없을 정도로 많은 흥미로운 것을 가진 것으로 보고했다.

그래서 지금이 목욕하기에 가장 좋은 시기일 것이다. 물의 온도가 적당하니 들어오시오.

1

근막 물질
가동 신체의 발판과 공간

Myofascial material
The scaffolding and space of the moving body

이 책의 파트 1에서, 우리는 근막의 관점에서 가동 신체의 디자인을 공부할 것이다: 근육(myo)과 근막(fascia)의 결합(탐구되어야 할 정의!)

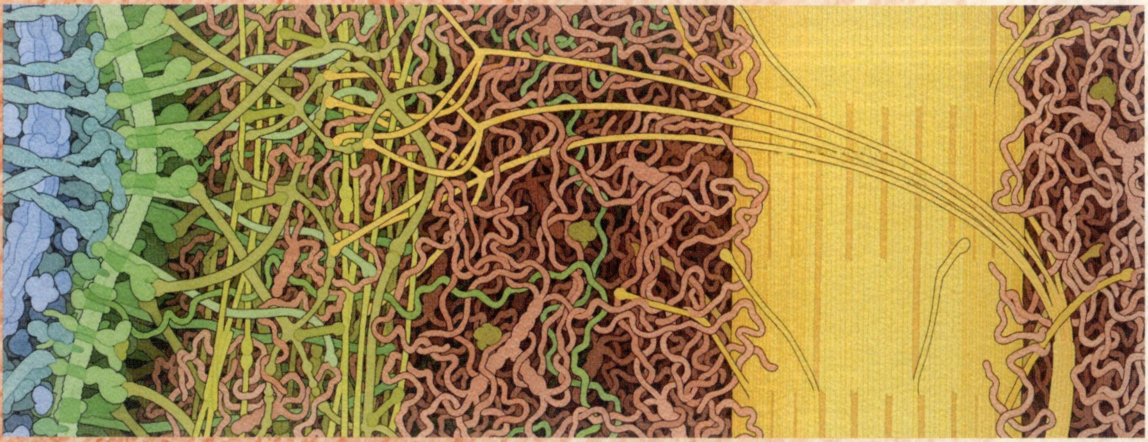

그림 파트 1.1 "섬유 단백질과 다당류의 네트워크는 우리 몸의 세포들 사이에 구조 기질을 형성한다. 이 단면에서, 세포 표면은 그대로 남겨져 있다. 치밀한 기저층은 긴 콜라겐 섬유, 십자형 라미닌 단백질, 그리고 매끈한 프로테오글리칸 분자로 구성된 세포의 외부를 고정한다. 다른 형태의 콜라겐은 거대한 콜라겐 구조 피브릴(노란색 오른쪽)과 고정 피브릴(노란색 아치형 분자)을 포함하여 세포외기질을 강화하는 데 도움이 된다. 이 그림은 Protein Data Bank의 창립 50주년 기념의 일환으로 제작되었으며, The Machinery of Life의 **그림 6.3**을 각색한 것이다."

Credit: Illustration by David S. Goodsell, RCSB Protein Data Bank. doi: 10.2210/rcsb_pdb/goodsell-gallery-033

우리는 혼자서 살 수 없다. 우리의 삶은 보이지 않는 수천 개의 실로 연결되어 있고,
이들 교감 섬유를 따라 우리의 행동은 원인으로서 달려나가고, 결과로서 우리에게 되돌아온다.

Herman Melville

근막의 형태(The form of fascia) 1

팬데믹이 닥쳤을 때, 세계는 동시에 우리 모두에게 더 작고 넓어졌다. 나는 집에서 더 많은 시간을 보내었고, 종종 새벽녘에 인근 공원의 508 에이커를 탐구하면서 걷거나 달렸고, 또 자갈밭에서 포장도로, 그리고 허드슨강의 모래사장에 이르기까지 다양한 지면을 걷거나 달렸다. 이 반도는 아마도 7,000년 전까지만 해도 아메리카 원주민들이 살고 있었지만, 보다 최근에는 1040만 입방 야드의 거대한 쓰레기 매립지였다. 그곳은 황무지였고, 심하게 훼손된 땅이었다. 그러나 1990년대 초 앞을 내다본 몇몇 지도자들이 이 매립지를 용도 변경해서 폐쇄할 생각을 했고, 많은 것들 중에서 5톤이 넘는 씨앗을 쓰레기 언덕에 심었다. 지금 이곳은 번창하고 있으며, 야생동물이 가득차 있다. 그리고 내가 다양한 날씨에 쓰레기 언덕이었던 이 곳을 오르고 있다는 것은 너무 시적이다.

신체의 구조와 같이, 우리는 우리 주변의 모든 것으로부터 영향을 받게 되고, 자연과 마찬가지로, 우리가 성장이 일어날 수 있는 공간을 허용하고 만든다면, 놀라울 정도의 회복력이 있는 것이다. 근막과 움직임은 연결의 공통된 목적을 공유한다. 이것은 신체의 상관관계적 모양을 이해하는 근막의 틀이다. 움직임은 이것이 어떻게 연결되는지를 통해 기능적 또는 표현적 의미를 갖는다. 이것은 삶을 위한 이동적 지지(shifting support)이며, 특정 영역에서 움직임을 위한 능력을 제공하는 한편, 다른 영역에서는 움직임을 제한시킨다. 건강한 근막 시스템은 우리의 일상 행동에 반응하여 형성되지만, 예상치 못한 행동에 반응하고 탄력적으로 대처하기 위해서 회복하기 위해 도전할 필요가 있다. 미세 근막 시스템과 거대 근막 시스템은 서로 연결된 네트워크이고, 조직화된 일종의 틀을 형성한다. 만약 근막 시스템을 더 잘 이해할 수 있다면, 우리는 우리 주변의 커다란 세상에 대한 감정 반응과 민감성의 일부로서 근막의 개념과 근막 연결(근육과 근막)과 같은 커다란 사고의 구체(공)로서 이것이 어떻게 작용하는지를 개념화할 수 있다. 그러나 그 환경을 없애면, 근막은 움직일 수 있는 신체에 대한 맥락과 의미를 잃게 된다. 그래서, 이 놀라운 환경은 매우 보편적이었지만, 많은 면에서 무시되어 온 것이다. 그렇다면 왜 "근막"이 그렇게 오랫동안 우리의 의식 속으로 들락날락 했을까?

즉, 이것이 우리의 일상 대화의 일부인지가 중요하다. 우리가 어떤 것에 이름을 붙이거나 '관찰'할 때, 이것이 단어이든 개념이든 간에 이것에 대한 우리의 인식이 확장된다. 작가 Robert Macfarlane은 2007년 옥스퍼드 주니어 사전이 흔한 잡초인 민들레를 포함한 자연에 대한 일반적인 단어들을 탈락시켰음을 인지했을 때 명명(이름 붙이기)의 중요성을 알아차렸다.

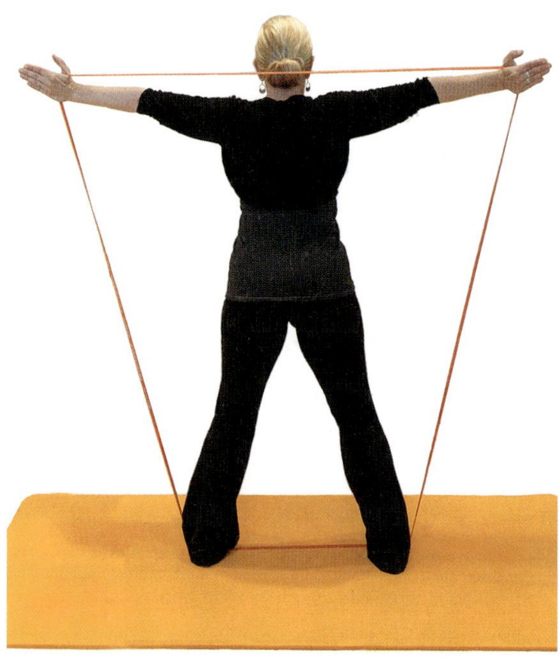

그림 1.1 몸은 많은 모양과 형태로 나온다. 긴장된 지지대를 추가로 사용하면, 근막 시스템의 고유수용성 반응이 향상될 수 있다. 우리가 우리 몸의 형태를 인식하는 방법은 근막의 새로운 개념과 미시적, 거시적 수준에서 우리의 움직임과의 관계에서 진화시키는 것이다.

그는 "잃어버린 단어"(Macfarlane 2018)를 기념하는 책을 만들었고, 아동들은 이들 단어를 말하고 생각함으로써 자연의 이런 부분을 지키고 기념할 것이다. 한편, 우리가 이름을 붙이거나 시각화할 수 있는 것은 이것을 이해하고 감상하는데 중요하다. 우리는 우리가 인지할 수 있는 것을 이해한다. 이 지각을 확장하면, 문제 해결과 사고의 새로운 방법이 가능해질 수 있다.

우리의 많은 해부학 교재는 해부학에 기반을 두고 있고, 우리가 관찰하는 것과 인식할 수 있는 것의 조직학은 한정된 지점에서 해부할 수 있는 것에 기반을 두면서 드라마틱하게 변화되어 왔다(Nemetz 2020). 이야기에 따르면, 학생들은 해부학 실습을 할 때 근막처럼 보이는 것을 전통적으로 하찮게 여겨 왔다. 불활성 조직과는 거리가 먼, 근막은 움직임의 연결장치면서 조정장치이다. 사실, 근육 사이에 있는 근막 표면은 생체의 움직임이 일어나는 곳이다. 만약 우리가 이것을 버리면, 왜 우리가 아침에 뻣뻣함을 느끼는지 또는 근막층이 이 조직에 어떤 영향을 미치는지에 대한 일부 이해를 잃어버리게 된다.

결국 "해부학"의 어원은 그리스어의 "분리하다"라는 뜻에서 왔으며, 분리가 해부의 주요 대상이다. 인체에 대한 우리의 이해와 인체 움직임 기능에 대한 우리의 인식은 해부학 그림의 반영을 통해 우리가 다른 관점(주로 시간의 경과에 따른 해부 기법의 변화에 주로 기반된)으로 볼 때마다 변화되어 왔다. 일부 해부학 실습 기법들은 우리가 근막조직에서 관찰할 수 있는 것으로 변화되어 왔다. 해부를 신속하게 진행해야 하기 때문에, 근육층을 볼 수 있도록 하기 위해 신체 바깥층과 지방은 "에코르셰(écorché) (Singer 1957)"로 알려진 방법으로 태워졌다. 근육과 뼈의 이름은 거의 맹목적으로 이루어졌고, 역학적 지렛대 시스템에서 가장 중요한 마법의 힘으로 주입되었다. 일부 생체역학이 작용하지만, 신체는 끝없이 더욱 복잡하다.

보다 최근에는, 세포제거술에서 표본 보존처리(plastination) 까지의 기법들이 그림과 바탕지를 분리하는데 초점을 맞출 수 있는 바탕지/그림 인지의 이동(ground/figure perception shift)을 허용해 왔다. 그러나 의학 교육의 현대적 기법들은 전통적으로 포름알데히드 보존조직에 크게 의존해 왔으며, 이것은 1개 이상의 클래스가 몇 주 동안 사체를 해부할 수 있게 하는 수단을 제공했다. 이와 동시에, 사체 해부 실습 시간들은 감소되고 있으며, 많은 의사들은 단지 한 구의 사체와 보존된 조직을 대상으로 해부 실습에 임하고 있다. 컴퓨터 모형과 상호적 커대버 보드(interactive cadaver boards)도 좋은 비주얼을 가지고 있지만, 신체의 현실을 제대로 반영하지는 못한다.

해부학자 Sue Adstrum (personal communication, 2022)에 따르면, "fascia"라는 단어의 기원은 종종 라틴어 fascis(to bundle)에서 기인한 것으로 여겨지지만, 그 기원은 고대 그리스어인 ταινία(taenia)에서 유래한 것으로 보인다. 그리스어는 붕대와 리본을 의미하며, taenia는 기생 촌충속의 한 종류를 의미한다. 이것은 띠 모양의 근막 연결부를 가진 촌충처럼 리본 모양의 전체를 만드는 연결된 분절로 만들어지기 때문에 적합한 이미지이다. 후기 라틴어에서 막대 묶음은 1개 나뭇가지는 쉽게 부러지기 때문에, 함께 묶인 그룹은 권위와 힘을 상징하게 되었다.

근막의 의학적 설명은 1814년(Mackesy) 때의 상대적으로 최근 설명을 포함하여 문헌으로 자리잡았고, 그때는 근막을 결합조직의 띠라고 설명했고, 근막을 다리가 부러졌을 때처럼 인체 움직임을 위한 지지 구조물이라고 생각했다. sciencedirect.com에 있는 근막에 대한 논문 찾기는 2001년에는 1,539개의 제목으로 목록되었고, 현재인 2022년에는 111,809개의 결과로 수록되어 있다(현재에도 계속 성장 중에 있다).

근막은 활발하게 작용하는 살아 있는 신체의 일부이고, 모든 살아 있는 세포를 둘러싸는 네트워크이며, 나머지 신체 부분을 위한 틀과 환경을 제공해 준다. 근막은 신경, 고유수용성및 상처 치유를 위한 일부의 기능뿐만 아니라, 효율적인 움직임을 위한 스프링과 같은 힘을 제공한다. 운동(motion)과 움직임(movement)은 이념적 수준 뿐만 아니라, 신체적 수준에 대한 자세(고유수용성 감각)에서의 공간적 변화로 묶여있다. 만약 사회적 개념에 대한 나의 견해를 표현하고 싶다면, 나는 신체적으로 자신을 표현하는 움직임에 종종 참여할 수도 있다(정당성을 표방하는 행진). 운동선수로서, 더 많은 효율성을 가지고 언덕 위로 달리고 싶다면, 나는 근막의 탄성을 이용하는 방법을 배울 것이다. 그러나 이들 개념은 더 커다란 전체의 일부로서 더 넓은 중첩 시스템에서만 의미를 갖는다. Fascia는 오늘날 건축 용어로 건물을 고정하기 위해 때때로 사용되며 종종 이 본질적으로 장식적인 지붕 아래의 띠 모양의 지역을 묘사하는 데 사용된다.

왜 근막이 패브릭, 그물 및 조직으로 개념화되는가?

근막은 생물성 패브릭(직물) 또는 커다란 그물로 개념화되어 신체 시스템을 감싸거나 담고 있지만, 다양한 종류의 구멍도 가지고 있다. 우리가 계속 은유적 표현을 한다면, 근막은 상처 치유와 흉터 조직의 측면에서도 많은 것을 설명해 주고 있다. 신체 패브릭의 상처를 잘 꿰매지 않으면, 움직이지 않는 영역이 발생되어 손상의 중심 쪽으로 더 많은 실들이 당길 것이다. 숙련된 재봉사나 뜨개질을 잘 하는 사람은 스웨터의 구멍이 보이지 않도록 구멍만 꿰매지 않고, 보다 완전하게 만들기 위해 찢어진 직물을 다시 짤 것이다.

물론 우리는 신체 시스템을 선택하기 위해 여기에 있는 것이 아니다. 우리의 전신에는 움직이는 방법과 그 이유를 담당하는 신체 부분도 가지고 있지만, 우리는 과거에 무시되었던 이런 해부학 분야(근막)에 특별히 관심을 가지고 있다. 근막은 신데렐라처럼, 이것이 무엇이고 무엇을 할 수 있는지에 대해 저평가되었기 때문에, 우리는 종종 근막을 "신데렐라" 조직이라고 불렀다(Schleip, 2003). 근막은 패브릭처럼, 일종의 근막성 직물을 가지고 있다. 종종 근막은 많은 의학 교육 프로그램에서 불활성 조직이고, 쓸모없는 조직으로 여겨졌다. 그러나 근막의 기능은 상처 수복, 힘 전달, 그리고 감각 기능을 포함하고 있다. 움직임 측면에서 볼 때, 근막은 신체 시스템을 서로 연결해 주는 연결 고리이면서, 움직임 시스템에서의 협응이나 고민거리이다.

근막이 세포들을 담고 있는 생물성 포장지(직물)라는 개념으로 다시 돌아가 보자. 패브릭(직물)처럼, 근막의 개별 섬유는 강하지 않지만, 그들을 함께 엮으면 강한 강도를 얻게 된다. 패브릭처럼, 우리가 일정 수준의 신장을 근막에 가하면, 신장의 끝지점에서 끝느낌을 얻을 수 있다. 섬유의 엮음(다발 형성)은 이런 가동성 발판(비계)에 강도를 제공한다. 근막은 힘 전달장치이고, 감각기관이고, 단기나 장기적으로 훈련에 반응하고, 또 많은 손상에도 관여하는 용이한 신체 시스템이다. 근막의 조성이 없다면, 근육도 연속성을 갖지 못하게 된다. 그 외에도, 근막은 우리의 다른 신체 시스템과 같은, 조절 시스템이다. 근막은 구조와 모양을 가지고 있지만, 또한 우리가 근막을 어떻게 하느냐에 따라 새롭게 형성되고 만들어진다. 힘 전달의 통로로서 근막은 신체 감각을 담당하는 기관이고, 또 움직임 형태를 이해하는 연결장치이다.

Jaap van der Wal(2009)은 다음과 같이 언급했다:

> *결합조직을 보존하는 해부는 다양한 유형의 인공물을 만들어낸다. 개별 부분으로 해부된 근막은 결합조직 중격과 층, 그리고 이웃한 근육 사이의 관계가 명확할 때만 적절하게 이해될 수 있다. 이들 관계가 해부 절차 동안에만 보이고 결정될 수 있다는 것은 놀라운 일이 아니다. 다른 말로 표현하면, 우리는 근막 시스템의 건축학적 구조를 알아야 한다. 건축학은 해부학과는 다르다. 해부학은 우리에게 위치를 알려주지만, 건축학은 우리에게 방법을 말해준다(p.6).*

결합조직과 인접한 근육 사이의 관계를 지켜내려는 욕구가 있기 때문에, van der Wal가 "해부용 물질"라는 용어에 반대하는 이유이다. 우리의 움직임 과정은 끊임없이 형태를 형성하는 과정이고, 또 지속적으로 새로운 것을 만들어내는 몸짓이다.

우리의 전체주의에 대해 크게 감사하면서, 우리는 근막 뷔페를 만드는 재료에 대해 말할 수 있다. 요리사에게 요리할 때 재료가 왜 중요한지를 묻는다면, 우리는 음식이 단지 기능적일 수도 있고, 수분 유지, 품질 등을 극대화할 수 있는 숙련된 손에서 변형될 수도 있음을 이해하기 시작할 수 있다.

기본

가장 기본적인 관점에서 볼 때, 근막은 본질적으로 세포, 젤, 섬유 및 물 등의 단순한 혼합물이다. 물을 더 붓고 근막을 저으면, 여러분은 근막 스프를 만들 수 있을 것이다; 섬유를 첨가하면, 여러분은 몸에 좋은 요리를 만들 수 있다.

세포: 섬유아세포와 근막 구조의 생성

섬유아세포는 근막과 결합조직에서 가장 흔한 세포이다. 섬유아세포는 시스템의 발판이 되는 콜라겐 형태를 형성하고, 몇몇 사람들은 다른 사람에 비해 더 많은 섬유아세포를 가지기도 한다. 만약 여러분이 더 많은 섬유아세포를 가지고 있다면, 여러분의 몸은 덜 유연해지지만, 안정화될 것이다. 동전의 다른 면처럼, 섬유아세포의 숫자가 적은 사람은 덜 안정적이지만 유연할 것이다. 근막은 실제로 우리가 생각하는 것보다 탄력성이 적은 편인데, 그 이유는 힘을 전달하기 위해 어느 정도의 강성도가 필요하기 때문이다.

Carla Stecco의 건강한 근막 연구의 결과에 따르면, 섬유아세포의 약 30%는 근막세포로 알려진 특수세포이며, 자극과 하중과 관련이 있다는 것이다.
Stecco의 임상 해부학 논문(2018)에서 언급되었듯이:

히알루론산(Hyaluronan)은 심층 근막과 근육사이에서 발생하여 이들 두 구조 사이의 활주를 용이하게 하고, 또 근막의 성긴결합조직 내에서도 인접한 섬유 근막층의 원활한 활주를 보장한다.
이것은 또한 깊은 근막의 기능을 촉진한다. 또한 히알루론산은 심층 근막의 기능도 촉진시킨다.
이 연구에서, 근막에 있는 새로운 종류의 세포가 확인되었는데, 우리는 이것을 근막세포(fascicytes)라고 불렀고, 이 세포는 히알루론산이 풍부한 세포외기질을 생산하는데 주로 작용한다(Stecco 2018).

섬유

근막은 신체를 하나로 묶어주는 거미줄처럼 볼 수 있고, 신체 모양의 실체이다. 근막 섬유는 신체 부위에 따라 다르게 조성되어 있다. 예를 들어, 장경 밴드(iliotibial band)는 움직임이 적은 다른 구성을 가지고 있다. 해부학 실험실에서, 우리는 좋은 안정성을 가진 포장지 테이프처럼 이 구조물을 본다. 유방의 근막에서처럼, 다른 신체 영역의 근막은 느슨한 구조를 가지고 있어 근육 주변의 움직임을 자유롭게 만든다.

물(결합수와 비결합수)과 젤

바다와 같은 우리의 신체는 결합수와 비결합수를 모두 가지고 있고, 이들 차이점은 중요하다. 결합수(bound water)는 신체내에서 거대분자나 소기관과 결합되는 물이고, 반면 비결합수(자유수)는 그렇지 않는 물이다. 우리는 물의 특성 측면에서도 결합수와 비결합수를 모두 가지고 있고, 우리의 생애주기에 따라 물 함량의 변화가 있는데, 어린 아기의 경우에는 결합수가 약 90% 정도 되고, 반면 80세 이상의 경우에는 50%의 결합수만이 존재한다(Watson etal. 1980). 결합수는 우리 조직의 탄성을 유지시켜 준다. 글리코아미노글리칸(GAGs)은 긴 선형의 다당류이며, 친수성으로 물을 끌어당긴다. 본질적으로, 그들은 윤활제 뿐만 아니라, 충격 흡수장치로 작용한다. 이런 배열은 결합수가 셀룰로오스에 화학적으로 부착되는 나무 세포에서도 유사하고, 자유수는 빈 공간에 존재하는 액체로서 발견된다. 건조된 나무는 자유수에서 먼저 잃게 되고, 그 다음 결합수를 잃게 된다. 이런 물의 소실은 신체 시스템을 확연하게 수축시킨다. 매우 중요한 것은, 결합수의 양이 노화됨에 따라 감소하고, 이와 함께 조직의 강직도가 증가한다는 것이다. 우리가 결합수를 유지할 수 있다면, 노화 관련 질병을 지연시킬 수 있다(Kerch 2020). 한편, 움직임과 스펀지를 짜내는 것과 같은 도수치료 동안, 자유수(free water)가 분출되어 콜라겐 섬유와 더 유연한 조직의 이완을 가능하게 한다. 부가적으로, 물은 손상 때 결합하지 못해 무릎 부종과 발목 부종을 일으킨다.

우리는 움직임과 건강의 측면에서 근막을 생각할 수도 있다. 건강한 근막은 높은 비율의 고유수용기를 가진 층을 가지고 있으며, 그들 층 사이에서 큰 가동성을 가진다. 수화물이 쌓이는 곳에서는, 근막 유착이 증가할 것이다. 히알루론산(세포외기질에서 발견되는 다당류)이 너무 많으면, 조직이 끈적해지고, 물을 결합하는 능력이 일부 소실된다. 비뉴턴성 액체로서 히알루론산은 식소트로피성(thixotropic)이며, 하중 조건에 따라 점도가 변화한다. 케첩을 예로, 케첩을 한동안 사용하지 않으면, 케첩은 단단해져 움직이지 않게 것이다. 그러나 병을 흔들면 점도가 떨어지고, 이 변화로 인해 가동성이 높아진다. 히알루론산의 증가는 높은 수준의 움직임을 포함하여 스트레스와 트라우마에 대한 반응으로서 일어날 수 있다. 움직임의 형태나 도수 압력의 형태에서의 교반(agitation)은 히알루론산의 점도에 영향을 미친다.

근막과 범주

근막 관련 커뮤니티는 점막하층(신체의 내벽으로 생각되는)과 진피(모든 혈관과 구조를 가진 "진피")를 제외한 모든 신체 섬유결합조직에 근막이라는 이름을 붙였다.

근막은 주로 세 가지 유형으로 분류된다: 표층 근막, 심층 근막, 내장기 근막(장기와 관련된). 그러나 Langevin과 Huijing(2009)은 다양한 유형의 근막을 기술하기 위해 12가지 용어 목록을 만들었다. 이들 용어로는, 치밀결합조직, 성긴결합조직, 표층 근막, 심층 근막, 근육간 중격, 골간막, 골막, 신경혈관통로, 근외막, 근육내건막, 근육외건막, 근주막 및 근내막 등.

Kumka와 Bonar(2012)는 기능 범주를 통해 근막을 분류했다: 1) 연결(능동 안정화와 수동 연결에서 작용하는 1형 콜라겐이 많은 조직); 2) 근육다발(다방향의 근다발관); 3) 압박(압박을 제공하고 고유수용성 감각을 강화하는 치밀하게 짜여진 다방향의 결합조직); 4)근막분리(장기 등을 구분하고, 지지와 충격 흡수를 제공하는 조직). 이들 모두는 인간 해부학 용어의 표준 책인 가장 최근(2019년)에 출간된 Terminologia Anatomica에서 분류된 근막 관련 용어를 기반으로 하고 있다. 그들의 사고 과정에서, 다양한 유형의 근막은 전신 시스템에서 근골격계 효율성을 향상시키는데 도움이 된다(Federative Committee on Anatomical Terminology 1998). 해부 그룹 사이의 논의가 근막에 대한 대중의 흥미가 빠르게 증가하는 관심일 뿐만 아니라 분류법의 아이디어를 개선함에 따라 이 용어를 업데이트하는 작업이 계속되고 있다.

근막 링크, 근막 사슬, 근막 슬링 및 기타 이름 등이 부상하고 있다…

모양은 건강으로 표현된다. 이상하게도, 이것은 암과 다른 질환으로 인한 구조와 모양의 변화에서도 우리가 볼 수 있는 것이다. 질병이 모양과 형태를 망각하는 것이 가능할까? 조직학적으로 모든 종류의 모양을 찾는 사람들은 건강 질문에 대한 답을 찾기 위해 근막 시스템에 관심을 가졌다. 근막 연결을 설명하고자 하는 근막 링크, 근막 사슬, 근막망, 기타 방법이 상대적 연결을 설명하고 또 다른 사람들을 돕기 위한 예측 도구를 가지려는 욕구에서 관찰적 반응으로부터 생겨났다.

Andrew Still, DO(1828 – 1917)은 의학 변혁을 이루고, 전체주의에 초점을 맞춘 치료 개념을 구축하고, 또 형태와 건강의 균형을 되찾는 노력의 일환으로 현대 정골의학을 설립했다. Still(2017, p 403)과 그의 업적은 종종 근막을 인용했다. Findley와 Shalwala(2013)은 Still의 근막에 대한 설명을 "유기체의 성장과 지지를 위해 필수적이고, 질병이 발생하는 곳"라고 코멘트했다. Still의 생각은 근막이 신체의 고통과 지각과의 연관성을 이해하는 데 도움을 주었고, 현대 근막 해부학에 지속적으로 영향을 미쳤다.

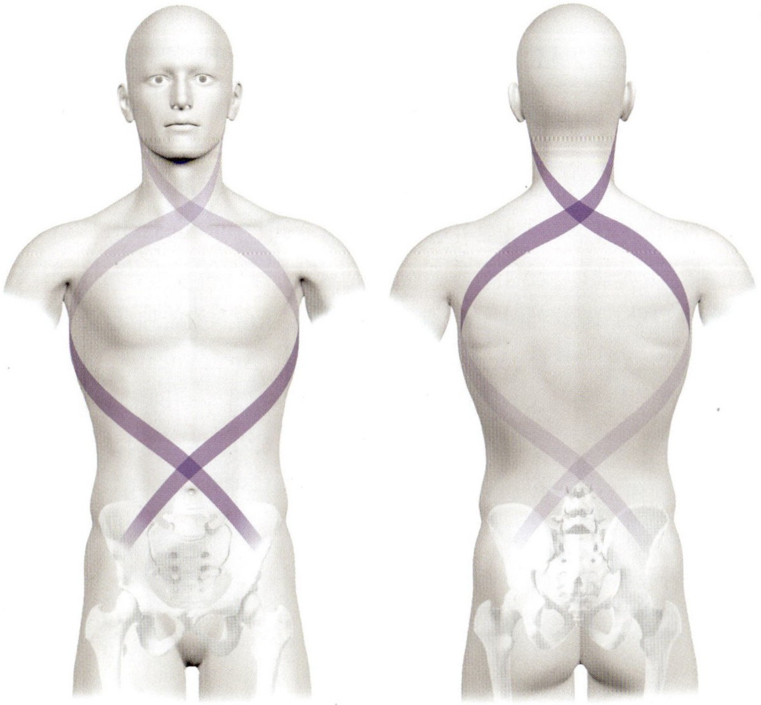

그림 1.2 이중 나선의 Dart 원래 개념은 사전에 그려진 모양이었고, Tom Myer's Anatomy Trains®의 나선에 영감을 주었다.

Dart, 1996 이후의 그림

Raymond Dart는 정렬과 움직임에 초점을 맞추는 Alexander 기법을 배운 학생이었다. Dart(1893–1988)는 해부학자이자 인류학자이며, 1924년에 인류의 기원에 가까운 유명한 오스트랄로피테쿠스 아프리카누스의 화석을 발굴한 일원이기도 했다. 그는 이중 나선 배열로 개념화된 교차 패턴을 인식했다. 이들 연결의 대각선 방향성은 몸을 위로 들어올리는 자세 뿐만 아니라 움직임 안으로 신체를 가져오는데 도움을 주었다(Dart, 1996). 이런 이중 나선 배열(**그림 1.2**)은 Tom Myers의 나선에 영향을 미쳤다. 이런 이중나선 배열(**그림 1.2**)은 Thomas Myers의 나선 라인에 영향을 미쳤고, 여기에서 Thomas Myers의 나선 라인은 Anatomy Trains® connection에서 그가 최초로 개요했으며, 리본과 같은 근막경선으로서 개념화되었다.

근막의 세계는 개별의 부분보다는 전신의 전체주의에 대해 생각하고, 중력과 전신 관계의 감각에 대해 인체의 균형을 맞추는 혁신적인 역할을 했던 Ida Rolf를 생각하지 않고는 완전하게 이해될 수 없을 것이다. 그녀는 특별한 시스템 구조적 통합이라고 불렀다. 그녀는 회전력이 감소하는 것과 중력에 대해 수직축을 따라 신체의 구조를 구성하는 것을 보았다. 그녀는 움직임에서 더 많은 자유도와 가능성을 얻기 위한 방법으로서 길이를 장려했고, Rolf의 업적은 Feldenkrais, Active Release Technique, Myofascial Release, Judith Aston, Hellerwork, Tom Myers/Anatomy Trains 등의 분야와 실무자들에게 일종의 인플루언서로서 보여질 것이다. 그녀의 가르침 내내, 그녀는 근막은 형태의 기관이며, 이 시스템으로 치료하여 자세 패턴을 바꿀 수 있다고 생각했다. 흥미롭게도, 우리는 과학적으로 근막이든, 신경학적이든, 또는 양쪽이 결합된 것이든, 정확하게 어떤 것이 영향을 받고 있고, 이것이 어떻게 변화를 유지하는지에 대해 아직도 논쟁중이다.

근막간의 연결뿐만 아니라 근육간의 연결 또는 근육과 근막 연결의 개념은 계속 성장하고 있지만, 합의된 정확한 정의는 없는데, 그 이유는 각 근막 연구자들이 자신만의 룰과 치료 적용 방법을 가지고 있기 때문이다.

흥미롭게도, 개념으로서 근막의 인기가 높아짐에 따라, 많은 학생들은 경선이 실체라고 가정하고 있고 또 종종 다른 시스템의 이름으로 오인하거나 특정 시스템의 이름을 일반으로 사용하고 있다. 경선, 경락, 슬링 등은 하나의 구조이며, 만약 이 구조물이 움직임, 치료 또는 다른 영역에서 유용하게 작용한다면, 그들은 실제로 가치를 가진다. 물론, 검증되지 않은 개념도 잠재적인 치료 전략을 제공하는데 도움을 줄 수 있다면 가치를 가지지만, 시스템에 대한 현실과 종교적 열정이 근거 중심 연결에 대한 사려 깊은 반성을 종종 압도할 수 있다.

명명된 근막 연결은 종종 힘 전달의 선이나 영역으로 이해되는 경로이다. 근막 연결은 안정성과 건강한 가동성의 균형을 이루고 반응으로 작용한다. 긴 근막 사슬을 고려할 때, 움직이는 신체의 모든 측면에서의 즐거움, 운동 및 일에서 작용하는 이들 영역 사이에 협응의 개념이 있다. 움직임은 환경과 관련하여 신체를 제어하고, 또 이 상황에 적합한 뻣뻣함이나 자유를 생성하는 것이다. 근막은 움직임을 위한 링크와 공간으로 작용한다.

해부할 때 볼 수 있는 실제 신체 라인이기 보다는, 힘 전달을 위한 통로로서 근막 라인을 개념화하는 것도 중요하다. 근막 라인은 Leopold Busquet와 Paul Chauffour, Andry Vleeming, Herman Kabat, 및 Godelieve Struyff-Denys, Kurt Tittel, Ingrid Wancura-Kampik, Thomas Myers, 그리고 Steccos 등을 포함한 근막 선구자들의 연구에서 보여졌다.

위-아래(측면)의 연결은 Vleiming의 슬링, Meziere의 논문, 또는 Myers(Anatomy Trains)와 같은 시스템에서 설명되었다. 신경혈관 연결을 통한 내장기 연구에는 Shacklock과 같은 사상가들을 포함한다. 좌우 연결(성긴 힘 전달)은 Huijing의 영역이고, 인대 연결(또는 dynaments)은 Van der Wal의 연구로부터 발전되었다. 수년 동안 근막 경선에서 동양의학으로의 전환이 가능한지에 대한 많은 관심이 있어 왔다. Helene Langevin 박사는 움직임과 침술에서 근막과 신장 기전을 이해하는데 있어 많은 사고 과정을 더했다. 요가와 같은 업-독(up-dog) 자세로 실험용 쥐를 배치시킨 그녀의 연구에서 유방의 암세포 속도가 느려지는 것을 보여주었다. 또한 그녀의 연구는 아시아의 경락, 특히 침술에서 근막면을 따라 갈 가능성이 있다고 이론화했다. 부가적으로, 침의 회전은 포크살을 둘러싸는 스파게티처럼 침 주변을 감싸는 친수성 프로테오글리칸과 함께 콜라겐 섬유를 돌린다. 이런 침의 회전은 근막을 자극하고 신장하는 것처럼 보인다. 2011년 논문 리뷰에서, Bai 등은 전통 중국의학(TCM)의 개념에 대한 해부학적 근거를 살펴봤다. "침이 작용하는 조직학적 구조는 신경 말단, 모세혈관, 섬유아세포, 미분화 중간엽 세포, 림프구 등을 포함하는 근막 결합조직이다." 언급한 바와 같이, "경혈점이 작용하는 조직학적 구조물은 신경종말, 모세혈관, 섬유아세포, 미분화 간질세포, 임파구 등등을 포함하는 근막 결합조직이다. 경혈점은 자극을 받았을 때 강한 반응을 일으키는 지점인 것으로 전통적으로 믿어져 왔다"(Bai 등, 2011).

많은 정의에서, 근막은 가동성이 좋은 액체 구조물로 여겨진다. 최근 정의 중에서 내 눈길을 끄는 하나의 정의는 다음과 같은 Blottner 등(2019)의 정의이다:

> *근막은 기본적이고 응용 인간 생명과학에서 신체의 기능적 구성 요소로서 점점 더 많은 관심을 받고 있다. 근막은 인간 운동장치의 요소로서, 결합조직 구성 요소(콜라겐, 섬유세포/섬유아세포, 세포외기질)의 다중세포인 3차원 층, 특수화된 섬유아세포의 파생 세포인 근막세포, 근섬유아세포, 역학적 수용기, 고유수용기 및 유해수용기 등으로 구성된다. 근막은 움직임과 수행의 조정, 신체자각 및 신체조절의 측면에서 볼 때 신체 구조적 통합과 기능적 통합 뿐만 아니라, 감각 기관으로 작용한다.*

그렇다면 이들 시스템을 연구하는 이유는 뭘까? 지도는 여행을 계획하고, 지리를 이해하고, 또 궁극적으로는 다음의 장소로 가기 위한 유용한 도구이다. 우리는 최신 업데이트를 얻기 위해 기억할 필요가 있고, 또 때때로 이것들을 완전히 던져버리고 우리 자신을 위해 탐구해야 할 것도 기억해야 한다.

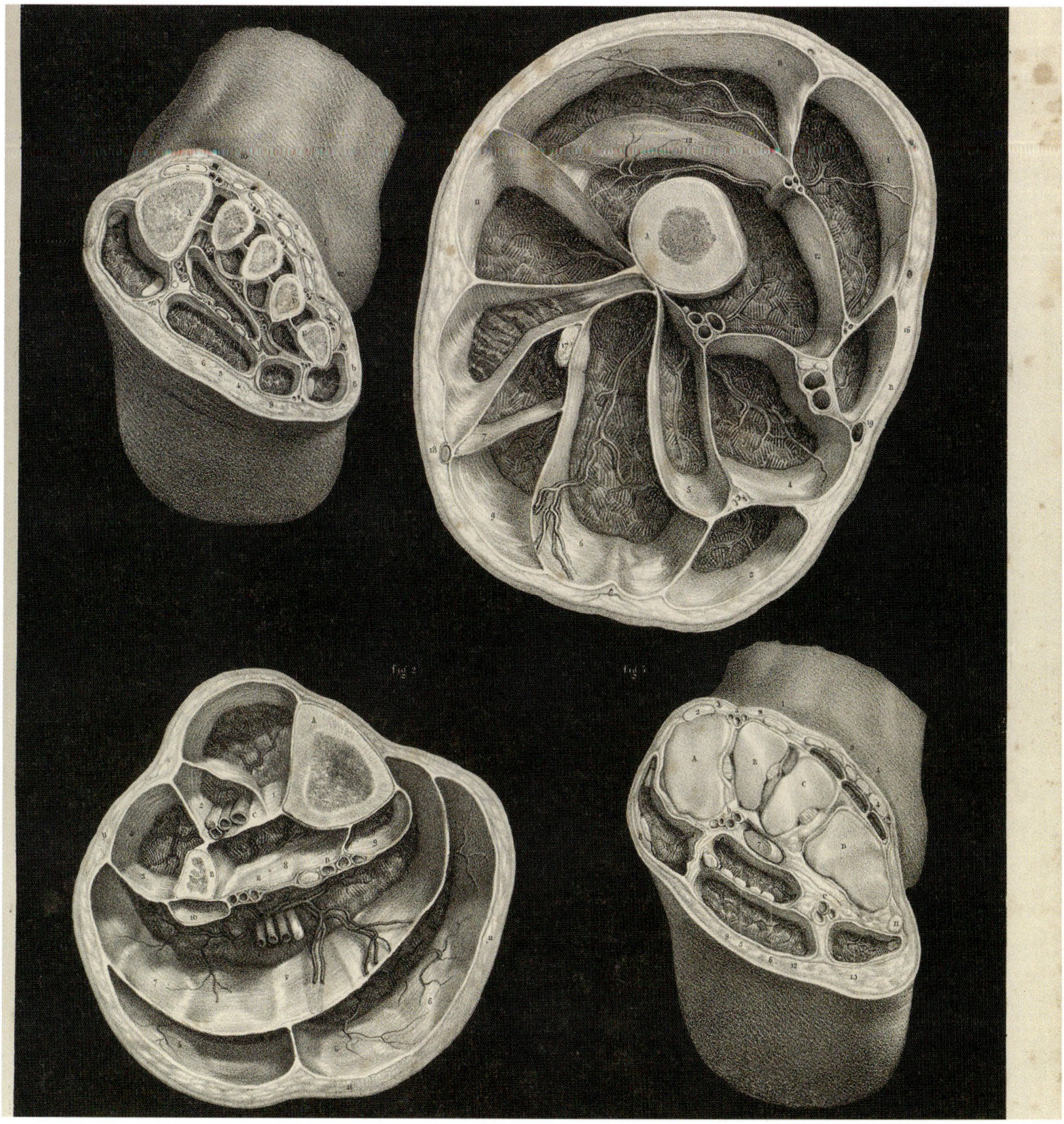

그림 1.3 신체의 근막 중격은 근육 구획에 모양을 제공하고, 또 전체 결합조직 시스템 내에서 모양의 주머니를 제공한다. 근막의 한 정의는 "근육과 기타 내부장기에 부착하고, 분리하고, 감싸는 피부밑에서 형성하는 결합조직의 수초, 시트 또는 기타 해부가능한 집합체" 이다(Steco와 Schleip, 2016).

Credit: 수술 의학을 포함한 인체 해부학에 대한 포괄적인 논의: 석판화 판넬… / par N.H. Jacob. Wellcome Collection. Wellcome Collection. Public Domain Mark.

근막 형태 보기

전체 형태나 시스템으로서 근막을 보는 완전한 방법은 없다. 근막은 연결의 물질이고, 이들 연결은 피부를 통과해 깊게 주행한 후, 근육 안으로 이어지고, 많은 수준의 세포 안으로 이어진다. 그렇다면 관심의 핵심 영역으로서 근막의 형태를 보는 것이 성가신가? 중요한 것은 우리가 관점과 인식을 바꾸는 것이다. 예술은 그렇게 하는 것으로 알려져 있는데, 왜 해부학에서는 그렇지 않은가? 우리는 건축의 예술과 공예 양식이 하나의 미학을 표현하고 있는 것을 이해할 수 있고, 또 회화의 인상주의 운동이 세상을 새로운 방식으로 인식하는 것을 이해할 수 있다. 인간을 위한 건축의 절대적인 표현도 아니고, 또 절대적인 색깔로 세상을 그리는 것도 아니다. 아마도 해부학에 대한 이 모든 심층적인 것들은 우리를 기능하게 만드는 것에 대한 사람의 관심이다.

우리는 근막을 여러 세기 동안 일어났던 환원주의적 근육과 뼈의 이름과 같은 해부학적 부분과 조각으로 줄이고 있는가? 그 답은 그렇게 쉽지 않다는 것이다. 근막에 초점을 맞춘 해부학에 집중하고, 불가피하게 분리가 일어나는 동안에도 전체는 그 무엇보다 우선적으로 존중되는 것이다. 또한 우리는 신체를 보고 인식하는 방식을 바꾸고 있으며, 현대 해부학의 주축인 분리된 조각보다는 공통된 실을 강조하고 있다. 나의 과거 연구에서 언급했듯이, "해부학은 인체에 대한 우리의 지식 측면을 드러나거나 모호하게 만들 수 있다. 신체 시스템의 특정 인식을 드러내기 위해 연결된 형태의 한 부분을 파괴하는 것이 본질적으로 해부 기법의 일부이다" (Nemetz, 2020).

19세기에 살았던 Jean-Baptiste Marc Bourgery는 화가 Nicolas Henri Jacob(**그림 1.3**)과 함께, 총 8권으로 된 유명한 해부학 교재를 만들었다. 이들은 우리의 시각적 초점이 무엇인지에 대한 인식에서 그림-배경의 이동을 이용하는 최초의 명확한 이미지들 중의 하나이다. 그림-배경 인식의 이런 용어는 시각 예술에서 유래되었고, 우리의 눈은 "그림"에 집중하는 반면, 바탕은 그림의 배경이다. 우리가 그림-배경의 반전을 가지고 있다면, 우리는 갑자기 이전의 배경을 보게 될 것이다. 이들 이미지인 FNPP(Facial Net Research Project)에서 나온 이미지, 근막과 근육의 연결과 강조된 형태, 그리고 우리의 인식들에서, 우리는 이것들을 새롭게 보기 시작할 것이다.

보는 것이 믿는 것이다

Rachelle L. Clauson

만약 근막계를 공부했다면, 여러분은 우리 몸이 어떻게 움직이고, 손상되고, 또 회복되는지에 관한 근막의 커다란 역할을 어느 정도 알게 될 것이다. 우리의 모든 부분을 연결하고, 분리하고, 또 조성하는 살아 있는 발판으로서, 근막 없이는 우리가 말 그대로 존재할 수 없을 것이다. 에너지 저장 용량, 하중 패턴에 대한 적응성, 근육 협응과의 관계 등을 포함하는 근막의 기능을 이해하기 위해서는, 우리는 먼저 근막이 어디에 위치하는지, 어떻게 보이는지, 그리고 우리의 몸과 어떤 관계가 있는지 등의 로드맵이 필요하다. 그렇지 않고서야, 어떻게 우리의 몸이나 고객의 몸에서 근막을 인식할 수 있을까? 그러나 최근까지 근막의 지도 즉, 이미지와 모델을 쉽게 구할 수 없었다.

근막을 육안으로 볼 수 있게 만든 큰 도약은 근막 연구 분야와 3차원 해부학 분야의 결합이다. 2018년, 근막 연구회(Fascia Research Society)와 BODY WORLDS의 창시자로서 국제적으로 호평을 받고 있는 Plastinarium은 세계 최초로 3D 휴먼 근막 플라스티네이트를 만드려는 목표를 가지고 Fascial Net Plastination Project(FNPP)을 결성했다.
플라스티네이션(plastination)은 사체에 플라스틱 폴리머를 주입하여 부패를 멈추고 조직을 영구적으로 고정시켜, 누구나 진정한 인체 해부학을 3차원으로 연구할 수 있도록 하는 보존 기법이다. 4년 후, FNPP는 10개의 근막 플라스티네이트와 1개의 여성 전신 플라스티네이트를 완성했다. 아래의 이미지들(**그림 1. 열린상자 1~9**)은 이런 획기적인 협력의 결과이다.

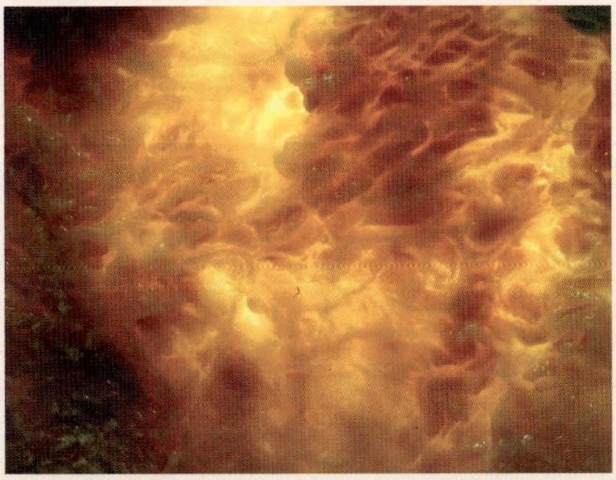

그림 1. 열린상자 1.
복부 플라스티네이트 (plastinate)의 표층 근막

With friendly permission of www.fasciaresearchsociety.org/plastination. www.vonhagens-plastination.com.

전신 시스템으로 볼 때, 근막은 피부 바로 밑에서 표층 근막과 함께 시작한다. 우리 몸 전역에 퍼져 있는 다양한 두께의 표층 근막은 시간의 경과에 따라 변할 수 있는 우리의 실루엣과 모양을 제공한다. 심지어 표층 근막이 근육에 도달하기 전인 첫 번째 깊이에서 치료되는 조직이지만, 종종 움직임과 도수치료 해부학 교육에서 간과되는 편이다. 단순히 "지방층"으로 종종 인식되며, 더 깊은 연구를 통해 상당한 임상 관련성을 가진 복잡한 조직이 밝혀졌다. 피부인대 또는 피부지대(retinacula cutis)로 불리는 분할 벽들이 수천개의 주머니 안으로 지방을 조성하고, 피부에서 더 깊은 조직으로 가는 근막 다리를 만든다. 복부에서 나온 표층 근막의 역광 사진에서, 여러분은 거품 랩과 같은 질감을 분명히 볼 수 있다. 이 조직의 조성을 더 잘 알면, 셀룰라이트(cellulite)가 다소 덜 신비로워질 것이다. 때때로 피부 표면에 잔물결이 형성될 때, 우리 표층 근막의 "발판(scaffolding)"이 항상 그 곳에 있고, 우리의 형태와 기능에 필수적이다.

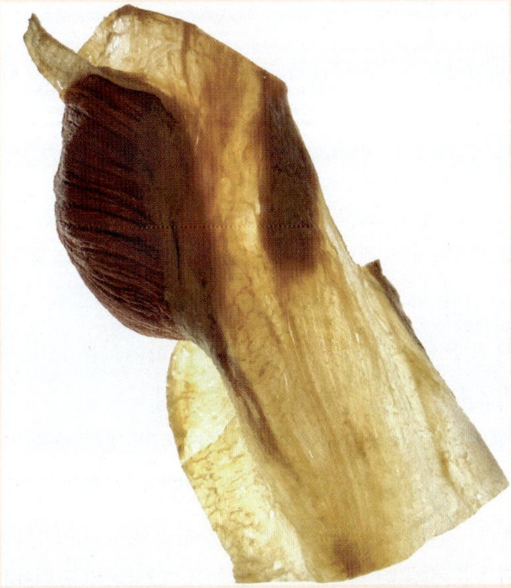

그림 1. 열린상자 2.
허벅지 플라스티네이트 (plastinate)의 심층 근막

With friendly permission of www.fasciaresearchsociety.org/plastination. www.vonhagens-plastination.com.

심층 근막은 근육과 밀접하게 관련되어 있으며, 2개의 범주로 나누어진다: 건막성 근막과 근외막. 사지의 경우, 근외막은 개별 근육을 둘러싸고 있고, 반면 건막성 근막은 근육군 전체를 둘러싸고 있다. 이들 둘 다 표층근막에 비해 두께가 얇은 편이다(평균적으로, 1 ㎜ 미만). 건막성 심층 근막은 고도로 조직화된 콜라겐 섬유로 인해 스트래핑 테이프처럼 보일 수 있고, 멀리 떨어진 곳으로 힘을 전달할 수 있고, 하중 시간의 경과에 따라 두께와 조성이 바뀔 수도 있다. 이런 이미지에서, 여러분은 대퇴근막(fascia lata)으로 불리는 잘 보존된 허벅지의 건막성 심층 근막을 볼 수 있다. 원통형 구조물은 허벅지를 완전히 감싸고 있으며, 골격까지 파고드는 중격이 세 개의 뚜렷한 근육 구획을 형성한다. 이런 근막 표본은 허벅지 안쪽에서 갈라져 납작하게 놓인다. 대퇴근막은 연속으로 이어져 대둔근과 대퇴근막장근 안으로 들어가기 때문에, 우리는 그들의 본질적 관계를 보여주기 위해 그들도 표본 안에 포함시켰다. 여러분은 IT 밴드(정강인대)가 밴드가 아니라, 오히려 걷기와 달리기에 의한 반복 하중으로 대퇴근막의 측면을 보강하고 비후시키는 것임을 확인할 수 있을 것이다.

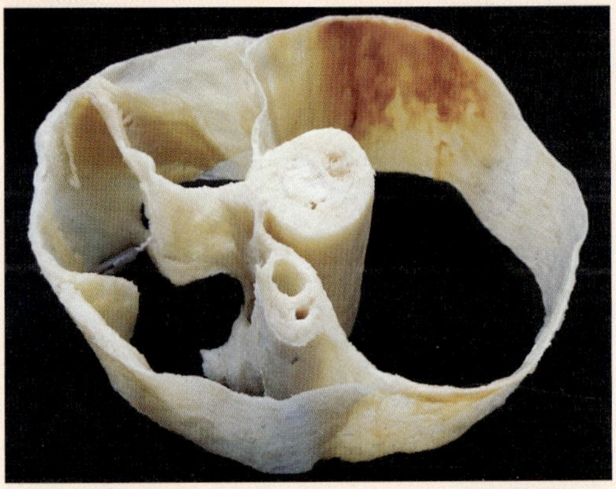

그림 1. 열린상자 3.
허벅지 플라스티네이트 (plastinate)의 심층 근막 단면

With friendly permission of www.fasciaresearchsociety.org/plastination. www.vonhagens-plastination.com.

건막성 심층 근막은 스타킹이나 소매처럼 사지를 완전히 감싸지만, 옷과는 달리 뼈 속으로 깊게 들어가고, 또 중격이라고 불리는 근막벽을 형성하여 근육을 그룹으로 나뉘기도 한다. 허벅지 플라스티네이트의 단면 영상에서는, 주변의 건막성 심층 근막, 중격 및 대퇴골만 남겨 두고 모든 근육을 제거했다. 각각 대퇴사두근, 내전근 및 슬괵근을 포함하는 3개의 구획(전방 구획, 내측 구획 및 후방 구획)을 가진 근막의 "4륜차 바퀴" 배열을 쉽게 볼 수 있다. 이들 심층 근막과 근육의 관계를 이해하면, 우리는 근막이 안쪽에서 바깥쪽으로 제공하는 안정성을 더 잘 이해할 수 있게 된다.

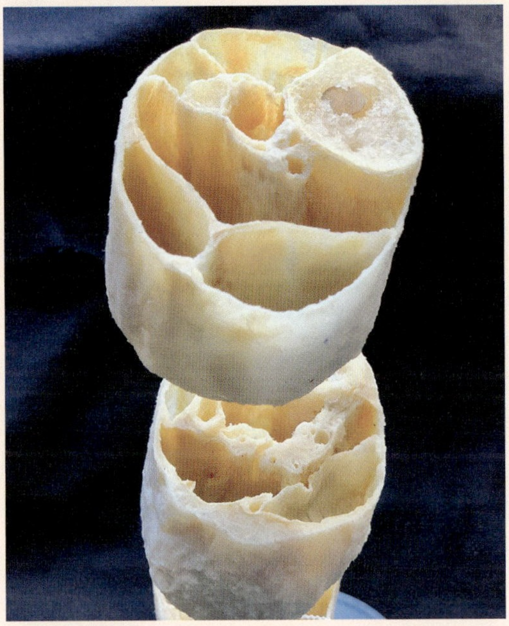

그림 1. 열린상자 4.
하퇴 플라스티네이트 (plastinate)의 심층 근막 단면

With friendly permission of www.fasciaresearchsociety.org/plastination. www.vonhagens-plastination.com.

친숙한 근육계 대신 근막계를 부각시킴으로써, 우리는 근육이 음의 공간으로만 보이는 완벽하게 다른 신체 관점을 만들 수 있다. 하퇴 이미지에서 잘 보존된 3개 단면이 쌓여있고, 아크릴 막대로 분리된 공간이 하퇴근막의 내면을 보여주고 있고, 심층 근막인 하퇴근막이 하퇴를 둘러싸고 구획을 나누고 있다. 잘 보존된 아래쪽과 왼쪽에 있는 3개의 커다란 빈 공간에는 비복근의 내측두와 외측두와 가마지근이 들어있다. 경골, 비골 및 신경 혈관다발이 여전히 제자리에 위치하고 있고, 뼈, 혈관, 신경 및 근육의 관계가 3D로 표시되고 있다.

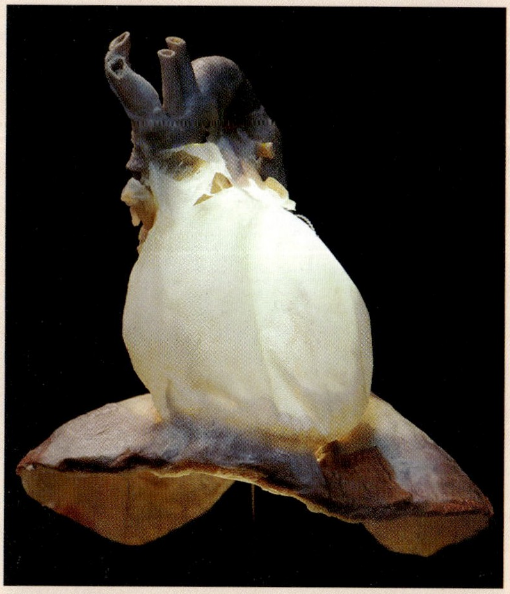

그림 1. 열린상자 5. 심장 플라스티네이트(plastinate)의 내장 근막

With friendly permission of www.fasciaresearchsociety.org/plastination. www.vonhagens-plastination.com.

첫 번째 플라스티네이트 근막에서 만들어진 유일한 장기 근막 FNPP는 섬유성 심막과 호흡성 횡격막이다. 불을 비추면, 심장이 들어있었던 텅빈 심막이 잘 보이고, "스커트"를 형성하는 횡격막의 기저부도 잘 보인다. 이들 두 구조물은 횡격막의 중앙힘줄에서 완벽하게 연결된다. 이런 근막 연결은 해부학 책에서는 거의 찾아볼 수 없는데, 이들 책은 일반적으로 심장과 횡격막을 분리시키고 있다. 밑에서 빛을 비추어 심막과 횡격막의 본질적 관계를 보는 것은 심오한 경험이 될 수 있다. 이와 같은 해부학적 관점은 우리가 우리의 움직임과 호흡을 우리의 지식에 통합할 때 우리의 지각에 미세하게 영향을 미칠 수 있다.

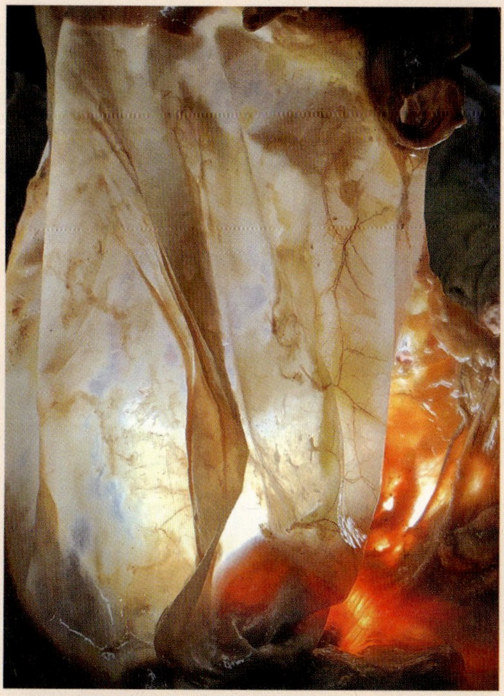

그림 1. 열린상자 6. 심막 해부

With friendly permission of www.fasciaresearchsociety.org/plastination. www.vonhagens-plastination.com.

초기에, FNPP 해부 팀은 근막 조직의 구조를 더 잘 보기 위해 빛을 비추기 시작했다. 우리는 빛이 제공하는 새로운 관점에 흥미를 느꼈고, 궁극적으로 이것 때문에 NEW LIGHT 라는 FNPP 전시 Facia의 이름에 영감을 받았다. 섬유성 심막의 이런 이미지는 포르말린으로 보존된 사체로부터 심장을 축출한 직후에 찍은 것이다. 이런 강하지만 유연한 가방과 같은 구조물이 심장을 감싸고 있으며, 심장이 뛸 때 지지와 비억제성 움직임을 제공한다. 이 조직의 황금빛 노을색은 백색광을 비추었을 때 자연적으로 발생한다.

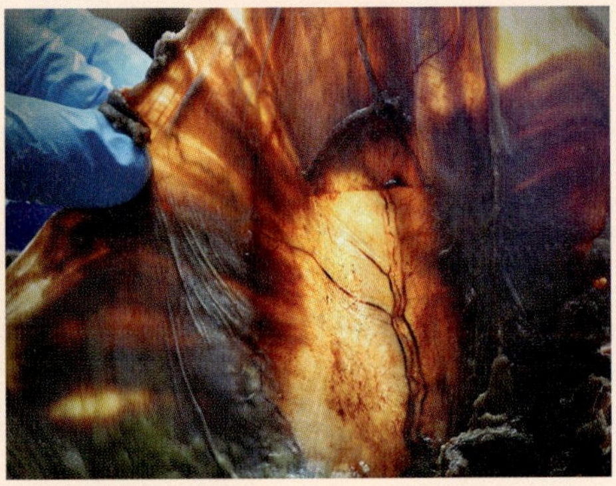

그림 1. 열린상자 7. 횡격막 해부

With friendly permission of www.fasciaresearchsociety.org/plastination.

횡격막은 호흡을 할 때 사용되는 주요 근육이다. 심장과 폐 바로 아래에 있는 돔 모양의 근육은 복강과 흉강을 분리하면서 몸통의 전체 둘레에 걸쳐 있다. 이 이미지에서, 우리는 포르말린으로 보존된 사체의 근육 절반만을 볼 수 있다. 데이지의 꽃잎처럼 모든 방향으로 뻗어져 나온 근조직 섬유를 쉽게 확인할 수 있다. 가운데 부분은 근섬유가 존재하지 않는 중심건이다. 중심건을 뒤에서 비추면, 여러분은 정맥과 동맥이 근육을 통과하는 것을 볼 수 있다. 횡격막 근육의 독특한 모양 때문에, 횡격막을 개념화하는 것이 어려울 수도 있다. 이와 같은 이미지는 우리가 횡격막의 구조와 기능을 더 잘 이해하는데 도움을 준다.

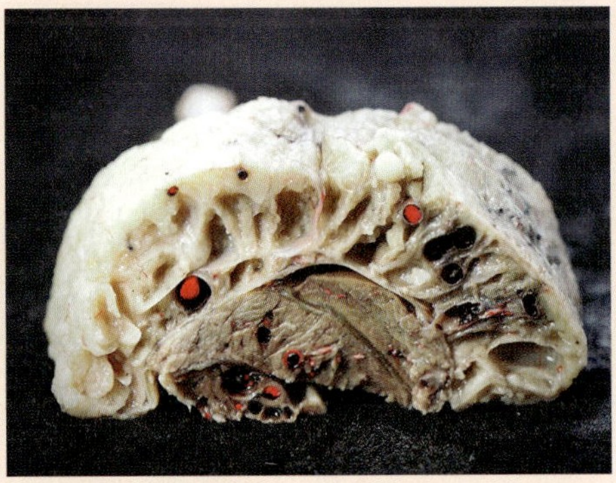

그림 1. 열린상자 8. 하퇴 단면 해부

With friendly permission of www.fasciaresearchsociety.org/plastination.

MRI와 같이, 신체 단면을 관찰하는 장비는 모든 조직(표층에서 심층에 이르기까지)을 동시에 볼 수 있는 기회를 우리에게 제공해 준다. 이 표본은 포르말린으로 보존된 사체에서 해부되어 하퇴의 표층 근막, 심층 근막 및 근육을 보여준다. 표면으로부터 피부만 제거하여 표층근막인 근육의 상단에 있는 두꺼운 조직을 노출시켰다. 섬유 성분과 지방 성분으로 구성된 표층 근막은 피부를 깊은 신체 구조물과 연결시킨다. 이 표본의 경우, 피부인대 또는 피부지대로 불리는 섬유성 중격이 지방조직을 일부 제거했을 때 드러나며, 벌집 모양의 텅빈 주머니만 그대로 남겨져 있다. 여러분이 보는 밝은 빨간색은 고분자 플라스틱이며, 이것을 동맥에 주입시켜 경화시키면 혈관 구조를 전체적으로 더 잘 볼 수 있게 된다. 여러분은 근조직 바로 위에서 하퇴근막으로 불리는 얇고 강한 흰색 막을 볼 수 있다. 이것은 하퇴 근육을 둘러싸고 있는 건막성 심층근막이다. 이와 같은 단면의 조직을 봄으로써, 우리는 클라이언트를 치료하거나 여러분의 팔다리를 움직이거나 마사지를 할 때 우리가 만지는 조직의 깊이를 더 잘 이해할 수 있게 된다.

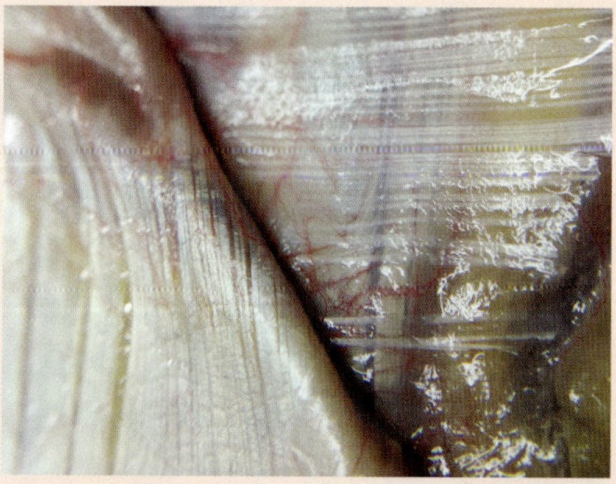

그림 1. 열린상자 9. 광배근 해부

With friendly permission of www.fasciaresearchsociety.org/plastination. www.bodyworlds.com/FR:EIA.

근막은 많은 모양과 크기를 가진다. 어떤 영역의 근막은 느슨하고, 매끄러운 반면, 다른 영역의 근막은 치밀하고 질긴 섬유성이다. 근막들이 유형, 배열 및 조성 성분이 다르지만, 근막이 어디에 위치하든 상관없이 모든 근막의 주요 섬유 중 하나는 콜라겐이다. 포르말린으로 보존된 사체에서 찍은 이 사진은 건막성 심층 근막의 치밀하고 평행한 콜라겐 섬유를 가까이에서 볼 수 있게 해 준다.

우리는 왼쪽 편에서 척추로부터 분리되고, 반짝이는 진주색 콜라겐 섬유를 잘 볼 수 있도록 뒤로 접힌 왼쪽 광배근과 근막의 단면을 볼 수 있다. 이 근막은 매우 논리적으로 촘촘하고 규칙적인 결합조직으로 분류되며, 납작한 힘줄로서 근육의 수축을 척추에 전달한다. 이 이미지의 오른쪽 절반은 투명한 전거근 근막을 보여주는데, 이 근막은 광배근과 척주기립근 사이에서 활주 표면을 형성한다. 일부 백색 콜라겐 섬유가 하후거근의 연장부인 전거근 근막 안에서 보여진다.

전거근 근막을 통해 보면, 여러분은 척추에 평행한 종축 방향의 척추기립근과 근막을 식별할 수 있다. 이들과 같은 이미지는 근육과 근막 시스템이 서로 얼마나 깊이 연결되어 있는지, 그리고 조직의 근막 면이 어떻게 다른 방향으로 자유롭게 활주하는지를 배울 때 우리의 지식 공백을 빠르게 메꿀 수 있다.

추천 책

BODY WORLDS. www.bodyworlds.com/FR:EIA.
Fascial Net Plastination Project.
www.fasciaresearchsociety.org/plastination.
Otocast. app.otocast.com (search FNPP).
Plastinarium. www.vonhagens-plastination.com.

전신 시스템(**그림 1.4 A,B 및 1.5 A,B**)은 튜브와 같은 네트워크로부터 형성되며, 신체의 모양을 만든다. 전신 시스템에는 신경계(타이밍에 관여하는 신경망), 순환계(신체 기능) 및 근막계(공간 조성과 관련되며, 내수용기와 고유수용기) 등이 있다. 전신 시스템을 볼 수 있다는 것은 신체 시스템의 모양을 보여주고, 몸의 모든 구석까지 이르는 그들의 커다란 범위는 이들 시스템의 중요성을 나타낸다. 모양(shape)은 훌륭한 의사전달자이고, 이들 모든 시스템은 그들의 모든 복잡성에서 개별 사람의 형태(form)를 보여준다.

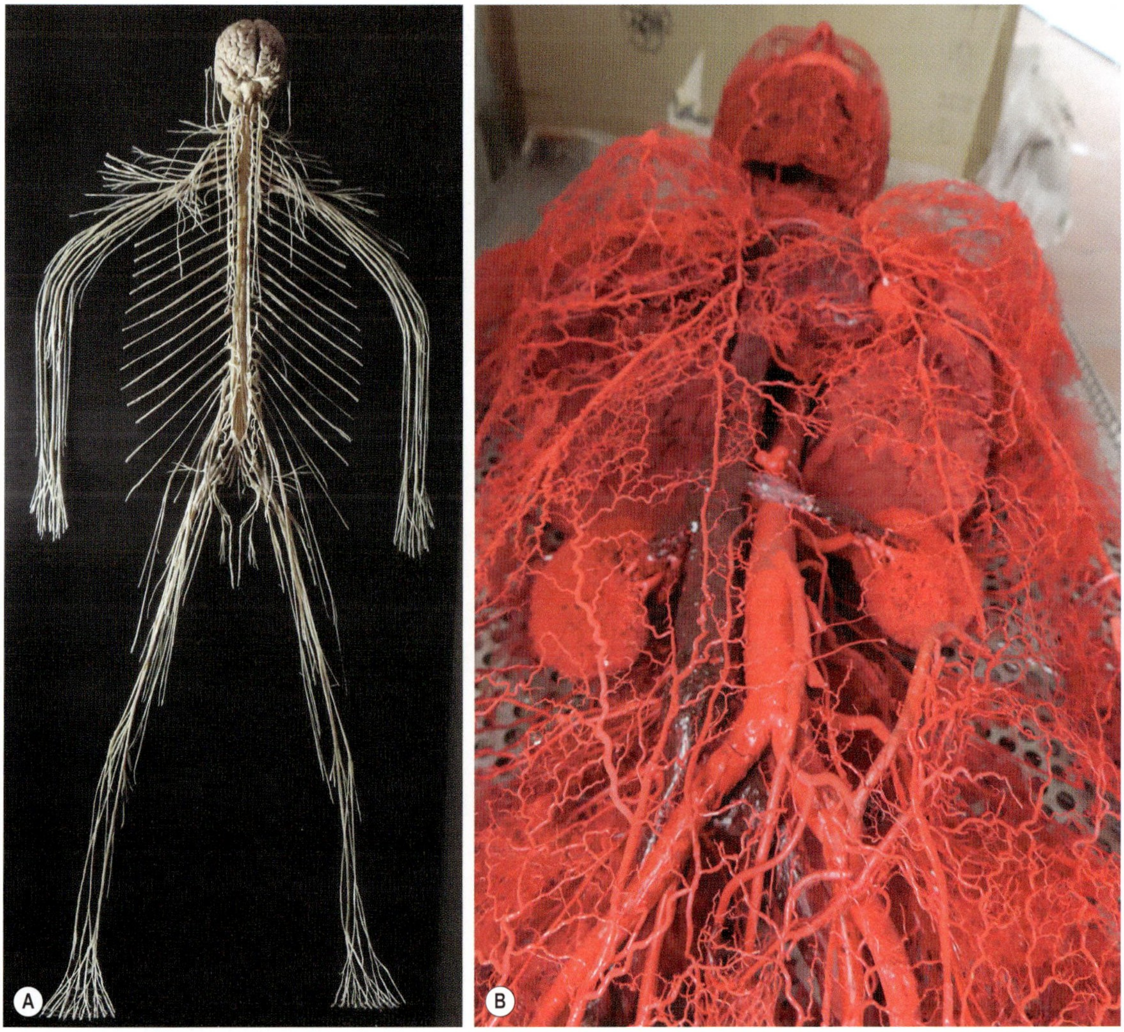

그림 1.4 (A) 신경계, (B) 순환계. 출처: Vladimir Chereminskiy

(A) 중추신경계와 말초체성신경계는 두개강, 척추관 및 인체의 주변 연부조직에서 밖으로 나온다. 신경계 표본은 신체 전반적에 걸쳐 분포된 신경을 나타내고 있다. 이런 플라스티네이트는 뇌에서나온 뇌신경, 척수에서 나온 신경근, 그리고 말초신경의 후속부분인 신경줄기와 신경총의 형성을 보여주고 있다.

(B) 완전한 인체 동맥 부식 주조는 동맥과 세동맥의 음성 복제(negative replica)를 나타낸다(**그림 1.4 B**). 액체 열경화성 고분자 메틸 메타크릴레이트(BioDur®)는 절개부를 통해 사체의 목동맥에 주입된 후 혈관 내에서 중합되었다. 고체 폴리머 주변의 조직은 KOH와 HCL 용액에 의해 분해되어 인체의 미세한 혈관계를 보여준다. 사진에서 우리는 신체의 가장 큰 동맥인 대동맥을 구별할 수 있는데, 이 대동맥은 갈라지고 세분화되어 신체 기관과 신체 부위의 3차원 가상 구성을 형성하는 동맥을 제공한다.

출처: Dr. Vladimir Chereminskiy PhD, Director of Anatomy & Plastination, von Hagens Plastination; with kind permission.

근막의 형태: FR:EIA

(Fascia Revealed: Educating Inter-connected Anatomy)

Dr. Vladimir Chereminskiy

FR: EIA는 다양한 근막의 묘사에만 중점을 둔 최초의 전신 플라스티네이트 표본이다. 이 표본은 일반인과 전문가들이 근막을 쉽게 이해할 수 있도록 만들어진 것이다. 이런 디자인은 표층에서부터 심층에 이르기까지 가능한 모든 종류의 근막들을 통합하고 있다.

신체의 오른편에서, 여러분은 피부계를 볼 수 있다. 피부계는 유기체를 보호하는 덮개로서 신체를 볼 수 있는 중요한 창문으로 작용한다. 피부 다음의 층인 표층근막은 미적 이유와 운동학적 이유 때문에 중요하고 또 지질을 보관하는 기능을 한다. 피부와 피하조직 사이에 강한 관계가 있고, 피부와 피하조직은 수직 섬유연결(피부지대)을 통해 전신에 걸쳐 존재한다. 체중부하 영역에 있는 근막 구조물이 항상 더 잘 발달된다. 이것의 예는 발꿈치 또는 손바닥, 아래쪽 둔부 부위에서 관찰될 수 있다.

심층 근막은 신체의 안쪽과 왼쪽 편에서 나타나 있으며, 건막성 근막과 근외막을 보여주고 있다. 신경혈관 피복인 근막 구획은 상지와 하지에서 잘 나타나 있다.

왼쪽 흉벽의 전방과 측면에 있는 창문을 통해, 흉강의 내부 근막과 중격의 내장 근막을 볼 수 있다.

머리와 목의 해부는 두부 손상, 염증 과정 및 재건 수술 동안, 근막 구획과 피복의 임상적 관련성을 보여준다.

의사소통 해부학은 역사적으로 조각에서부터 밀랍 모형에 이르기까지 많은 형태로 예술을 통해 행해져 왔다. 교육을 위해 인체 전체를 보존하는 것은 응용된 소멸에서부터 18세기 해부학자 Honoré Fragonard's écorchés에 이르기까지 실험되어 왔는데, 이런 에코르체(écorchés)는 현대의 플라스티네이트(plastinate)와 마찬가지로, 관찰자들이 신체의 작용을 볼 수 있도록 실제와 같은 포즈로 배치되어 있다. 나는 2022년 1월 프로젝트의 최종 워크샵을 위한 티칭 팀의 일원일 뿐만 아니라, FNPP의 일원으로서, 많은 부분에 대해 국제 해부 팀으로 일해 왔다. 그러나 가장 중요한 하이라이트 중 하나는 FR:EIA로 알려진 최초의 근막 플라스티네이브(그림 1.5A)를 만들었던 특별한 자원봉사 팀의 일원으로 2019년 여름을 보낸 것이다. Robert Schleip 박사의 지도와 Vladimir Chereminskiy 박사와 Gary Carter 박사의 디자인 아래, 이것은 근막을 강조하는 최초의 전신 플라스티네이트가 되었다. 나는 일반적으로 원위 신체 분절 쪽으로 갈수록 더욱 가늘어지는 표층 근막에 많은 시간을 할애했다. 표층 근막은 피부를 지지하는 데 도움을 주고, 허리 통증의 원인이 될 수 있는 둔분 신경과 같은 표층 신경을 둘러싸고 있다. 표층 후방 라인(Anatomy Trains® 라인의 한 종류)의 강조는 족저근막, 아킬레스건, 종아리 근육, 슬괵근과 척주기립근 및 외이도로 연결되는 근막을 창문을 통해 살짝 엿볼 수 있다. 더 깊은 곳으로 들어가면, 내장 근막을 잘 보여주는 창문이 있는데, 여기에는 심낭을 포함해 그들의 공간 안에서 장기를 고정시키는 현수인대를 포함하고 있다. 뇌수막 근막은 신경교세포와 같은 뇌 안의 근막을 포함하고 있다. 심층 근막은 건막성 근막과 근외막으로 나누어진다. 심층 근막은 종종 패턴 형식으로 구성되며, 구조적으로 포장 테이프처럼 보이는 장경인대와 같은 영역을 포함하고 있고, 안정화 기능을 가진다. 심층 근막은 섬유성 관절낭에 붙어 있고, 움직임과 관절 위치를 인지하는 데 도움을 주고, 신체의 움직임 지각과 공간 관계에 중요한 역할을 한다.

나는 FNPP 프로젝트의 마지막 부분을 위한 티칭 팀의 일부로 도움을 주기 전에, 2022년 1월에 Gary와 함께, Berlin BODY WORLDS Museum에 있는 FR:EI-AFR을 방문했다. FR:EIA와 함께, 그리고 워크숍 그룹과 함께 시간을 보내면서, 나는 팀뿐만 아니라 근막 전문가의 비전으로 다른 사람들이 기증자 자신의 융합체인 이와 같은 새로운 플라스티네이트를 보는 것에 어떻게 반응하는지를 지켜 볼 수 있었다. 먼저 근육을 흰색으로, 근막을 파란색으로 한 시각적 변화가 사람들의 시

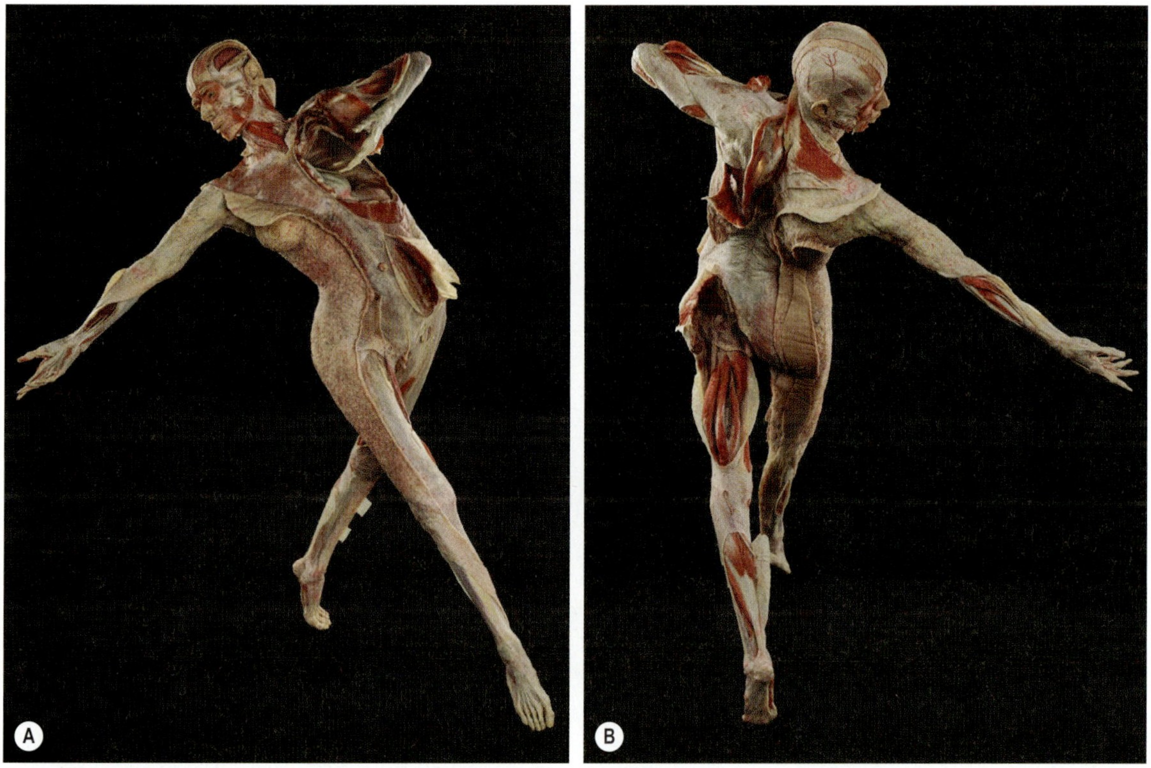

그림 1.5 FR:EIA의 앞면(A)과 뒷면(B). 첫 번째 전신 플라스티네이터.
FR:EIA, 첫 번째 전신 근막 플라스티네이트, 그리고 3번째 전신 시스템의 앞면 (A)과 뒷면 (B).

Credit: Photo courtesy of BODY WORLDS: www.bodyworlds.com/freia.

선을 사로잡았다. 그리고 나서, 나는 사람들이 근막의 개념을 움직임에 적용하면서, 근처의 디스플레이와 상호 작용하는 것을 보았다. 이런 해부의 구체적인 영역과 팀의 전체 작업에 대한 더 자세한 내용은 Fascia Research Congress(2022년)의 사전-컨퍼런스 프레젠테이션(Nemetz, Carter and Clauson)의 일부이며, 시간이 지남에 따라 추가 논문 발표와 강좌를 들을 수 있다. FR:EIA나 그녀의 이미지를 보고 누가 영향을 받을지 완전히 예측하기는 어렵다. 그녀와 그녀를 위해 일했던 자원봉사자 팀 전체가 매혹적인 역사의 일부가 되었다. FR : EIA의 형태는 그녀의 인간적이고 여성적인 모양이 친숙하기 때문에 중요하지만, 근막 연속성의 연결되고 만곡이 있는 선을 강조하는 데는 새로운 것이다.

구획, 원, 구

우리가 허벅지 단면에서 보이는 근막 울타리(**그림 1.6**)나 동심성 타원으로 만들어진 전통적인 원형 극장 형태의 해부학적 설계(**그림 1.7**)에 대해 논의하든 간에, 모양은 원, 구체(원의 3D 버전) 등에서 극대화된다. 심지어 우리의 행성인 지구는 종종 구형 범주 안에 해당된다: 지구는 지구 중심에서 지표면 까지 이르는 암석권, 지구의 물을 포함하는 수권, 지구의 살아 있는 생태계를 포함하는 생물권, 그리고 공기를 포함하는 대기권 등으로 나누어진다.

어떤 모양의 시스템 관계는 우리에게 신체 부분 사이의 상대성을 가르쳐 준다. 전통적인 해부 극장의 경우,

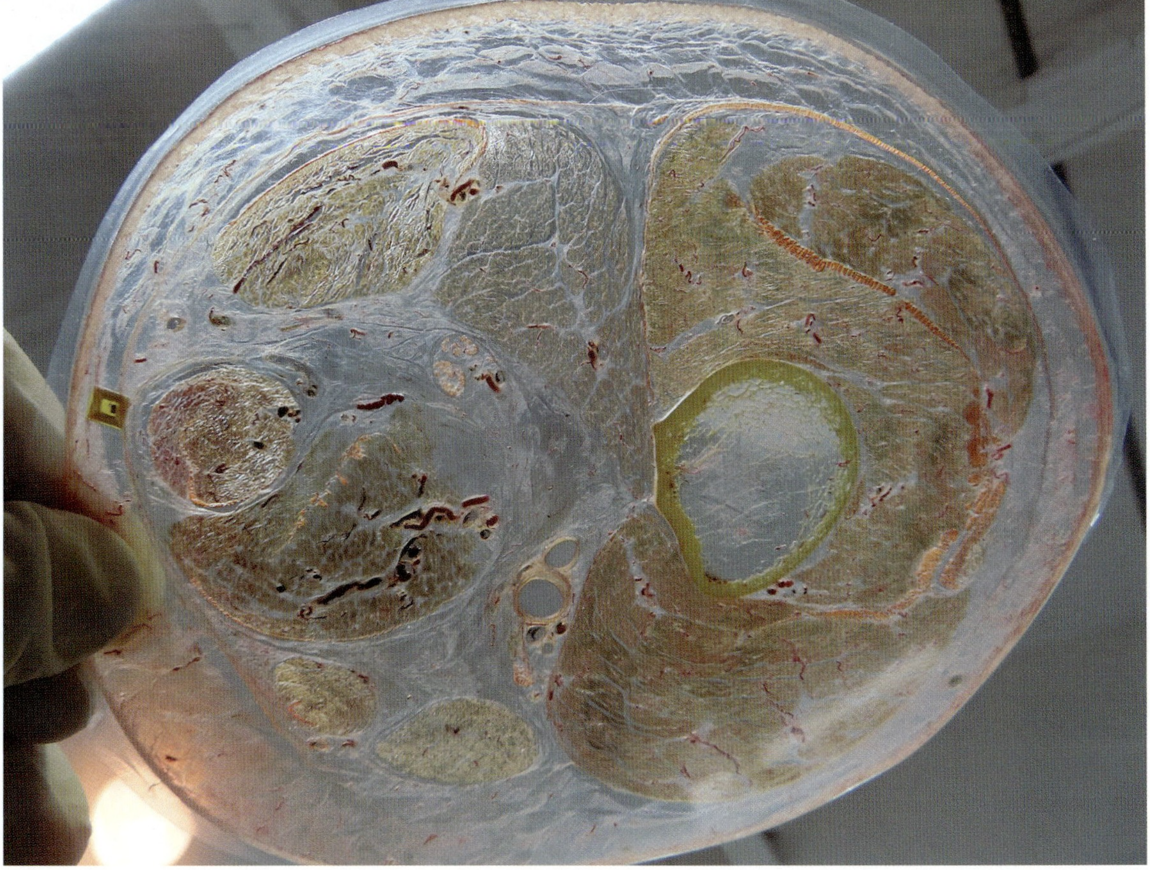

그림 1.6 허벅지 플라스티네이트의 단면.
1.5 ㎜ 두께의 슬라이스는 주로 성긴결합조직(반투명)의 지질과 근막, 건막, 힘 등의 탄성 섬유와 콜라겐 섬유 (주로 붉은 색으로 염색되는)를 구별하는 기법의 사용으로 플라스티네이트되고 염색된다. 또한 이것은 치밀골 조직, 골강의 골소주, 그리고 대퇴골의 반투명성 골수도 보여준다.
대퇴사두근군과 그들의 건(힘줄) 성분을 둘러싸는 근외막은 밝은 빨간색으로 염색된다.
후방 구획과 내측 구획에 있는 각 근육군들은 자기만의 독특한 근막초를 가진다. 그러므로, 이런 슬라이스는 허벅지의 근육근막 구획의 변경되지 않는 해부학을 보여준다. 폴리머가 주입된 동맥과 소동맥은 조직의 혈관화를 보여준다.

Photo and text with kind permission: Dr. Vladimir Chereminskiy, PhD, Director of Anatomy & Plastination, von Hagens Plastination; Assistant Professor, Department of Pathology and Anatomy Eastern Virginia Medical School.

그 디자인은 관람객들을 위한 가장 효율적인 공간 사용에 있어서 해부를 볼 수 있는 최대의 능력을 허용한다. 플라스티네이트된 단면 슬라이스는 효율적인 공간 사용을 근막 구획 관점에서 보도록 허용한다.

전통 의학에서의 근막(fascia)은 족저근막, Scarpa 근막, 대퇴근막 등과 같은 넓은 조직을 의미한다. 근막은 결합조직으로 분류될 수 있지만, 모든 결합조직이 근막인 것은 아니다. 이것은 중요한 차이점인데, 그 이유는 그들이 쉽게 동일시되기 때문이다. 그러나 결합조직은 더 넓은 범주를 포함한다.

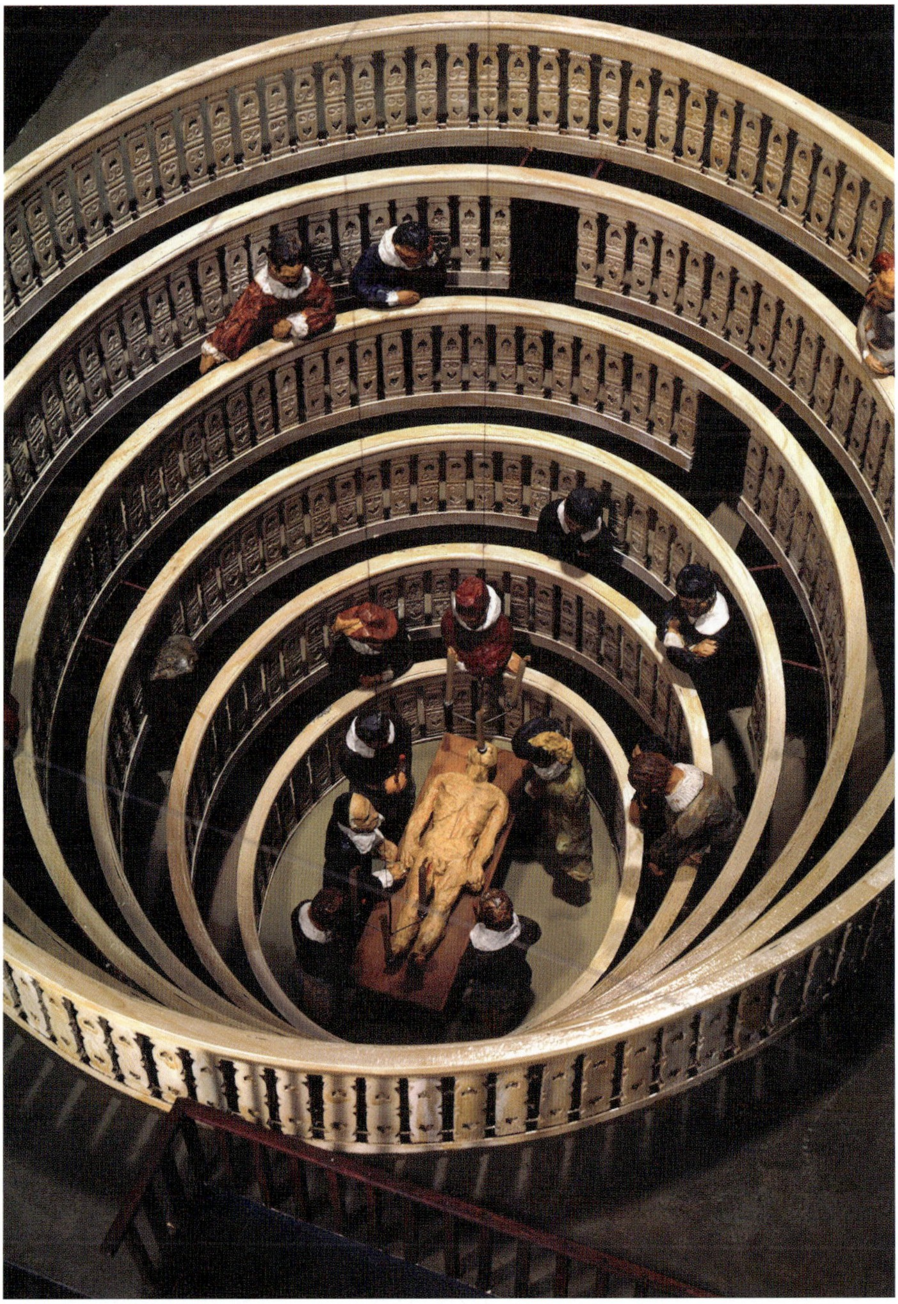

그림 1.7 1594년 Padua에서 세워진 해부학 극장의 축소 모형은 해부가 진행되고 있음을 보여준다. 해부학 극장의 건축물은 공간 관계를 극대화하도록 설계되었고, 관람객들이 고리모양의 가파른 수직 레벨의 연속으로부터 해부를 관찰할 수 있도록 만든다.

오렌지가 하나 있다…

Dr. Rebecca Pratt, PhD

인체 근막의 복잡성을 잠시 접어두고, 친숙한 사람들에게 더 큰 공동체를 소개한다. 오렌지(**그림 1.8**): 근막이 구조와 기능을 어떻게 지시하는지를 보여주는 좋은 예이다. 환자나 급우에게 오렌지를 보여주고, 껍질을 어떻게 벗길 것인지를 물어봄으로써 토론을 시작한다. 칼을 이용할 것인가? 아니면 손톱으로 껍질을 벗길 것인가? 어떤 사람들은 먼저 오렌지를 딱딱한 표면 위에 굴리면서 압력을 가해 오렌지를 부드럽게 만들면 껍질이 쉽게 벗겨지는 것을 알고 있다. 이런 가르침은 오렌지를 압박하여 여러 방향으로 굴림으로써 오렌지의 과육을 구분짓는 심층 근막과 껍질 사이의 가느다란 섬유를 파괴시키는 것이다. 껍질이 제거되면, 오렌지의 표층 근막의 잔해가 관찰될 수 있으며, 과육은 원형으로 배열되어 있다. 섹션이 분리되기 위해서는, 느슨한 근막이 쐐기 사이에서 분리되어야 한다. 이들 근막면과 결합조직 사이의 잠재적 공간은 각 오렌지 조각이 개별적으로 공유되도록 만든다.

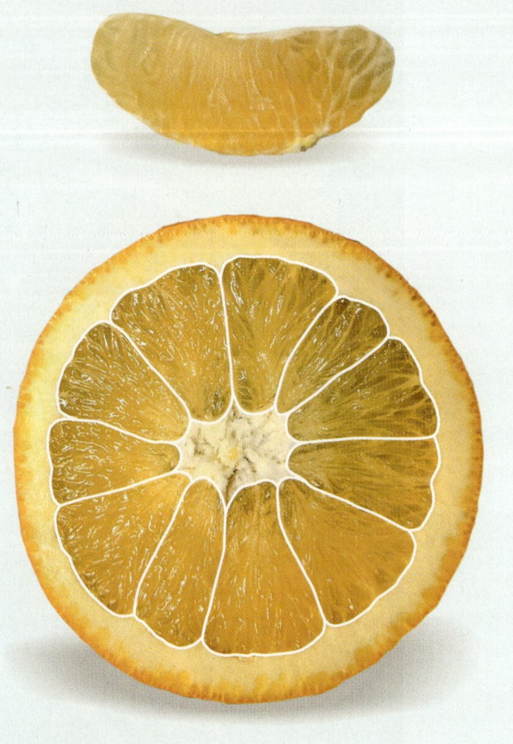

그림 1.8 오렌지의 조직 구성은 우리가 더 큰 공동체를 위한 근막의 복잡성을 단순화하는 데 도움이 된다. 오렌지 껍질을 벗기는 가장 좋은 방법에 여러분의 환자를 참여시킴으로써, 여러분은 환자들이 동적 신장, 유연성 및 전신 관리를 받도록 하는데, 그 이유는 껍질과 과육 캡슐 사이의 연결 부위가 끊어지면 오렌지 껍질이 쉽게 벗겨질 수 있기 때문이다.

첫째, 우리는 조직을 4개 주요 범주로 분류할 수 있다: 신경조직, 근육조직, 상피조직 및 결합조직. 신체의 모든 세포 중에서 결합조직이 가장 다양하다. 특수결합조직에는 혈액, 연골, 지방, 망상조직 및 뼈 등이 있다. 고유결합조직에는 성긴결합조직과 치밀결합조직이 있고, 양쪽 모두는 섬유아세포로 구성되며 콜라겐 섬유(치밀한 섬유, 불규칙 섬유 및 성긴 섬유)를 가지고 있다. 결합조직이라는 이름은 "세포와 조직을 연결하거나 결합하는 기능으로부터 파생되었다. 결합조직은 신체 어디에서나 볼 수 있으며, 신체 부분들을 잡아주는 '접착제'로 간주될 수 있다."(Steco와 Hammer 2015, p 1). 결합조직은 그의 이름에서 알 수 있듯이, 신체의 여러 조직들을 연결하고 지지하는 장치이다.

자연계는 우리 몸의 비슷한 조직에 대한 형상 지도를 우리에게 제공한다. 선인장은 우리의 근막과 비슷한 "골격"을 가지고 있다. 선인장의 골격은 리그닌에 의해 강화되는 두꺼운 세포벽을 형성하는 내부 목질부의 유관속형성층(vascular cambium)에 의해 형성된다. 리그닌은 잔가지가 많고 압박 강성도(파괴되기 쉬운)가 큰 다당류이다(De Vivo 등 2020, p.214). 살아 있는 선인장의 유연한 내부 구조는 선인장이 죽었을 때 딱딱해진다(**그림 1.9**). 이런 구조는 가벼움과 비틀림 강도의 조합을 연구하는 과학자들의 흥미를 이끌어냈다.

그렇다면 우리의 근막은 어디에서 온 것일까?

근막을 형성하는 세포는 주로 섬유세포(근섬유아세

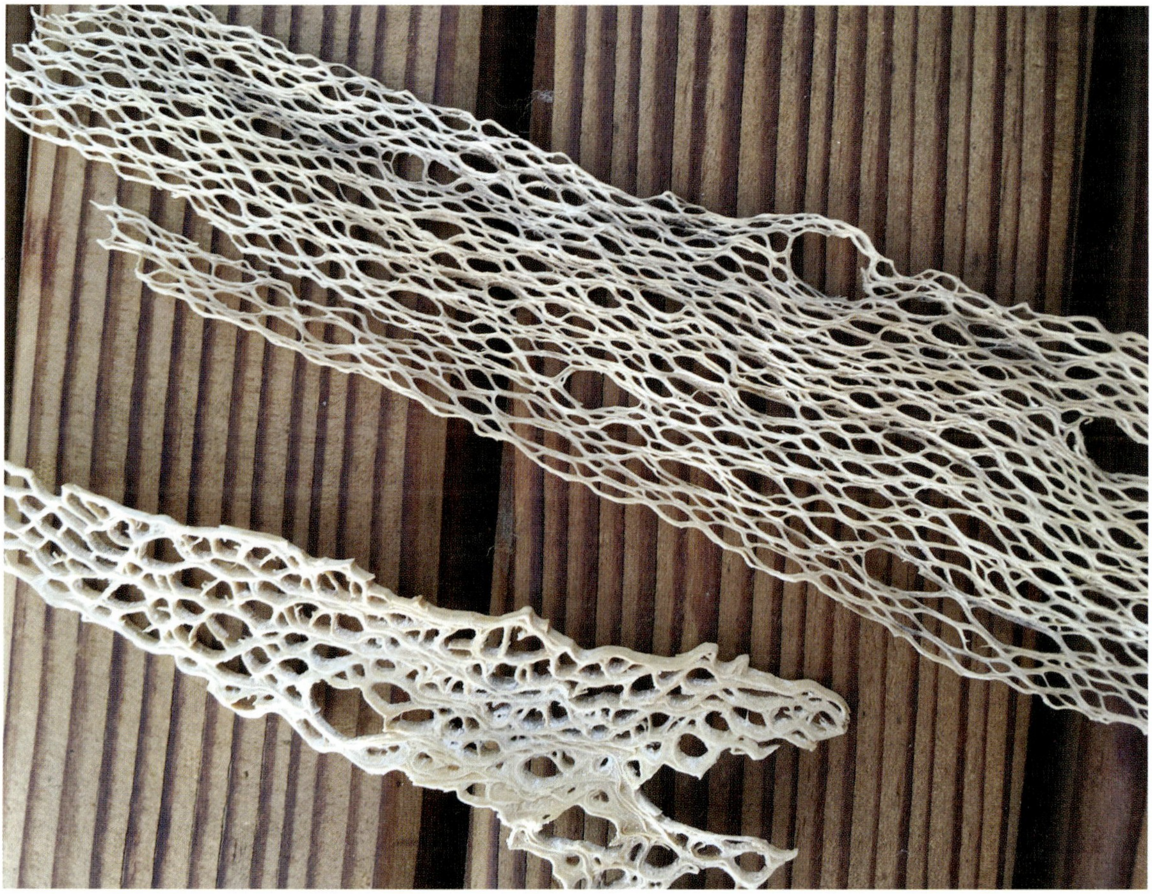

그림 1.9 선인장 세포외기질(ECM). 사람 해부학과 동물 해부학 이외에도, 근막은 건축학과 식물학을 포함한 과목에서도 사용되는 용어이다(Online Etymology Dictionary 2022). 심지어, fascination(매혹)이라는 단어도 fascia(근막)와 관련된다.

사진 출처: 저자

포와 섬유아세포)와 지방세포이다. 우리의 초기 삶은 수정란으로부터 시작하고, 줄기세포로 분화한다. 이 세포들은 외배엽(표피와 신경세포를 만듦), 중배엽(수축할 수 있는 근육세포를 만듦) 및 내배엽(폐나 소화기관의 내벽을 형성하고, 효소와 호르몬을 만들고 분비하는 상피세포를 만듦) 등의 3개 층으로 분화한다. 결합조직 세포는 신체에서 두 가지 중요한 일을 하는데, 하나는 외부 침입자로부터 보호해주는 것이고, 다른 하나는 나머지 세포들을 위한 모양을 만들어 움직임 기능을 할 수 있다. 배아 발달 3주차가 시작될 때쯤, 레티큘린 섬유(미성숙한 콜라겐)의 망이 나타나기 시작해 이것이 우리의 모양을 형성한다.

신체가 형태를 갖기 때문에, 공간 관계는 꽤 많은 것을 결정한다. 예를 들어, 뇌의 신피질은 6개의 층으로 된 구조물이고, 이들 층은 많은 결합조직 세포들을 위한 고속도로이다. 우리가 신경학적 방식으로 구조적 변화를 표현하든 아니면 공간적 방식으로 표현하든, 이 구조적 변화가 그 사람에게 다른 방식으로 영향을 미칠 수 있다는 생각의 수용이 가능할 수 있다.

유령 장기와 근막의 구조 찾기

유령 장기는 색깔이 없고, 장기의 기능과 관련된 혈액과 근조직이 제거된 외형 때문에 붙여진 이름이다. 장기의 모양이나 디자인은 이론적으로 실제 장기의 틀에 건강한 조직을 심어 생존가능한 장기나 조직을 만들 수 있는 가장 중요한 특징으로 인식되어 왔다(Ott 등, 2008). 뒤에 남겨진 부분들은 영양분이 풍부한 기질을 포함하는 섬유 성분인 세포외기질(ECM)과 림프이다. 세포외기질은 세포로부터 만들어져 조직의 공간으로 분비된다. ECM은 "조직과 장기의 기능, 성장과 재생을 조절하기 위해 생물학적으로 활성적인 분자를 포획하고 방출하는 분자 저장소로서 작용한다"(Zügellet 등, 2018). 우리는 ECM을 매끄러운 교질의 아교 안에 얽혀있는 패브릭 층이라고 생각할 수 있다. 여러분이 어렸을 때 가지고 놀던 혼합물(아교, 가루 및 물로 구성된) 안에서 둥둥 떠돌던 패브릭 조각을 생각해 보자.

근막 장기를 처음 알게 된 후, 나는 줄기세포 이식 심장을 연구해 온 Doris Taylor의 연구실에서 일을 했다. 내 목표는 연구실에서 하루나 이틀 동안 재현할 수 있는 교육용 근막 장기를 만드는 것이었다. 나는 2015년과 2016년에 심장 연구를 시작했고, 그 후 5개의 심장과 신장을 추가적으로 연구했다(**그림 1.10**).

내가 외과적 수준의 연구를 하지 않았기 때문에, 저렴한 실험실 솔루션을 사용할 수 있었고, 20단계 과정을 생각해 냈다. 이들 단계는 화학 과정이 다양한 단계에서 시작하고 멈추는 오래된 암실 사진 작업과 비슷하다. 나는 샴푸의 일반 성분인 sodium laurel sulfate를 세제로 사용했다. 다른 지점에서는, 세포벽을 약화시키기 위해 소금을 첨가했고, 이 과정이 지나치지 않도록 물을 첨가했다.

Helene Langevin 등(2013)은 섬유아세포 조절의 측면에서 ECM을 연구했다. 다시 말해, 조직이 신장되면 섬유아세포가 활동적으로 기질을 리모델링하고, 부종을 막는데 도움을 준다. 이것은 특히 암 연구에 의미를 갖는 림프의 기능과 관련될 수 있다. 콜라겐 섬유는 엘라스틴과 함께 ECM의 중요한 부분으로 간주되고(Mercer와 Crapo, 1990), 쥐와 사람의 연결에서 "폐 실질조직의 주요 하중 지지 성분"으로 중요하게 간주된다. 공간 이용의 측면에서, 엘라스틴은 각 폐포 주변에 고리를 형성한다. Tomoda, Kimura와 Osaki (2013)는 ECM의 일부인 콜라겐 섬유가 폐의 모양을 유지하는 데 매우 중요하다고 말했고, 또 "인간 폐의 콜라겐 섬유 방향이 역학적 특성과 현저하게 관련이 있음을 시사한다"고 했다. 즉, 호흡운동은 콜라겐 섬유의 방향에 영향을 준다는 것이다.

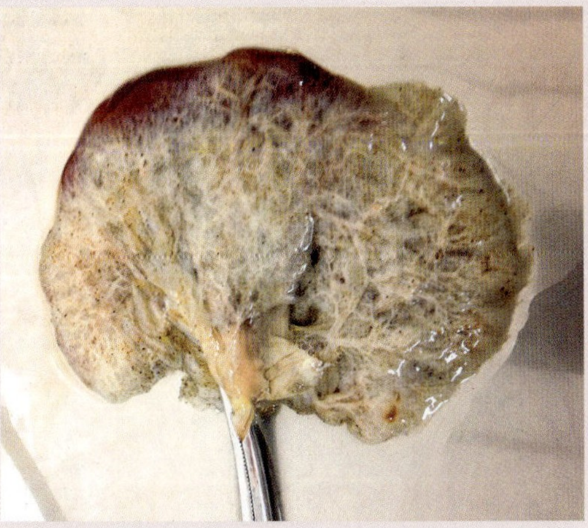

그림 1.10 유령 신장(장기). ECM은 신체의 필수 막이다. ECM은 우리의 구조와 모양을 유지하고 만든다. 신장(콩팥)의 ECM이 물이 많은 환경에 놓이면 흥미롭게도 전통적인 모양을 만든다. 물이 많은 환경이 아니라면, ECM은 자신의 형태를 잃어 버리게 된다.

사진 출처: 저자: Anatomical Trains®와 Anatomical Enlightment를 위한 실험실.

유령 장기의 다른 목적은 무엇인가? Lesondak (2018)이 언급했듯이, 그들은 다음과 같은 정골의사 Gunnar Spohr의 업적에서처럼 우리의 지식을 다른 관점으로 이동시켰다.

> *근막 단위체로서 명확한 이는곳과 닿는곳이 없는 심장에서, 우리는 우리의 인식을 순수한 심장 기능의 기계적 모델에서 운동학적인 바이오텐서그리티 기반 모델로 이동시켰다. 이것은 우리로 하여금 실제로 심장 박동이 고유 근막의 탄성 반동일 수 있음을 생각하게 만든다(p.109).*

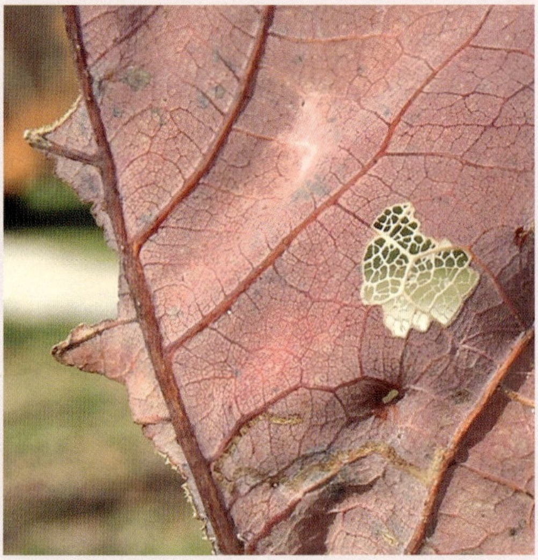

그림 1.11 일명 셀룰로오스라고 불리는 잎사귀 근막의 좋은 예. 사진 출처: Jared Kaplan.

부가적으로, 나는 나의 근막 콩팥이 흥미로운 교육 모델(교구)이었음을 발견했다. 근막 콩팥은 물 속에 잠길 때 본래의 모양과 형태를 유지했지만, 물 속에서 벗어나면, 즉시 자신의 공간적 정체성을 상실했다. 향후, 나는 다른 사람이 쉽게 복제할 수 있도록 그 절차를 정제할 생각이다. 또 우리는 근막 방광과 같은 다른 장기들이 그 과정에 어떤 도움을 주는지도 궁금하다.

다른 유기체 조직의 형태도 비슷한 구성을 가진다. 셀룰로오스(섬유소) 구조의 잎사귀(**그림 1.11**)도 식물에 유연한 형태를 제공한다고 생각해 보자.

작은 잎사귀로부터 건축과 형태를 만들어보자. 만약 가을 산책을 해본 적이 있다면, 여러분은 뼈대만 남은 떨어진 나뭇잎을 보았을 것이다. Gershlak 등(2017)은 탈세포화된 식물이 사람의 내피세포를 위한 일종의 통로 역할로서 작용할 수 있다고 언급했다. 즉, 저자들은 문자그대로 사람에게 이식할 수 있는 유용한 생체공학의 혈관망을 형성하는데 도움을 주기 위해 조직공학의 "친환경" 수단을 개발하기를 원했다. 나뭇가지와 같은 구조의 혈관망은 식물이든 동물이든 매우 유사하다.

실뭉치를 이용해 근막 연결망을 만들어보자

나는 종종 워크샵을 시작할 때 물리적 의미에서 사람들을 창의적으로 연결하는 방법을 찾는다. 실뭉치 주고 받기는 현대 무용 워크샵에서부터 팀 구축 프로그램에 이르기까지 다양한 상황에서 실시할 수 있는 좋은 운동이다. 약 10년 전부터, 나는 준비운동에서 연결을 강조하는 추가적인 도구로서 실뭉치를 가방에 넣고 다니기 시작했는데, 그 이유는 실뭉치가 근막이 전체 시스템에 어떻게 영향을 미치는지를 이해하는데 도움이 되기 때문이다(**그림 1.12**).

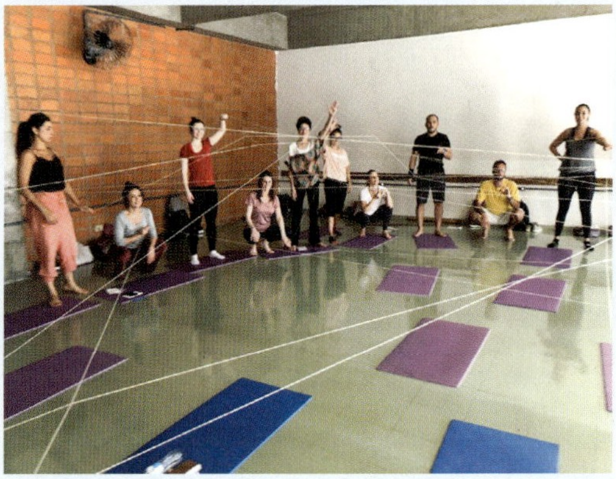

그림 1.12 콜라겐 섬유의 실과 근막 연결의 공간적 관계는 끈으로 표현될 수 있다. 연결을 지면으로 평평하게 만드는 것은 간질공간을 잃어버린 방부처리된 조직을 보는 것과 비슷하다.

커다란 실뭉치의 한쪽 끝을 잡고, 모든 사람이 실의 한 부분을 잡을 때까지 그룹 내의 다른 사람에게 실뭉치를 전달해 보자(새로운 친구에게 자신의 이름을 말하면서 실뭉치를 넘겨준다). 그런 다음, 실의 연결이 바닥 위에 내려앉도록 실의 전체 구조물을 아래로 내린다. 이것은 간질 공간 없이 납작해진 콜라겐 섬유를 보는 것과 비슷하다. 이번에는, 여러분이 다른 레벨을 보고, 또 섬유의 3차원을 볼 수 있도록 다른 일부 참가자들은 일어서고, 다른 참가자들은 앉은 자세를 취한다. 강사로서, 나는 끈을 잡아당겨 연결된 "근막" 라인의 반동을 본다. 이와 마찬가지로, 내가 실의 한 부위를 당기면, 그 결과로 인한 장력은 흉터조직과 비슷하다.

우리는 항상 근막 시스템을 훈련시키고 있다. 몸을 단련하거나 움직일 때마다, 근막 시스템이 영향을 받는다. 어떻게 하면 보다 효율적으로 근막을 훈련시킬 수 있을지를 생각하기 시작했다.

콜라게나아제(콜라겐 분해효소)는 무엇이고, 이것이 콜라겐에게 어떤 영향을 주는가?

Jason Spitalik

우리의 인체에는 오래되거나 사용되지 않은 콜라겐 섬유를 분해하는 "섬유파괴세포(fibroclast)"가 없다. 우리의 몸은 콜라겐 섬유를 분해하는 효소인 콜라겐 분해효소(collagenase)를 생산하는 특정 세포를 가지고 있고, 이들 모두는 특정 유형의 콜라겐을 분해하거나 콜라겐 분해 과정의 여러 단계 동안에 도움을 준다.

콜라게나아제(collagenase)는 콜라겐 섬유를 생성하는 동일 섬유아세포에서 분비되는 MMP 효소이다. 즉, 섬유아세포는 콜라겐과 콜라겐 분해효소를 모두 생성한다.

콜라게나아제는 pH와 온도의 생리적 조건하에서 펩타이드 결합의 분열에 의해 불용성 섬유질 콜라겐을 용해시킬 수 있는 효소이다. 그리고 다른 유형의 콜라겐을 생성하는 다른 세포들과 마찬가지로, 섬유아세포가 MMP를 생산하는 유일한 세포는 아니다. 대식세포(독소를 잡아먹는 팩맨), 각질세포(피부세포), 연골세포(연골세포), 그리고 심지어 평활근세포도 있다. 세포외기질을 활동적으로 분해하는 것은 분산된 현상이며, 이런 효소들은 그들이 분해하는 콜라겐의 유형에 매우 특이적이다.

콜라게나아제는 상처 수복에 있어서 단독으로 작용하지 않는다. 사이토카인과 성장인자도 수복과 리모델링에 중요한 역할을 한다. 콜라게나아제와 마찬가지로, 이들도 섬유아세포를 포함하여 위에 열거된 많은 종류의 세포로부터 분비된다.

Wagner의 콜라게나아제(1972)는 포유류에서 콜라게나제를 발견하는 데 어려움을 보여준다: "1961년에 포유류의 콜라게나아제는 여전히 쓸데없이 추구되었다; 이제 우리는 학습된 통찰력을 통해 이들 효소를 왜 찾지 못하는지를 설명할 수 있는데, 그 근거는 호르몬에 의한 요구에 따라 그 효소들이 새롭게 생성되는 것처럼 보이기 때문이다." 정상적인 건강한 상태 아래에서, 콜라게나아제의 분비와 생성이 화학적 신호(특히, 호르몬)나 역학적 신호, 또는 둘 다에 의해 촉발되는 것이 가능한가?

콜라게나아제는 물 환경(즉, 물이 있는 곳)에서 작용한다. "콜라겐 분자의 중심은 소수성 영역으로서 근막이 리모델링하는데 오래 걸리는데, 그 이유는 콜라게나아제와 물이 그 중심 부위에 도달하는 데 어려움을 겪기 때문이다." (Brett 2003, p 23).

흉터조직의 "고르디안 매듭"이 다양한 수산화 정도 뿐만 아니라, 커다란 소수성 영역을 만드는 것이 가능한가? 이것이 바로 흉터조직을 분해하는데 많은 시간이 걸리는 이유인가? 비록 흉터조직이지만, 이것은 "새로운" 콜라겐이기 때문에 건강한 조직이다; 그러나 기능적으로는 좋은 조직이 아니다. 도수치료가 콜라겐을 신장하고 펼쳐냄으로써 소수성 영역의 중심을 노출시키는데 도움이 되고, 이런 결과로 이 영역은 더 이상 소수성에서 벗어나게 된다. 이것이 콜라게나아제 및 다른 MMP의 접근을 허용하여 분해 과정을 가속시킬 수 있는가?

참고문헌

Brett, D. W. (2003) Topical Enzymatic Debridement. New York, NY: The McMahon Publishing Group, Chapter 3, p.23.

Uitto, J., Chu, M., Gallo, R. and Eisen, A. (2008) Fitzpatrick's Dermatology in General Medicine Vol. 1. New York, NY: McGraw-Hill Medical Publishing, Chapter 61, p.528.

Wagner, B. (1972) Collagenase. New York, NY: Gordon and Breach, Chapter 1 pp.1 and 3.

위치, 위치, 위치: 층과 명명된 위치의 방어적 측면에서 …, 그리고 층이 없을 때도

호수의 표면이 호수의 깊이와 분리되지 않듯이, 피부도 뇌로부터 더 이상 분리되지 않는다; 표면과 깊이는 연속된 매질 안에서 다른 위치에 있을 뿐이다.

Deane Juhan, *Job's Body*

나는 근막층의 개념이 연속적 형태 안에서 유용하거나 정확한지에 대해 많은 동료들과 대화를 나누었다. 그러나, 전체적인 형태의 개념은 층의 개념과 동시에 존재할 수 있다. 우리는 개별적인 것이 아닌, 두 가지 측면에서 신체를 개념화할 수 있다. 확실히, 우리가 해부학 실습실에 들어갔을 때 근막의 연결이 즉시 드러나지 않음을 알고 있는 것이 중요하다. 그러나 외과용 칼이 더 쉽게 갈라지는 곳이 있다. 신체의 지형은 여러 층을 형성하는 돌과 흙의 층과 같다. 이것은 구름이 큰 환경의 일부인 하늘에서도 동일하지만, 별개의 모양과 구조를 형성한다.

이 개념을 근막망이나 신체 패브릭망으로 확장하기 위해, 우리는 해부학적 신체의 실체가 하나의 단위체임을 알고 있다; 분리는 인위적인 것이다. 그러나, 다른 분야보다 차별화(분화)에 더 쉽게 기여하는 분야도 있다. 종종 외과용 칼(심지어 손가락에 의해서도)로 신체가 쉽게 분리되는 곳은 근막층이 움직이는 곳이다.

근막(Fascia)은 전신의 맥락적 환경이며, 배아 발생 약 14일째부터 사망할 때까지 하나의 통합된 연결이다. 기본적인 용어에서, 우리는 근외막을 개별 근육을 둘러싸는 근막으로 개념화할 수 있고, 또 근막은 한 곳에서 다른 곳으로 힘을 전달하는 좋은 장치이다. 근주막(힘의 전달장치가 아닌)은 세부 분절인 근속으로 불리는 근육 다발을 둘러싼다. 근내막은 근세포에 가까운 곳에 있는 근막이며, 개별 섬유를 둘러싼다. 층에 대한 용어는 근육 커뮤니티에서 여전히 다소 논란적이고, 이들 층은 몇 가지 중요한 특성을 가지고 있고, 연속적으로 혼합되는 토양의 단면과 같은 동일한 방식으로 시각적인 차이를 형성하지만, 그 단면을 살펴보면 여전히 별개의 층을 가지고 있다. 사체를 해부하는데 보내는 시간은 층의 개념과 신체 시스템 전역의 완전한 통합을 위한 사례를 만들 수 있다.

Lancerotto 등(2011)은 내가 개인적으로 해부학 실습실에서 여러 번 관찰했던 지방의 여러 층에 대해 설명했다. 피부 바로 밑에 있는 지방층은 때때로는 단일 층이지만, 막성 조직에 의해 분리되는 2개의 층으로 이루어져 있다. Lanceroto 팀은 연구를 통해 복부의 피하지방은 3개의 층으로 이루어져 있음을 확인했다: 표층 지방조직(SAT), 막성 층과 심층 지방조직(DAT). SAT 층에는 높은 수준의 탄성뿐만 아니라 구조적 안정성도 있다. 뚱뚱한 사람의 경우, SAT는 세부층을 가진다. 해부학 실습실에서 관찰한 것으로부터, 나는 이들이 큰 체중 증가 이후에 발달하여 추가적인 강화 층으로서 커다란 지방 영역을 연결하는지가 궁금했다. 신체도 이것이 또 다른 시간 때 또 다른 체중 증가를 얻기 위한 마지막 층이라고 생각했다. 이것은 마치 나무의 나이테와 거의 같으며, 나이테는 풍년이나 기근에 따라 두꺼워지거나 얇아질 수 있다.

우리는 근막 내의 간질과 근막층 사이의 간질을 구분할 수 있다. 조밀한 빽빽한 층은 층을 지지할 수도 있고, 또 성긴결합조직이 지지할 수 없는 무게와 층을 지지할 수 있다. 이것은 모두 근막일 수 있고, 서로 연결되어서 특히 살아서 움직이는 신체에서는 다른 특성을 가지지 않는다.

성긴결합조직 - 면역반응을 위한 신체지점

Dr. Rebecca Pratt, PhD

액체와 같은 간질의 상태는 신체 영역의 생화학적 신호를 지지하여 모든 조직의 정보망을 허용한다. 이들 신호는 내부 자극(호르몬 등)과 외부 요인(근육 수축 등)에 반응하는 방법을 세포에 전달한다. 따라서 근막 내의 간질액 흐름은 염증, 부종, 조직 리모델링에 중요한 역할을 한다. 기질(무정형이고, 맑고, 단백질을 좋아하는 물의 젤리와 비슷한)이 풍부하기 때문에, 성긴결합조직은 수많은 면역세포(백혈구)의 보금자리이다. 그러므로, 느슨하게 조성된 다양한 유형의 근막은 이물질이 지속적으로 접하여 면역세포에 제공되는 우리 몸의 영역에서 상당히 부종될 수 있다. 간질액 흐름은 혈관내의 세포가 근막에 도달하도록 돕는다. 액체와 같은 간질의 상태는 이물질과의 전투를 찾기 위해 콜라겐 섬유의 정글을 기어가면서 우리의 면역세포를 지지한다.

호중구는 백혈구 중에서 가장 많고 운동성이 좋다; 종종 빠르게 작용하기 위해 근막으로 이동한다. 그들은 손상된 조직으로부터 방출되는 생화학적 신호에 즉시 반응한다. 호중구는 염증 부위의 세균과 기타 감염인자를 삼키는데 특화되어 있다. 긴 사이토카인 이야기를 짧게 하면, 고열은 근막에 엄청난 양의 호중구가 축적된 결과이고, 병원체를 사멸시킨다.

호산구는 만성 염증(대장의 점막과 같은)이나 알레르기(천식 환자의 폐 조직과 같은)에 노출된 결합조직의 영역에서 더 흔하게 발견되는 백혈구이다. 단핵구는 염증과 상처 치유와 관련된다. 단핵구는 혈액에서 성긴결합조직으로 이주하여 기질에서 대식세포로 분화된다. 단핵구는 근막에서 항원과 이물질을 잡아먹는다. 대식세포가 커다란 이물질을 만나면, 그들은 이물질 거대세포로서 힘을 합치고 융합하여 병원체를 잡아먹는다.

또 다른 떠돌이 세포는 비만세포이다. 비만세포는 특히 피부 바로 밑에 있는 근막과 가는 혈관 근처에 있는 코와 입의 점막 안에 무수히 많이 존재한다. 이들 세포는 때때로 알레르기 반응으로 인한 부종과 같은, 파괴적인 효과를 허용한다. 비만세포의 분비물은 염증을 매개하고, 알레르기 반응의 특징인 다양한 증상과 징후를 담당한다. 즉, 근막을 통해 흐르는 액체는 과도한 간질액(부종), 분해된 영양분과 단백질, 염증으로 인한 세포 잔해, 백혈구 등을 효과적으로 제거한다. 근막이 느슨하게 조성되지 않고 친수성이 아니라면, 우리의 면역반응은 거의 효과적이지 않을 것이다.

주름, 활주 및 전단

근막 움직임을 생각할 때, 우리는 우리 몸의 조직들에서 일어나는 움직임의 모양과 질의 측면에서 생각할 수 있다. 건강한 근막 기능에 있어서 주름, 활주 및 전단이 왜 중요한지를 생각해 보자.

주름잡는 것(crimping)은 그 물질에 작은 접힘이나 능선을 만드는 것이다. 천연 섬유는 회전과 비틀림을 가지고 있기 때문에, 실제로 실(thread)은 패브릭보다 더 긴 편이다. 합성 섬유의 크림핑(주름잡는)은 천연 섬유에서 발견되는 약간의 주름을 만드는 것이다. 파이의 가장자리를 크림핑하거나 집는 것은 그 가장자리를 밀봉하기도 하고, 또 반죽의 가장자리에 필요한 공간의 크기를 효과적으로 줄여줄 수 있다. 근막 크림핑은 섬유의 길이를 다양하게 만들고 또 공간을 효율적으로 사용할 수 있게 하여 더 다양한 움직임의

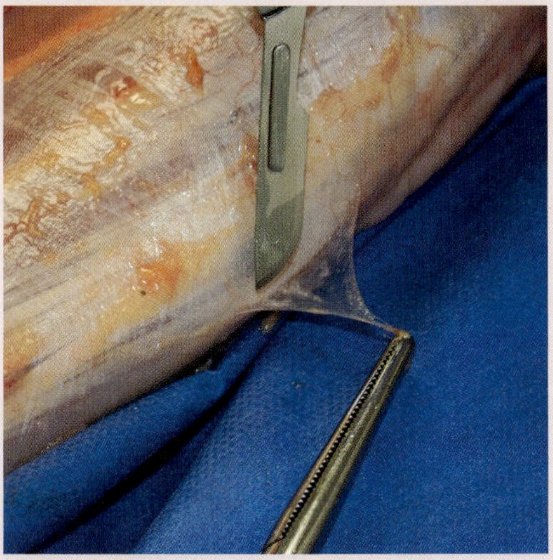

그림 1.13 근막의 미세한 층이 어떻게 분리될 수 있는지 보여주는 저자의 해부. 층 사이의 움직임은 근육과 깊은 근막 사이의 공간을 윤활시키는 특히 히알루로닌에 의해 도움을 받는다.

사진 출처: Lydia Mann(KNMLabs).

가능성이 일어날 수 있다.

활주(Glide)는 움직임을 촉진하기 위해 필요하며(**그림 1.13**), 근막의 활주 부족은 말 그대로 "관절의 곡선"으로 알려진 선천성 관절구축증, 통증 및 비가동에 영향을 줄 수 있다. 활주가 부족하면, 혈류가 제한될 수 있고, 또 자유신경종말의 과도한 자극으로 통증이 증가될 수 있다. 전반적인 의미로, 메마른 히알루로난 사슬을 분해하는데 움직임 뿐만 아니라 도수치료가 도움을 줄 수 있다. 흉터(손상이나 수술에 의한)는 근막이 뭉친 구조로 변한 것이다. 흉터는 종종 탈수화되고 엉켜져서 재조성이 요구된다. 여러분이 가장 좋아하는 니트 스웨터에 구멍이 뚫린 것을 생각해 보자. 만약 여러분이 구멍을 메꾸기 위해 바느질하려다가 오히려 그 부위가 두터워질 수 있지만, 바느질이 주변 원단에 잘 통합되지 않으면 바느질 주변이 약해지고 쉽게 당겨져 다른 약점이 생길 수 있다.

그러나 모든 지혜 속에서 자연은 조직 복구 시 규칙적인 결과의 흉터를 만든다. Bayat 등(2003)이 지적한 바와 같이, "우리는 상처 치유가 진화적으로 더러운 조건에서도 치유 속도에 최적화되어 있다고 가정한다. 사이토 카인 및 염증 연속반응을 통해 상처가 빠르게 치유되어 감염과 미래의 상처를 예방할 수 있다. 그러므로 흉터는 상처를 입은 후 진화적 생존을 위해 지불하는 대가일 수도 있다." 도롱뇽과 불가사리와 같은 초기 무척추동물은 팔다리를 재생시키고 이런 흉터를 없앨 수 있다. 이들 생명체와 그들의 근막 시스템을 더 자세히 보면, 미래의 피부 수복에 대한 통찰력을 더 많이 가질 수 있다.

일반적으로 움직인다는 것은 신체 시스템의 원인이자 고통이다 – 너무 많거나 너무 적거나 또는 "잘못된 움직임"은 근막에 유해할 수 있다. Helene Langevin(2011)에 따르면, "근막이 역학적으로 과도하게 스트레스를 받아 염증이 생기거나 움직이지 않게 되면, 콜라겐과 기질의 침착이 파괴되어 섬유화 유착을 초래시킨다는 것이다. 근막 시스템에서 건강한 활주의 부족은 손상 조직에서 발견되었고, 종종 가동성의 부족과 관련된다. 미세 손상은 족저근막염에서 IT 증후군에 이르기까지 많은 근막 손상의 원인이 될 수 있다.

전단(Shear)

전단 해부 과정에서 우리는 종종 피부층이 제거된 후 전단(근막층의 측방 이동)의 상당한 변화를 볼 수 있는데, 이것은 근외막과 같은 층의 후속 제거에 대한 근육의 역학적 특성을 유지하는데 있어 피부가 가장 큰 공헌자임을 의미한다(Yoshitake 등, 2016, Wilke와 Tenberg, 2020).

간질(interstitium)의 발견

Neil Theise는 간질로서 확인된 새로운 장기(Benias 등, 2018)에 대한 글을 발표했다. 세포 생물학 분야에서 그의 연구팀은 이전에 평평한 콜라겐으로 여겨졌던, 조직의 상호 연결된 체액 공간을 발견했다. 그들은 보존처리되지 않은 세포 샘플을 사용함으로써 그렇게 할 수 있었다. 조직의 보존 처리는 구조물을 납작하게 만들고 간질 공간을 볼 수 있게 만든다.

간질이 주류 과학 안으로 편입되었다. 2020년 Lulu Miller는 "Why Fish Don't Exist about the complicated life of naturalist David Starr Jordan"에 대한 책을 출간했다. 저자는 과학과 조직학에 대한 인식을 다음과 같이 기술했다:

'간질'이라는 인체에서 발견된 새로운 장기에 대한 뉴스 기사를 읽었다. 간질은 인체 안에 줄곧 있었지만, 어쨌든 수년 동안 알려지지 않았다. 이제사 조금 세상에 알려졌다. 나는 다윈이 그랬던 것처럼 상기한다: 가정 뒤에 기다리고 있는 현실에 대해 궁금했다 (pp.191~192).

간질의 발견에 대한 글을 쓴 Neil Theise가 자신의 말로 발견의 과정에 대해 말할 것이다.

진짜와 인위 - 병리학자의 딜레마

Dr. Neil Theise

현미경이 발명되기 전까지, 현미경 수준에서의 신체 본질은 철학의 문제였다. 신체는 끝없이 나누어질 수 있는 액체인 연속체인가? 아니면 '원자'라는 불가분의 소단위체로 만들어진 것인가? 육안으로 확인할 수 없었던 자연 세계를 현미경으로 관찰하기 전까지는, 이런 논쟁을 해결할 수 있는 결정적인 방법이 없었다: 조직은 작은 상자나 방처럼 벽이나 막으로 둘러싸인 3차원 공간으로 구성되어 있었다. 이런 구조들은, 만약 더 쪼개지면, 더 작고 비슷한 공간을 만들지 못할 것이고, 단지 그들은 가장자리의 조각일 것이다. 그래서, 신체는 분리될 수 없는 "원자"로 만들어졌고, 그들은 세포라고 불려졌는데, 그 이유는 가구가 없는, 단지 벽, 천장, 바닥만 있는 감옥 안의 죄수나 수도원의 빈 방처럼 보였기 때문이다.

시간이 지나고 사람들은 현미경으로 조직의 구성 요소를 밝히는 새로운 방법을 발견했다. 그들은 포름알데히드와 같은 화학물질로 그들을 "고정"하거나 얼려서 유리 슬라이드 위에 놓기 위해 매우 얇은 세션으로 자를 수 있을 정도로 충분히 단단하게 만들 수 있다. 그들은 화학적으로 이러한 부분들을 염색할 수 있고, 전에는 보이지 않았던 특정한 요소들을 확인할 수 있다. 그래서 우리는 이제 세포핵과 세포질의 내용물을 볼 수 있다. 이 세포들의 "가구"가 채워졌다. 소위, "세포 독트린"으로 불리는 이런 관점은 신체는 세포로 이루어져 있고 모든 세포는 다른 세포로부터 온다는 고대의 질문에 대한 대답에 의해 정의되었다. 우리가 "서양의학"과 "서양생물학"을 말할 때, 이것이 우리가 세포 독트린이라고 의미하는 것이다.

이런 기술을 통해, 세포와 그 주변 기질의 구성과 같은 미세해부학의 세계가 점차적으로 밝혀졌다. 기질은 거대분자(예를 들어, 콜라겐, 엘라스틴, 라미닌, 프로테오글리칸)로 만들어졌으며, 세포들이 조직과 장기를 형성하는 패턴과 구조물로 모이도록 도왔다. 이들은 우리 몸이 어떻게 작용하고 기능하는지, 우리가 살아가는 생리를 탐구할 수 있게 해주는 필수적인 특징이었다. 게다가, 우리는 현미경을 통해 이 구조들이 어떻게 손상이나 질병에 반응하여 변했는지, 감염되었을 때, 또는 암이 침입했을 때, 어떻게 해부학이 파괴되는지, 상처가 어떻게 스스로 회복되는지, 또는 장기 기능이 어떻게 잘못되는지를 확인할 수 있었다.

그런 관점은 매우 성공적이었다! 우리는 미생물이 어떻게 질병의 원인인지 확인할 수 있었고, 또 미생물이 어떻게 감염된 조직을 파괴하는지를 알 수 있었기 때문이다. 또한 수술적 절차가 우리가 의존하는 미세해부학의 복원을 선호하는 거시적 재배열을 만들면서 조직의 기능을 어떻게 회복시킬 수 있는지를 이해할 수 있었다. 현대 "서양" 의학의 성공은 미시적 연구의 토대 위에 세워진 것이다.

그러나 우리는 너무 성공적이어서 의사나 과학자들이 현미경으로 우리가 보는 어떤 것도 "진짜"가 아니라는 것을 잊어버리기 쉽다. 모든 것은 인위적인 것이다. 슬라이드에 올려놓기 위해, 신체로부터 조직을 잘라내는 순간, 이미 변화가 시작된 것이다. 만약 세포 고정이 충분히 빨리 이루어지지 않으면, 세포가 죽기 시작할 때 미묘한 변화가 인위적인 것이다. 세포가 고정을 빨리 하지 않으면 세포가 죽어가기 시작가면서 미묘한 변화가 일어난다. 고정된 조직의 강성도는 매우 얇게 자를 수 있도록 해주지만, 딱딱한 조직도 얇게 썰면 부서지거나 파괴되기 때문에 균열이 생기게 된다(두꺼운 조각에 비해 매우 얇은 빵 조각을 자르는 것이 얼마나 어려운지를 생각해 보면 쉽게 이해할 수 있다). 우리가 슬라이드를 그리는 색은 완전히 가짜이다. 핵은 파란색이 아니라 투명하다. 세포막과 세포질도 분홍색이 아니라 투명하다. 콜라겐도 파란색이 아니라 투명하다. 드문 경우를 제외하곤(예를 들어, 철 성분이 결합된 적혈구는 붉은 색을 띤다), 몸은 투명한 유리에 더 가깝다. 그러나 우리 마음의 눈에는, 색깔, 빛, 모양을 가진 조직을 상상한다. 이 모든 것들은 슬라이드 제작의 인위적인 공예품이다. 인위는 필수적이다! 그러나 그들은 진짜가 아니다.

최근에 내 동료인, Petros Benias와 David Carr-Locke가 내 연구실을 찾아왔다. 그들은 소화기 내시경 검사를 전문으로 하는 소화기 전문의사들이다. 그들은 내시경으로 내장기 내부의 미세한 표면을 관찰한다. 내시경은 우리 몸의 내부를 관찰할 수 있도록 뱀처럼 생긴 튜브에 카메라가 달린 구조이다. 그들이 내시경으로 보는 것에 대한 그들의 상상은 현미경의 그림으로 가득 찬 교재에서 미세 해부학을 상상하도록 훈련받은 방법에 따라 조절된다. 그리고 이것은 대개 그들이 기대하는 것과 거의 비슷해 보인다. 그러나 어느 날 그들은 새로운 종류의 내시경을 갖게 되었다. 그 내시경은 신체 내부의 표면 뿐만 아니라, 그들이 연구하고 있는 조직의 벽을 들여다 볼 수 있는 내시경이었다. 형광 염료를 환자의 정맥에 주입하면, 이것은 몸의 모든 액체를 순환하게 되고, 빛을 통해 '내시경'은 내부를 상세하게 볼 수 있다.

놀랍게도 매우 얇은 구조인 담관 벽의 경우에서 그들은 형광 염료를 사용하여 콜라겐의 치밀한 벽이 아니라 액체로 채워진 공간을 확인했다. 이것에 의해 당황한 그들은 나에게 그 결과를 설명해 달라고 부탁했다 - 그러나 나는 그렇게 할 수 없었다. 우리는 형광 염료가 새지 않도록 하고 현미경 슬라이드를 빠르게 찍으면서 그들이 보고 있는 조직을 샘플링하는 방법을 고안할 때까지 몇 달 동안 이 문제를 고민했다. 그리고 우리가 본 것은 놀라운 것이었다: 콜라겐의 치밀한 벽(우리가 보던 인위적인 균열과 함께)은 전혀 치밀한 벽이 아니었다. 이것은 거대한 격자를 형성하는 콜라겐 다발에 의해 지탱되는 액체 상태의 공간이었다. 우리가 "벽"이라고 생각했던 것은 조직이 잘려나갈 때 액체가 빠져나간 후 콜라겐의 격자가 무너지는 것이었다. 그리고 우리가 생각했던 인위적인 균열은 액체가 빠져나간 공간의 잔해였다! 무엇인 진짜이고 무엇이 인위적인 것인가!

결국 몇 개월이 지난 후, 우리는 신체의 모든 섬유 결합조직의 경우를 사실상 "발견"했다. "서양"의 동종 병리 교육이라는 우리의 기준에 따르면 완전히 "새로운" 발견이었고,이것은 우리 자신의 문헌에 크게 발표되었다. 그러나 몇 시간 내, 우리는 다른 문화에도 치유와 웰빙의 다른 문화들이 있음을 발견했다: 정골의사, 근막 과학자, 롤핑-천골두개기법의 치료사, 중국, 티벳 및 아유르베다 등의 치료사 등등. 이들 커뮤니티에서 나온 임상적 직관이나 과학적 통찰력은 우리가 따라잡은 것이고, 우리 자신의 직무로부터 약간의 개선점을 더했다(현재 "근막"은 모든 내장기와 전체 진피에 있는 섬유성 결합조직을 포함한다). 우리는 이런 거대한 조직망을 "간질"이라고 불렀는데, 그 이유는 우리가 액체 염료를 신체의 간극 안에 주입하는 방법으로 발견했기 때문이다.

"보는" 방법과 이해한다고 생각하는 것의 관점에서, 이런 경험으로부터 우리는 많은 교훈을 얻었다. 비록 기술과 새로운 사고방식이 없기 때문에, 그들이 항상 미래 통찰의 가능성에 대한 조건부이긴 하지만, 이런 개념들을 실제로 구체화하는 가르침을 받을 때 쉬워진다. 우리는 생명체(모든 종)의 완전한 본질을 풀기 시작했다; 우리는 이것을 기억하고 우리의 이론적 확실성에 대해 겸손해야 한다.

그리고 우리의 연구가 입소문을 타면서 기자들이 내게 물어본 가장 일반적인 질문이 있다. 우리의 신체에서 발견하지 못한 또 다른 무엇이 있는가? 물론 나는 이렇게 대답했다: 만약 내가 그들을 발견했다는 것을 알았다면? 세포에서 신체, 그리고 생태계에 이르기까지 생물학 시스템에 대한 모든 것을 고려하는 과학자나 치료사라고 주장하는 사람들에 대한 나의 제안은 노벨상 수상자인 유전학자인 Barbara McClintock의 말을 되새겨보는 것이다:

모든 것이 들어 맞는 중심 교리와 같은 그런 것은 존재하지 않는다. 여러분이 생각할 수 있는 어떤 기전이든, 밝혀졌다. 심지어 이것이 가장 기괴한 종류의 생각일지라도 그러하다. 아무거나... 만약 자료가 "이럴 수도 있다"고 말한다면, 이것을 허용할 수도 있다. 이것을 옆으로 돌리지 말고 예외, 이상, 오염물질이라고 불러보자. 이것은 많은 좋은 단서들과 함께 라인을 따라 일어날 것이다(Korzybski 2010, p179).

모든 풀잎 – 남자와 여자의 틀, 팔다리 및 장기
그리고 그들에 관한 모든 것,
내게 있어서 이들 모두는 필요없는 완벽한 기적이다.

Walt Whitman, *Leaves of Grass*

우리 주변의 모양들

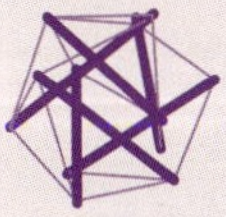

텐서그리티

"텐서그리티(tensegrity)"라는 단어는 장력(tension)과 온전성(integrity)의 합성어이다. 비록, Buckminster Fuller에 의해 대중화되었지만, 그의 제자인 Kenneth Snelson이 오늘날 다른 신체 모델을 찾는 근막 마니아들 사이에서 잘 알려진 텐서그리티 구조물을 만들었다(**그림** 1.14).

텐서그리티 구조란 무엇인가? 기본적으로 탄성 성분(또는 끈 성분)위에 떠 있는 견고한 성분들로 디자인된, 텐서그리티의 구조는 밀고 당기는 근막 장력 안에 떠 있는 신체의 뼈들을 모방하고 있다. 우주의 모든 구조들은 모두가 그 밖의 것과 관련되어 있다는 생각으로 장력과 압박을 통해 결합된다. 성분들이 서로 멀어지는 쪽으로 움직일 때, 전체 구조물은 확장한다. 이와 같은 생각이 인체에도 적용될 수 있다. 우리가 그 구조를 유리할 때, 신체는 공간을 생성하여 더욱 팽창하게 된다. 또한 시스템 전체를 통해 시스템이 전이하도록 만듦으로써 신체가 국소 스트레스에 반응한다. 또한 이것은 신체가 힘을 흡수하고 분배하는 것에도 도움을 준다.

Levin(2016)이 언급했듯이, 텐서그리티는 혈액 세포에서 뼈까지 명백하지만, 한 부분이 나머지 다른 부분에 영향을 미치는 다중 스케일의 구조물이다. 우리가 신체를 압박 구조물(하중과 힘이 지면을 향하게 하는 곳)로 본다면, 우리 몸은 텐서그리티 구조물이기 보다는 전통적으로 집을 건축하는 것처럼 보일 것이다. 텐서그리티 구조물로서, 변형된 신체의 일부는 신체 다른 부위의 어딘가를 곤란하게 만들 수 있음을 우리는 보게 된다. 장력과 압박은 세포 배아에서부터 복잡한 인체에 이르기까지 정말 중요한 개념이다. 이런 생각을 더 확장하기 위해, 우리는 자연에서 발견되는 더 큰 전역 시스템에서 명확한 신체 텐서그리티의 구조를 상상할 수 있다. Buckminster Fuller는 환경 개혁에 대해 말했고, 사람들은 그들 자신을 개혁할 것이다.

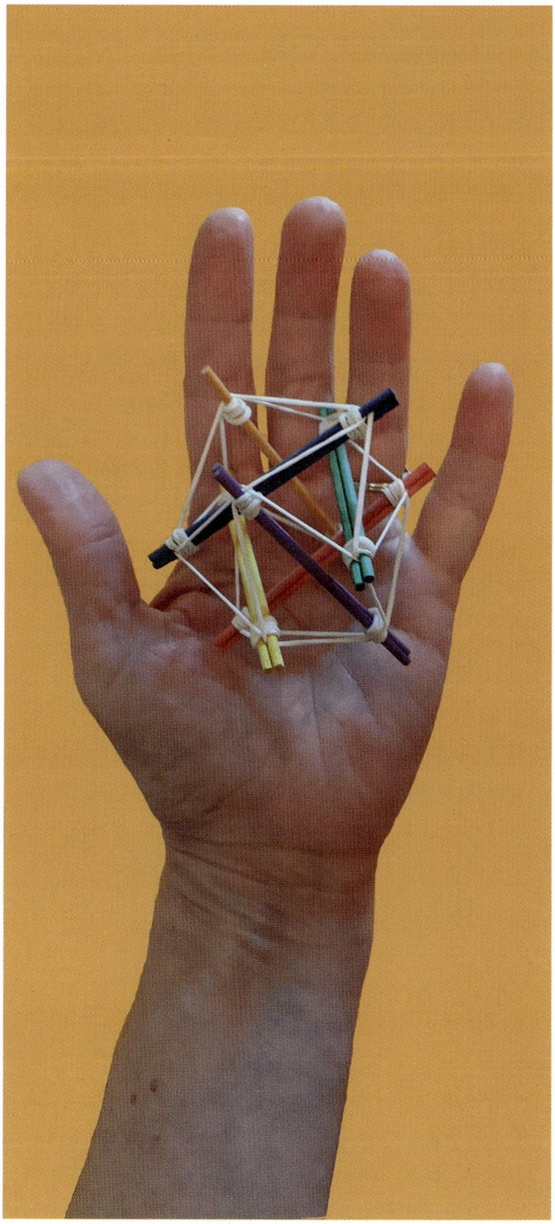

그림 1.14 작은 나무 막대로와 고무줄로 만든 텐서그리티 모형. 이것은 스트레인을 분산하는 단순화된 물체 모형일 뿐만 아니라, 진동, 압박 및 접촉에 대한 피드백을 신체에 제공하는 역학적 수용기의 정보로 인해 동시에 리모델링된 모형이다.

우리는 신체가 잘 작동할 때 이것에 초점을 맞추기보다는, 스트레인을 분산시킬 수 있는 텐서그리티 구조물로써 신체를 바라보고 있다. 이것은 중요한 개념이 된다. 우주에서 볼 때, 우리는 중력에 대항해 버티거나 매달려 있음으로써 존재한다. 예를 들어, 굽힘, 비틀림 등은 이들 힘의 조합이다. 거미줄은 종종 근막의 이미지로 이용되지만, 그들은 유한한 닫힌 구조물이 아니고, 기술적으로 텐서그리티 형태가 아니다. 그러나 그 실은 장력을 가진 줄이고, 우리에게 장력 장점의 개념을 알려줄 수 있다. Wainwright (1988)는 다음과 같이 언급했다:

실의 장력 강성도(Tensile stiffness)는 높은 횃대에서 거미가 내려올 수 있도록 거미를 지지한다. 거미를 땅 위의 드래그라인(dragline)이나 거미줄 안으로 끌어당기는 장력은 거미줄 위에서 움직이는 동물들에 의해 만들어진 진동을 감지할 수 있게 한다. 왜냐하면 진동은 단순히 실의 장력에 미세하지만 빈번한 변화이기 때문이다. 거미는 진동의 패턴을 해석하고 공격할 것인지, 악의적으로 접근할 것인지, 아니면 숨어있을 것인지를 결정한다. Buckminster Fuller는 장력의 옹호자로서, 건물 설계에 있어서, 더 많은 하중을 장력으로 지지할 수 있고, 더 가볍고, 더 저렴하고,

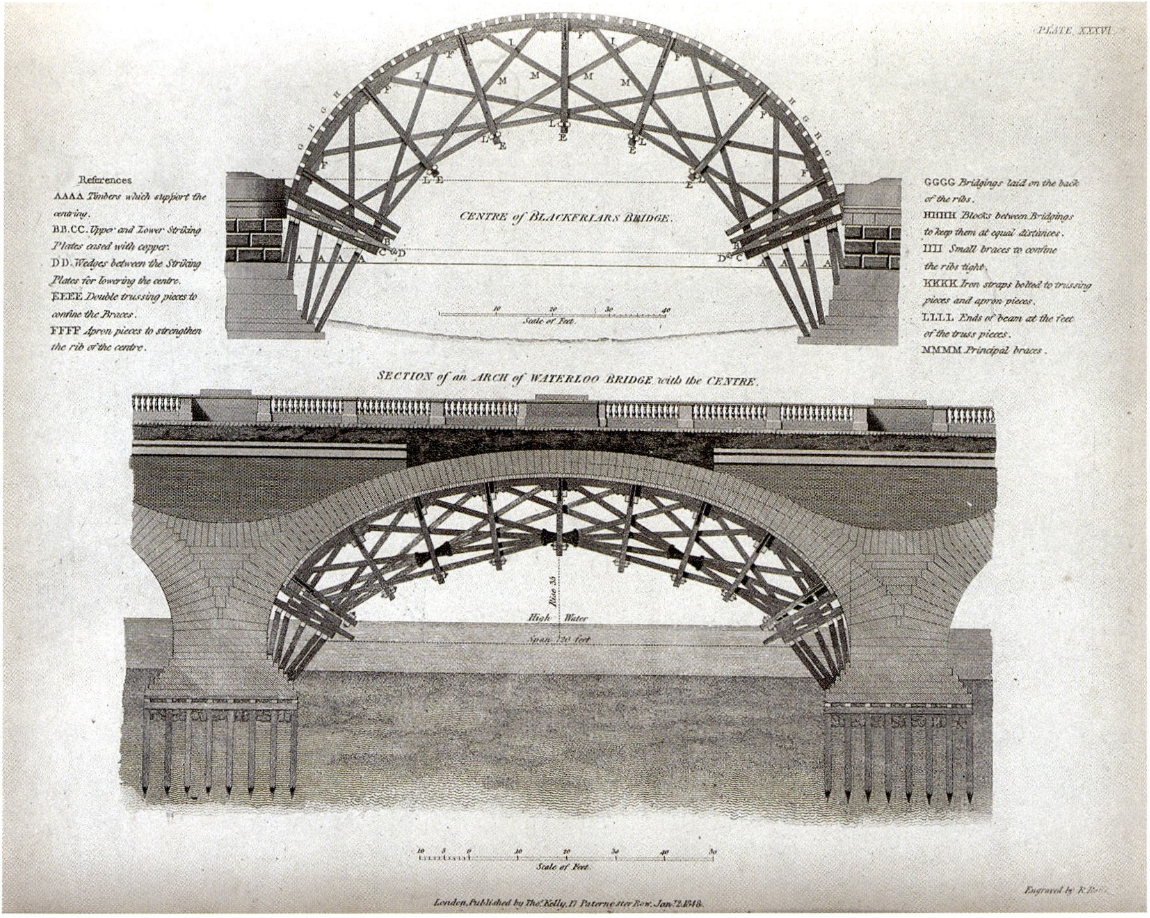

그림 1.15 교각의 특정한 형태(Bridge forms)는 스트레인을 분산시키는 구조물이다.

Credit: Civil engineering: wooden centring for Blackfriars Bridge (above), Waterloo Bridge (below). Engraving by R. Roffe, 1848. Wellcome Collection. Public Domain Mark

더 높이 치솟고, 더 우아할 수 있다고 지속적으로 말하고 있었다 (p.22-23).

"끈" 또는 "근육과 인대의 장력 네트워크"의 두 번째 체계를 가진 "스트럿" 또는 뼈로 만들어진 신체에 대한 생각은 형태의 기원(Origines of Form, Williams 2013, p41)에서 비롯되었다. Williams는 설계의 이론을 연구했고, 또 생물학과 구조 사이의 상호작용을 탐구한다. 기능은 필연적으로 설계와 관련이 있으며, 이것은 인체가 되든, 교각과 같은 실용적인 건축의 한 부분이든 상관없다(**그림 1.15**).

현대식 텐서그리티 교각이 있기 전에 유기체 구조, 히말라야 산맥의 jing kieng jri로 알려진 루트 브리지(나무 뿌리다리), 그리고 다른 지역에서의 케인 브리지(cane

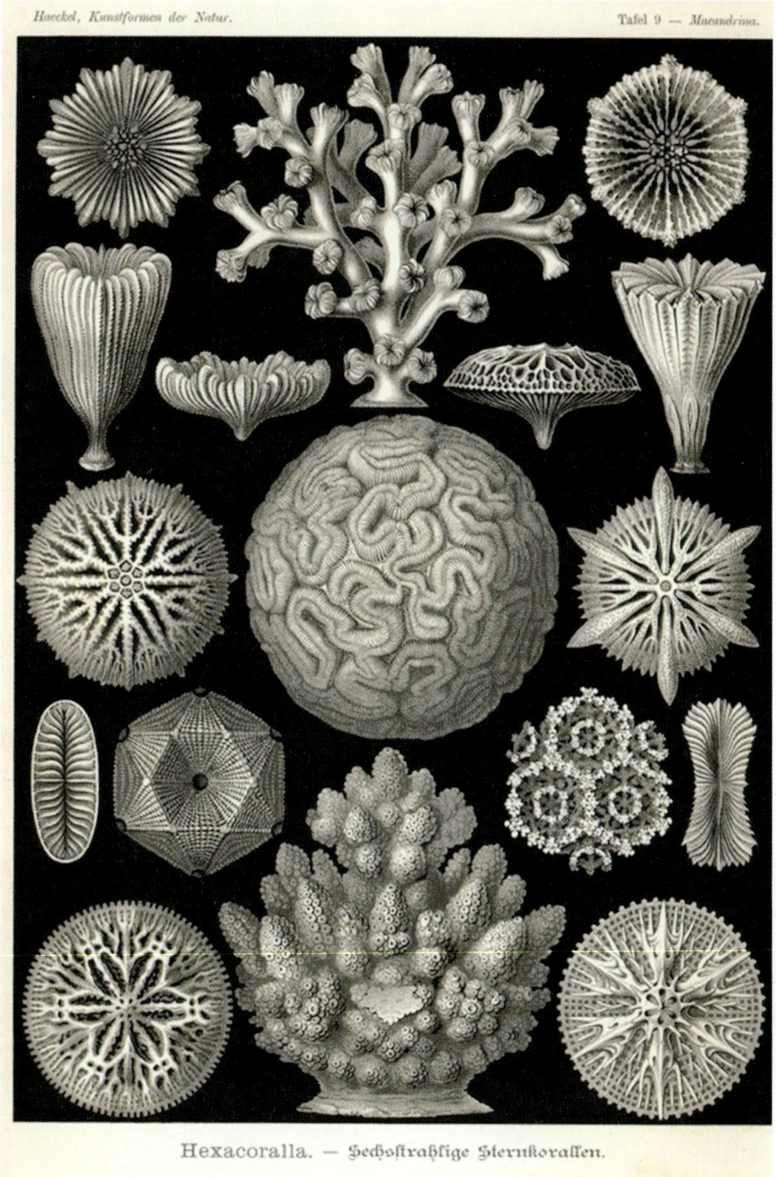

그림 1.16 Kunst-Formen der Natur(Art Forms in Nature), Ernst Haeckel(1898)의 작품

bridges) 등이 있다. 건기와 우기가 뚜렷한 오지의 살아있는 교각은 물리적 연결과 접근을 만들어내는데, 그들이 없다면 불가능하다. Jing kieng jri 교각은 스프링과 같은 탄성 구조로 알려진 고무무화과나무로 만들어졌다. 그 과정의 초기에는, 뿌리는 자라도록 일시적으로 대나무 비계와 엮여 있고, 이런 대나무 비계가 그들을 일시적으로 지탱하고 있다. 나무뿌리는 결국 함께 합쳐지고 (문합이라고 불린다), 교각 자체는 살아있고 변화할 수 있는 생태계가 된다. 이런 루트 교각은 우리의 근막 시스템이 성장하고 확장될 때 섬유를 서로 엮어 이동가능한 구조를 만드는 것과 거의 같은 방식으로 작동하는 것처럼 보인다. 이들 교각은 무거운 하중을 감당할 수 있고, 잘 관리되면 지진과 다른 자연현상에서도 살아남을 수 있기 때문에 특히 가치가 있는 것이다.

자연은 과학자들과 예술가들을 매료시켜 왔다. 형태와 패턴은 바다 해면에서부터 우리의 내부 형태에 이르기까지 반복된 형태로 관찰될 수 있다. 1800년대 후반 Ernst Haeckel(**그림 1.16**)의 정교한 판화는 자연계의 경이로운 모양에 초점을 맞췄다.

바이오텐서그리티(Biotensegrity)

정형외과 의사 Stephen Levin은 "바이오텐서그리티"라는 용어를 고안했고, 생물학에서 바이러스에서부터 신체 계통에 이르기까지 모든 것을 모델링하기 위한 스키마로 전환될 수 있는 정이십면체(20개의 얼굴을 가진 3D 모양)를 만들었다. 그는 생명체에 텐서그리티를 적용한 선구자이며, 워싱턴 D.C.의 자연사 박물관을 탐험하던 중 일반적인 건축설계를 거스르는 듯한 거대한 공룡 뼈대의 크기에 놀랐다는 이야기를 종종 들려주었는데, 그는 그들의 신체 계통이 벽돌이나 반죽 구조라기보다는 트러스 기반의 브릿지 디자인에 더 가깝다고 생각했다. 박물관 바로 바깥에 있는 Kenneth Snelson의 조각 작품인 "Needle Tower"를 바라보면서 구조물이 손대지 않게 부유하도록 구조물을 세울 수 있다는 생각도 들었다. 정형외과의사로서, 그는 항상 관절을 관찰했고 인대가 온전한 한 두 개의 콜라겐 표면 사이에 공간이 있음을 발견했다. 우리가 스트레스와 스트레인을 시스템에 도입하면 생물 조직은 텐서그리티 방식으로 반응할 것이다. 그러나 텐서그리티 구조물은 실제로 스트레스와 스트레인으로 인해 더 강하고 단단해질 것이다.

더 나아가, 세포 생물학자인 Donald Ingber(2000; 2008)는 세포 자체의 건축 블록(이동 가능)의 측면에서 텐서그리티를 조사했다. 그는 학생으로서 건축 수업 때 그 모델을 보고, 형태가 같아 보이는데 왜 자신의 연구 분야에서는 텐서그리티 형태의 개념이 적용되지 않는지를 의아하게 생각했고, 활동 중인 세포의 기능과 움직임을 더 자세히 설명할 수 있었다. 텐서그리티와 역학 변환기에 대한 그의 연구에서 언급되었듯이, Ingber는 다음과 같은 글을 작성했다:

> *이런 연구를 통해 분자, 세포, 조직, 장기, 우리 몸 전체가 그들의 모양을 역학적으로 안정화시키고, 또 모든 크기에서 구조와 기능을 통합하기 위해 '텐서그리티' 구조를 이용하고 있음을 밝혀냈다. 이런 장력 의존성 건축 시스템의 사용을 통해, 거대 규모에서 가해진 역학적인 힘은 살아 있는 개별 세포 내에 생화학적 발현과 유전자 발현에 변화를 일으킨다. 이런 구조 기반의 시스템은 물리치료의 적용이 세포와 조직 생리에 어떻게 영향을 미칠 수 있는지를 설명하는 역학적 토대를 제공한다 (Ingber, 2008).*

그렇다면 신체를 텐서그리티로 보는 것의 장점은 무엇인가? 무엇보다도 첫째는 구조물으로서, 텐서그리티 모델은 더욱 전체론적 모델이며, 이 구조에서 외적이든 내적이든 모든 영향이 시스템 전체에 미칠 수 있다는 가정에 기초한다. 둘째로, 구조물의 탄성에 대한 강조 때문에, 매달려 있는 골격보다는 신체의 연부조직이 더 심오한 중요성을 갖는 것이다.

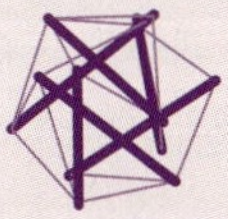

프랙탈(fractal) 도형

프랙탈은 크고 작은 크기가 반복적으로 끝없이 형성되는 패턴이며, 수학자 Mandelbrot에 의해 소개되었다. 예를 들어, 해바라기 씨앗의 나선형 패턴이 프랙탈이며 (**그림 1.17**), Fibonacci 수열을 따른다. 여기서 패턴의 각 숫자는 앞의 두 개의 숫자(즉, 1, 2, 3, 5, 8, 13, 21, 34 등)의 합이다. 근막을 포함한 해부학에서 우리의 몇몇 구조들도 우리가 자연의 다른 장소에서 이런 수열들을 보는 것과 같은 패턴을 반복한다.

근막이 본질적으로 프랙탈 형태이면서 불규칙한 것으로 보인다면, 무슨 이유로 모든 것이 복잡한 네트워크(평형점을 이동시키는) 안에서 설계되어 있는지를 구분하는 것이 중요하다. Guimberteau와 Armstrong(2015)이 언급한 바와 같이, 생물에서 이들 프랙탈 영역은 폐포, 혈관 네트워크 등을 포함하는 장소에 존재하며, 신체가 선형인 경우는 거의 없고 오히려 다음 사항에 주목한다:

근막에서 우리는 불규칙하고, 프랙탈 형태이고, 혼란스럽고, 비선형적인 시스템을 보게 된다. 끊임없는 지식 탐구 과정에서, 우리는 자연이 직선으로 기능하지 않는다는 것과, 일정한 비율을 가진 두 변수의 관계를 가리키는 원인과 결과의 비례 법칙이 실제로 비선형 규칙을 기반으로 이루어져 있음을 점차적으로 받아들이고 있다(p. 175–176).

Mandelbrot는 다양한 관심사를 가진 수학자로서 수학과 자연과학의 세계를 연속적인 매끄러운 선으로 보는 것에 만족하지 않았다. 그는 거칠거나 구김이 있는 자연계를 보았고, 신체와 더 큰 시스템 안에서 크기가 증가하거나 감소하는 경향을 확인했다. 그는 자기 자신을 "프랙탈리스트(fractalist)"로 불렀고(Gomory, 2010), "프랙탈 기하학(fractal geometry)"으로 알려진 수학 영역을 만들었는데, 이것은 산산조각이 나거나 프랙탈 형태의 반복으로 명명되었다.

우리의 근막으로 오렌지와 셀룰로오스와 동일시한 것을 기억하는가? 오렌지의 흰색이 표면 바로 아래에 있고, 또한 각각의 조각들을 더 작은 레벨로 에워싸듯이 근막은 커다란 근육에서 근속에 이르기까지 그들을 둘러싸고 있는 것이다. 언급되었듯이, "동물은 종(species)뿐만 아니라 그들의 내적 네트워크 구조의 기하학 및 동역학 측면 모두에서 개체 내의 파워 법칙을 따르기 때문에, 그들뿐만 아니라, 우리 모두는 자기 유사 프랙탈의 살아 있는 표현이다." (West, 2017).

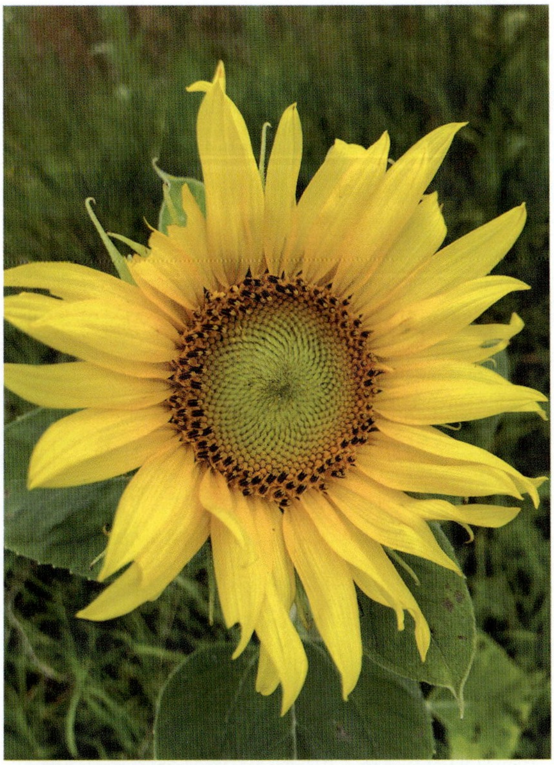

그림 1.17 해바라기의 중심 부분은 프랙탈이고, 각각의 씨앗이 뒤틀려 있다. 또한 씨앗은 파라스티치(parastichies)라고 불리는 반대 방향으로된 두 개의 나선형 패턴을 만든다. 이 모든 것이 씨앗의 공간적 사용을 최적화한다. 아름다운 형태로 표현된 훌륭한 디자인은 근막 해부학, 자연 및 예술에 있는 공통적인 실(thread)이다.

근막면

Dr. Rebecca Pratt, PhD

근육, 조직, 혈관 및 신경구조의 조합 사이에서 복잡하지만 정확한 움직임(활주와 수축)이 일어나기 위해서는, 신체는 근막면에 의존한다(**그림 1. 열린상자 10**). 이들 근막면은 건강하고 수화된 근막으로 만들어지고, "마찰이 없는" 구조적 연관성을 효과적으로 생산한다. 줄넘기를 하는 동안 우리의 간과 작은창자(소장)이 동시에, 그러나 독립적으로 움직이기 위해서는, 근막이 장기의 표면과 그들이 차지하고 있는 공간의 모든 벽을 덮어야 한다. 상완삼두근이 신장

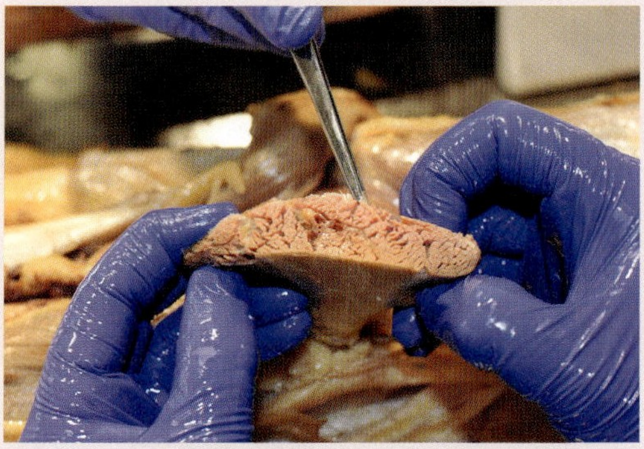

그림 1. 열린상자 10. 엎드린 자세의 오른쪽 다리 사진 (후면, 슬개골 아래에서 본).
피부보다 깊은 곳에 있는 피하조직과 심층 다리근막은 가자미근의 분리된 근외막이다. 비복근과 가자미근사이의 근막면을 이용하면, 쉽게 해부할 수 있고 또 가자미근을 손상시키지 않고 온전하게 유지할 수 있다. 히알루로난이 풍부한 느슨한 결합 조직은 신경혈관다발을 위한 근막면을 형성한다. 근막면은 골격근 근속 사이에서도 관찰할 수 있다.

그림 출처: Rebecca Pratt, PhD; OUWB 2019.

되면서 수축을 하려면, 근막이 이런 이질적인 움직임을 일어나기 위해서는 각 이웃한 근복의 경계면에 존재해야 한다.

운동의 자유도는 인체의 모든 측면의 적절한 기능에 필수적이다. Stecco 등 (2013)의 정교한 연구는 근막면이 인접한 구조 사이의 세포외기질내에서 당단백질인 히알루로난 위에서 잘 활주하거나 굴러가는 것을 보여주었다. 예를 들어, 근육이 움직임을 일으킬 때 신경이 관절을 가로질러 독자적으로 신장하길 위하거나 수축하는 근속(muscle belly)과 주변 작은 근육다발을 통해 더 깊게 활주할 때 혈관이 온전하게 유지되기 위해서는 건강한 근막이 필수적이다. 근막층 사이의 히알루로난 사슬이 짧고 물에 의해 부풀어오르면, 그들은 독립적이면서도 서로 의존적인 이 관계들을 허용한다. 세포외기질이 정체, 탈수 및/또는 염증으로 인해 부족해질 때 근막면이 사라질 수 있다. 근막 유착은 상처 치유, 방사선 치료, 수술 절차 및 고정화로 인해 일반적으로 발생한다. 이들과 같은 손상은 길고 끈적한 사슬에서 단백질을 배열하는 히알루로난의 구조를 미세하게 변화시킨다. 유착의 누적과 근막면의 분리 감소는 통증, 타이트함과 가동성 제한을 초래할 수 있다(Tesarz 등, 2011).

참고문헌

Stecco, A., Gesi, M., Stecco, C. and Stern, R. (2013) 'Fascial components of the myofascial pain syndrome.' Current Pain and Headache Reports 17, 8, 352. https://doi: 10.1007/s11916-013-0352-9

Tesarz, J., Hoheisel, U., Wiedenhöfer, B. and Mense, S. (2011) 'Sensory innervation of the thoracolumbar fascia in rats and humans.' Neuroscience 194, 302–308. https://doi: 10.1016/j.neuroscience.2011.07.066

기능적 하중 훈련과 근막

Michol Dalcourt, creator of ViPR

ViPR(**V**itality, **P**erformance, **R**econditioning, ViPR)과 오늘날의 ViPR PRO는 농장의 아이들이 체육관 아이들보다 더 큰 수준의 기능적 힘을 보인다는 관찰에 기초하여 설립되었다. 기능적 강도는 대칭적 위치와 비대칭적 위치에서 통합된 몸으로 강해지는 능력을 말한다. 이상한 자세, 전신 근력과 안정성은 운동선수들뿐만 아니라 우리 모두에게 도움이 된다. 고령층의 낙상 위험을 줄이는 노력을 하든, 일상생활의 활동에 참여하든, 엘리트 스포츠에 참여하든, 우리 몸은 모든 방향의 강도, 안정성, 그리고 운동을 필요로 한다.

신체를 통합하고 외적 질량(예: ViPR PRO)으로 신체에 스트레스를 가하는 것은 신체에 가해지는 더 큰 하중 경로를 일으킨다(**그림 1. 열린상자 11**). 이런 하중 경로는 역학적 스트레스이며, 이것은 리모델링이라는 세포 활동으로 변환시킨다. 다른 하중 조건, 다른 속도 및 다른 각도에서 리모델링이 발생하는 경우, 그 결과는 조직내에서 더 견고한 건축학적 구조가 된다.

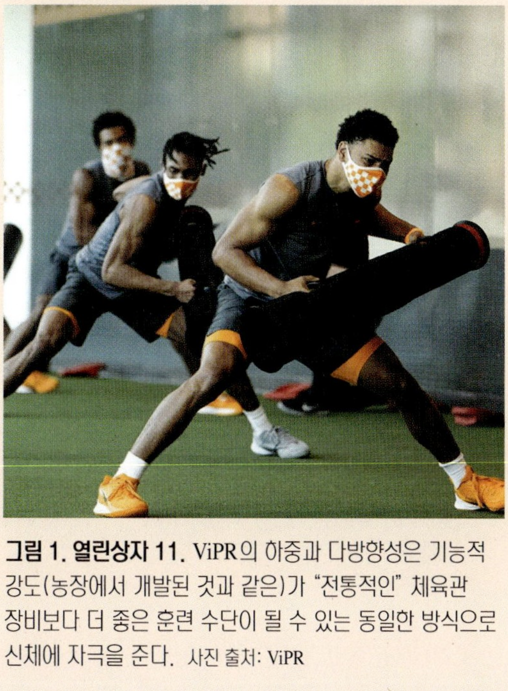

그림 1. 열린상자 11. ViPR의 하중과 다방향성은 기능적 강도(농장에서 개발된 것과 같은)가 "전통적인" 체육관 장비보다 더 좋은 훈련 수단이 될 수 있는 동일한 방식으로 신체에 자극을 준다. 사진 출처: ViPR

이것은 농장의 아이들을 대상으로 한 첫번째 관찰이었고, ViPR PRO 프리웨이트 도구(www.ViPR.com)의 발생 뒤에 있는 사고 과정이었다. 프리웨이트 질량으로 신체에 외적으로 하중을 가하는 능력은 농장에서 기대되는 하중과 비슷하다. 다른 속도와 다른 각도로 가해지는 다른 하중. 이런 다양성은 신체 조직(피부, 근막, 뼈 및 근육) 내에서 일어나는 적응성을 향상시킨다. 이런 방식으로 골아세포와 섬유아세포 활동을 자극하면, 조직 구조 내에 유익한 적응이 증가한다. 과학적으로, 이것은 역학 변환의 개념에서 나타난다. 입증되지는 않았지만, 이것은 농장 아이가 도시 아이들과의 레슬링에서 관찰된다.

ViPR이 출시된 이후, 우리는 엘리트 운동선수, 피트니스 애호가, 그리고 고령층의 낙상 예방, 재활이전/재활와 초기 반응자 등이 전신 기능적 하중 훈련을 포함한 운동으로부터 혜택을 받는 것을 보았다(**그림 1. 열린상자 12**). 이 책과 그 안에 담긴 내용과 이야기가 우리의 몸이 깨지지 않도록 기능적 적응을 인증하기 위해 전신 하중 경로를 어떻게 훈련과 컨디셔닝으로 매핑(mapping)하는 방법에 대한 명확한 자료로 사용되길 진심으로 바란다.

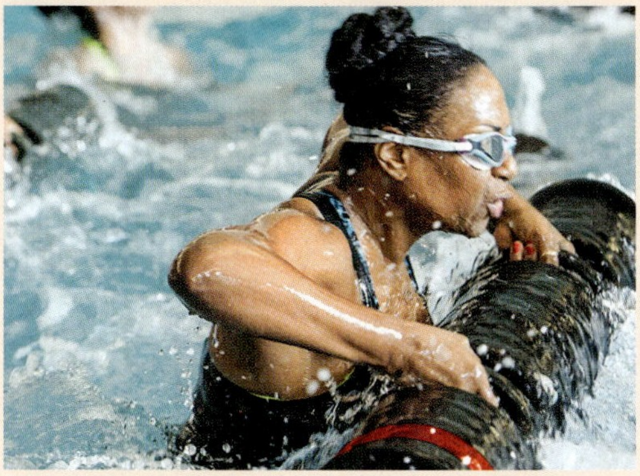

그림 1. 열린상자 12. 전신 기능 하중 훈련은 사람들이 일상생활과 운동 노력에 대한 적응력을 높이는데 도움이 될 수 있다. 여기에서는 물 저항을 또 다른 난이도로서 추가한다.

사진 출처: ViPR

모양과 기능에서 삼각형, 주름모양, 가지모양 및 별모양

근막에서 발견되는 기하학적 패턴은 자연의 더 큰 체계에서도 보이고 반복된다. Robert Hook은 그의 책인 Micrographia(1665)에서 자연의 모양을 탐구했고, 자연 세계와 패턴의 이런 연결은 예술가, 건축가, 그리고 과학자 모두로부터 계속해서 존중받고 있다.

삼각형은 스트레스와 스트레인을 분산시키는 방법으로서 자연과 우리의 몸에 사용되고 있다. 삼각형의 공간을 생각해보면, 우리는 근막에 있는 섬유들의 모양이 얼음 결정체 안에서 모방되는 것을 볼 수 있을 뿐만 아니라 신체의 일부에서도 모방되는 것을 볼 수 있다. 족저근막, 견갑골, 삼각근 및 Myers에 의해 명명된 고관절 삼각(대퇴근막장근, 중둔근 및 대둔근의 상부 섬유 등에 의한) 등이 삼각형을 이루고 있다.

위빙(weaving)

텐서그리티 이외에, Kenneth Snelson은 자신의 웹사이트에 게재된 논문인 "Tensegrity, Weaving and the Binary World" 에서의 구조물로서 위빙에 관심이 있었다. 언급한 바와 같이, "위빙과 텐서그리티는 시계 방향과 시계 반대 방향의 우회 방향(왼쪽에서 오른쪽)의 다른 나선 방향을 공유하고 있다(Snelson n.d, p16).

주름은 직선뿐만 아니라 삼각형 모양 위에 쌓이는 것으로 생각될 수 있다. Kemp(2016)가 과학과 건축의 모양을 논하면서 지적했듯이, 직물(천이라고 생각되지만, 근막의 개념에도 효과적이다)과 같은 고체는 구조적으로 자기 조성과 땅에 구조적으로 정착할 것이다:

어떤 구조에서든 필연적으로 존재하는 압박과 장력의 모든 힘은 패브릭 자체의 "표면" 내에서 해결된 배열로 정착하게 될 것이다. 이것을 지지하는데 필요한 것은 아무것도 없다 - 아래쪽에서 골격을 지지하는 것도 없고, 또 위쪽에서 이것을 매달 수 있는 수단도 없다. 모든 종류의 가지 모양은 예술가이자 파트타임 해부학자인 Leonardo Da Vinci를 매혹시켰다.

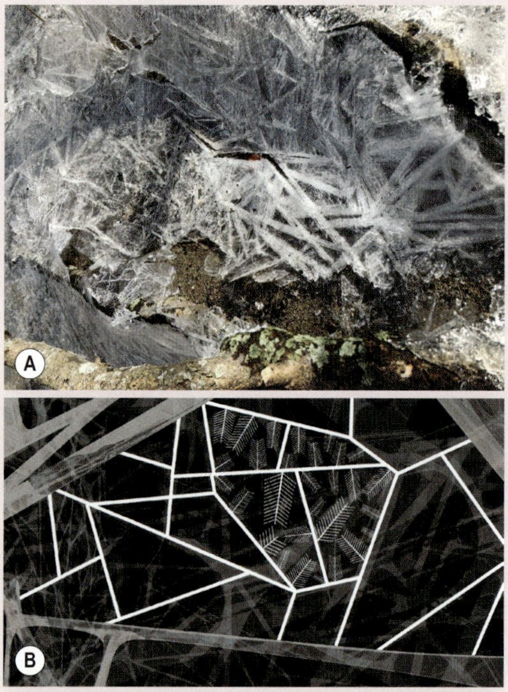

그림 1.18 (A) 얼음 결정체의 형성은 근막에서 글리코사미노글리칸의 배열과 모양을 공유한다. 이들 그림의 얼음 형성은 근막에 있는 친수성 섬유처럼 보인다. (B) Guimberteau의 Human Living Fascia Architecture (2015) 이후의 그림(2015)은 글리코사미노글리칸(결합조직의 성분)의 배열과 해안선을 따른 얼음 배열 사이에서 유사점을 볼 수 있다.

Kemp(2016)가 다음과 같이 언급했다:

항상 Leonardo와 마찬가지로, 자연의 한 분야에서 발견된 기본 체계는 다른 분야에서의 이런 종류의 체계에서 분리되지 않았다… 그는 일종의 프랙탈 배열로 반복적으로 규칙적으로 반반으로 나누어지는 놀라운 산호 구조처럼 폐에 있는 기관지를 그린다. 그는 S. Maria Nuova 병원에 있는 늙은 남자를 해부했을 때, 그는 이 노인의 사인을 오래된 혈관계의 구부러짐과 침전으로 확인했고, 이 혈관은 효율적인 흐름을 보장하는 기하학적이고 역동적인 규칙을 더 이상 따르지 않는다(p.73-74).

성상교세포(glial astrocyte)의 모양(**그림 1.19A**)은 선인장의 가시(**그림 1.19B**), 후두하 부위의 별모양, 그리고 ASIS에 있는 근막연결의 많은 경로를 포함한 다른 별 모양과 비슷하다. Ramony Cajal은 다리가 많은 생명체처럼 보여서 그 신경교세포를 거미라고 불렀다. 처음에는 비활성 포장 물질로서 치부되었지만, 성상교세포는 신경원과 그들이 살고 있는 환경을 돌보는 것으로 중요하게 인식되었다. 배아적으로 그들은 중배엽(근막과 근육처럼)의 일부인 미소교세포(면역기능에 중요한)와 함께, 외배엽에서 파생되었다.

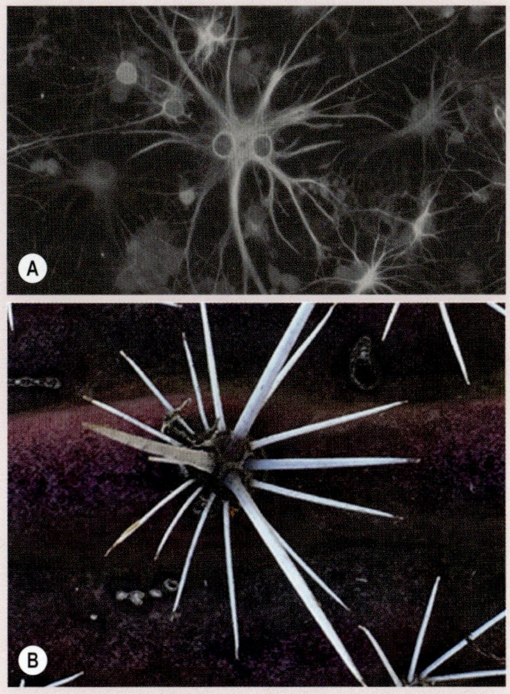

그림 1.19 (A) 성상교세포, 출처: Douglas Feinstein, PhD, Research Professor, Department of Anesthesiology, UIC. (B) 선인장의 가시.

출처: 저자

굴곡과 파동(Undulations and waves)

움직임의 질은 그들에게 모양을 제공한다. 바다에서 언덕의 오름내림에 이르기까지 파도와 같은 작용을 묘사하기 위해 사용되는 부드러운 상승과 하강이라는 단어인 굴곡(undulation)을 생각해보자. 진화생물학을 살펴보면, 뱀장어와 뱀은 저항력이 있는 표면에 대항하면서 가로 방향의 파동으로 움직인다. 사람 움직임의 측면에서, 굴곡은 중동의 밸리 댄스에서부터 아프리카 디아스포라의 춤에 이르기까지 우리 움직임 언어의 일부였다. 전통적인 춤 형태에서, 굴곡은 종종 자연스럽게 뱀처럼 움직인다. Katherine Dunham과 같은 현대 무용단들은 굴곡을 이용했고, Nia와 같은 움직임 강좌들도 굴곡을 그들의 커리큘럼의 일부로 사용했으며, 가장 두드러지게 시상면의 움직임을 특징으로 했다. 구조적 통합 계열의 또 다른 분야인 Hellerwork는 심부조직 바디워크와 인식과 움직임를 조합하는 기법이다. 그러나 Hellerwork의 여섯 번째 세션은 좌우 움직임을 강조하는 굴곡의 개념을 도입했다.

이 개념을 물리학쪽으로 가져가면, 우리는 움직임, 진동, 그리고 음파나 광파와 같은 작용의 측면에서 파동을 개념화할 수 있다. 만약 여러분이 전통적인 배틀 로프를 가지고 운동한다면, 여러분은 위아래로 파도를 타고, 전통적인 움직임이 위아래로 일어나든 아니면 좌우로 일어나든 파도의 외적 힘과 신체 자체에 미치는 영향을 가지고 운동하는 것이다. 우리는 보행이나 달리기를 할 때 앞으로 나아가기 위해 일반적으로 몸의 측방을 안정화시킨다. 그러나 로프를 이용하여 운동을 할 때, 신체는 파동의 모멘텀에 대항하여 전후 방향으로 안정화된다. Calatayud 등(2015)에 의해 수행된 연구는 활동 강도의 정량화를 살펴보았다. 로프의 편측 파동은 복사근에 더 많이 작용했고, 반면 양측 파동은 척주기립근에 더 많이 작용했다. 이들은 근전도를 통해 측정되었고, 근막 연결이 자극될 것이라고 가정하는 것이 타당할 것이다.

한계 공간으로서의 근막

한계 공간(liminal space)은 전환 공간이며, 변환(transformation)이 일어나는 곳이다. 이 어원은 라틴어 "limen"에서 왔으며, 이것은 경계, 출입구 또는 경계 지역으로 번역된다. 처음에는 인류학 연구(Turner 1967)에서 널리 사용된 아이디어이며, 원래 청소년이 성인으로 바뀌는 시작하는 시기와 관련되어 있다. 시작 의식과 관련이 있었다. 다른 시설에서는, 한계 공간은 호스피스 돌봄 환경에서 사람이 말 그대로 이 삶에서 죽음에 이르는 과도기적 시간을 암시한다. 유한성(liminality)은 명사로서 "공간 사이에 있는 존재"로 번역될 수 있다. 지금까지 우리는 근막을 3차원 기질과 움직임이 일어나는 공간으로 묘사해 왔다. 비록 한계 공간은 미묘한 의미를 묘사하기 위해 종종 사용되지만, 이것은 한 사물과 다른 사물을 연결시키는 것이다. 우리의 근막 연속성은 임계 공간 즉, 움직임의 변화를 위한 장소 안에 존재하는 것이다.

우리가 다양한 형태와 역동적인 조직의 적용에 대해 더 많이 배우면서 근막의 정의도 계속변화하고 있다. 1800년대 말, 건축가 Louis H. Sullivan은 아름다움 대신, 목적을 최우선으로 하는 건축물을 디자인하는 것을 가리키는 유명한 말인 "형태는 기능을 따른다"을 만들었다. 우리는 연결장치로서 근막이 형성되는 모양과 패턴을 볼 수 있고, 환경 변화에 반응하는 것을 볼 수 있기 때문에, 우리의 신체는 형태와 패턴을 둘 다 가질 수 있을 것이다. 더 많은 전문가들이 이런 대화에 참여하고 있기 때문에, 우리는 정의에 대한 대화를 계속 열어둘 것이다.

참고문헌

Bai, Y., Wang, J., Wu, J., Dai, J. et al. (2011) 'Review of evidence suggesting that the fascia network could be the anatomical basis for acupoints and meridians in the human body.' Evidence-Based Complementary and Alternative Medicine 2011, 1–6. https://doi.org/10.1155/2011/260510

Bayat, A., McGrouther, D. A. and Ferguson, M. W. J. (2003) 'Skin scarring.' BMJ 326, 7380, 88–92. https://doi.org/10.1136/bmj.326.7380.88

Benias, P. C., Wells, R. G., Sackey-Aboagye, B., Klavan, H. et al. (2018) 'Structure and distribution of an unrecognized interstitium in human tissues.' Scientific Reports, 8, 1, 4947. https://doi.org/10.1038/s41598-018-23062-6

Blottner, D., Huang, Y., Trautmann, G. and Sun, L. (2019) 'Continuum linking bone and myofascial bag for global and local body movement control on Earth and in Space. A scoping review.' REACH, 100030.

Brett, D. W. (2003) Topical Enzymatic Debridement. New York, NY: The McMahon Publishing Group, p.23.

Calatayud, J., Martin, F., Colado, J. C., Benítez, J. C., Jakobsen, M. D. and Andersen, L. L. (2015) 'Muscle activity during unilateral vs. bilateral battle rope exercises.' Journal of Strength and Conditioning Research 29, 10, 2854–2859. https://doi.org/10.1519/JSC.0000000000000963

Dart, R. A. (1996) Skill and Poise: Articles of Skill, Poise, and the F. M. Alexander Technique. London: Society of the Alexander Technique (STAT).

De Vivo, L., Matsushita, A. K., Kupor, D., Luna, J. et al. (2020) 'Cholla cactus frames as lightweight and torsionally tough biological materials.' Acta Biomaterialia 112, 213–224. https://doi.org/10.1016/j.actbio.2020.04.054

Federative Committee on Anatomical Terminology (ed.) (1998) Terminologia Anatomica: International Anatomical Terminology. New York, NY: Thieme.

Findley, T. W. and Shalwala, M. (2013) 'Fascia Research Congress Evidence from the 100 year perspective of Andrew Taylor Still.' Journal of Bodywork and Movement Therapies 17, 3, 356–364. https://doi.org/10.1016/j.jbmt.2013.05.015

Gershlak, J. R., Hernandez, S., Fontana, G., Perreault, L. R. et al. (2017) 'Crossing kingdoms: Using decellularized plants as perfusable tissue engineering scaffolds.' Biomaterials 125, 13–22. https://doi.org/10.1016/j.

biomaterials.2017.02.011

Gomory, R. (2010) 'Benoît Mandelbrot (1924–2010).' Nature 468, 7322, 378–378. https://doi.org/10.1038/468378a

Guimberteau, J.-C. and Armstrong, C. (2015) Architecture of Human Living Fascia: Cells and Extracellular Matrix as Revealed by Endoscopy. Edinburgh: Handspring Publishing Ltd.

Ingber, D. E., Heidemann, S. R., Lamoureux, P. and Buxbaum, R. E. (2000) 'Opposing views on tensegrity as a structural framework for understanding cell mechanics.' Journal of Applied Physiology, 89, 4, 1663–1678. https://doi.org/10.1152/jappl.2000.89.4.1663

Ingber, D. E. (2008) 'Tensegrity and mechanotransduction.' Journal of Bodywork and Movement Therapies 12, 3, 198–200. https://doi.org/10.1016/j.jbmt.2008.04.038

Kemp, M. (2016) Structural Intuitions: Seeing Shapes in Art and Science. Charlottesville, VA: University of Virginia Press.

Kerch, G. (2020) 'Role of Changes in State of Bound Water and Tissue Stiffness in Development of Age-Related Diseases.'
Polymers (Basel), 17, 12(6), 1362. https://doi:10.3390/polym12061362

Korzybski, A. (2010) Selections from Science and Sanity: An Introduction to non-Aristotelian Systems and General Semantics. Forest Hills, NY: Institute of General Semantics.

Kumka, M. and Bonar, J. (2012) 'Fascia: A morphological description and classification system based on a literature review.' Journal of the Canadian Chiropractic Association 56, 3, 179–191.

Lancerotto, L., Stecco, C., Macchi, V., Porzionato, A., Stecco, A. and De Caro, R. (2011) 'Layers of the abdominal wall: Anatomical investigation of subcutaneous tissue and superficial fascia.' Surgical and Radiologic Anatomy 33, 10, 835–842. https://doi.org/10.1007/s00276-010-0772-8

Langevin, H. M. and Huijing, P. A. (2009) 'Communicating about fascia: history, pitfalls, and recommendations.' International Journal of Therapeutic Massage and Bodywork: Research, Education, and Practice 2, 4, 3–8. https://doi.org/10.3822/ijtmb.v2i4.63

Langevin, H. M., Nedergaard, M. and Howe, A. K. (2013) 'Cellular control of connective tissue matrix tension.' Journal of Cellular Biochemistry 114, 8, 1714–1719. https://doi.org/10.1002/jcb.24521

Levin, S. (2016) 'From viruses to vertebrates—A biological mechanical model using multiscale tensegrity structures.' Conference: Multiscale Innovative Materials and Structures—MIMS16At: Cetara, Italy, Volume: Tensegrity Is Useful for Multiscale Biological Modeling.

Macfarlane, R. (2018) The Lost Words. Toronto: House of Anansi Press.

Mackesy, J. (1814) 'A case of fracture, attended with symptoms of unusual violence, relieved by an extensive longitudinal incision through the fascia of the limb.' Medical and Physical Journal 31, 181, 214–217.

Mercer, R. R. and Crapo, J. D. (1990) 'Spatial distribution of collagen and elastin fibers in the lungs.' Journal of Applied Physiology 69, 2, 756–765. https://doi.org/10.1152/jappl.1990.69.2.756

Miller, L. (2020) Why Fish Don't Exist: A Story of Loss, Love, and the Hidden Order of Life. New York, NY: Simon & Schuster.

Myers, T. W. (2020) Anatomy Trains: Myofascial Meridians for Manual Therapists and Movement Professionals (4th ed.). London: Elsevier.

Nemetz, L. D. (2020) 'What you see is what you understand: how changes in dissection techniques have informed our understanding of what we perceive in anatomy.' FASEB Journal 34, S1, 1–1. https://doi.org/10.1096/fasebj.2020.34.s1.02793

Ott, H. C., Matthiesen, T. S., Goh, S.-K., Black, L. D. et al. (2008) 'Perfusion-decellularized matrix: Using nature's platform to engineer a bioartificial heart.' Nature Medicine 14, 2, 213–221. https://doi.org/10.1038/nm1684

Schleip, R. (2003) 'Fascial plasticity—a new neurobiological explanation: Part 1.' Journal of Bodywork and Movement Therapies 7, 1, 11–19. https://doi.org/10.1016/S1360-8592(02)00067-0

Singer, C. (1957) A Short History of Anatomy and Physiology from the Greeks to Harvey. (2nd ed.) New York, NY: Dover Publications.

Snelson, K. (n.d.). Tensegrity, Weaving and the Binary World. Accessed on 3/23/2022 at http://kennethsnelson.net/Tensegrity_and_Weaving.pdf.

Stecco, C. and Hammer, W. I. (2015) Functional Atlas of the Human Fascial System. London: Elsevier Ltd.

Stecco, C. and Schleip, R. (2016) 'A fascia and the fascial system.' Journal of Bodywork and Movement Therapies 20, 1, 139–140. https://doi.org/10.1016/j.jbmt.2015.11.012

Stecco, C., Fede, C., Macchi, V., Porzionato, A. et al. (2018) 'The fasciacytes: A new cell devoted to fascial gliding regulation.' Clinical Anatomy 31, 5, 667–676. https://doi.org/10.1002/ca.23072

Still, A. T. (2017) Autobiography of Andrew T. Still: With a history of the discovery and development of the science of osteopathy, together with an account of the ... School of Osteopathy. CreateSpace Independent Publishing Platform.

Tomoda, K., Kimura, H. and Osaki, S. (2013) 'Distribution of collagen fiber orientation in the human lung: collagen fiber orientation in human lung.' The Anatomical Record 296, 5, 846–850. https://doi.org/10.1002/ar.22649

Turner, V. (1967) The Forest of Symbols: Aspects of Ndembu Ritual. Ithaca, NY: Cornell University Press.

Van der Wal, J. C. (2009) 'The architecture of the connective tissue in the musculoskeletal system—an often overlooked functional parameter as to proprioception in the locomotor apparatus.' International Journal of Therapeutic Massage and Bodywork: Research, Education, and Practice 2, 4, 9–23. https://doi.org/10.3822/ijtmb.v2i4.62

Wainwright, S. A. (1988) Axis and circumference: The Cylindrical Shape of Plants and Animals. Cambridge, MA: Harvard University Press.

Watson, P. E., Watson, I. D. and Batt, R. D. (1980) 'Total body water volumes for adult males and females estimated from simple anthropometric measurements.' American Journal of Clinical Nutrition 33, 1, 27–39. https://doi.org/10.1093/ajcn/33.1.27

West, G. B. (2017) Scale: The Universal Laws of Growth, Innovation, Sustainability, and the Pace of Life in Organisms, Cities, Economies, and Companies. London: Penguin Press.

Wilke, J. and Tenberg, S. (2020) 'Semimembranosus muscle displacement is associated with movement of the superficial fascia: An in vivo ultrasound investigation.' Journal of Anatomy 237, 6, 1026–1031. https://doi.org/10.1111/joa.13283

Williams, C. (2013) Origins of form: The Shape of Natural and Man-made Things; [why they came to be the way they are and how they change]. Lanham, MD: Taylor Trade Publishing.

Yoshitake, Y., Miyamoto, N., Taniguchi, K., Katayose, M. and Kanehisa, H. (2016) 'The skin acts to maintain muscle shear modulus.' Ultrasound in Medicine and Biology 42, 3, 674–682. https://doi.org/10.1016/j.ultrasmedbio.2015.11.022

Zügel, M., Maganaris, C. N., Wilke, J., Jurkat-Rott, K. et al. (2018) 'Fascial tissue research in sports medicine: From molecules to tissue adaptation, injury, and diagnostics: consensus statement.' British Journal of Sports Medicine 52, 23, 1497–1497. https://doi.org/10.1136/bjsports-2018-099308

추천 책

Alexi, J., Cleary, D., Dommisse, K., Palermo, R. et al. (2018) 'Past visual experiences weigh in on body size estimation.' Scientific Reports 8, 1, 215. https://doi.org/10.1038/s41598-017-18418-3

Berrueta, L., Muskaj, I., Olenich, S., Butler, T. et al. (2016) 'Stretching impacts inflammation resolution in connective tissue: Stretching impacts inflammation resolution.' Journal of Cellular Physiology 231, 7, 1621–1627. https://doi.org/10.1002/jcp.25263

Bertolucci, L. F. (2011) 'Pandiculation: Nature's way of maintaining the functional integrity of the myofascial system?' Journal of Bodywork and Movement Therapies 15, 3, 268–280. https://doi.org/10.1016/j.jbmt.2010.12.006

Dalton, E. (2011) Dynamic Body: Exploring Form, Expanding Function. Oklahoma City, OK: Freedom from Pain Institute.

Earls, J. (2020) Born to Walk: Myofascial Efficiency and the Body in Movement. (2nd ed.) Berkeley, CA: North Atlantic Books.

Huijing, P. A. (2009) 'Epimuscular myofascial force transmission: A historical review and implications for new research.' International Society of Biomechanics Muybridge Award Lecture, Taipei, 2007. Journal of Biomechanics 42, 1, 9–21. https://doi.org/10.1016/j.jbiomech.2008.09.027

Juhan, D. (2003) Job's Body. Barrytown, NY: Station Hill Press, Inc.

Kram, R. and Dawson, T. J. (1998) 'Energetics and biomechanics of locomotion by red kangaroos (Macropus rufus).' Comparative Biochemistry and Physiology Part B: Biochemistry and Molecular Biology 120, 1, 41–49. https://doi.org/10.1016/S0305-0491(98)00022-4

Lowell de Solórzano, S. C. and Levin, S. M. (2021) Everything Moves: How Biotensegrity Informs Human Movement. Edinburgh: Handspring Publishing.

Magnusson, S. P., Langberg, H. and Kjaer, M. (2010) 'The pathogenesis of tendinopathy: balancing the response to loading.' Nature Reviews Rheumatology 6, 5, 262–268.

https://doi.org/10.1038/nrrheum.2010.43

Menon, R. G., Oswald, S. F., Raghavan, P., Regatte, R. R. and Stecco, A. (2020) 'T1ρ-mapping for musculoskeletal pain diagnosis: Case series of variation of water bound glycosaminoglycans quantification before and after Fascial Manipulation® in subjects with elbow pain.' International Journal of Environmental Research and Public Health 17, 3, 708. https://doi.org/10.3390/ijerph17030708

Nemetz, L. (2016) 'Space for well-being: understanding how humans shape architecture and why where we live shapes us anatomically.' American Anatomy Association Regional Meeting 2016, Columbia Medical School, New York, NY, USA.

Online Etymology Dictionary (2022) 'Fascia.' Accessed on 03/22/2022 at www.etymonline.com/word/fascia.

Oschman, J. L. (2016) Energy Medicine: The Scientific Basis. London: Elsevier.

Reeves, N. D. (2006) 'Adaptation of the tendon to mechanical usage.' Journal of Musculoskeletal and Neuronal Interactions 6, 2, 174–180.

Roberts, T. J. and Azizi, E. (2011) 'Flexible mechanisms: The diverse roles of biological springs in vertebrate movement.' Journal of Experimental Biology 214, 3, 353–361. https://doi.org/10.1242/jeb.038588

Sawicki, G. S., Lewis, C. L. and Ferris, D. P. (2009) 'It pays to have a spring in your step.' Exercise and Sport Sciences Reviews 37, 3, 130–138. https://doi.org/10.1097/JES.0b013e31819c2df6

Sockol, M. D., Raichlen, D. A. and Pontzer, H. (2007) 'Chimpanzee locomotor energetics and the origin of human bipedalism.' Proceedings of the National Academy of Sciences 104, 30, 12265–12269. https://doi.org/10.1073/pnas.0703267104

Stecco, A., Gesi, M., Stecco, C. and Stern, R. (2013) 'Fascial components of the myofascial pain syndrome.' Current Pain and Headache Reports 17, 8, 352. https://doi.org/10.1007/s11916-013-0352-9

Stecco, A., Stern, R., Fantoni, I., De Caro, R. and Stecco, C. (2016) 'Fascial disorders: Implications for treatment.' PMandR 8, 2, 161–168. https://doi.org/10.1016/j.pmrj.2015.06.006

Wilke, J., Krause, F., Vogt, L. and Banzer, W. (2016) 'What is evidence-based about myofascial chains: a systematic review.' Archives of Physical Medicine and Rehabilitation 97, 3, 454–461. https://doi.org/10.1016/j.apmr.2015.07.

움직임의 모양/사람의 운동 진화 (The shape of movement/human evolution in motion) 2

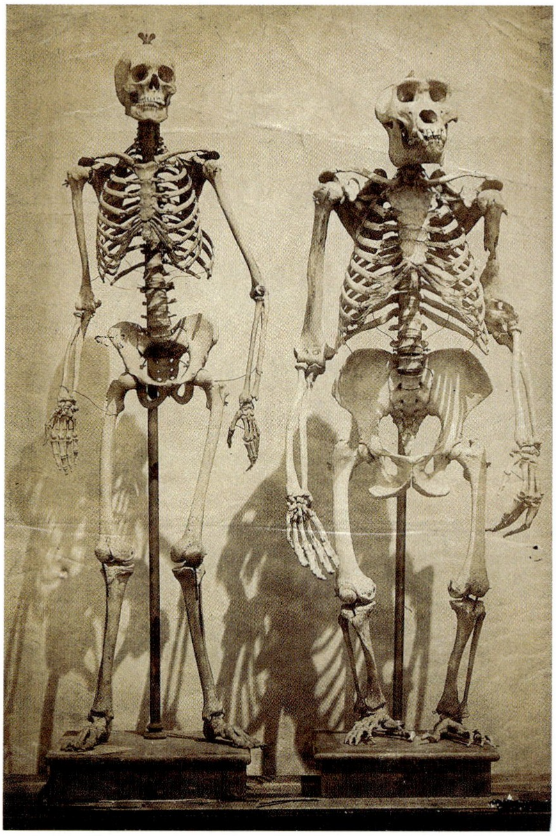

그림 2.1 사람과 고릴라의 골격. 사람과 고릴라는 동일한 DNA의 98.2 %를 공유하지만, 뼈 구조는 진화하여 우리가 움직이는 방식으로 인해 다른 형태를 형성한다.

사진 출처: Roger Fenton ca. 1860.
Credit: Wellcome Collection. Public Domain Mark.

우리는 우리가 보는 그대로가 된다. 우리는 우리의 도구를 만들고, 그런 후에는 우리의 도구가 우리를 만든다.

Marshall McLuhan

생명의 형태와 변화의 모양

어렸을 때, 우리 가족은 국립 야생동물 연맹(National Wildlife Federation)에서 일주일간 휴가를 내곤 했다. 우리는 어렸을 때 하이킹, 락 랩펠(rock rappel), 카누 등을 배웠고, 또 수년 동안 북미의 다른 지리적 지역에서 자연을 배웠다. 나는 새, 동물, 식물, 그리고 수천 년 동안 그들의 환경에 적응해 왔던 것으로 모든 것을 관찰했다. 나는 헤엄을 치는 물고기의 측방 동기 부여와 숲속을 걸을 수 있는 나의 가는 다리에 감탄했다. 밤이 되면, "바위 아저씨"는 모든 아이에게 낮의 작은 돌, 거친 석류석이나 편마암 조각을 주고, 우리 모두를 앞지른 물질에 대한 이야기를 조금씩 들려주곤 했다.

진화는 다음 세대로의 이동과 생존에 관한 것이다. 어원을 살펴보면, "evolution"라는 단어는 라틴어의 "evolutio" 또는 동사 형태인 "evolvere"에서 왔으며, 진화를 의미한다. 발전은 세계로 뻗어나가고 있고, Charles Darwin의 표준 연구의 관점에서 보면, 진화는 생물학적으로 가장 적응력이 강한 생존자가 살아남는 변화를 말하고 있다(항상 가장 강한 것은 아니지만). 우리 자신이나 클라이언트를 치료할 때, 우리는 변화할 수 있는 능력을 찾고 있다. 진화에서도, 가변성이 승리한다.

우리는 DNA의 98.2%를 고릴라와 공유하지만(**그림 2.1**), 해부학적 구조의 차이는 특히 골반 모양에서 상당히 두드러진다. 우리의 진화 역사는 종종 뼈에 초점을 맞추고 있는데, 그 이유는 뼈가 부분적으로는 남아 있기 때문이다. 우리는 세계, 우리의 환경과 유전학에서 움직임 상호작용에 의해 형성되고, 이것은 다시 근막 신체와 형태에 영향을 미치게 된다.

사람은 이족 보행 동물, 두 다리로 서 있다는 사실에 많은 빚을 지고 있다. 우리는 근막의 구조, 공간적 배열 및 모양, 그리고 우리가 어떻게 움직이는지의 측면에서 근막에 대해 논의해 왔다. 그러면 무엇이 사람의 모양을 만드는가? 고릴라와 사람 사이의 약간의 차이에 따르면, 작은 변화가 골반의 모양과 팔다리의 움직임이 중대한 영향을 미친다는 것을 보여준다는 것이다. 사람은 매우 복잡하고, 우리의 진화는 우리가 인간으로서 시작하는 복잡한 종이접기의 아웃폴딩(outfolding)이다. 사실, 우리의 현재 해부학적 고민거리에서 매일 받는 통증의 대부분은 우리의 환경, 모양, 그리고 근막 해부학 사이의 단절 때문일 수 있다. 똑바른 신체는 수많은 진화적 이점을 가지고 있지만, 머리, 목 및 허리에 큰 부담을 줄 수도 있다. 인간으로서 우리는 자연 환경 공간에 적응하든 아니면 극복하려고 노력을 하든, 환경과 흥미로운 관계를 맺어 왔다. 농업은 동물을 양육하고 농사를 짓는데 안전감을 가져다주었지만, 자연 환경과의 자유로운 교류는 한 걸음 더 멀어졌다. 물론, 이것은 사냥이나 수렵 생활의 필수 수단으로서 움직임의 역할에 영향을 미쳤고, 육체 노동, 그리고 최근에는 공장 노동과 전자 시대에도 영향을 미쳤다. 우리는 일상생활의 일부로서 점점 더 적은 움직임을 필요로 한다. 운동은 일상생활에 필요한 부분인 대신, 건강을 지키는 책임이 되었다(Lieberman, 2020).

J. E. Gordon (2003)이 언급했듯이, "식물과 동물의 디자인"은 그냥 일어난 것이 아니다. 원칙적으로, 경쟁 세계에서 오랜 기간에 걸쳐 발전되어온 모든 구조물의 형태와 물질은 운반해야 할 하중을 최적화하고, 또 경제적 비용이나 대사적 비용을 최적화한다." 이족 보행의 효율성에 대한 관심은 Bramble과 Lieberman(2004), Earls(2020), Eng 등(2015)과 Sockol 등(2007) 등을 포함한 몇몇 학자들에 의해 지적되어 왔다. 우리는 근막적으로 보행에 매우 효율적이기 때문에, 현대 생활스타일은 교통의 편리와 풍부한 음식과 함께, 우리를 쉽게 살찌도록 만들 수 있다. 우리가 앉거나 기술을 소비하는데 더 많은 시간을 보낸다면, 우리는 진화하도록 설계된 것과는 반대로 움직이게 될 것이다. 우리 주변의 세계는 해부학적 변화를 능가하는 것처럼 보인다.

우리는 청각운동 동기화로 알려진, 보행 패턴이나 달리기 패턴에 리듬을 맞추려는 노력을 하고 있다. Karageorghis와 Priest(2012)의 연구에서, 그들은 "음악은 심리 상태와 행동이나 운동 참가자에게 일관되고 측정 가능한 영향을 미친다"고 언급했다. 즉, 음악의 템포를 높이면, 실제로 보행에 영향을 줄 수 있고, 또 반대의 경우도 있을 수 있다. 주목할 것은, 우리의 보행 리듬은 우리의 기분을 반영할 수 있다. 지역 체육시설은 더 빨리 달리는 동기를 증가하기 위해 음악을 크게 틀고, 종종 최적의 템포로 지정된 트랙의 속도로 만들어진 음악을 강사에게 제공되기도 한다. 우리 자신의 내부 사운드 트랙으로 걷는 것은 반사적인 활동일 수 있고, 의지적으로 활발하게 움직이는 활동일 수도 있다. 또한 우리는 고유수용성 반응을 자극하기 위해 규칙적으로 보행할 필요가 있을 것이다.

멍게, 움직임, 그리고 근막

움직일 필요가 없는 생물체의 기원을 살펴 보면, 먹는 것에서부터 움직이고, 또 포식자들을 피하기 위해 더 나은 장소를 찾는 것에 이르기까지 세상과의 협상을 하는데 신경계가 어떻게 도움을 주는지를 이해할 수 있다. 바다 무척추동물의 일종인 멍게는 움직일 의무가 없고, 유충(애벌레)이 첫 서식지에 정착하면 신경계의 역할은 상당히 쓸모없게 되고, 약 3–4일 후에는 꼬리와 신경삭, 척삭 등이 흡수되어 작은 신경조직만 남게 된다.

인간은 움직임을 조정하고 다치는 것을 피하기 위해 더 복잡한 신경계가 필요하다. 그러나 복잡한 신경계는 심리적으로 과거나 미래에 대한 걱정에서 벗어나는데 어려움을 갖고 있고, 종종 자세 패턴, 스트레스, 그리고 불안감을 수반한다. 감자처럼 생긴 볼품없는 멍게로 다시 돌아가자. 흥미롭게도, 멍게는 기본적으로 아가미 구멍(branchial aperture)과 방 입구(atrial aperture)를 가진 튜브 모양이며, 그 위에 다당류 셀룰로오스가 부착된 근막 주머니 모양을 띤다. 게다가, 그들은 종양을 감소시키는 ecteinascidin–743이라는 물질의 생산을 통해 암을 퇴치하는 역할을 하는 것으로 밝혀졌으며, 점액모양 지방육종 환자의 치료에 계속 연구되고 있다(Groso 등, 2007). 점액모양 지방육종은 지방육종의 일종으로 연부조직의 지방세포에서 발생한다.

멍게는 가동성이 부족하다는 지적을 자주 받지만, 여기에서 얻을 수 있는 더 큰 교훈은 멍게가 실제로 매우 효율적으로 움직인다는 것이다. 결국, 멍게의 애벌레는 자유롭게 헤엄치고, 성체는 신체의 일부를 이용해 다른 곳에 재부착함으로써 이동할 수 있다.

Beach(2010)에 따르면, "물고기가 수영을 하기 위해 몸 벽의 측방 수축을 탐구하는 데 5억 년이 걸렸다. 진화론적 관점에서 보면, 모든 척추동물은 두 개의 원시 후-두개 근육 영역을 연합한다: 등쪽 근육군을 형성하는 배측근절(epimere)와 측면과 전방 근육군을 형성하는 복외측근절(hypomere). 각각의 척추신경은 1차 배측 신경근과 복측 신경근으로 나누어지고, 배측 신경은 배측근절의 근육을 지배하고, 복측 신경은 복외측근절의 근육을 지배한다(p.68)." 멍게든, 물고기든, 인간이든, 우리 모두는 환경 공간에서 우리가 어디로 이동하거나 머무르는지에 대한 선택을 조정하는 신경 시스템을 가지고 있다.

해부학을 기준으로 우리의 모양을 만든다

고대 그리스와 로마 신화의 대부분은 켄타우로스, 그리핀, 자이언트 등과 같은 거대한 신화적 생물에 초점을 맞췄다. Mayor(2011)는 이들 고대 사람들은 매머드와 같은 생물의 화석 유적을 이해할 수 있는 역사적 맥락을 가지고 있지 않았다고 제안했다. 그들이 만났던 것을 이해하기 위해, 그들은 해부학을 기준으로 생물체가 그럴듯하게 보이도록 뼈를 배열시켰다. 이런 경우, 인류는 그들이 이해할 수 있는 형태의 맥락에서 화석을 묘사하고 이야기를 재구성했다.

무엇이 우리를 형성하고 우리에게 정보를 제공하는가?

…형태는 여러 가지 가능성 중에서 선택되며, 선택된다는 것은 자연의 선택에 의해 선호된다는 것을 의미한다. 유기체에 진화적 이점을 제공하는 형태는 고착되는 경향이 있다.

Philip Ball(2004)

외부 자연환경이 다른 생명체를 형성하는 것과 동일한 방식으로 신체가 형성된다. Leonardo Da Vinci는 물에 매료되었고, 물을 "자연의 매개체" 또는 "자연의 구동장치"라고 불렀고, 물이 자연의 원동력이라고 믿었다. 근막과 그 근막을 구성하는 물의 측면에서 생각해 보면, 우리는 물(결합수와 비결합수)의 관계로부터 일부 맥락을 얻는 직물을 가지고 있는 것이다.

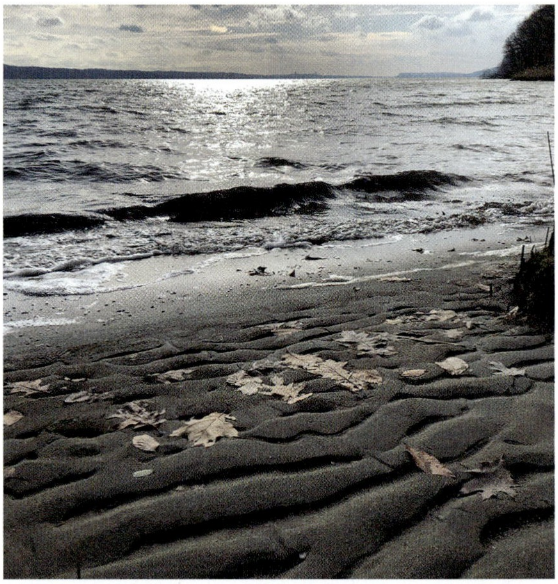

그림 2.2 뉴욕의 허드슨 강을 따라 물이 흐르고 있다. 물의 흐름은 강가를 따라 모래 모양을 만들고 그 모양을 바꾼다. 강에서 배를 타는 사람들은 물 밑에서 무엇이 일어나는지를 알기 위해 물 표면의 변화를 관찰한다. 물 방향의 관찰은 물의 흐름과 조류의 변화를 관찰하는 데 중요하다. 예를 들어, 강한 소용돌이는 물 속에 암석이 있음을 나타낼 수 있다.
사진 출처: 저자

Myers(2021년)에 따르면, 아래와 같은 몇 가지 주요 범주에 의해 우리가 형성된다는 것이다: (1) 유전자와 DNA; (2) 세상과의 상호작용; (3) 우리의 정서; (4) 체액 흐름(**그림 2.2**)과 중력의 생체역학적 관계. Wainwright (1988)에 따르면, 모양은 시간과도 연결되며, 이들 변화는 세 가지 시간 척도에서 일어난다는 것이다. "생리학적인 변화는 몇 초안에 빠르게 일어날 수 있다. 발달적 변화는 느리게 일어나며, 몇 분에서 몇 년이 걸릴 수도 있다. 진화적 변화는 가장 느리게 일어나며, 여러 세대에 걸쳐 일어난다"(p.15).

유전자와 DNA

코드가 잘 실행되면, 본질적으로 이 프로그램은 원래대로 진행될 것이다. 그러나, 컴퓨터 코드처럼 만약 그 시스템에 어떤 변종이 있다면, 프로그램은 이상한 방향으로 실행될 수 있다. 시간 자체도 디지털 파일처럼 요소가 될 수 있고, 텔로미어(DNA 코드의 끝)도 노화로 인해 마모될 수 있다. 그러나 인간으로서 이것을 고치기 위해 수행할 수 있는 일이 많다. 우리가 먹는 음식에서부터 살고 있는 환경에 이르기까지 우리가 어떻게 살아가는지에 대한 자질들은 어떤 유전자 발현이 켜지고 꺼지는 것에 대한 개념인 후생유전학(epigenetics) 개념의 일부이다.

배아학 – 접힘과 폄의 모양

모든 신체는 해부학적으로나 심리적으로나 끊임없이 변화한다. 배아학은 신경계, 순환계, 근막계 등의 가장 초기 단계를 밝혀낸다.

신체가 형성될 때 공간적 관계는 많은 것을 결정한다. 예를 들어, 뇌에서 신피질은 결합조직세포로 조성된 6층의 구조이다. 우리가 신경학적 방식으로 구조적 변화를 표현하든 아니면 공간적 방식으로 표현하든, 그 구조적 변화가 그 사람에게 다른 방식으로 영향을 미칠 수 있다는 생각의 수용이 가능할 수 있다. 움직임은 환경에 따라 몸을 조절하는 것은 물론이고, 상황에 맞게 강성도나 자유도를 만들어 낸다. 그리고 근막은 이런 움직임을 돕는다.

배아 발달은 안쪽으로 접은 다음, 세계로 향해 바깥쪽으로 움직인다. 형태, 움직임, 그리고 근막 모두는 발달이 시작할 때 발달의 일부가 된다. 왜 우리가 이것에 대해 신경을 써야 하는가? 발달의 약동은 근막 발달과 깊은 관련이 있지만, 형태의 진화와 형성과도 관련이 있다. 만약 우리가 접는 부분의 일부를 놓치면, 구개열(cleft palate)과 같은 문제가 발생할 수 있다.

배아의 첫 번째 접힘은 배아낭과 난황낭(yolk sac)이 만나는 ***머리 접힘***이다. 처음에는, 2층 원반의 상단에 안착되는 심장이 전방 자세인 아래쪽으로 접힌다. 그 다음에는, 가장자리에 의한 ***가쪽 접힘***이 발생하고, 내배엽이 내장의 튜브를 만들고, 또 폐를 형성하기 시작한다. 중배엽은 근육, 뼈 및 근막을 형성한다. 외배엽은 몸의 중심인 신경계이지만, 피부와 감각기관을 형성하면서 밖으로 나온다. 이런 초기 단계 때는, 외배엽이 양막강을 둘러싸고, 내배엽은 원시 난황낭을 둘러싼다. 이들 초기 단계 때, 층의 초기 분열은 측판 중배엽의 두정(체성) 층과 측판 중배엽의 내장(내장기) 층으로 나누어진다.

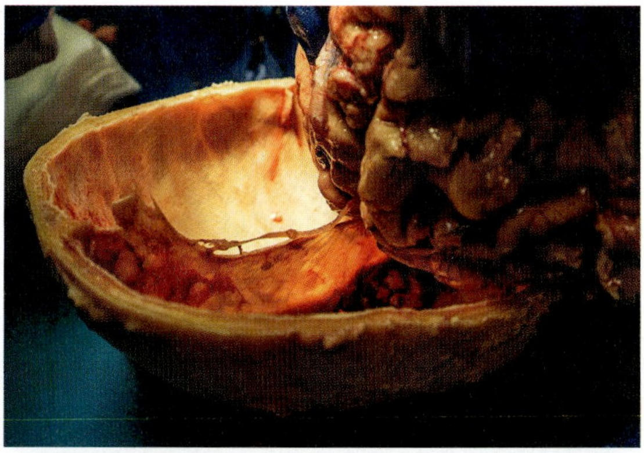

그림 2.3 대뇌겸과 경막. 대뇌겸은 초승달 모양의 경막의 뇌막층이다. 경막은 뇌신경과 척주를 덮고 있는 관 주위에 형성된다.

사진 출처: Lydia Mann, KNMLabs (저자 해부)

배아의 마지막 조각은 꼬리 접기인데, 이것은 ***후방 접기***로 시작하여 몸체를 길게 신장하고 횡격막과 관련된 근막 연결을 아래쪽으로 당긴다.

경막의 두꺼운 콜라겐성 막이 접혀 경막봉합(dural reflection)으로 불리는 경계를 형성한다. 그 중의 중요 영역은 대뇌겸이며 대뇌반구를 분리하고 있다(**그림 2.3**).

천으로 된 디너 냅킨을 포함한 모든 물체의 안정성은 견고하지만, 가단성이 있는 소재이다. Kemp(2016)가 지적한 바와 같이, "…어떤 구조에도 반드시 존재하는 모든 압박과 장력은 직물 '피부' 자체내에서 해결된다. 어떤 구조에서든 반드시 존재하는 압박과 장력의 모든 힘은 패브릭 자체의 '표면' 내에서 해결된 배열로 정착하게 될 것이다. 이것을 지지하는데 필요한 것은 아무것도 없다 – 아래쪽에서 골격을 지지하는 것도 없고, 또 위쪽에서 이것을 매달 수 있는 수단도 없다. 만약 우리가 옷의 한쪽을 위로 당겨서 이것을 재배치하면, 당김을 해제했을 때 이것은 다소 다른 구성일지라도 다른 안정적 구성으로 다시 안착할 것이다."(p.99).

테크닉과 테크놀러지는 실제로 신체와 꽤 많은 관련성이 있으며, "craft"와 "treatment"의 언어학적 뿌리에서 비롯된 것이다. 테크닉은 작용을 수행하는 방법과 관련이 있다. 흥미롭게도, 프랑스 인류학자인 Marcel Mauss는 다양한 형태의 신체 훈련에 대한 일상 움직임의 일반적이고 반복적인 기능을 기술하기 위해 "신체의 테크닉"이라는 용어를 사용했다(Mauss 1973, pp.70-88). "technology"의 어원은 방정식에 도구나 기구를 추가한 것이다. 직물을 만드는 것은 환경을 바꾸고 조작하는 더 현대적인 형태뿐만 아니라 초기 테크놀러지의 한 형태일 수 있다.

세상과의 상호작용

생존하는 종(species)이 가장 강한 종도 아니고,
또 가장 똑똑한 종이 아닐 것이다. 그것은
변화에 가장 잘 적응하는 종일 것이다.

Charles Darwin

우리는 가축화를 동물들에게 적용하는 것으로 생각하는 경향이 있지만, 최근의 과학적 증거는 사람을 자기가정화(self–domesticator)라고도 지적할 수도 있다. 바르셀로나 대학교의 연구(Theofanpourou 등, 2017)는 사람은 친근하게 인식되는 얼굴을 가진 동반자(사람과 애완동물 모두)를 선택한다고 가정했다. 신경능세포(외배엽층에서 발생하는 일시적인 세포군)를 보면, 이 층에서 일어나는 변화는 두개안면 연골을 담당한다. 우리의근막은 얼굴을 볼 때 감정적으로 반응하는 특징들과 관련되어 있고, 이것은 아마도 우리가 상냥한 얼굴을 가진 사람들과 함께 번식하기 위해 스스로 선택한 것인지도 모른다.

사족 보행에서 이족 보행으로

우리는 네 발 달린 생물과 동일한 해부학적 구조를 많이 공유하고 있다. 그러나, 우리의 견갑대는 사용하는 방법에 따라 상당히 달라질 수 있다. 내 클라이언트 중의 한 명에게 있어서, 사람 골격은 네발자세로 재배열된 것을 보고, 팔과 다리는 동일한 뼈의 수를 가지고 있지만, 기능적인 면에서는 현저한 차이가 있다. 흥미롭게도, 근막은 땅과 중력과 그의 쓰임새에 따라 다르게 발전했다. 많은 사람들에게 있어서 족저근막은 통증 부위가 될 수 있지만, 손바닥근막은 거의 통증이 발생하지 않는다. 다른 포유동물과 달리, 사람의 견갑대는 양팔을 잘 움직일 수 있도록 옆으로 많이 벌어져 있다. 사람의 늑곽은 난원형이고, 쇄골은 팔을 측방으로 벌리게 한다.

그러나, 작은 기저면 위에 있는 우리는 어려움을 가진다. 발은 작은 삼각대로 이루어져 있다. 우리의 조상(고대 원시인)들은 발로 나뭇가지를 움켜 잡을 수도 있지만, 땅과의 상호작용이 더 많아졌다. 잘 걷는 것도 긍정적인 방법으로 발을 조절하는데 영향을 주고, 특히 전족부는 스트레칭만 필요할 것이 아니라, 실제로 톤에도 도움을 줄 수 있다. 아마도 이것은 발 문제를 복구하는데 있어 가장 큰 어려움 중의 하나일 것이다. 실제로 2015년 과학자인 Carolyn Eng은 IT 밴드의 에너지 저장 능력에 대한 사람과 침팬지의 비교연구를 발표했고, 사람의 에너지 효율이 더 높다는 것을 발견해 근막적으로 효율적인 보행이 가능함을 밝혀냈다. 분절로 이루어진 척추의 텐트 폴은 작은 발의 기저면으로도 커다란 머리를 지지할 수 있도록 만든다. 예를 들어, 말의 앞쪽 다리는 체중을 부하는 다리이고, 이것은 "gravitotal"로 알려져 있다. 말의 뒤쪽 다리는 더 큰 모양이고, 달리기에 용이한 각도와 형태로 설계되어 있다.

우리는 골반에 대해 골반의 뼈를 계속 분석하지만, 연부조직과 그들의 정렬/방향의 변화를 더 많이 살펴봐야 한다. 생존을 위해 다음 세대를 출산할 때 골반이 필요한 만큼, 여성의 골반에 각별한 관심이 쏠리고 있다. 보노보(Bonobo)와 침팬지의 골반은 수직 정렬이 덜 한 편이다. 우리는 더 쉬운 이족 보행 자세의 이점을 얻지만, 출산 과정이 더 어려워지고, 더 취약한 발달 단계에서 아기를 출산한다.

"우리의 이족 보행 패턴은 틱타알릭(Tiktaalik)과 같은 생명체의 널브러진 자세와는 달리 똑바로 선 자세로 전방으로 나아가도록 엉덩이, 무릎, 발목, 발뼈의 움직임을 사용한다. 한 가지 큰 차이점은 엉덩이의 위치이다. 사람의 다리는 악어, 양서류, 또는 물고기의 다리처럼 옆으로 돌출되지 않았다; 오히려, 그들은 몸의 아래쪽으로 돌출된다. 이런 자세의 변화는 고관절, 골반, 대퇴부의 변화에 의해 발생한다; 골반은 그릇 모양이 되었고, 고관절 비구는 더욱 깊어졌으며, 대퇴골은 측방이 아니라, 몸의 아래쪽으로 돌출되는 특징을 얻게 된다 (Shubin, 2009, p 43)."

신체의 토대인 "골반저"

Marla L. Sukoff, MD, RYT-500, Physical Medicine & Rehabilitation Specialist

진화의 렌즈를 통해 골반저(PF)를 보는 것이 매력적임을 나는 발견했다. 영장류가 똑바로 서기 전에 사족 보행을 했을 때, PF의 기능은 배설과 성 기능에 제한되었다. 장기는 복강에 의해 지탱되었고, 네 개의 다리에서 나온 스트레스의 힘은 온몸으로 분산되었다. 영장류가 이족 보행을 하면, 완전히 새로운 차원이 생겨났다. 이제, PF는 장기를 지지할 뿐만 아니라 걷기와 달리기에서 발생하는 스트레스를 안정화하고 흡수한다. 골반저는 다리와 척추 사이의 "볼 베어링" 또는 충격 흡수장치가 되었다.

그래서 골반저는 토대(기반)가 되었다. 골반저는 골반의 바닥이고, 코어(복부, 등 및 고관절)의 바닥이다. 골반은 장기를 지지하는 "그릇"으로 생각될 수 있다. 우리의 코어는 횡격막을 "지붕", 골반저는 "바닥", 세로 근육는 "벽(측면의 벽은 복횡근이고, 후벽은 장요근이고, 전벽은 복직근)"으로서 "컨테이너"로 시각화될 수 있다. PF가 우리 몸무게의 70%를 지지한다는 점을 고려할 때, PF의 기능적 건강은 최적의 움직임과 협응을 달성하는데 필수적이다.

이런 기능적 단위는 호흡으로 살아난다! 들이쉴 때, 횡격막은 아래로 내려가면서 복부 내압을 증가시킨다. 이상적으로, 골성 골반의 관절들이 움직임을 허용하기 때문에, 골성 골반은 깊은 골반 호흡을 할 때마다 팽창한다. 골반이 확장될 때마다, 골반저의 "다이아몬드" 모양은 해부학적 골성 부착점 때문에 확장된다. 그러나 우리들의 대부분은 흉식호흡을 하기 때문에 호흡이 아래로 내려가는 경우가 거의 없다. 그러므로 우리는 심호흡하는 방법을 배워야 한다. 바로 이것인 핵심이다. 제일 먼저, 목과 가슴 근육인 2차 호흡근을 이완하는 것이 중요하고, 그 다음 복부를 이용하는 심호흡하는 방법을 배우는 것이고, 그 다음, 골반저 쪽으로 호흡하는 방법을 배우는 것이다. 이제, PF가 깨어나기 시작한다! 호흡을 통해, 골반저가 유연해진다.

근막 연결의 찾기는 이것의 각성을 증가시키는 것이다. 잠시 시간을 내어 몸을 튜닝해보자. 이제 여러분의 아치 돔을 들어올리고, 골반저의 돔 안에서 동반되는 들어올리기를 느낀다! 그 다음, 혀끝으로 윗천장을 터치해 본다.

여러분의 골반저가 더 많이 들어올려지는가?

골반의 구조

골반의 모양은 헬리콥터 프로펠러와 비슷한 모양이다. 만약 여러분이 1개의 손가락을 장골능 상단에 배치하고 다른 1개의 손가락을 좌골지에 배치하면, 두 손가락은 거의 직각을 이룬다. 이것은 골반이 프로펠러의 2 날개와 프로펠러 중심이 고관절의 비구가 되는 뒤틀린 숫자 "8"과 같다는 것을 의미한다.

파도 속에서 수영하기

여전히 진화 역사의 일부인 두 가지 유형의 움직임을 경험해보자. 바닥 위에 있는 많은 공간을 찾아보고, 여러분의 축성 골격을 생각해보자. 축성 골격은 두개골, 중이의 이소골, 설골, 척주 및 늑곽 등을 포함하는 골격의 축이라는 의미로 명명되었다. 뇌뿐만 아니라 척수와 복강을 둘러싸고 있음으로써, 축성 골격은 보호와 지지를 제공한다. 늑곽이 관여하기 때문에, 우리는 이런 시스템의 일부로서 호흡 움직임을 고려할 수 있다. 축성 골격을 움직일 때, 우리는 옆으로 헤엄치는 물고기와 같은 움직임이나 파도와 같이 시상면으로 일어나는 상하 움직임을 선택할 수 있다. 축의 어원은 라틴어, 그리스어, 산스크리트어에서 유래했으며, 모두 축의 비슷한 개념이나 바퀴의 중심점과 관련된다. 우리는 원시 중심 해부학인 해부학의 중심 부분으로 이동하고 있다.

최근의 진화

사람은 숲의 바닥에서 직립 이족 보행하는 존재로 크게 변화했다. 우리의 이족 보행는 더 나아가기 위한 에너지와 노력을 갖기 위해 똑바로 서는 것의 효율성을 말해준다. 동물의 대부분은 사지가 종종 무거워지고 휘어진다. 우리는 골격의 휘어짐 감소를 통해 주당 엄청난 칼로리를 절약할 수 있었다(Lieberman, 2018). 그러나 사람의 보행은 시간당 약 1.4마일의 보행 속도를 선호했고(Kozma 등, 2018년), 이것은 우리가 더 느린 속도와 더 빠른 속도로 보행을 할 때 더 많은 노력이 요구된다는 것을 의미한다. "이상적인" 속도로 근막을 사용하면 사람은 상당히 효율적인 보행자가 된다(**그림 2.4**).

본질적으로, 우리는 뼈, 근막, 동맥, 근육 등의 측면에서 우리의 유사한 해부학적 구조를 가지고 그것이 작동하도록 만들내거나, 아니면 오히려 더 효율적으로 덜 작동하도록 도왔다. 우리의 횡격막이 다르게 작용하기 때문에 우리의 모든 움직임 동기부여도 달랐다. 우리는 편측 방향의 모든 선을 분리했다. 시야와 움직임은 몸의 전면에서 앞쪽으로 나아가고, 척추와 소화기관은 몸의 수직 부분을 따라 움직인다. 또한 이족 보행은 횡격막을 신장하는 해부학적 이점을 준다. 우리는 장거리를 달릴 때 열을 발산할 수 있지만, 네발 동물들은 횡격막 근처에 내장기관이 위치하기 때문에 움직일 때 숨을 헐떡거린다.

흔히 우리는 발과 다리에 힘을 실어주면서 신체에 호의를 베풀고 있다고 생각하지만, 실제로 그것은 4층의 아치 지지로써 발의 내적 기능을 강화하는 지지대를 제거하는 과정이다. 최초의 신발은 겨우 10,000년 정도 되었고, 그들의 주된 기능은 환경으로부터 발을 보호하는 것이었다. 발은 적응력이 뛰어나며, 스프링이나 추진용 단단한 지렛대 역할도 할 수 있다. 우리는 종족궁을 발달시키면서 약 2백만 년 동안 이족보행을 해 왔다. 관절면이 더 커지고, 아킬레스건도 길어졌는데, 이것은 보행보다는 달리기를 하는데 더 필요한 기능이다(Bramble와

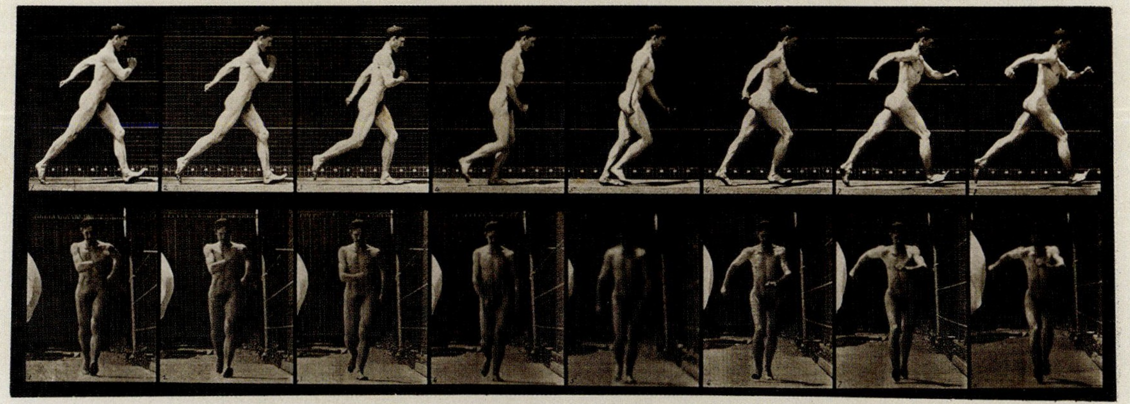

그림 2.4 이족보행을 하는 생물로서, 우리의 보행은 근막적으로 효율적일 수 있다. 특히 우리가 그렇게 되도록 훈련되었다면, 더욱 그러하다. 근막(특히, 아킬레스건과 같은 힘줄)은 추가적인 힘을 생성하는 투석기 노력을 제공하는데 도움을 줄 수 있다. Eadweard Muybridge는 1872-1885년에 약 20,000장의 사진을 시리즈로 제작하여 보행과 기타 스포츠 활동을 촬영했다. 이와 같은 다른 많은 사진 작가들은 함께 콜라주된 그의 스틸 사진을 복사했다. 그러나 Moore(2005)가 언급했듯이, 자연스러운 흐름 동작으로부터 한 순간을 분리하면, 아이러니하게도 순간적인 사진은 움직임의 표현을 파괴하는 경향이 있다는 것이다.

Credit: A naked man speed-walking. Collotype after Eadweard Muybridge, 1887. Wellcome Collection. Public Domain Mark.

Lieberman, Nature 2010).

근막성 발과 용이한 발

발의 기능 발달에 대해 자세히 알고 싶으면, 우리는 발의 해부학적 구조를 깊이 연구할 필요가 있다. 발의 경첩과 회전은 나선형 운동으로 이어진다. 발꿈치의 상쇄 때문에, 보행 시 발꿈치가 안쪽으로 회전하게 된다. 족궁의 높이에 대해 많은 우려가 있지만, 실제로는 평발이나 높은 족궁보다 근막의 반응성에 대해 더 많은 의문이 든다.

흥미롭게도, 맨발 보행자나 달리기 선수는 높은 수준의 촉각과 고유수용성 감각을 여전히 허용하는 한편, 발을 보호하는 두꺼운 굳은 살을 가진 것으로 알려져 있다. 족저근막의 증상을 가진 환자는 비증상의 족저근막을 가진 사람보다 더 두껍다는 소견이 있다. 또한 보행 시 전족부부터 먼저 지면에 닿는 사람들도 발꿈치부터 지면에 닿는 사람들에 비해 뚜렷하게 족저근막의 낮은 강성도를 가졌다(Chen 등, 2019). 만약 우리가 운동화와 기능성 신발의 디자인을 본다면, 기본적인 아이디어는 굳은살과 같은 역할을 하지만, 발의 다른 운동을 제한하지 않는 것으로 디자인하는 것이다. 최근의 신발 디자인에서 매우 인기 있는 쿠션 밑창은 처음에는 좋은 요소일 수 있지만, 결국에는 주변 환경에 반응하는 발의 능력을 제한할 수도 있다. 신발은 천천히 변화되어야 한다. 만약 여러분이 플랫 슈즈로 바꾸고 그 작용에 익숙해지지 않으면, 아킬레스건은 "일반적인" 스트리트 슈즈에서 발견되는 뒷굽 소실에 반응할 것이다. 플랫 슈즈를 신고 달리기 전에 발꿈치를 살짝 굽히거나 들어올리는데 익숙해질수록 발에 커다란 스트레칭과 많은 힘이 전달된다.

운동조절 슈즈는 힐 카운터(heel counter)로 알려진 딱딱한 패드를 가지고 있는데, 이것은 발꿈치의 위치를 강화하고 발이 굴러가는 것을 막아준다. 우리가 달리기 손상을 생각할 때, 발은 특히 근막 연결을 따라 신체의 나머지 부분까지 영향을 미친다. 1970년대 이후 더 복잡한 신발이 개발되면서 문학에서도 손상자의 물결이 일었다. 우리가 지면반발력을 생각할 때, 우리가 지면과 어떻게 연결하는지가 중요하고, 또는 지면반발력이 신체에 전달되는 충격을 두 배 이상 증가시켜 손상을 일으킬 수 있다.

양쪽 발꿈치 사이에 공을 배치한 후, 발꿈치를 살짝 들어올리고 발가락 바닥을 땅속으로 밀어넣으면서 양쪽 발꿈치를 함께 움직여보자. 이것은 후경골근의 작용으로 발을 다시 회외시켜 발을 잠금시킨다. 발은 족저굴곡을 통해 작용하고, 아킬레스건에서 가자미근까지 근막연결을 작용하여 근막조직을 사전에 하중하는데 도움을 준다. 신체의 한 부분에서 근막 용이성에 대한 생각은 분명히 수직 수준에서 시스템을 위아래로 영향을 미친다. Sawicki 등(2009)의 연구팀은 "…다른 관절에서 수행된 역학적 작업은 아킬레스건에서 탄성 에너지로 저장될 수 있다"고 언급했다. 즉, 모든 것은 실제로 다른 모든 것과 연결되어 있다. 예를 들어, 발 근육의 노력을 통한 밀기(추진) 활동은 고관절의 신전 때 가동범위를 감소시킨다. 이런 작용을 더욱 훈련시키기 위해, 족저굴곡에서의 점프 훈련은 탄성 반동을 하는데 도움이 된다. 이것은 똑바른 점프로 수행될 수도 있고, 또는 필라테스 리포머 위에서 사용되는 것처럼, 점프 보드에 기대어 누울 수 있다.

의견의 한쪽면

James Earls

수십 년 동안 인류 진화에 대한 대중의 인식은 Zallinger의 상징적인 이미지인 "진보의 행진(March of Progress)" – 즉, 손의 너클 부위로 걷는 원숭이에서 많은 형태로 적용되고, 복사되고, 또 풍자되어온 이족 보행 동물에 이르는 유인원의 진화–에 영향을 받았다. 비록 대부분의 사람들이 이것을 복잡한 과정의 단순화로 인식하지만, 너클 보행에서 이족 보행으로 진화했다는 우리의 생각은 오래전부터 난관이 있었지만, 대중들의 의식 속으로 들어갔다.

10여 년 전, Crompton 등은 너클 보행을 하는 동물들(특히, 침팬지, 보노보, 고릴라)은 종족 가계로부터 분리된 후, 독립적으로 그들의 보행 전략을 발전시켰다는 상당한 증거를 제시하는 획기적인 논문을 발표했다(Crompton 등, 2008). 침팬지와 고릴라가 유인원 혈통에서 분리된 후 너클 보행으로 발전했다면, 그것은 나무 매달리기(arboreal suspension)가 원리의 원시 이동 전략을 잘 나타내고 있음을 의미한다. 유인원이 너클 보행보다는 나무 매달리기를 이용하려는 생각이 서서히 문헌에 등장하고 있다.

사람의 이족 보행이 나무 매달리기(양팔로 나뭇가지를 타고 이동하는 것)로부터 왔다는 생각은 최근에 발견된 유인원 화석으로부터 힘을 얻고 있다. Böhme 등(2019)의 연구는 후기 마이오세 원숭이(Danuvius guggenmosi, 1200만 년 전)의 골격 특징을 통해 이들이 길다란 팔다리를 사용하여 지붕모양으로 우거진 나뭇가지(캐노피) 위를 기어다닐 수 있었다는 것이다. 길고 곧은 앞발과 함께, 이 논문에서 보고된 다른 골격 특징으로는 "넓은 흉곽, 긴 요추, 넓은 고관절과 슬관절 등이 있었다는 것이다."

Böhme의 최근 발견은 길쭉한 해부학과 이동 양상을 가지고 있는 유인원인 긴팔원숭이와 오랑우탄이 너클 보행을 하는 고릴라, 침팬지, 보노보보다 우리의 원시 상태에 더 가깝

다는 생각을 뒷받침한다. 사람 움직임 패턴에 대한 최신 이해는 진화 의학 및 '원초적' 움직임 운동 체계 내의 현재 추세에 영향을 주었고, 우리가 "기본으로 돌아가" 나뭇가지, 밧줄, 대들보에 매달려 이동해야 한다는 권고로 이어졌다. 그러나 진화론에 기반하여 운동(exercise)과 움직임 아이디어를 개발하는 것은 문제가 될 수 있고, 우리는 우리의 추론에 신중해야 한다.

맨발 달리기는 고인류학자인 하버드 대학교 교수 Daniel Lieberman의 진화론적 해부학에 기초한 비슷한 배경을 따랐기 때문에, 양팔을 이용한 나무 매달리기 이동의 권고에 견줄 만한 논리를 사용했다(Bramble and Lieberman, 2004). Lieberman 교수의 인간 진화에 대한 장거리 달리기 이론은 움직임과 운동(exercise)에 보다 활동적이고, 단순하고, 자연스러운 접근을 원하는 사람들에게 많은 심금을 울렸다. 그러나 맨발 달리기는 해결이 필요한 정강이 통증, 염증을 발생시켰다. 우리는 '나무타기 이동 이론(brachiation theory)'이 대세가 되어서 같은 일을 할 처지에 놓였다.

나무타기 이족 보행을 지지하는 과학은 좋다; 우리가 똑바로 설 수 있는 나무에서 내려왔다는 것을 보여주는 많은 요소들이 있다. 낮은 나뭇가지를 잡고 걸을 때, 머리 위의 나뭇가지를 잡고 두 다리로 서는 것이 더 쉽다. 그러나, 이것은 나무타기 이동(brachiation)이 아니라, 매달리기 이동(suspensory locomotion)이다. 나무타기 이동(Brachiation)은 긴팔원숭이들이 나뭇가지들을 타면서 이동하는 것이다.
긴팔원숭이는 힘들이지 않고 손의 지지 사이에서 활주하여 시속 30마일로 이동할 수 있다.

사람과 긴팔원숭이는 어떤 형태로든 나무타기 이동을 하는 공통의 조상으로부터 진화되었을지도 모르지만, 우리가 유인원과 함께 캐노피를 공유한 이후 7백만 년 동안 동족의 해부학적 구조는 상당히 변화되었다. 사람의 팔은 다른 유인원에 비해 상대적으로 짧지만, 특히 긴팔원숭이와 오랑우탄에 비하면 더욱 짧은 편이다. 이와 마찬가지로, 사람의 손가락도 짧지만, 사람의 엄지는 조작을 잘 할 수 있도록 긴 편이다. 긴팔원숭이의 길고 구부러진 손가락뼈는 물체를 잡는데 매우 좋고, 짧은 엄지손가락은 지지물을 잡기 위해 뻗을 때 실수의 넓은 범위를 허용한다. 사람이 상대적으로 좋은 손목 가동성을 가진 반면, 긴팔원숭이의 손목관절은 구상관절로서 다음 나뭇가지의 각도에 맞게 만들어져 있다.

어깨관절은 훨씬 더 많은 차이를 보인다. 사람의 견갑골 관절와에 대한 분석은 더 가쪽으로 방향하고 있고, 견갑극은 지면과 거의 수평을 이루고 있다. 이것은 견갑골하각에서 관절와까지 길이가 긴 다른 모든 유인원의 견갑골과 대조된다; 네발기기와 나무타기 이동에 편리성이 있지만, 이족 보행에는 불필요하다. 견갑골 모양과 같은 해부학적 모양은 시간의 경과에 따른 자연스런 선택과 관련된 다양한 압박에 영향을 받는다. 모양, 환경, 그리고 이동 능력은 형태와 기능 사이에서 항상 존재하는 동역학과 얽혀 있다.

다양한 영장류의 견갑골을 비교함으로써, 우리는 그들의 어깨 형태와 기능 사이의 관계를 이해할 수 있다. Young 등(2015)의 연구는 다양한 영장류의 견갑골 모양들을 비교하기 위해 복잡형태 측정분석 도구(complex morphometric analysis tool)를 사용했다. 이 방법은 복잡하지만 기하학적 형태측정의 결과 출력은 비교적 이해하기 쉽고, **그림 2. 열린상자 1**에서 확인할 수 있다. Young 등이 만든 그래프는 종들간의 견갑골 모양의 주요 변화 방향을 보여주고 있고, 개체 간 차이에도 불구하고, 각 종이 어떻게 깔끔하게 함께 군집하고 있는지를 보여 준다. 그래프에는 두 가지 변화의 방향이 표시되어 있다. 우리는 왼쪽에서 오른쪽(x-축) 방향을 통해 견갑골의 길이가 상연을 따라 증가하고, 관절와의 각도가 위가쪽에서 거의 가쪽으로 바뀐 것을 볼 수 있다.
다른 축(y)에서, 우리는 극상와의 깊이가 증가하고 상각의 크기가 증가하는 것을 볼 수 있다.

각 영장류의 종들은 견갑골의 전체적인 형태에 따라 그래프 위에 표시되어 있고, 우리는 나무타기 이동 영장류(큰긴팔원숭이와 긴팔원숭이)는 그래프의 왼쪽 하단에 위치하고, 대각선 반대편인 오른쪽 상단에는 호모 영장류가 위치함을 볼 수 있다.

이런 비교는 상당히 이론적일 수 있지만, 중요한 기능적 의미와 진화적 의미를 가지고 있다. 이 논문은 나무타기 이동(brachiation)이 긴팔원숭이의 혈통인 아프리카 원숭이에

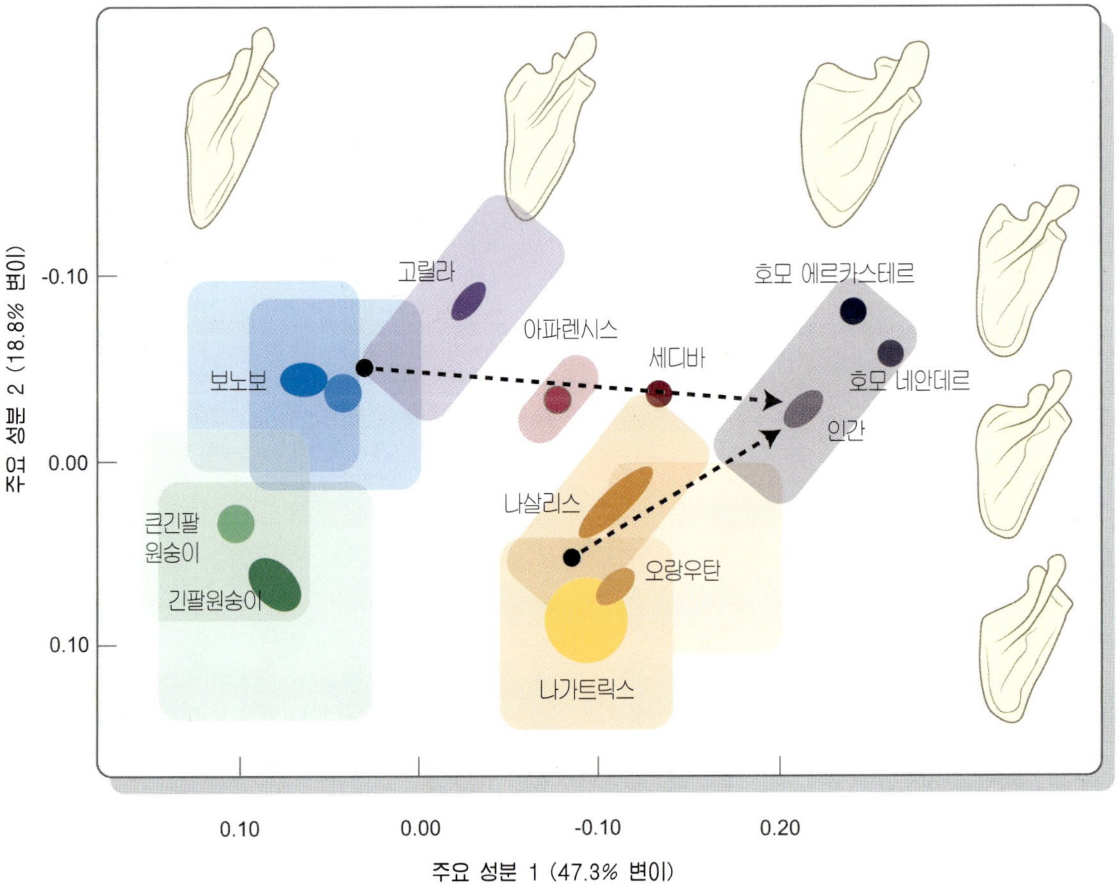

그림 2. 열린상자 1. 개별 견갑골은 기하학적 형태 분석을 통해 분석되었다. 결과는 대부분의 형상 변화가 견갑극의 각도(주요 성분 1, 47.3% 변이)와 극상와의 경계(주요 성분 2, 18.8% 변이)의 두 가지 변화 축을 따라 발생했음을 보여주었다. 이 그림은 양장류의 종과 중요한 이동 패턴에 따라 양장류의 종들을 함께 묶고 있는 강한 추세를 보여 준다.
나무를 타는 더 많은 영장류의 종들은 그래프의 왼쪽 아래에 위치하고, 땅에서 생활하는 영장류의 종들은 오른쪽 위쪽에 위치하고 있다. 나무타기 이동 동물(긴팔원숭이와 큰긴팔원숭이)은 직립 이족 보행을 하는 사람과는 대각선의 반대편에 위치한다 (색상의 점은 개별 표본을 나타내며, 어두운 타원은 평균의 90% 신뢰 구간이고, 밝은 타원은 표본의 90% 신뢰 구간이다.

출처: Young 등, 2015). 출처: Lotus Publishing

서 파생된 이동 발달이었고, 호모 유산의 직접적인 부분은 아니라는 결론을 냈다. 이 결론은 틀림없이 일부 학자들에 의해 의문시 되겠지만, 기능적 의미는 쉽게 무시되지 않을 것이다.

사람의 견갑골은 그래프에서 한쪽 극단이나 다른쪽 극단으로 떨어지지 않는데, 이것은 사람이 다양한 용도에 적합한 일반화된 견갑골을 가지고 있음을 보여준다. 극상와는 깊지도 얕지도 않으며, 전방 조작(도구처럼)을 잘 할 수 있도록 견갑골은 가쪽으로 향하고 있다. 견갑골의 넓은 크기는 관절상완관절의 운동을 더 미세하게 제어할 수 있도록 더 넓은 범위의 방향을 제공한다. 긴팔원숭이의 견갑골과 사람의 견갑골을 비교해 보면, 긴팔원숭이의 견갑골은 근육이 위아래로 집중되어 있고, 팔을 지지하기 위해 몸이 넓은 원호를 그리며 움직이기 때문에 관절상완관절의 큰 가동범위를 필요로 하지 않는다.

여기서 우리가 내릴 수 있는 결론은 사람은 나무타기 이동 영장류로부터 진화되지 않고, 나무타기 이동에 적합하도록 설계되지도 않았다는 것이다; 그러나 사람은 일반론자이기 때문에 원한다면 나무타기 이동도 할 수 있다. 사람의 형태는 조작하고, 던지고, 껴안고, 매달리고, 물구나무서기를 수행할 수 있도록 설계되어 있다. 그러나 사람은 특수한 견갑골 정렬, 집중된 근육 집중력, 나무타기 이동의 근력 등이 부족하기 때문에, 나무타기 이동을 하려면 조심스럽고 적절한 훈련을 통해 이루어져야 한다!

밖으로 나가 활동적이고, 새로운 방식으로 우리의 몸을 사용하는 것에는 많은 이점이 있고, 여러분에게 동기를 부여하기 위해서는 '근본으로 돌아가라'는 이야기가 필요할지도 모른다. 그러나 매달리는 것에 대한 우려가 있고, 모든 것이 중력과 관련되어 있다. 등산과 매달리기는 훌륭한 운동이지만, 이것은 단지 운동일 뿐이다. 우리의 골격 정렬은 진화했고, 더 이상 나무타기 이동을 위해 정렬되지 않으며, 골격과 마찬가지로, 연부조직도 일상생활에서 반복되는 매달리기에 적응하지 않았다. 맨발 달리기와 마찬가지로, 우리는 머리 위로 뻗기와 같이 자신을 지지하는데 요구되는 운동과 관련된 새로운 스트레스에 대한 내성과 힘을 길러야 하고, 우리는 관절와를 위쪽 방향으로 향하게 하고 관절상완관절의 충돌을 방지하기 위해 견갑골의 적절한 가동범위를 보장해야 한다.

참고문헌

Bramble, D. and Lieberman, D. (2004) 'Endurance running and the evolution of Homo.' Nature 432, 7015, pp.345–352.

Böhme, M., Spassov, N., Fuss, J., Tröscher, A., Deane, A., Prieto, J., Kirscher, U., Lechner, T. and Begun, D. (2019) 'A new Miocene ape and locomotion in the ancestor of great apes and humans.' Nature 575, 7783, pp.489–493.

Crompton, R., Vereecke, E. and Thorpe, S. (2008) 'Locomotion and posture from the common hominoid ancestor to fully modern hominins, with special reference to the last common panin/hominin ancestor.' Journal of Anatomy 212, 4, pp.501–543.

Young, N., Capellini, T., Roach, N. and Alemseged, Z. (2015) 'Fossil hominin shoulders support an African ape-like last common ancestor of humans and chimpanzees.' Proceedings of the National Academy of Sciences 112, 38, pp.11829–11834.

우리는 해부학을 어떻게 바꾸고 있는가?

Andre Leroi-Gourhan(1911-1986년)은 프랑스의 고인류학자이며, 이족 보행과 움직임 진화 사이의 많은 생각 연결을 언어학에 영향을 주었다. 그는 뇌의 기술적 변화가 해부학에 영향을 주고, 반대로 해부학이 뇌의 변화에 영향을 준다는 생각을 제안했다. "그의 가설의 핵심은 언어의 탄생이 일련의 '해방'에 의해 가능했다는 생각, 즉 강력한 인지적 결과를 가져온 신체 구조에 대한 기계적 제약의 해소에 의해 가능했다는 것이다. 이것은 서식지에 대한 생리적 적응(기술적 수단)이 두뇌 발달(조직적 수단)을 촉진하여 신체의 진화를 촉진한다는 그의 이론적 틀에 들어맞는다. 진화적 발달의 기회는 신체 구조가 더 발달된 뇌의 활동을 통해 행동 개조에 얼마나 잘 적응하느냐에 달려 있다." 따라서 뇌는 진화를 명령하지만, 피할 수 없이 뼈대 구조에 열려 있는 선택적 적응의 가능성에 종속된다(Copple 2003, p.54).

인체를 위한 근막 움직임 가이드라인

공간을 만들자. 우리는 부정적인 패턴을 강요하지 않기 위해 강화를 하기 전에 시스템을 연장한다.

수화작용을 하자. 간단히 말해서, 이것은 조직 수분과 움직임의 질을 용이하게 하는 데 도움이 되는 모든 것이다. 우리는 물을 마실 수 있지만, 근막의 친수성 섬유를 자극시킬 때 근막을 수화시켜야 한다. 장기간의 앉은 자세와 같은 움직임의 부족은 근막의 세포외기질(ECM)을 압박하여 물을 유지하는 간질공간을 방해한다.

도전하자. 주요 운동면(시상면, 전두면, 수평면)을 생각하고, 운동면을 조합하고 운동영역 사이에서의 운동을 만드는 것을 생각해 보자. 다중 벡터도 이것의 한 조각이지만, 특히 댄서들과 운동선수들이 훈련에 중요하다고 알고 있는 움직임의 동역학을 놓치고 있다. 즉, 여러분의 속도와 강도에 변화를 주자.

맥박과 반동을 이용하자. 탄성 반동을 강화하는 측면에서 생각해 보자. 예를 들어, 현대 무용수는 스윙과 이완 동작을 훈련하고 있다. 모멘텀(운동량)은 특히 근육들이 에너지를 덜 사용하는 효과적인 방법이 될 수 있다. 예를 들어, 우리가 매우 효율적인 걸음을 통해 칼로리를 절약한다면, 우리는 적은 노력으로 더 오랫동안 걸을 수 있다.

우아하게 움직이자. 근막의 협응을 통해 우아하게 움직인다는 것은 움직임이나 선 자세에 요구되는 노력이 적게 든다는 것을 의미한다. 이것은 스트레스와 스트레인의 분산을 만들기 위해 동적으로 균형을 이루는 근막 연결로 개념화 될 수 있다.

공간인식을 함양하자. 공간인식을 훈련함으로써, 우리는 신체의 고유수용성 근막 능력을 향상시킨다. 인식이 향상되면, 신체 감각은 근막의 중요성을 향상시키는데, 그 이유는 감각기관이 지남력 능력과 감각 느낌 모두에 중요하기 때문이다.

복원력을 향상시키자. 복원력(Resiliency)은 스트레스, 장력 또는 예상치 못한 사건으로부터 다시 회복할 수 있는 신체 및 정신의 능력이다. 이것 중 일부는 외상 후(물리적 또는 정신적) 신체 시스템에 더 이상 작용하지 않는 유지 패턴이 아니다.

기지개를 펴자. 웃음이나 하품 등은 신체의 움직임을 변화시키는 방법이다. 지금 당장 하품을 해보자. 만약 여러분이 복잡한 공간에 있다면, 하품을 억누를지도 모르지만, 여러분은 여전히 가슴을 통해 움직이는 감각을 느끼고 있다. 만약 여러분이 하품할 수 있는 여유 공간이 있다면, 팔을 뻗으면서 완전한 기지개를 펴보자. 아마도 치골의 앞부분까지, 또는 전신의 앞부분까지 도달하는 것을 느낄 수 있을 것이다.

팬디큘레이션(Pandiculation) 동작은 연부조직을 포함하고, 대부분의 동물 종에서 발생한다. Bertolucci(2011)는 하품을 다른 신체 영역의 팬디큘레이션과 결합하는 신장 하품 증후군(SYS)이 "동물이 규칙적으로 근막 시스템의 구조적 및 기능적 평형을 복원하고 재설정함으로써 협응되고 통합된 움직임을 표현하는 능력을 유지하는데 도움이 될 수 있다"고 제안했다.

왜 고관절에는 외측 회전근들이 많은가?

풍부한 다리의 외측 회전은 인간이 해부학적으로 움직임을 발달시키는 방식과 많은 관련이 있다. 신체가 발달하여 측방으로 팽창하면, 무릎은 안쪽으로 돌아간다. 근육군으로써 외측 회전근은 스피드 스케이팅과 같은 움직임과 밀기(추진/push off) 활동에 좋다. 그러나 외측 회전만을 만성적으로 사용하면, 골반저에 불균형이 발생할 수 있다. 발레는 외측 회전을 강조하는 한편, 내측 회전에 상응하는 심미성은 없다.

골반의 모양은 이것과 많은 관련성이 있다. 정중선에서 고관절을 멀어지도록 당기는 고관절 외전근의 기능은 너무 빨리 일어나는 고관절의 내전을 억제해 준다. 그러나 걸을 때 여전히 발꿈치의 내측 회전이 일어난다. 우리는 근육의 움직임을 생성하는 장치이면서 움직임을 통제하는 장치로 할 수 있다. 근막은 신체와 형태를 중심으로 힘을 협상한다.

물리학과 근막 힘

내가 대학에 다녔을 때, 나는 돌고래와 고래의 물리학 수업을 들었다. 물리학의 모든 과학은 음파와 운동과 같은 개념으로 탐구되었다. 우리는 몇몇 개념에 모션을 적용하는 최종 프로젝트를 했고, 나는 얼음 위에서 토크와 모션을 연구하기 위해 아이스 스케이트 선수를 촬영했고, 나의 많은 작업은 자연의 힘에 대항하거나 자연의 힘을 이용하는 발레 댄서에 대한 중력 법칙을 다룬 "The Physics of Dance(Law, 1986)"이라는 책을 바탕으로 이루어졌다. 자연의 힘에 대항하여 일상적으로 작업하려고 하는 발레 무용수들에게 중력의 법칙(및 다른 개념들)을 부여한 춤의 물리학(법률, 1986). 나는 운동에 대한 적용에 감격했지만, 근막 연구에 깊이 빠져들기 전까지는 물리학의 용어를 더 많이 접하지 못했다. 오늘 논의되고 있는 몇 가지 용어를 살펴보자.

근막 힘의 전달

우리는 "근막이 힘을 전달할 수 있는가?"에 대해 의문을 제기하기 시작했고, 대답은 "그렇다"이다. Peter Huijing(2009)은 근막의 힘 전달에 대한 초기 연구를 수행했는데, 근육 힘의 70%는 힘줄에 의해 전달되고, 나머지 30%는 근육 주변의 결합조직에 의해 전달된다는 점에 주목했다. 만약 누군가가 바이오텐서그리티의 개념을 신체에 적용하면, 우리는 근막이 스트레인 분산 장치로 작용할 뿐만 아니라, 측방 힘전달 장치로 작용한다고 생각할 수 있다. 이것은 손상으로부터의 훈련과 재활에 있어서 접근 방식을 변화시킨다.

유압 증폭(Hydraulic amplification)

증폭은 힘/길이의 관계와 힘/속도의 관계를 최적화하기 때문에 더 많은 힘 출력을 의미한다. Willard 등(2012)에 따르면, 이 개념은 요천추를 지지하는 부척주근육(paraspinal muscles)을 돕는 근막성 부척주지대초(PRS)를 이해하는데도 적용될 수 있다는 것이다.

Earls(2020)는 "근막 시트를 긴장시키는 것은 관련 근육의 효율성을 직렬이나 병렬로 증폭시키는 것이라고 했다. 이것은 다음과 같은 여러 가지 방법으로 발생할 수 있다: 1) 근막 안에 들어 있는 근육의 장력. 이것은 대퇴근막장근과 대둔근(대퇴근막 안에 들어 있는),

광경근(표층 경근막안에 들어 있는), 그리고 소흉근(쇄흉근막 안에 들어 있는)에서 볼 수 있다; 2) 근막층 깊은 곳에 있는 근육의 수축. 허벅지 근육의 수축은 흉요근막의 뒤쪽 부분을 타이트하게 만드는 척주기립근과 마찬가지로, 아래로부터 대퇴근막을 당긴다; 3) 신장과 신체 분절의 자연스런 모멘텀에 의해 조직에 탄성적인 하중을 가하는 것. 팔의 스윙은 흉요근막을 긴장시킬 것이고, 반면 다리의 스윙은 고관절 신근의 근외막을 긴장시킬 것이다.

Roberts와 Azizi(2011)에 따르면, 파워 증폭은 근육에서 힘줄로, 그리고 몸 전체에 이르는 파워 생산의 수단으로 야기된다는 것이다. 그들이 언급했듯이, " '증폭' 이라는 용어는 친숙한 전원 증폭장치가 전원에 에너지를 추가적으로 공급함으로써 작동한다는 점에서 잠재적으로 오해의 소지가 있다. 동물의 탄성 기전은 시스템에 에너지를 더하는 것이 아니라 에너지의 저장보다 더 빠르게 에너지를 방출한다는 의미에서 힘을 증폭시킨다." 그렇다면, 이것은 움직임과 가동성의 측면에서 볼 때, 우리에게 무엇을 의미하는가? 아무것도 고립되지 않았다. 근막 백(fascial bag)의 긴장과 이완의 중요성은 우리의 훈련에 또 다른 수준을 제공해 준다.

지면반발력(Ground reaction force)

중력은 물체를 지지하는 표면 쪽으로 당기는 힘이다. 지면반발력(GRF)으로 알려진 힘이 반동시에 반대 방향으로 작용한다. 가동시키는 장치로서 지면반발력은 우리가 움직이고 지면을 박찰 때 각도에 따라 다양한 방향으로 발생한다. 물론, 지면이나 표면의 마찰력이 신체에 다른 영향을 미치기 때문에 환경도 문제시 된다. 딱딱한 표면은 우리가 그것을 압박할 때 여전히 변형되겠지만, 발이 지면에 닿는 순간(손을 콘크리트에 접촉할 때)은 내가 한 겨울에 눈 덮인 뉴욕의 오솔길을 걸을 때 부츠가 빠지는 것과는 전혀 다른 느낌이다. 중력은 물체를 아래로 끌어당기지만, 지면반발력(GRF)의 벡터는 발꿈치나 손꿈치의 각도에 따라 달라질 수 있다.

따라서 다른 공학적 표면이 지면반발력에 다른 영향을 미치는 것은 당연한 것이다. Dixon 등의 연구는 발꿈치-발가락(heel-toe) 달리기 스타일을 가진 달리기 선수들에게 3 종류의 지면 위에서 달리도록 했다: 아스팔트, 고무로 변형된 아스팔트, 그리고 아크릴 지면. 이들 지면들은 서로 다른 충격 흡수 능력을 보였다. 지면 흡수가 예측가능했지만, 결과를 도출하지 않았다. 다른 달리기 선수들은 다양한 방식으로 표면과 각도에 적응을 했고, 일부 선수는 더 큰 초기 무릎 굴곡을 이용했고, 다른 일부는 그렇지 않았다. 달리기 스타일과 전략은 모든 물체가 모든 표면에 동일하게 반응한다는 가정보다는 더 개별적인 평가를 요구한다. 그러나 모래 낱알이 딱딱한 포장도로보다 지면반력을 다르게 분산하기 때문에, 대부분의 사람들은 다른 달리기 경험을 하는 모양 해변과 같은 지면을 찾을 것이다.

힘의 완충(Force damping)

힘의 완충은 진동을 억제한다. 일부의 힘 완충은 카펫 밑의 패드나 자동차의 충격 흡수장치와 같은 역학적 요소를 통해 일어난다. 근막과 관련해, 근육이 등척성 활동을 할 수 있도록 먼저 근막조직에 의한 힘 흡수가 수행된 후 에너지가 힘줄에 저장될 때, 근육은 그 에너지를 방출하기 위해 길어질 수 있다(힘/속도 관계를 최적화한다).

힘 완충은 움직임 시 생성되는 진동의 폭을 감소시키는 것이다. 신체 자체는 자유로운 움직임을 방해할 수 있는 근막 제한과 같은, 고정 영역의 생성 측면에서 움직임을 완충할 수 있다. 탄성 하중은 더 느린 원심성 수축으로 근육이 스트레인을 상쇄하거나 완충하도록 허용한다. 빠른 탄성 신장은 근육이 반-등척성을 유지하도록 허용하고, 그 다음 최적의 힘/속도 관계에 가까운 속도로 원심성 수축을 한다.

예를 들어, 한 음악가가 기타줄을 튕긴 후 기타의 다리 위에 손을 얹어 놓으면, 줄과 그들의 음조가 완충된다. 이와 마찬가지로, 물체 주변의 환경 공간은 신체의 완충장치 역할을 할 수 있다. 이것은 특히 신체에 전달하는 신호를 감소시키는 신발의 쿠션에서 두드러진다. 이로 인해 쿠션이 있는 신발 굽을 신은 많은 달리기 선수들이 발꿈치 닿기를 할 때 고유수용성 피드백의 상실을 경험한다.

투석기 기전(Catapult mechanism)과 탄성 반동

한동안, 캥거루가 빠르고 효율적으로 점프하는지에 대해 어떻게 설명할지 막막했다(**그림 2.5**). 근육만으로는 그런 행동을 설명할 수 없다. 만약 투석기 기전에 대한 아이디어가 방정식에 더해지면, 근막과 힘줄이 방출되는 에너지를 수용할 수 있는 탄성 밴드처럼 장력을 받아 근육 구조가 동역학적으로 저장된 에너지의 가장 중요한 특징이 되지 않도록 한다는 것을 이해할 수 있다.

우리가 근막에만 너무 빠져들지 않도록, 신체 시스템의 근육은 움직임을 감속시킬 수 있을 만큼 충분히 강해져야 한다. 근육–힘줄 단위의 이런 개념은 탄성 반동을 만드는 것 말고도, 역학적 에너지를 전달해야 하기 때문에 중요하다(Sawicki 등, 2009).

도수치료나 움직임 치료로 심층 근막층을 치료할 때, 우리가 근막 자체를 길게 신장하거나 짧게 만드는 측면에서 생각해야 하는지를 정확하게 말하기는 어렵다. 움직임은 신체 시스템을 위한 다른 가능성을 만드는 통로처럼 보인다. 만약 내가 근막계에서 더 많은 가능성을 신체에 제공한다면, 움직임에 대한 나의 가능성, 그리고 실제로 인간으로서 나 자신을 표현할 수 있는 방법이 확장될 수 있다.

우리는 사람으로서 에너지 효율적으로 설계되었지만, 장시간 동안 앉아있도록 설계되지 않았다. 체중의 항상성 조절은 피드백을 위한 환경 입력에 의존하는 것으로 보인다. 스웨덴 연구(Janssonetal, 2018)에서 언급된 바와 같이, "이 연구에서, 증가된 하중의 체중 감소 효과는 골세포가 고갈된 생쥐에서 소실되었다. 증가된 체중이 체중부하 뼈의 골세포에 의존하는 센서를 활성화한다고 우리는 제안한다. 이것은 체중을 감소시키는 구심성 신호를 유도한다. 이런 소견은 지방 질량을 조절하는 렙틴–독립성 체중 '항상성(gravitostat)'을 보여준다." 여기서 얻을 수 있는 교훈은 우리가 좌식 생활을 하게 되면, 우리 몸은 스스로 체중을 조절하지 못하고 골세포가 하중의 변화를 감지하지 못하게 된다는 것이다. 근막에 하중이 걸리지 않고 피드백이 부족하면, 신체는 체중을

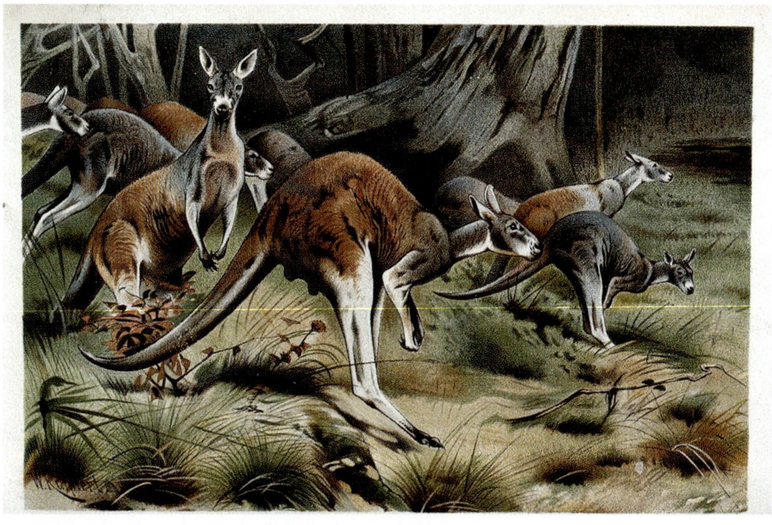

그림 2.5 붉은 캥거루 한 무리가 이동하고 있다. W. Kuhnert의 그림 색 재현.

Credit: Wellcome Collection. Public Domain Mark.

"인식"하지 못할 것이고, 실제 체중보다 덜 나간다고 "생각"해서 결과적으로 과식을 할 수도 있다. 심지어 의자도 너무 편안하게 체중을 지탱하는 잘못된 정보를 제공할 수 있다. 아마도 우리는 장시간의 보행과 같은 체중부하 조차도 실제 폭과 공간 점유를 상기시킴으로써 신체를 다시 자신에게 가져오는 데 도움이 될 것이라고 추측할 수 있다.

하중 인식의 추가적인 생각

현대인은 움직임을 덜 하게 됨(**그림 2.6**)으로써, 환경도 체중 문제로 이어질 수 있다. 즉, 여러분이 움직이지 않고 시스템에 대한 하중의 피드백을 가지고 있지 않다면, 우리의 몸은 건강한 체중에 대한 현실적인 자기 인식을 하지 못할 수도 있다. 현대 생활은 우리에게 설탕과 지방을 쉽게 접하게 하는데, 우리의 고대 조상들은 이것이 부족했을 때 그것을 갈망했다. 우리는 여전히 지방과 설탕을 먹도록 연결되어 있고, 이것은 패스트 푸드에 쉽게 접근할 수 있는 선진국 문화 전반으로써 우리의 허리둘레를 증가시켰다. 또한 일상의 움직임과 관련된 현대 생활에서 몸의 둘레가 증가하는 것에 대한 또 다른 설명이 가능하다. 우리는 인간으로서 우리 자신을 실제보다 날씬하다고 인식하는 경향이 있는데, 이것은 2018년 연구에서 설명되었다. 사람은 과거와 현재의 경험을 기반으로 자신의 신체 크기를 인식하는 편향을 가지고 있으며, 본질적으로 두 가지가 종종 우리의 젊은 자아인 더 작은 신체 크기의 환상을 만들어내는 것을 보여주었다(Alexi 등, 2018). 근막은 자아의 유지와 인식에 중요할 수 있다: "동물들은 내부 네트워크 구조의 기하학과 동역학의 측면 뿐만 아니라, 종(species)에 관계없이 개체내에서 힘의 법칙을 따르며, 우리 모두는 자기 유사 프랙탈의 살아있는 표현이다." (West, 2017).

만약 근막이 프랙탈이며 불규칙한 것으로 간주되는 경우라면, 중요한 것은 평형점을 이동시키는 복잡한 네트워크에서 설계되는 이유를 구분하는 것이다.

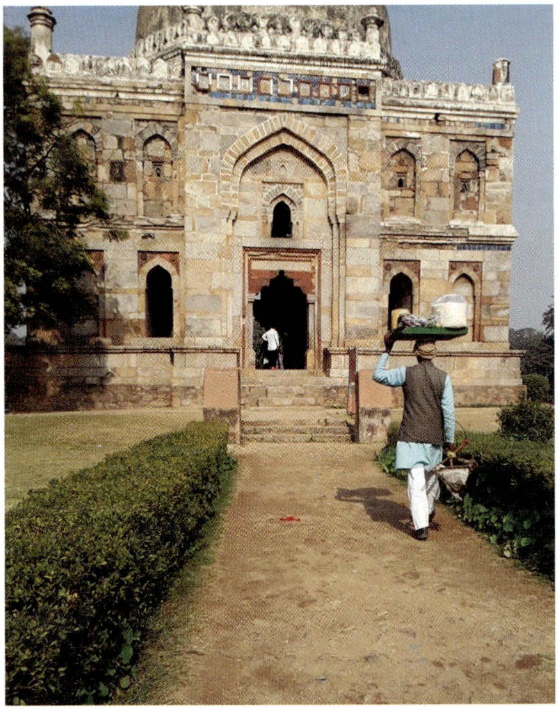

그림 2.6 하중 운반. 신체가 텐서그리티를 균형있게 잘 잡으면, 칼로리 섭취량을 크게 늘리지 않고도 스트레스와 스트레인을 쉽게 분산시킬 수 있다.

사진 출처: Benjamin Feinstein(2019).

Guimberteau와 Armstrong(2015)이 지적한 바와 같이, 이들 생명체의 프랙탈 영역은 폐포, 혈관망 등을 포함하는 장소에 존재하고, 신체는 거의 선형적이지 않고, 우리는 "근막에서 불규칙하고 프랙탈하고, 혼돈적이고, 비선형적인 시스템을 볼 수 있다. 지식을 위한 끊임없는 탐구 과정에서, 우리는 자연이 직선으로 작용하지 않고, 비율이 일정한 두 변수의 관계를 고려하는 원인과 효과의 비례 법칙인 "비선형 법칙"에 기반한다는 것을 점진적으로 받아들여야 했다(pp.175–176).

뼈가 근막인가?

해부학적으로 말하자면, 뼈는 무기질화된 결합조직이다. 우리는 해부학적 관점에서 동의할 수 있지만, 혈액과 림프액과 같은 체액이 결합조직으로 분류될 수 있듯이, 지금까지 뼈는 공식적으로 근막으로 받아들여지지 않고 있다. 그러나 뼈의 기질은 바탕질과 콜라겐섬유의 조합이고, 뼈의 구조는 구조적 스트레스에 반응하고, 많은 방향으로 주행하는 골소주로부터 만들어진다. 대부분은 골막이나 근막층으로써 근막 해부학과 연결하는 뼈의 외층으로 고려될 것이다. 고등학교 과학 선생님에 따라, 여러분은 닭 뼈를 무기질을 용해시키는 식초 용기 안에 배치하고, 염화칼슘을 용해시킴으로써 뼈를 유연하고 가단성 있는 물질로 만들 수 있다. 두 번째는, 뜨거운 용광로 안에 뼈를 넣고 태울 수도 있다. 유기질 부분(즉, 콜라겐)은 뼈가 재로 변할 때까지, 그것의 모양을 유지하도록 제거된다. 다시 말해, 뼈의 결합조직 성분은 강도와 탄성을 제공하고, 무기염은 우리가 일반적으로 살아있지 않는 뼈로 생각하는 단단한 구조이다. 만약 우리가 살아있는 생명체를 생각할 때, 콜라겐은 장력 강도에 도움을 주는 역할을 하지만, 이것은 건강한 살아있는 뼈를 가리키는 물 성분이다. 전통적인 정의로 근막과 뼈는 Wolff 법칙과 운동과 훈련에 중요한 리모델링 개념에서 비슷하게 작용한다. 즉, Wolff 법칙의 기본은 건강한 뼈는 가해진 하중에 적응하여 스트레스를 받았을 때 더 강해지고, 또 가벼운 하중을 받을 때 약해진다는 것이다. 뼈는 확실히 구조적으로 근막과 비슷한 하고, 한편 우리는 우리의 정의에서 어느 시점에 선을 그어야 하지만, 이런 논쟁에 대해 감사와 더 깊은 숙고를 해야 할 것이다.

구동장치

신체에 있는 구동장치를 살펴볼 때, 움직임을 동기부여하는 것은 손상된 근막 연결만큼 중요하다. 러너 신장 변이처럼, 다리 찢기를 위해 한쪽 다리를 앞으로 뻗는다(**그림 2.7A**). 먼저, 양팔을 움직임의 구동장치로 작용하도록 앞으로 뻗은 다리 옆으로 양 손을 가져간다. 두 번째 단계로서, 대퇴골을 기준으로 하퇴를 외측 회전시킨다(**그림 2.7B**). 이런 경우, 몸통은 고정되고, 회전은 하퇴 자체에서 일어난다. 두 경우 모두에서, 하퇴의 근막 연결이 영향을 받지만(특히 3개의 슬괵근을 통한 구르기), 움직임을 시작할 때 다른 느낌이 든다. 심층 근막층 사이의 활주를 일으키기 위해, 양쪽 모두가 이용될 수 있다. 다리 찢기를 위해 한쪽 다리를 앞으로 가져간 후 양팔을 다리 옆으로 움직일 때 상체가 구동장치인 경우는, 몸통이 고정되고 하퇴가 외측 회전되는 구동장치가 하퇴일 때와는 다른 느낌을 가질 것이다.

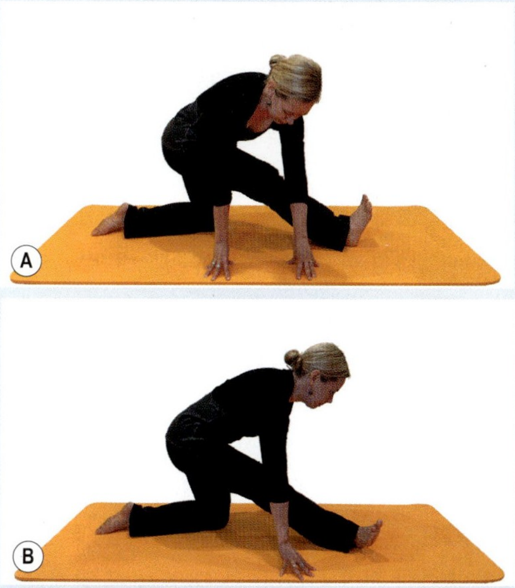

그림 2.7 움직임을 얻는 방법은 근육층 사이의 근막 활주에 대해 다른 효과를 가질 것이다. (A)에서는, "구동장치는 양팔의 움직임이고 몸통을 매트의 오른쪽으로 가져간다. 한편, (B)에서는, 하퇴 자체가 외측으로 회전한다.

인생은 움직임에 관한 것이고, 인간으로서 우리의 진화는 우리를 시각적으로 효율적인 보행자로 만들었지만, 우리는 종종 우리의 진화적 발달과 상충되는 현대적 환경에 살고 있다. 근막이 역사적 측면에서 어떻게 기능하는지, 그리고 움직임, 힘, 그리고 하중 분배가 모두 어떻게 그들의 역할을 하는지 이해하는 것은 우리가 다음 세대까지 살아남는 것뿐만 아니라 움직임과 삶에서 번영하는 데 도움이 될 수 있다.

참고문헌

Alexi, J., Cleary, D., Dommisse, K., Palermo, R. et al. (2018) 'Past visual experiences weigh in on body size estimation.' Scientific Reports 8, 1, 215. https://doi.org/10.1038/s41598-017-18418-3

Ball, P. (2004) The Self-Made Tapestry: Pattern Formation in Nature. Repr. Oxford: Oxford University Press.

Beach, P. (2010) Muscles and Meridians: The Manipulation of Shape. Edinburgh, UK: Churchill Livingstone.

Bertolucci, L. F. (2011) 'Pandiculation: Nature's way of maintaining the functional integrity of the myofascial system?' Journal of Bodywork and Movement Therapies 15, 3, 268–280. https://doi.org/10.1016/j.jbmt.2010.12.006

Bramble, D. M. and Lieberman, D. E. (2004) 'Endurance running and the evolution of Homo.' Nature 432, 7015, 345–352. https://doi.org/10.1038/nature03052

Chen, T. L.-W., Agresta, C. E., Lipps, D. B., Provenzano, S. G. et al. (2019) 'Ultrasound elastographic assessment of plantar fascia in runners using rearfoot strike and forefoot strike.' Journal of Biomechanics 89, 65–71. https://doi.org/10.1016/j.jbiomech.2019.04.013

Copple, M. M. (2003) 'Gesture and Speech: André Leroi-Gourhan's theory of the co-evolution of manual and intellectual activities.' Gesture 3, 1, 47–94. https://www.jbe-platform.com/content/journals/10.1075/gest.3.1.04cop

Dixon, S. J., Collop, A. C. and Batt, M. E. (2000) 'Surface effects on ground reaction forces and lower extremity kinematics in running.' Medicine & Science in Sports & Exercise 32, 11, 1919–1926. https://doi.org/10.1097/00005768-200011000-00016

Earls, J. (2020) Born to walk: Myofascial efficiency and the body in movement. 2nd ed. Berkeley, CA: North Atlantic Books.

Eng, C. M., Arnold, A. S., Biewener, A. A. and Lieberman, D. E. (2015) 'The human iliotibial band is specialized for elastic energy storage compared with the chimp fascia lata.' Journal of Experimental Biology 218, 15, 2382–2393. https://doi.org/10.1242/jeb.117952

Grosso, F., Jones, R. L., Demetri, G. D., Judson, I. R. et al. (2007) 'Efficacy of trabectedin (ecteinascidin-743) in advanced pretreated myxoid liposarcomas: A retrospective study.' The Lancet Oncology 8, 7, 595–602. https://doi.org/10.1016/S1470-2045(07)70175-4

Guimberteau, J.-C. and Armstrong, C. (2015) Architecture of Human Living Fascia: Cells and Extracellular Matrix as Revealed by Endoscopy. Edinburgh: Handspring Publishing.

Huijing, P. A. (2009) 'Epimuscular myofascial force transmission: A historical review and implications for new research.' International Society of Biomechanics Muybridge award lecture, Taipei, 2007. Journal of Biomechanics 42, 1, 9–21. https://doi.org/10.1016/j.jbiomech.2008.09.027

Jansson, J.-O., Palsdottir, V., Hägg, D. A., Schéle, E. et al. (2018) 'Body weight homeostat that regulates fat mass independently of leptin in rats and mice.' Proceedings of the National Academy of Sciences 115, 2, 427–432. https://doi.org/10.1073/pnas.1715687114

Karageorghis, C. I. and Priest, D.-L. (2012) 'Music in the exercise domain: A review and synthesis (Part II).' International Review of Sport and Exercise Psychology 5, 1, 67–84. https://doi.org/10.1080/1750984X.2011.631027

Kemp, M. (2016) Structural Intuitions: Seeing Shapes in Art and Science. Charlottesville, VA: University of Virginia Press.

Kozma, E. E., Webb, N. M., Harcourt-Smith, W. E. H., Raichlen, D. A. et al. (2018) 'Hip extensor mechanics and the evolution of walking and climbing capabilities in humans, apes, and fossil hominins.' Proceedings of the National Academy of Sciences 115, 16, 4134–4139. https://doi.org/10.1073/pnas.1715120115

Law, K. (1986) The Physics of Dance. New York: Schirmer Books.

Lieberman, D. (2020) Exercised: Why Something we Never Evolved to Do is Healthy and Rewarding. New York: Pantheon Books.

Mauss, M. (1973) 'The techniques of the body.' Trans. B. Brewer. Economy and Society, 2, 70–88.

Mayor, A. (2011) The First Fossil Hunters: Dinosaurs, Mammoths, and Myth in Greek and Roman Times. Princeton, NJ: Princeton University Press.

Moore, C.-L. (2005) Movement and Making Decisions: The Body–Mind Connection in the Workplace. New York: Rosen Young Adult.

Myers, T. W. (2020) Anatomy Trains: Myofascial Meridians for Manual Therapists and Movement Professionals (4th ed.). London: Elsevier.

Roberts, T. J. and Azizi, E. (2011) 'Flexible mechanisms: The diverse roles of biological springs in vertebrate movement.' Journal of Experimental Biology 214, 3, 353–361. https://doi.org/10.1242/jeb.038588

Sawicki, G. S., Lewis, C. L. and Ferris, D. P. (2009) 'It pays to have a spring in your step.' Exercise and Sport Sciences Reviews 37, 3, 130–138. https://doi.org/10.1097/JES.0b013e31819c2df6

Shubin, N. (2009) Your Inner Fish: A Journey Into the 3.5-Billion-Year History of the Human Body. London: Vintage Books.

Sockol, M. D., Raichlen, D. A. and Pontzer, H. (2007) 'Chimpanzee locomotor energetics and the origin of human bipedalism.' Proceedings of the National Academy of Sciences 104, 30, 12265–12269. https://doi.org/10.1073/pnas.0703267104

Theofanopoulou, C., Gastaldon, S., O'Rourke, T., Samuels, B. D. et al. (2017) 'Self-domestication in Homo sapiens: Insights from comparative genomics.' PLOS ONE 12, 10, e0185306. https://doi.org/10.1371/journal.pone.0185306

Wainwright, S. A. (1988) Axis and Circumference: The Cylindrical Shape of Plants and Animals. Cambridge, MA: Harvard University Press.

Willard, F. H., Vleeming, A., Schuenke, M. D., Danneels, L. and Schleip, R. (2012) 'The thoracolumbar fascia: Anatomy, function and clinical considerations: The thoracolumbar fascia.' Journal of Anatomy 221, 6, 507–536. https://doi.org/10.1111/j.1469-7580.2012.01511.x

West, G. B. (2017) Scale: The Universal Laws of Growth, Innovation, Sustainability, and the Pace of Life in Organisms, Cities, Economies, and Companies. London; Penguin.

추천 책

Böhme, M., Spassov, N., Fuss, J., Tröscher, A. et al. (2019) 'A new Miocene ape and locomotion in the ancestor of great apes and humans.' Nature 575, 7783, 489–493. https://doi.org/10.1038/s41586-019-1731-0

Crompton, R. H., Vereecke, E. E. and Thorpe, S. K. S. (2008) 'Locomotion and posture from the common hominoid ancestor to fully modern hominins, with special reference to the last common panin/hominin ancestor.' Journal of Anatomy 212, 4, 501–543. https://doi.org/10.1111/j.1469-7580.2008.00870.x

Gordon, J. E. (2003) Structures, or Why Things Don't Fall Down. 2nd ed. Boston, MA: Da Capo Press.

Young, N. M., Capellini, T. D., Roach, N. T. and Alemseged, Z. (2015) 'Fossil hominin shoulders support an African ape-like last common ancestor of humans and chimpanzees.' Proceedings of the National Academy of Sciences 112, 38, 11829–11834. https://doi.org/10.1073/pnas.1511220112

Zanella, M., Vitriolo, A., Andirko, A., Martins, P. T. et al. (2019) 'Dosage analysis of the 7q11.23 Williams region identifies BAZ1B as a major human gene patterning the modern human face and underlying self-domestication.' Science Advances 5, 12, eaaw7908. https://doi.org/10.1126/sciadv.aaw7908

신체의 움직임과 감정 (The body in motion and emotion)

3

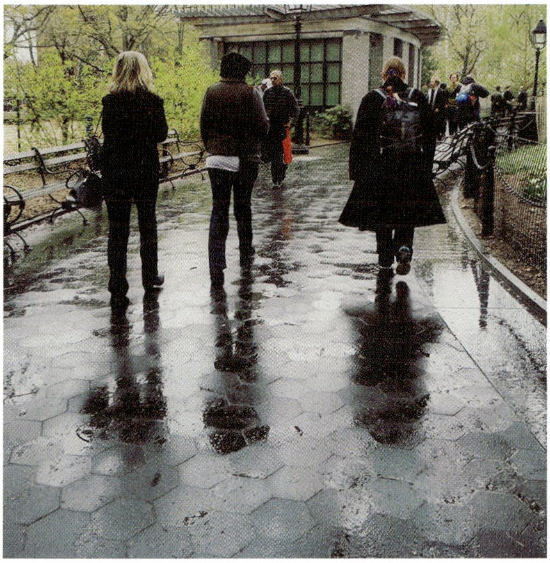

그림 3.1 보행은 한 발을 지면에 접촉하면서 한 장소에서 다른 장소로 이동하는 수단이다. 우리는 걷고 있는 사람을 보행자 (pedestrian)로 분류할 수 있다. 지구력(우리가 얼마나 먼 거리 를 이동할 수 있는지)과 효율성(그곳에 도달하는데 얼마나 에너지를 효율적으로 사용하는지)은 보행을 연구하는 핵심 요소이다. 움직임은 문자 그대로 사람에게 있어 꼭 필요한 부분일 뿐만 아니라, 장소에 도달하는 수단이기도 하다. 보행을 넘어, 댄스와 같은 움직임도 근력과 효율성을 기르지만, 우리의 근막 시스템이 어떻게 반응하는지에 영향을 줄 수 있는 감정 표현으로도 작용한다.

Walkers in New York City, 그림 출처: 저자

우리의 성장은 반드시 또는 연대순으로 일어나는 것은 아니다. 때때로 또 다른 차원이 아니라 한 차원에서 성장한다. 우리는 부분적으로 성장하고, 상대적으로 성장한다. 우리는 한 영역에서는 성숙을 하지만, 다른 영역에서는 성숙되지 않는다. 과거, 현재, 그리고 미래가 어우러져 우리를 뒤로, 앞으로 끌어당기고, 또 현재에 머무르게 한다. 우리는 층, 세포, 무리로 이루어져 있다.

Anaïs Nin

나는 댄스/움직임치료사로서 수년간 일해 왔고, 움직임과 정신 모두에서 신체의 가능성을 확장시키는데 주력했다. 내가 근막연결과 텐서그리티를 연구하기 시작했을 때, 나는 큰 힘을 받았다. 근막은 근육에 비해 느리게 변화되고, 장기간 동안 패턴을 유지한다. 근막에 더 많은 복원력을 준다면, 우리는 세상에 더 많은 표현을 제공할 수 있다.

우리의 몸은 내적 경험을 더 넓은 외부 세계를 어떻게 감지하는지와 연결시킨다. 삶은 감정이고, 반응은 신체적 감각으로 느껴진다. "emotion(감정)"이라는 단어의 어원은 감정을 움직이거나 다른 곳으로 옮긴다는 의미의프랑스어인 "esmovoir"에서 나왔다. 이것은 "배 속의 나비"나 심장박동의 움직임 인식과 같은 신체 감각과 감정 사이의 강한 관계를 설명할 수 있다. 이제 우리는 이것을 간질 수용기(통증과 촉각을 모두 감지하는 자유신경종말)와 내수용기(내부장기의 감각)에 연결하고 있다. 근막 연결과 심리치료적 의미를 살펴보면, 생물학에 기반된 반응 패턴을 설명할 수 있고, 또 몸과 마음의 치료 가능성에 대한 통찰력을 제공해 줄 수 있다. 협응은 근막 신체의 움직임에 대한 표시이다. 댄스는 삶의 작용을 위한 움직임 표현과 연습의 수단으로 발전되었다고 볼 수 있다.

심지어 물리적 지형을 따라 이동하는 자기-발견의 긴 순례 여행도 문화적으로 그리고 다른 시대에 걸쳐 나타났다. 그러나 대부분의 표현적인 움직임은 전통적으로 집 근처에서 발전되어 왔는데, 그 이유는 댄스가 직장생활과 일상생활에 필요한 움직임 기술이고, 최적의 효율성을 위해 그들을 개발하는 수단이 되기 때문이다. 또한 댄스는 인간 경험의 창조적 표현으로 작용했다. 신체가 표현의 주요 도구로 남아있기 때문에, 댄스는 다른 형태의 예술보다 우리와 직접적으로 연결되어 있다. 또한 움직임 표현은 신체적으로나 감정적으로 근막을 발달시키는데 도움을 준다. 리듬은 어떤 스타일의 댄스에서도 훈련되고 탄성 반동으로 작용하기 때문에, 지속적

인 근육 작용이 요구되지 않는다. 근막 균형을 치료할 때, 리듬과 협응은 신체가 장력 균형 감각을 다시 얻는 데 도움을 준다. 움직임 치료에서와 마찬가지로, 그룹의 율동적인 동기화는 즉각적인 자아보다는 큰 시스템에 속해 있다는 느낌을 주는데 도움이 된다. 유명한 생체역학자인 Daniel E. Lieberman은 다음과 같은 글을 썼다:

> *댄스는 달리기가 아니지만, 대개 재미가 있고, 달리기와 비슷한 또 다른 보행이라고 생각해야 하는 보편적이고 가치 있는 신체 활동의 형태이다. 실제로, 댄서들은 때때로 그들의 다리를 막대기처럼 걷듯이 사용하는 반면, 대부분의 경우 그들은 장거리 달리기처럼, 몇 시간 동안 댄스를 지속할 수 있고, 스태미너, 기술 및 힘을 필요로 한다 (Liberman, 2020).*

Lieberman은 어떤 장기간의 집중적인 운동도 계속해서 놀이기구 타기(trail run)나 밤새 댄스 모임에서의 지각적 명료성(runner's high로 알려진)을 만들어 낼 수 있다고 설명한다. 댄스의 이런 사회적 측면(**그림 3.2**)은 많은 문화에서의 좌우 관계를 장려할 뿐만 아니라, 일상생활 기술을 돕는 협응된 움직임을 연습할 기회도 제공한다.

정서적으로 건강을 유지하려는 더 깊은 욕구는 신체와도 강하게 연결되어 있다. 근막 연속체는 공간적 감각과 감정적 상태 모두를 돕고, "감정 상태를 조절하는 뇌의 영역을 자극할 수 있는 내수용기를 풍부하게 가지고 있다..." (Bordoni와 Marelli, 2017). 즉, 클라이언트가 근막성 질환을 가지고 있다면, 이것은 감정 상태에 반영될 수 있다. 근막조직과 감정을 연결하는 초기 연구는 대부분 일화적이었고, 최근 연구(Michalak 등, 2021)는 "근막조직이 MDD를 유지하는 기능부전성 신체-정신 동역학의 일부일 수 있다"고 제시한, 감소된 근막조직 탄성과 증가된 강성도를 가진 주요우울장애(MDD) 관련 인지 치료와 연구에 발표되었다. 우울증 환자의 운동 패턴(구부정한 머리 전방 쏠림 자세)은 더 많은 우울 상태를 일으키는 자기 영속적 신체 패턴(self-perpetuating body pattern)으로 이어진다. 이 연구는 신체, 근막, 그리고 감정 상태를 연결하는 전환점을 나타낸다.

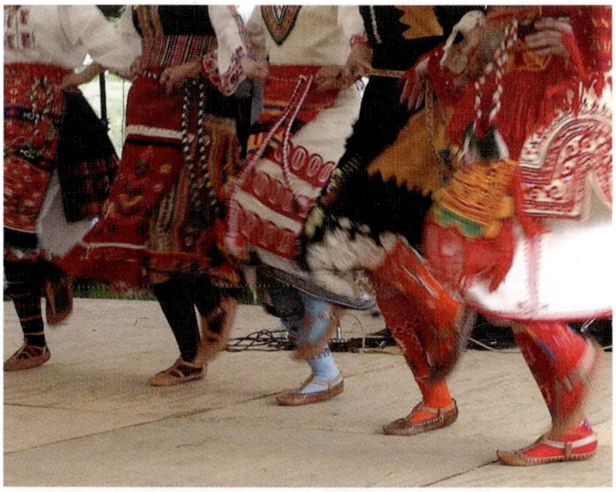

그림 3.2 전통적인 오판시 신발을 신고 있는 민속 무용수들. 이 신발은 원래 돌이 많은 발칸 지역을 위해 디자인되었음. 이들 춤은 근막의 효율성을 높이고 균형을 어렵게 만들고, 리듬 운동의 측면 관계를 통해 사회적 상호 작용을 증가시킨다.

사진 출처: 저자

신체 기반 치료, 특히 댄스/움직임 치료의 목표는 "건강과 웰빙을 개선하기 위해 개인의 정서적, 사회적, 인지적, 신체적 통합을 촉진하는 움직임의 심리치료적 사용이다"(American Dance Therapy Association n.d.-a). 근막에 대한 새로운 연구의 이해를 추가함으로써, 이런 기본적이고 보편적인 표현 형태의 조합은 우리가 삶을 처리하는 방식에 반응하는 근막조직을 변화시키는 데 도움이 되는 강력한 도구가 될 수 있다. 인생은 예측할 수 없기 때문에, 우리는 심리뿐만 아니라 해부학적 측면에서도 복원력을 가지고 있어야 한다.

댄스/움직임 치료
(American Dance Therapy Association n.d.-b)

- 움직임은 우리의 첫 번째 언어이다. 비언어적인 움직임 소통은 자궁에서부터 시작되어 평생 동안 지속한다. 댄스/움직임 치료사들은 비언어적 언어가 언어만큼이나 중요하다고 믿고 있으며, 치료 과정에서 두 가지 형태의 의사소통을 모두 사용한다.
- 마음, 몸, 정신은 서로 연결된다.
- 움직임은 기능적이고, 소통적이고, 발달적이고, 표현적일 수 있다. 댄스/움직임 치료사는 이런 렌즈를 통해 움직임을 관찰하고 평가하며 중재한다.
- 움직임은 평가 도구이자 1차 중재 수단이다.

신체 인식

잠시 자리를 잡고 신체에 대한 여러분의 인식과 신체에 대한 느낌을 확인해 보자. 무엇이 불편한 것으로 인식되는가? 어떤 움직임이 쉬운 편인가? 만약 여러분이 지금 원하는 대로 움직일 수 있다면, 여러분은 무엇을 할 것인가? 소리를 지를까? 아니면, 하품일까?

사람, 채소, 또는 우주 먼지 등 모두는 보이지 않는 먼 곳의 피리부는 사람의 신비로운 곡조에 맞춰 춤을 춘다.

Albert Einstein

댄스/움직임 치료 – 근막을 변화시키기 위해 춤을 바꾼다

내가 고등학생이었을 때, 이모는 내게 'Will You Won't You Join the Dance?'라는 책을 주셨다. Trudi Schoop(1974)의 정신병 치료에 대한 댄서의 에세이는 해부학적 측면에서 신체에 관심을 갖게 되었고 표현 수단으로 사용되었다. 이것은 신체의 감정 반응을 시각적인 패턴으로 조합하는 나의 첫 번째 소개가 될 것이다.

댄스/움직임 치료의 1차 원칙은 몸과 마음의 연결이다(Levy, 1992, p.1). 하나에게 영향을 줌으로써, 다른 것도 변화하고 변화할 것이다. 다른 말로 표현하면, 댄스를 바꾸면, 몸매와 움직임의 패턴이 바뀔 것이다. 댄스/움직임 치료의 도구와 관련된 움직임 세계의 친척들을 활용함으로써, 새로운 지식은 우리의 움직임을 돕는 우리의 환경을 바꾸는 방법에 영향을 받을 수 있다. 연이어, 이것은 신체적 변화를 넘어, 마음과 정신의 건강에 작용한다. 후생유전학의 새로운 이해를 통해 알 수 있듯이, 절대적인 것은 최종 정답이 아니고, 환경적, 심리적 요인에 따라 유전자 발현을 켜거나 끌 수 있음을 이해할 수 있는 것이다.

Bird whistle 이후 비언어적 의사소통의 초기 개척자들은 움직임, 특히 댄스로 성문화되었을 때, 어떻게 내면의 감정 세계를 나타내는지에 대해 연구했다. Darwin(1872년)은 진화에 대한 그의 중추적인 연구로 가장 유명했지만, 그는 영국 Wakefield asylum의 환자에 대한 기록을 연구했고, 다음과 같이 결론을 내렸다: "얼굴과 몸을 이용한 표현의 움직임은 단어보다 타인의 생각과 의도를 더 진실하게 드러낸다(p.364)". 이것은 몇 년 후 모던 댄스의 선구자인 Martha Graham이 "움직임은 결코 거짓말을 하지 않는다고 했고, 이것은 그것을 읽을 수 있는 모든 사람들에게 영혼의 날씨를 알려주는 바로미터이다(Graham in Carter and O'Shea 2010)."

마찬가지로, Hall(1997)에 따르면, "상호작용에 있는 사람들은 일종의 춤으로 함께 움직이지만, 그들은 동기화된 움직임을 인식하지 못하고 음악이나 의식적인 결합 없이 춤을 춘다"고 한다(p.72). 초기 댄스/움직임 치료사들은 모던 댄스를 하던 사람이었고, 공간과 감정의 요소들에 대한 관계를 탐구하였다.

Lauffenburger (2020)가 언급했듯이:

> *대부분의 독특한 댄스가 DMTP(댄스/움직임 치료/심리치료)의 핵심이다. 댄스/움직임 치료사들과 우리의 클라이언트들은 함께 춤을 추거나 또는 표현적인 움직임을 수행한다. 다른 창조적인 예술, 신체기반 치료나 언어심리치료는 댄스를 주된 매개체로 사용하지 않는다. 일부 치료는 움직임을 사용하지만, 댄스와는 다른 움직임이다. DMTP는 움직임도 포함하지만 어떤 운동(exercise), 단어, 또는 반복적인 행동이 접촉할 수 없는 자아의 일부에 접근하고 관여하기 위해 표현적인 소통에 초점을 맞춘다(p.19).*

미국에는 모던 댄스에서 벗어나 Denishawn 댄스가 있었고, 독일의 Mary Wigman와 Martha Graham은 구조화된 댄스에서 벗어나기 시작했고, 심리치료의 성장과 동시에 받아들여지고 있는 자연스러운 움직임과 표현을 더 많이 바라보았다. Graham은 현대 무용단을 개발하는 것과 함께, Jungian 심리요법을 따랐지만, 초기 댄스/움직임 치료사이자 연기자인 Blanche Evan은 Alfred Adler의 아이디어를 가지고 일했다. 그녀는 사람들이 스스로 공간을 확보하고 자유로운 움직임을 해야 한다고 믿었다(Evan과 Benov 1991).

모던 댄스에 등장하는 아프리카계 미국인 댄서들이 전통적인 아프리카 춤과 미국식 모티브로부터 문화와 움직임 어휘를 혼합하기 시작했다. Alvin Ailey와 같은 안무가들은 교회 댄스에 보행자 움직임을 강조하는 움직임과 함께, Judith Jamison을 특징짓는 "Cry"을 좋아했다. 근막 움직임의 측면에서 이런 댄스 스타일은 근막 반동(리코일)의 측면에서 볼 때 더욱 역동적이었고, 모양에서 강한 움직임에 이르기까지 동역학을 이용했다.

춤이 본질적으로 치료이지만, 시간이 지남에 따라 자격증을 만드는 것이 공식화되었다. 2009년 ADTA가 임상 치료사의 자격을 등록하는 것에서 학회 인증으로 변경함으로써 많은 치료사들이 각자의 주에서 추가 면허를 취득할 수 있게 되었다. 자격 취득은 여전히 엄격한 과정이다: 댄스/움직임 치료사들은 심리학에서 움직임 관찰 기술에 이르는 코스 과정과 함께, 그 분야에서 최소한 석사 학위를 가져야 한다. BC-DMT (Board Certified Dance/Movement Therapist)를 갖추기 위해서는, 3,640시간의 추가적인 지도감독 과정이 요구된다.

집단 움직임 구조
(Group movement structure)

그룹 댄스/움직임 치료 분야에서는, 그룹의 일반적인 원호는 신체적으로 워밍-업을 할 뿐만 아니라, 심리적 수준과의 연결도 이루게 한다. 비언어적 댄스에서 테마가 나오기 시작할 때, 그룹 치료사는 테마의 소재를 명확하게 시작하지만, 움직임의 의미를 지시하지는 않는다. 치료사와 함께, 그룹은 테마를 명확하게 시작하고, 움직임도 명확성을 얻게 되고, 노력의 질이 개발되거나 움직임의 반복이 될 수 있다. 마무리 운동 때는, 단계적 감소(de-escalation)에 집중하고, 시간을 공유한다. 예술은 표현력이 풍부하고, 이 그룹의 언어적 뒷받침이 된다. 경험을 강화하는 능력이 외상에 대한 감정적 반응을 낮추는 중요한 부분이기 때문에, 클라이언트가 내수용기 능력을 개발할 수 있도록 지지하는 것이 중요하다.

마지막으로, 환경이 사람의 움직임 경험을 형성하는 데 역할을 하는 한 부분이다. 민족학자인 Alan Lomax, Irmgard Bartenieff와 Forrestine Pauley는 그들의 안무 프로젝트에서 서로 다른 민속 춤 스타일과 관련하여 환경 공간 형성 운동의 개념을 탐구했다(Bartenieff와 Lewis, 1980). 댄스는 전통적으로 이것이 만들어진 문화적 공간을 반영했다. 그러나 현대 생활은 우리가 탐구하는 공간의 양을 줄이고, 야외 활동 시간(Segran, Segran와 Segran, 2015)을 줄임으로써 장소의 물리적 성과의 연결을 단절시킨다.

거울 신경세포의 미러링

거울 신경세포는 우리의 뇌에서 행동을 수행하는 것 뿐만 아니라 움직임 행위에서 다른 사람들을 관찰하는 것에 반응하는 것으로 널리 알려져 왔다. 거울 신경세포의 효율성에 대해서는 여전히 논란중에 있지만, Acharya와 Shukla(2012)는 다음과 같이 언급했다.

거울 신경세포는 지난 10년 동안 신경과학에서 확인된 것 중에서 가장 중요한 발견중의 하나이다. 이들은 다양한 시각-공간 신경세포의 변종이고, 근본적으로 사람의 사회적 상호 작용과 관련성이 있다. 본질적으로, 거울 신경세포는 우리가 다른 사람을 관찰하는 작용에 반응한다. 흥미로운 부분은 우리가 실제로 그 행동을 재현할 때 거울 신경세포가 같은 방식으로 작동한다는 것이다. 흉내와는 달리, 그들은 사람의 무수하고 복잡한 행동과 사고 과정을 담당한다. 거울 신경세포의 부족은 자폐증과 같은 장애와도 관련이 된다(p.118).

댄스/움직임 치료에 있어서, 비언어적 참여의 첫 단계는 종종 다른 개인의 신체 자세의 미러링을 통해 이루어진다. 이것은 승인(acknowledgement)과 신체(body)의 형태가 된다:

흉내(모방)는 움직임의 역동성과 미묘한 조직 속에 존재하는 감정적 내용 없이, 움직임의 외적 모양만 복제하는 것을 의미한다. Chace는 움직임에 대해 비슷한 형태로 대답하는 것이 소외감을 산산조각 낼 수 있음을 알았다. 공감은 그녀가 "직접적인 의사소통"이라고 부르는 결과를 낳는 모든 비언어적 표현의 본질을 공유하는 것을 의미했다(Bernstein에서의 Chaiklind와 Schmais in Bernstein, 1979, pp26-27).

운동감각적 공감

운동감각적 공감이란 무엇인가?
내가 다른 사람의 움직임을 상상할 수 있다면, 나는 세상에서 그들이 느끼는 경험을 통찰할 수 있을 것이다. 운동감각적 공감이라는 용어는 다음과 같이 글을 쓴 Mariam Roskin Berger(1989)에서 나왔다:

우리의 감정 반응은 운동감각적 인식의 관점에서뿐만 아니라 운동감각적 반응의 측면에서 결정된다. 우리는 우리가 인지하는 것을 우리의 현재 경험에 동화시킨다. 우리는 다른 사람의 감정적 행동을 인지할 수 있고 운동감각적 공감을 통해 우리 몸 안에서 이것을 즉시 경험할 수 있다(p.170).

이런 개념은 물리치료에서부터 스포츠에 이르기까지 다양한 분야에서 사회적 상호작용과 커뮤니케이션을 이해하는 중추적인 개념으로 언급되어 왔다(Reynolds, 2012).

신체 보존

파트너를 찾는다. 여러분의 역할은 비언어적 신체를 경청하는 감각을 얻는 것이다. 첫 번째 단계는 여러분이 여러분의 파트너를 앉아서 관찰해 보는 것이다. 여러분의 일은 침묵의 증인이 되는 것이다. 여러분은 무엇을 관찰하는가? 어떤 느낌이 드는가? 다른 사람이 움직이는 것을 보는 감정 상태에 대한 이해는 운동감각적 공감 개념의 일부이다.

댄스는 보이지 않는다

Nada Khodlova

정말 보이지 않는가? 사라졌는가? 떠났는가? 아니다. 그들은 우리의 영혼을 확장시키는 새로운 길이다. 그들은 왕복할 수 있는 새로운 도로 위에 놓여 있다. 그들은 긴박함, 파워, 강도에서 우리를 능가할 수 있고, 또 미지의 세계로 우리를 인도할 수도 있다. 그들은 우리 속에 있는 미지의 목소리이고, 상처에 대한 무언의 공허감이고, 별을 잡으려는 슬픔의 소용돌이이고, 또는 성운(constellation)이 된다.

그들은 여러분이고, 그들은 모든 사람과 모든 사물이다.
춤을 추자. 보이지 않고 들리지 않는 미지의 춤을 추자.
별들이 기다리고 있다.

근막 중간층: 근막과 느낌

대체치료에 대한 출판된 연구는 종종 비임상적이고, 심지어 근막과 인지적 연구 사이에서 수행되지도 않지만, 그 분야는 점점 성장하고 있다. 정골의사인 Joeri Calsius는 심리체성 치료(psychosomatic work)를 하는 신체와 심리를 전문으로 하는 치료사로 일하고 있다. 특히, 그는 외상 분야에서 다양한 심층 근막 모델에 관심이 많다. 특히, Bug Craig는 내수용성 움직임에 대한 그의 글과 연구에서 신경과 심리 분야에 관심이 많다. 좀 더 최근에는, Abraham 등(2020)이 "Integrating mental imagery and fascial tissue: A conceptualization for research into movement and cognition."이라는 논문으로 대체치료에 관한 책을 출간했다. 그들의 연구 초록에서 언급되었듯이, "정신적 이미지(MI) 연구는 주로 근육과 신경조직과 관련된 효과와 성능 이득의 기전"에 초점을 맞추었다. 그들이 제안한 아이디어는 MI가 근막조직을 치료하는데 사용될 수 있고, 또 "MI는 근막조직에 영향을 주고 영향을 받을 수 있는 잠재력이 있다." (Abraham 등, 2020, p.1).

스포츠, 운동, 그리고 치료지향적 움직임 치료는 현재도 발전하고 있고, 개념과 움직임 큐잉에서의 근막 시스템의 사용은 우리의 심리적 건강과 연결되고 또 얽혀 있는 우리의 감정 상태를 위해 최상의 건강을 만드는 쪽으로 치료하는 우리의 능력을 향상시키는데 도움을 줄 수 있다.

우리의 일상 행동과 일상적 감정은 둘다 신체의 패턴으로 전환되고, 근막 시스템 안에서 유지되고, 또 본질적으로 신체의 구조 안에서 작성된다. 신체는 감사를 표현하는 선물로서 축하받을 수 있다. 만약 우리가 감정적이든 신체적이든 신체에 문제를 가지고 있다면, 이것은 더 큰 공동체에서 자신과 사람을 식별하는 일부분일 뿐이나.

Calsius(2020)에 따르면, 근막 중간층의 개념은 내전근, 골반저, 장골근, 요근, 횡격막 및 일부 목과 얼굴 근육 등을 포함하고, 다른 심층 근막 해부학과 유사한 점을 반영하고 있다. 인정하건대, 저자는 둘 사이의 중복을 인정한다. 근막 중간선(MML)에 대한 다음과 같은 그의 설명에 주목해 보자:

대상의 발달에서 가장 먼저 자극되는 것중의 하나이다. 흡입하고, 마시고, 삼키고, 숨쉬고, 소리 지르고, 울고, 소화시키고, 배설하는 등과 같은 기능들은 우리의 가장 기본적인 기능일 뿐만 아니라, 외부 세계를 알아가려는 우리의 첫 시도이기도 하다. 많은 심리체성적 불만과 설명할 수 없는 불평이 유로보라-프라나 몸과 MML과 이들 기능과 협응 시스템이 관련된다는 것이 흥미롭다. 소화불량, 과민성 장염, 공황 상태로 인한 과호흡, 스트레스로 인한 이갈이, 그리고 성 장애 등을 생각해 보자. 다시 말해, MML 내의 이들 기능 시스템은 장력과 스트레스에 매우 민감한 것으로 보인다(p.83-84).

장력과 스트레스는 우리 몸에서 일어나는 원초적인 반응이고, 심리치료의 측면에서 우리는 스트레스를 삶의 상황에 대한 건강 반응과 건강하지 못한 반응으로 생각할 수 있다. 적은 스트레스의 경우는 건강한 반응이며, 우리가 주변 세상에 경각심을 가질 수 있도록 도와준다. 커다란 스트레스의 경우에는, 마음이 신체 반응에 반응하며, 정신적 반응은 과거에 비해 스트레스에 불균형하거나 지속될 수 있다. 내가 9/11 세계무역센터 붕괴 이후 외상을 가졌고, 우리는 클라이언트에게 스트레스가 종종 신체적 반응의 극단에서 나타난다는 것을 알려주곤 했다. 즉, 잠을 너무 많이 자거나, 너무 적게 자거나, 너무 많이 먹거나, 거의 먹지 못할 수도 있다. 생존과 감각 인식은 내적 환경과 외적 환경에 대한 우리의 해석이다.

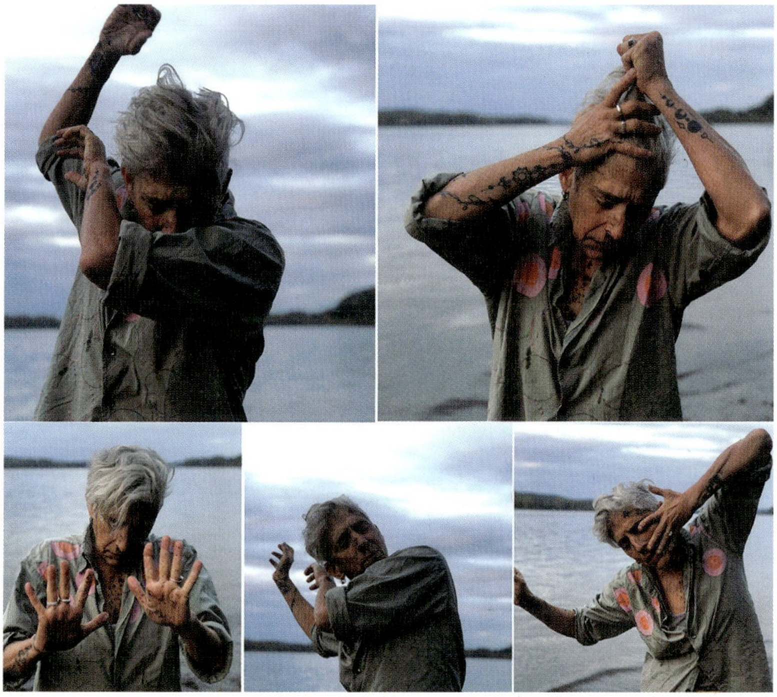

그림 3.3 "우리는 사람으로 산다는 것이 힘들다는 것을 알고 있지만, 내가 아는 것은 움직임이 도움을 준다는 것이다. 모든 사람이 이것을 알고 있는 것은 아니지만, 그 이유는 뭘까? 느낌, 감각, 갈망, 충동, 호흡, 운동 등을 인지하는 방법에서 방해가 되는 것은 무엇일까? 우리는 움직 이도록 고안되어 있다; 이것은 우리의 타고난 권리, 우리의 본성, 우리의 즐거움이다. 우리는 건강을 위해, 자아와의 연결을 위해 움직이고, 또 자아 연구는 지혜를 구하는 것에 기여한다. 나는 책에서 배우는 교훈을 실천하지만, 이것은 내가 내면 경관을 들여다 보는데 도움을 주는 내적 자각인 내수용성 감각이다. 이것이 나를 하루 하루 만들어가는 것이다." —Sondra Loring.

사진 출처: Kelly Kaam of Sondra Loring

위가 수축하고 텅 비어 있을 때, 근막 신장 인지의 부족은 배고픔을 뇌에게 알려준다. 배고픔과 포만감 사이의 느낌이나 맥동은 자율신경계의 두 부분 사이에서 일어난다. 섭식 장애의 경우에는, 신체가 영양 공급에 대한 필요성 인식과 신장 지각의 느낌 사이에 괴리가 발생하는 것이다. 아마도 섭식 장애로 고통받는 사람들은 그들의 신체 시스템에 있는 근막 감각을 무시하거나 너무 예민해질 것이다. 마음챙기기 기법 이외에, 근막 시스템에 더 많은 도전(즉, 움직임 패턴에 대한 도전)을 일으키는 것은 신체 시스템을 무력화시킬 수 있다. 많은 섭식 장애 환자는 주변 세상에 대한 자아 인식의 통제력을 느낄 필요가 있음에 뿌리를 두고 있다. 환경을 통제하는 것 대신(즉, 음식 제한과 행동을 통한), 새로운 방식으로 근막 시스템에 도전하는 한편, 신체의 더 깊은 부교감 반응을 일으키는 것이 긍정적인 자기 신체 감각을 인지하는 것으로부터 벗어났던 시스템을 다시 조율할 것이다.

사람의 경험은 어렵지만, 우리의 몸을 통한 표현은 신체적, 정신적, 정서적으로 우리의 더 큰 환경에 긍정적인 자아 정체성과 대처에 도움을 줄 수 있다(**그림 3.3**).

슬픔, 성장, 그리고 움직임

때때로 우리가 부드럽게 경작하는 것은 손상되고, 새로운 성장을 위해 놓아주는 것은 많은 수준에서 삶의 일부이다. 근막 형태에서, 우리는 움직임을 고정시키고 표현적인 질의 범위를 바꾸는 슬픔의 패턴을 고수할 수 있다.

내가 댄스/움직임 치료사로 일할 때, 외상과 관련된 일을 전문적으로 수행했다. 초기에는 홀로코스트 생존자들, 도심의 외상 생존자, 그리고 세계무역센터가 붕괴된 9/11 테러 이후의 대상자를 주로 치료했다. 대도시의 사람들은 과거의 경험으로부터 촉발된 정신적 충격을 경험했다. **그림 3.4**의 한 클라이언트는 자신의 기분을 그렸다. 무너진 가슴을 발견할 수 있었다.

나의 나중 훈련에서, 이것은 놀라움 반응과 신체 앞쪽 부분에 있는 빠른 근수축 섬유의 높은 수준과 연결되었다. 그들 근섬유는 신체 앞쪽에 있는 본능적이고 취약한 장기를 보호하는 역할을 한다.

전방굴곡 규칙의 예외인 머리는 상부경추의 과도한 신전을 일으킨다(위험에 대비하여 눈을 전방으로 유지하는 것에 대한 반응으로). 골반저와 횡격막은 늑곽의 제한에 의해 쉽게 압박될 수 있는 관계를 가진다. 다른 말로 표현하자면, 주요 우울 장애(MDD)에 대한 최근의 연구와 유사한, 반응적 움직임의 부족은 정신적, 신체적 회복력에 대해 무능력할 수 있다.

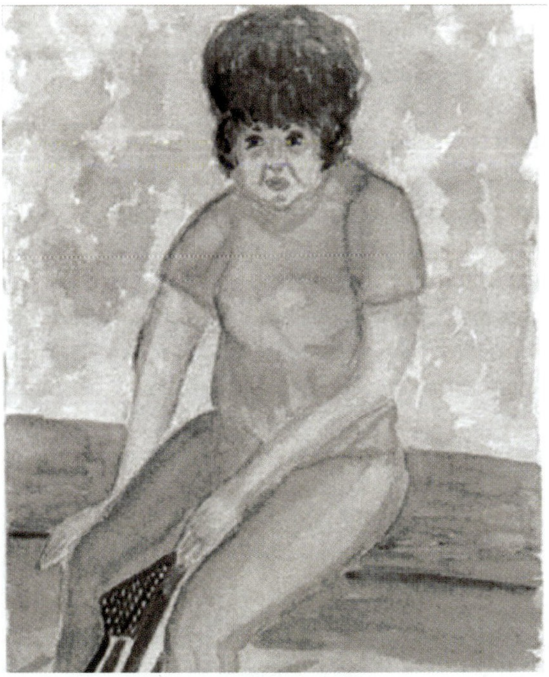

그림 3.4 저자의 개인 소장품.
사진은 원래 'Being in the Body : Finding Reconnection after 9/11', (DTAA Quarterly 3, 2)에서 출간되었다.
신체 형태는 정서 상태를 반영한다.

보다 최근에, 나는 슬픔이나 호흡 문제를 통해서라도, 하강된 늑곽에 연결될 수 있는 다른 근막층에 대해 궁금증을 갖기 시작했다. 9/11 테러와 마찬가지로, COVID도 늑골 위치를 포함하는 신체와 정신의 이중 외상을 많이 가져다 주었다(**그림 3.4**). 과거 댄스/운동 치료사로 일했을 때, 나는 심장과 폐를 보호하기 위해 둥근어깨 자세를 취하는 많은 사람들을 볼 수 있었다. 이것은 흉막상막(supplural membrane)의 근막 성분을 가질 수 있다(**그림 3.5**).

늑추 근막(Sibson 근막, 경흉근막, 그리고 흉막상막 등을 포함하는 조직의 또 다른 이름)은 치밀한 근막층이다. 이것은 늑골과 전방 늑연골의 안쪽 가장자리, C7 횡돌기(뒤쪽 부위), 그리고 종격흉막에 부착한다. 또한 늑추 근막은 전사각근에도 연결된다. 이 영역은 상완신경총과 쇄골하동맥을 감싸고 있는 것 이외에, 늑골의 기능성과 목의 측방굴곡과 회전과도 밀접한 관련성이 있다. Sibson 근막은 신경혈관다발의 압박을 막아준다. 만약 우리의 호흡이 신체적 스트레스나 감정적 충격을 통해 영향을 받는다면, 신체 취하기의 효과는 두 경우 모두 영향을 받을 가능성이 있다.

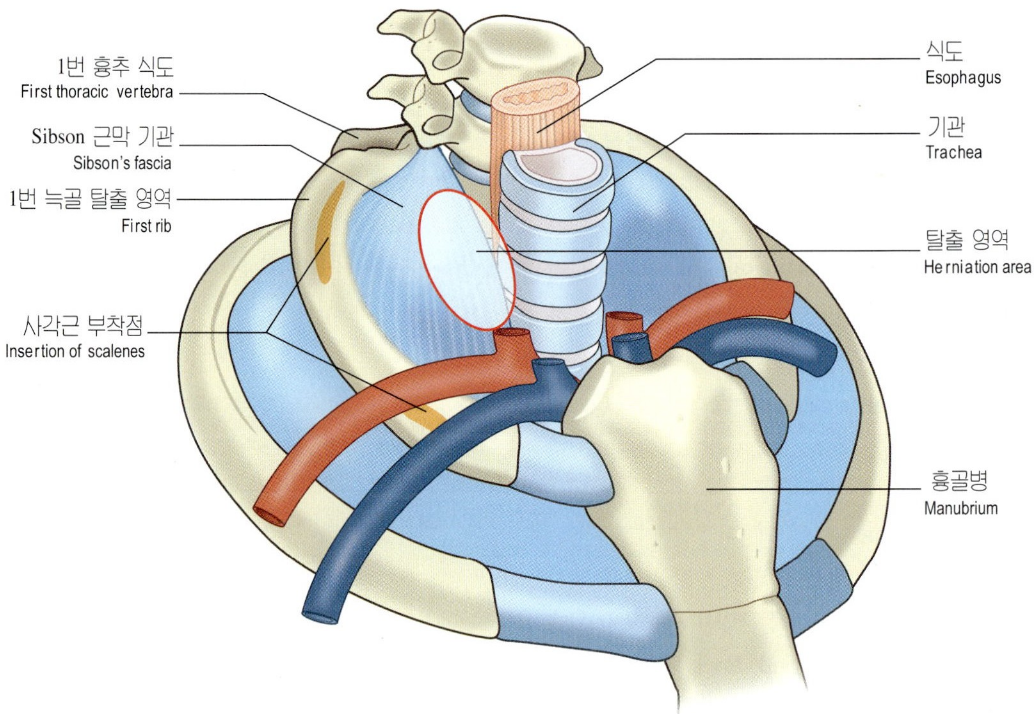

그림 3.5 흉막상막은 흉내근막의 연장선이며, "Sibson's fascia"라는 별칭으로 여전히 널리 알려져 있다.

적절한 터치

적절한 터치의 사용은 DMT 치료와 일반적으로 체성학에서 중요하다. 특히, 포크 댄스 형태는 터치를 연결의 일부로 활용하지만, 현재 환경에서는 종종 부적절한 성적 행동으로 인한 소송이나 COVID-19와 같은 바이러스 우려 때문에 터치가 많이 사용되지 않고 있다.

체성학/몸학(Somatics)

댄스/움직임 치료와 비교해 볼 때, "체성학은 몸을 연구하는 분야이다. 즉, 그 사람, 1인칭의 내부에서 인지되는 신체이다."(Hanna, 1995, p341). 발레 형태로 이루어지는 퍼포먼스가 만들어지기 전까지, 댄스는 주로 라인, 서클, 커플 댄스의 공동적 측면에 확고하게 뿌리를 내렸다. 개인의 리듬은 전체 공동체보다 훨씬 중요하지 않았다. 해부학과 건축의 세계와 마찬가지로, 체성학의 세계도 남성 개척자로 더 많이 채워졌다는 것에 주목하는 것은 흥미롭다. 댄스/움직임 치료의 세계는 여성적인 측면에 확고히 뿌리를 두고 있고, 움직임 분석은 신체/마음, DMT, 그리고 체성학으로부터 움직임과 관련된 분야에 영향을 준 Rudolph Laban과 같은 남성 사상가로부터 명백하게 영향을 받았다.

최근에는 Patrice Aubertin과 같은 선구자들이 이끄는 신체 이해 능력 분야(physical literacy)가 등장했고, 기능적 삶을 위한 움직임의 조기 교육의 중요성과 추가적인 여가 활동의 기초로서 재도입되었다. Physical Health and Education Canada의 정의에 따르면, "신체 이해 능력을 가진 사람은 전체 개인의 건강한 발전에 도움이 되는 여러 환경에서 다양한 신체 활동에 대한 역량과 자신감을 가지고 움직인다."(Physical Health and Education Canada, n.d.). 다시 말해, 신체 이해 능력을 향상시키기 위해서는, 스포츠에 특화된 훈련보다는 건축 블록과 움직임의 블록으로 작업할 필요가 있다. 다시 한 번, 개인의 운동 성과를 배양하고 보상하는 것 대신에, 기능적 움직임을 창출하고자 하는 욕구가 있다. 또한 신체 이해 능력은 3가지 주요 환경 영역으로 움직임 연결을 강조한다: 지상(댄스, 스포츠 등을 위한 기밥), 물(모든 수중 활동, 눈과 얼음/슬라이딩 스포츠), 그리고 공중(체조, 공중, 다이빙)(Balyi 등, 2005).

관념운동학(Ideokinesis)

손상당한 댄서들이 휴식을 취하는 동안 치료용 체성 프로토콜로서 원래 개발된 이런 접근법은 Mabel Todd에 의해 최초로 고안되었고, Sweigard, Erick Hawkins에 의해 발전되었고, 최근에는 Eric Franklin에 의해 더욱 발전되었다. 많은 접근법에 있어서, 시각화의 사용은 신체에 새로운 방식을 제안하는 데 활용된다. 이것은 근막 신체의 측면에서 볼 때, 내수용성 감각으로 작용하고, 긍정적인 영향을 위해 사용되는 예측 코딩 또는 자기 충족적 예언의 한 형태이다.

여러분의 과거 경험의 많은 다른 가닥들이
새로운 방향으로 점차 나타날 때까지
함께 엮이기 시작한다.
그 목소리는 진실의 필연성으로 확실하다.
여러분의 인생 결정이 경험의 매트릭스에서
이런 방식으로 나타날 때,
그들은 여러분의 신뢰와 헌신을 보증한다.
여러분이 이런 방식으로 선택할 수 있을 때,
여러분은 더 깊은 영혼의 리듬 안에서
우아하게 움직인다. 여러분의 운명적 지리는
항상 여러분의 표면적인 마음의 의도와 욕구보다는
영혼의 눈으로 더 선명할 것이다
(O'Donohue, 2002).

Cassandra의 역설 또는 왜 우리의 연결된 몸이 중요한가

Cassandra의 역설은 누군가의 자기 인식이 다른 사람의 견해와 일치하지 않아 심리적 고통을 초래할 때 사용되는 용어이다. 이 용어는 심리학에서 환경주의에 이르기까지 주변 사람들에게서 검증되지 않은 상황에서 사용되어 왔다.

이 개념은 Cassandra가 예언의 선물을 받았지만 누구도 그녀의 예언을 믿지 않는 저주를 받은 그리스 신화에서 유래했다. 이야기대로 라면, Cassandra는 Delphi의 신탁소에서 일하는 여성이었다. 어느 날, 신의 아들로 큰 파워를 가진 어린 신 아폴로가 신전을 방문했고, 그녀에게 흥미를 느꼈다. 그는 그녀에게 키스하면서 예언의 선물을 주었다(우리는 그리스 신들과 여신들 사이에서 일어났던 "me too" 문제를 다음 시간을 위해 남겨둘 것이다). 그녀는 아폴로와 함께 공부를 했지만, 그의 애정에 보답하지 않았다. 아폴로는 그녀에게 미래를 예측하는 능력으로 모욕을 했고, 그녀 주변의 모든 사람들이 그녀를 믿지 않도록 했으며, 그녀의 현실을 바꾸거나 다른 사람들이 그녀의 현실을 고려하지 않는 고통을 주었다. 현대시대에서, 우리는 육체에 대한 우리의 느낌 인식이 우리 주변에 있는 것과 일치하지 않는 Cassandra의 역설에 종종 직면하게 된다. 우리는 종종 우리의 몸과 그것의 감각 인식을 둔화시키고 있다. Cassandra와는 달리, 우리는 그 순환을 깨고 신체 스토리를 바꿀 수 있다.

근막 시스템의 맥락과 모양

사회에서 문화에 이르기까지 맥락은 생물학적 시스템에 중요하다. 만약 우리가 특정 인종 집단(아프리카계 미국인 여성들에게)에 대한 편견이 있는 사회에서 살고 있다면, 신체 시스템에 도움을 줄 수 있는 근막 기법은 가장 많은 이익을 받을 수 있는 사람들에게서도 거부될 수 있다. 예를 들어, 모유 수유하는 이스라엘의 산모들도 스트레스를 받으면 모유의 생산이 적게 일어난다. 마음-육체의 상호작용은 대부분의 의사들에게는 훈련의 영역이 아니지만, 외상과 질병 사이의 연관성은 높다. 외상은 종종 더 많은 외상을 초래한다. 내가 9/11 테러 이후 치료사로 일하고 있을 때, 우리가 본 첫 번째 사례들은 과거의 외상을 가진 사람들, 특히 신체와 관련된 외상을 당한 사람들이었다. 내가 처음 치료했던 사람은 홀로코스트 강제 수용소에서 살아남은 헝가리 여성이었다. 그녀는 쌍둥이 빌딩이 무너지는 것을 봤을 때, 굴뚝이 타는 악몽을 꾸었다. 우리가 처음 함께 한 것은 그녀의 몸에 다시 간단한 리듬을 불어넣기 위한 czardas (헝가리 민속 춤)이었다. 생물심리사회 사상가인 Gabor Maté가 언급했듯이,"더욱 전문화되는 의사가 될수록, 신체 부위나 장기에 대해 더 많이 알게 되고, 그 신체 부위나 장기가 사람을 이해하는 경향이 더 적어지게 된다는 것이다"(Maté, 2011). 손상을 동정하는 Maté의 접근법의 경우, 치료사나 의사는 사람이 왜 중독을 선택했는지를 살펴볼 수 있지만, 그 사람이나 중독성 물질을 비난하기보다는 이것이 그들을 위해 무엇을 했는지 판단하지 않고 살펴보고, 신체 어디에서 사물이 재구성될 수 있는지 다시 생각해 이해한다. 그 아이디어는 어떤 행동에 판단을 내리는 것이 아니라 그것을 이해시키는 것이다. 즉, 이 상황에 대한 맥락과 형태를 제공한다.

"me too(나도 당했다)" 운동의 측면에서, 피해자들은 부적절한 복장을 하지 않았다는 것을 입증해야 하는 비난의 문화가 여전히 존재한다. 범죄자로 오인되지 않도록 옷차림이나 몸가짐을 조심해야 하는 소외된 그룹도 마찬가지다. 대학 캠퍼스나 직장에서는 아직도 여성을 겨냥한 폭행을 피할 수 있는 방법에 대한 포스터나, 예비 가해자를 막기 위한 긴급 연락처에 대한 조언도 있지만, 우리는 거의 듣지 못했다. 피해자들 중 상당수는 성기를 몸 깊숙이 감추는 동작을 하듯 몸 앞부분이 무너지는 모습을 보이고 있다.

초기 나의 치료 경력에서, 나는 Baltimore의 내 아이들과 "높은 요구"의 학교에서 일했는데, 그 중 많은 아이들이 유치원에 다닐 때쯤 학대를 당했다. 5살짜리 한 아이가 장전된 총을 학교에 가져와 휘둘렀다. 나는 그가 정말로 해를 입힐 의도가 있었다고 생각하지 않는다. 그러나 그 아이는 그의 일부분이었던 움직임 패턴, 그의 가정 환경으로부터의 움직임 패턴을 따랐다. 그는 운동장에서 즐기는 게임에 대한 주의를 분산시켜 침착하게 총에서 손을 뗄 수 있었다. 총을 휘두르는 것과 운동장 게임은 모두 놀이와 움직임을 통해 삶의 행동을 연습하고 있었다. 우리는 건강한 환경과 움직임 감각을 가짐으로써 아이들의 긍정적인 경험을 형성하는 데 많은 것을 할 수 있다.

몸의 외부를 느낌으로써 몸의 내부를 관리한다

많은 사람들에게 있어서, 내적 신체 감각은 매우 압도적이고, 과거의 외상이나 지각된 외상 경험과 관련이 있다. 잘못된 인지의 경우, 때때로 불안한 사람의 기억은 불편한 내적 감각에 의해 강화되는 과거의 외상 감정을 만들어내곤 했다. 종종 성적 학대를 받은 피해자를 포함한 외상에서 생존한 사람들은 그들의 신체 반응에서 해리성을 보일 것이다. 외부 감각(중력, 강한 터치나 저항)으로 시작하는 것은 종종 신체 이해 능력을 조직하는 강력한 작업을 시작할 수 있다. 이것은 종종 외수용성 인식으로 불린다. 이것은 댄스에서 마음 챙기기에 이르는 움직임 훈련뿐만 아니라 취미용 스포츠나 프로 스포츠에 종사하는 사람들이 요가 활동을 하는 이유이고, 또 신체 시스템에서 더 균형 잡힌 존재로 일하는 그들의 능력에서 더 자주 돌파구를 찾는 이유이다. 댄스/움직임 치료에서, 이것은 종종 다른 움직임의 특성이나 노력(예를 들어, Laban 시스템에서)에 접근하는 능력으로 가르친다. 근막 시스템의 관점에서, 우리는 경선의 균형을 잡는 능력을 생각할 수 있었다. 누군가 정서적으로 어려움을 겪고 있다면, 더 많은 움직임의 가능성을 갖는 것은 더 풍부한 표현을 위한 더 큰 능력을 제공해 준다.

참고문헌

Abraham, A., Franklin, E., Stecco, C. and Schleip, R. (2020) 'Integrating mental imagery and fascial tissue: A conceptualization for research into movement and cognition.' Complementary Therapies in Clinical Practice 40, 101193. https://doi.org/10.1016/j.ctcp.2020.101193

Acharya, S. and Shukla, S. (2012) 'Mirror neurons: Enigma of the metaphysical modular brain.' Journal of Natural Science, Biology and Medicine 3, 2, 118. https://doi.org/10.4103/0976-9668.101878

American Dance Therapy Association (n.d.-a) Definition. Accessed on 12/28/2019 at https://adta.org

American Dance Therapy Association (n.d.-b) What Is Dance/Movement Therapy? Accessed on 11/15/2021 at https://adta.memberclicks.net/what-is-dancemovement-therapy

Balyi, I., Way, R., Norris, S., Cardinal, C. and Higgs, C. (2005) Canadian Sport for Life: The Role of Monitoring Growth in Long-term Athlete Development. Ottawa: Canadian Sport Centres.

Berger, M. R. (1989) 'Bodily experience and expression of emotion.' In J. Fried, S. Katz, S. Kleinman and J. Naess (eds) Toward a Body of Knowledge: A Collection of Early Writings. Vol. 1. Columbia, MD: American Dance Therapy Association.

Bernstein, P. (ed.) (1979) Eight Theoretical Approaches in Dance-movement Therapy. Dubuque, IA: Kendall Hunt Publishing Company.

Bordoni, B. and Marelli, F. (2017) 'Emotions in motion: myofascial interoception.' Complementary Medicine Research 24, 2, 110–113. https://doi.org/10.1159/000464149

Calsius, J. (2020) Treating the Psychosomatic Conflict: In Search of a Transdisciplinary Framework for the Integration of Bodywork in Psychotherapy. Abingdon, UK: Routledge.

Carter, A. and O'Shea, J. (eds) (2010) The Routledge Dance Studies Reader. Abingdon, UK: Routledge.

Darwin, C. (1872) The Expression of the Emotions in Man and Animals. London: John Murray. https://doi.org/10.1037/10001-000

Evan, B. and Benov, R. G. (eds) (1991) Collected Works by and about Blanche Evan, Unedited: Dancer, teacher, writer, dance/movement/word therapist, January 28, 1909–December 24, 1982. New York, NY: Blanche Evan Dance Foundation.

Hall, E. T. (1997) Beyond Culture. New York, NY: Anchor Books.

Lauffenburger, S. K. (2020) '"Something more": the unique features of dance movement therapy/psychotherapy.' American Journal of Dance Therapy 42, 1, 16–32. https://doi.org/10.1007/s10465-020-09321-y

Levy, F. (1992) Dance/Movement Therapy: A Healing Art. Revised ed. Reston, VA: American Alliance for Health, Physical Education, Recreation and Dance (AAHPERD).

Lieberman, D. (2020) Exercised: Why Something we Never Evolved to do is Healthy and Rewarding. New York, NY: Pantheon Books.

Maté, G. (2011) When the Body Says No: Exploring the Stress–disease Connection. Hoboken, NJ: J. Wiley.

Michalak, J., Aranmolate, L., Bonn, A., Grandin, K. et al. (2021) 'Myofascial tissue and depression.' Cognitive Therapy and Research. https://doi.org/10.1007/s10608-021-10282-w

O'Donohue, J. (2002) Eternal Echoes: Celtic Reflections on our Yearning to Belong. New York, NY: Harper Perennial.

Physical Health and Education Canada (n.d.) Physical Literacy. Ottawa: PHE Canada. https://phecanada.ca/activate/physical-literacy

Reynolds, D. (ed.) (2012) Kinesthetic empathy in creative and cultural practices. Bristol: Intellect.

Schoop, T. (1974) Won't You Join The Dance?: A Dancer's Essay into the Treatment of Psychosis. Mountain View, CA: Mayfield Publishing Company.

Segran, E. (2015) 'Mayo Clinic launches ambitious study on how being indoors all the time affects us.' Fast Company, October 6, 2015. https://www.fastcompany.com/3051894/mayo-clinic-launches-ambitious-study-on-how-being-indoors-all-the-time

추천 책

Acarón, T. (2016) 'Shape-in(g) space: body, boundaries, and violence.' Space and Culture, 19, 2, 139–149. https://doi.org/10.1177/1206331215623208

Bartenieff, I. and Lewis, D. (1980) Body Movement: Coping with the Environment. Philadelphia, PA: Gordon and Breach Science Publishers.

Bloomgarden, A., Mennuti, R. and Cohen, E. (2003) 'Therapist self-disclosure: Implications for the therapeutic connection.' The Renfrew Center Working Papers 1.

Hemenway, P. (2005) Divine Proportion: Phi in Art, Nature, and Science. New York, NY: Sterling Publishing Co.

Ingber, D. E. (2008) 'Tensegrity and mechanotransduction.' Journal of Bodywork and Movement Therapies 12, 3, 198–200. https://doi.org/10.1016/j.jbmt.2008.04.038

Mallorquí-Bagué, N., Garfinkel, S. N., Engels, M., Eccles, J. A. et al. (2014) 'Neuroimaging and psychophysiological investigation of the link between anxiety, enhanced affective reactivity and interoception in people with joint hypermobility.' Frontiers in Psychology 5. https://doi.org/10.3389/fpsyg.2014.01162

van der Kolk, B. (n.d.) How Trauma Lodges in the Body. The On Being Project. Accessed on 12/29/2019 at https://onbeing.org/programs/bessel-van-der-kolk-how-trauma-lodges-in-the-body.

다양한 시각 - 게임규칙, 게임계획과 신체분석 4
(Different ways of seeing – game rules, game plans, and body analysis)

자연에 있는 무엇 하나를 잡아당기면, 이것이 세상의 나머지와 연결되어 있음을 그는 알게 된다.

John Muir

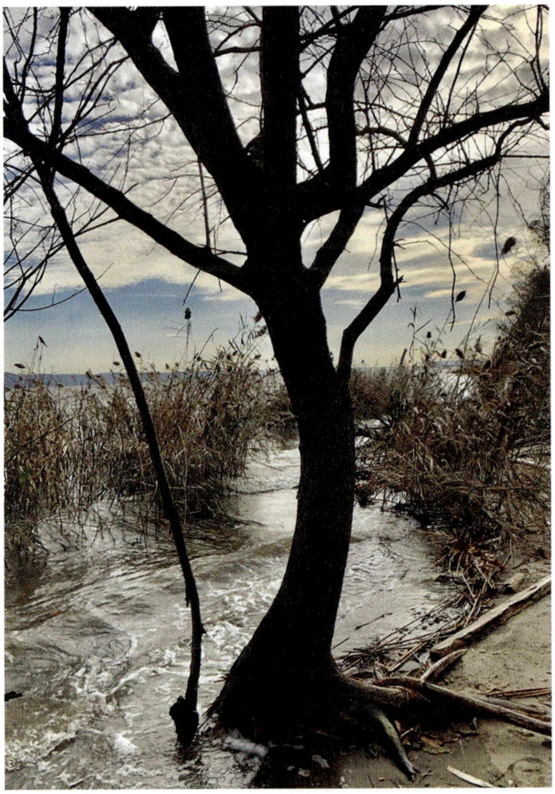

그림 4.1 나무는 그들의 유전자 코드에 반응하지만, 주변 환경 공간에도 반응한다.

사진 출처: 저자

근막 연결의 맵(지도)만큼이나 많은 신체 분석 시스템이 있다. 이들 다른 언어로 의사소통하는 방법을 배우는 것은 문제 해결과 신체 치료의 전략을 위한 파워를 허용한다. 모델과 맵은 모두 몇 가지 고유한 문제가 있지만, 유용한 구조물이다. 우리는 근막의 개념 안에서 다양한 시각과 치료 방법을 풀어나갈 것이다.

전신 맵핑(Whole body mapping)

삶의 형태는 몸 안에 쓰여 있다. 해부학 실험실에서 신체 기증자를 살펴보면, 나는 종종 죽은 사람에게 남겨진 것은 생명, 유전학, 환경, 아이디어, 가치관 등에 의해 형성되고 굴곡되어진 조개껍데기처럼 생겨났다고 학생들에게 말한다. 비록 내가 과거의 병력과 "사망 원인"을 가지고 있다고 해도, 나는 그 사람이 겪은 삶의 경험, 즉, 근막과 뼈 등의 날실(warp)과 씨실(weft) 안에 새겨진 그들의 고통이나 승리를 완전히 이해할 수 없다. 자세를 살펴볼 때, 또한 우리는 우리 자신의 편견과 의견을 강요할 뿐만 아니라, 동정심을 표현하기 보다는 그 사람을 판단으로 한정시킬 위험이 있다. 사람을 보는 시각을 이해하는 것은 이야기를 풀어나가고, 또 더 나은 움직임을 위한 전략을 만드는데 도움이 될 수 있다.

사람들은 조잡한 자세 분석장치로 확인할 수 있는 것도 훨씬 더 복잡하다. 날씨에 따라 반응하고, 뿌리가 묻힌 장소에 달라지는 나무처럼(**그림 4.1**), 그들의 뒤틀림은 때때로 우리가 교정해야 할 문제라기 보다는 우리에게 흥미를 제공해 준다. 좋은 입장도 나쁜 입장도 없고, 오히려 적절하게 작용하는 것뿐이다. 그 사람의 형태에서 긍정적인 특징을 찾는 것이 핵심이다. 나는 사람들이 "ACL 열상을 가진 클라이언트"나 "자동차 사고로 고생하는 클라이언트" 에게 구두 도움을 줄 수 있는지를 내게 물어보는 경우를 많이 접한다. 이런 정보는 나름대로 가치를 가지고 있지만, 개인과 세상에 대한 그들의 반응에 다가가는데는 그다지 유용하지 않다. 몸과 전신 시스템에서 잘 진행되고 있는 세 가지를 인정할 때, 우리는 클라이언트가 가지고 있는 어떤 자원으로부터 시작할 수 있다.

왜 우리는 신체 시스템을 설명할 필요가 있는가? 움직이는 신체 시스템을 어떻게 설명할까? 만약 아름다운 그림을 감상하고 있거나, 심지어 매일 걷는 풍경을 감상

신체 그리기 – 종이 위에 어떤 모양과 형태를 그릴 것인가?

우리가 사람의 모양을 생각할 때, 사람은 어떤 형태를 취하고 있는가? 이것은 우리가 느끼고 이해할 수 있는 것에 대한 인식에 좌우되고, 또 다양한 방식으로 그들을 표현하는 패턴이 어떻게 자연스럽게 작용하는지에 달려 있다. 잠깐 시간을 내서 백지에 몸을 그려보자. 자신의 몸을 자유롭게 참고할 수는 있지만, 아틀라스나 노트를 훔쳐보면 안 된다. 여러분은 몸의 모양과 형태를 어떻게 정의하고 있는지를 생각해 보자. 여러분의 그림 속에 무엇을 포함시킬 것인가? 빠진 것은 무엇인가?

잘 알려진 몇 가지 일반적인 몸의 형태들을 생각해 보자. 만약 몸의 골격을 그린다면, 여러분이 기억하는 것은 무엇이고, 빠뜨린 것은 무엇인가? 이 연습에 대한 여러분의 관점은 무엇인가? 만약 우리가 골격을 그리고 있다면, 여러분은 그 골격을 어떻게 상상하는가? 즉, 여러분은 일반적인 골격의 개념을 선택할 것인가, 아니면 성별의 특징에 맞는 특정한 골격을 선택할 것인가? 시각의 관점은 흥미로운 선택이다 – 즉, 여러분은 전방, 후방, 측방 또는 사선 방향에서 골격을 바라보고 그림을 그리는가? 여러분은 이것이 역사의 다른 지점에 따라 달라질 수 있다고 생각하는가? 이번에는 근육을 그려보자. 여러분이 그리려고 선택한 근육층은 무엇인가? 아니면, 여러분은 다른 신체 레벨을 어떻게 생각하는가?

마지막으로, 근막을 그려보자. 여러분은 근막의 형태를 어떻게 표현할 것인가? 근육처럼, 근막도 상상하기 어렵다. 여러분은 어떤 근막층에 집중할 것인가? 근막 연결이나 커다란 중격을 통해 여러분의 마음 속에 연결하고 있는가?

하고 있다면, 나는 그 관계 속에서 모든 것을 받아들이고 있는 것이다. Hemenway(2005)는 "예술은 전체와 부분의 관계에서 균형의 경험이다"라고 말했다. 2가지 앞의 물음들은 내가 몇 년 동안 가르치고 참석했던 움직임 워크숍에서 많이 제기되는 질문이다. 다른 움직이는 물체를 가지고 일할 때의 '직관력'이 종종 '보는 방식'이나 '움직임 판독 시스템'을 통해 전달될 수 있기 때문에, 모든 분야의 전문가들은 그것이 무엇인지를 일반적으로 알고 있다. 우리는 인간으로서, 우리의 전반적인 의도와는 상관없이, 사물에 고유하게 이름을 붙이려는 강한 욕구를 가지고 있다. 물론, 이것은 방향과 장소 찾기에 유용하다. 하나의 예는 미국 우편서비스 구역개선계획(ZIP) 코드이다. 이것이 독특한 미국적 용어이긴 하지만, 물론 다른 나라들도 한 곳에서 다른 곳으로 소포를 가져가는 경로를 만드는 데 도움이 되는 우편 번호나 장소 설명을 가지고 있다. 만약 내가 발생한 패턴을 묘사하거나, 앞으로 일어날 움직임을 예측하고 싶다면, 나는 이것을 설명하는 방법을 필요로 한다.

물론, 여러분이 읽으려고 선택한 것은 여러분이 보게 될 것에 영향을 미친다. 만약 내가 손상을 입고 의사를 방문했다면, 나는 그 손상에 대한 정확한 정보를 다른 전문가에게 전달하기 위해 의사를 필요로 한다.
법의학 해부학자인, Sue Black은 다음과 같이 말했다:

> *전문가들은 자신의 목적을 위해 다른 신체 부위를 판독하는 방법을 배운다. 임상의는 질병의 징후를 확인하기 위해 연부조직과 장기를 살펴볼 것이고, 임상병리사는 종양을 생검하거나, 병리나 질환의 상태나 진행을 설정하기 위해 세포들의 변화를 분류할 것이다. 법의학 병리의사는 사망 원인과 방식에 초점을 맞추고, 법의학 독물학자는 체액을 분석한다(Black, 2021).*

움직이는 사람들의 경우에서, 중요한 것은 실제로 정확한 진단이 아니라, 이야기를 풀어가기 위해 더 현명한 질문을 하는 능력이다. 예술가에게 있어서는, 공간적 관계가 중요한 것이다. 해부학자의 경우에는, 내적 지형과 외적 지형을 설명하는 부분들의 이름이 중요할 수 있다.

신체를 지도화(맵핑)할 때, 많은 신체 시스템과 관찰하는 방법이 신체의 틀을 만들고 이것에 의미를 부여하기 위해 개념이나 구성을 중심으로 만들어지는 것을 우리는 볼 수 있다. Laban의 움직임 분석 시스템은 등면체의 형태로 구축되어 있다. 해부학적 언어는 운동면을 중심으로 구축되어 있다. 지도는 지형의 지리와 수역 주변의 도표를 중심으로 만들어진다. 우리는 인간으로서 스포츠 수행, 창조적인 표현, 그리고 보행과 컴퓨터 책상 앉기 등과 같은 일상생활동작에서부터 우리에게 필요한 움직임과 관련된 방식을 이동하고 바꿀 수 있는 다양한 지식을 이론과 살아있는 조직 모두에서 쌓을 수 있다.

나는 미술사학자로서 해부학 경력을 시작했다. 심지어 석사 과정일 때도, 나는 미술 작품을 본 후 표현된 감정 반응을 기록했던 하나의 프로젝트에서 시각적 평가를 할 때 초기의 다양한 재능을 사용했다. 나는 인턴십 기간 동안 치료했던 치료 저항성 정신분열증 환자들과 "일반인"의 반응을 비교했다. 주 병원 환자들이 종종 슬픔이나 분노의 반응을 다른 사람들과는 전혀 다르게 인식한다는 것은 놀라운 일이 아니었다. 분노와 슬픔은 종종 혼동되었다. 본질적으로, 그들이 다른 사람들의 자세를 어떻게 판독하는가는 의사소통과 표현에서 종종 문제를 야기했던 다른 사람들의 인식과 불일치했다. 나는 예술적인 해부를 통해 문제를 해결하거나, 클라이언트의 자세와 움직임을 이해하기 위해 해부학적인 작업에도 제 기술을 활용했다.

"올바른" 자세라는 것은 실제로 존재하지 않지만, 의심할 여지 없이, 올바른 자세는 칼로리 노력이 덜 할 뿐만 아니라, 더 쉽게 기능을 수행할 수 있는 신체의 상태를 의미한다. 그러나 우리가 특정한 방법을 찾아야 한다는 가정은 옳지 않을 것이다. 복원력은 모든 신체에서 중요하다. 높은 수준의 스포츠와 다양한 움직임 훈련도 비대칭적인 근력을 가질 수 있다. 물론 신체는 해부학적으로 대칭적인 구조가 아니다. 우리의 심장은 약간 왼쪽 가슴에 치우쳐 위치하고, 간은 오른쪽에 위치한다(장기가 반대쪽에 위치하는 경우를 제외하고는). 그러나 이런 경우에도, 몸은 비대칭적이다.

근막은 우리의 신체 모양과 자세에 밀접하게 연결되어 있다. Richter 등(2019)이 지적한 바와 같이, "자세 톤과 외적 변화에 대한 자세성 적응은 근방추, 인대와 관절낭에 있는 골지기관에 의해 제공된다. 근육은 이런 과정에서 능동적인 역할을 하는 반면, 근막은 연결 요소로만 작용한다." 근막이 신체 전반에 걸쳐 퍼져 있기 때문에, 신체적으로나 심리적으로나 환경 변화에 대한 반응성이 높다. 압력은 근본적으로 근막층을 구성하는 섬유들이 더 잘 배치되도록 만들 것이다. 우리가 세상에 모습을 드러내는 대부분의 자세는 수년간 감정적으로나 신체적으로 세상을 대하던 것으로부터 나온다.

여러분은 어떻게 서 있는가? 서 있는 형태에 대한 라틴어 어원은 안정성이란 용어의 사촌에 해당되는 용어이다. 그러나 해부학적 입장은 장시간 동안 있어야 할 자연스러운 장소는 아니다. Merriam-Webster (2021)의 정의에 따르면, 안정성은 "평형 상태나 안정된 운동 상태가 방해를 받았을 때, 원래 상태를 회복하는 힘이나 움직임을 발달시키려는 물체의 특성"이라고 했다. 환경에 반응하는 신체의 능력은 훌륭하지만, 우리는 움직이는 신체가 한 단계 더 나아가서 주변의 힘에 더 반응할 수 있기를 원하고 있다.

비록 많은 사람들이 신체 분석 시스템에 대한 지식이나 능력을 가지고 있지 않다고 주장하겠지만, 우리는 항상 우리 자신과 다른 사람들의 자세 패턴을 공통의 언어로 바라본다. 우리는 어떤 사람이 두 발로 서 있을 수 있는지(강하게 보이는), 또는 무거운 짐을 어깨에 지고 서 있을 수 있는지(상황의 정서적 무게를 감당할 수 있는 것으로 보이는지)에 대해 궁금해야 한다. 우리는 항상 행동을 분석하고, 다른 사람의 패턴과 움직임을 파악한다.

자세는 종종 정적인 것으로 보이지만, 모든 종류의 신체 분석은 동적인 신체를 고려할 필요가 있다. 자세가 정적이라면, 신체는 동적인 움직임일 때 어떻게 작용할 것인가? 이것은 특정 스포츠의 연습에서뿐만 아니라 감정적 신체에서도 중요한 부분을 가진다. 잘 작용하는 패턴이 개발될 수 있지만, 스포츠와 쉬운 감정 경험 모두에서 필요할 때 패턴을 활용할 수 있는 능력뿐만 아니라 필요에 따라 다른 패턴에 접근할 수 있는 능력에서도 중요하다.

내가 치료사로 수년간 일할 때, 우리는 종종 움직임 패턴을 관찰하고, 또 필요에 따라 다른 패턴에 접근할 수 있는 능력을 살펴보았다. 긍정적이든 부정적이든 강한 감정은 신체 시스템을 변화시키고, 또 필요 시 적절한 감정 반응에 접근할 수 있는 능력을 변화시킬 수 있다. 근막 시스템은 천천히 변화하고, 그런 느린 변화들 때문에 훈련에서 시간의 개념이 중요하다. 패턴은 느리고 지속적인 움직임이나 움직임 변화의 반복을 통해 방해를 받게 된다. 즉, 여러분의 신체 변화는 여러분의 심리 변화에 영향을 미칠 수 있고, 반대로 일어날 수도 있는 것이다. 우리의 은유법으로 다시 돌아가서 이것을 연관시켜 보자. 우리가 최적의 수준으로 기능하기 위해서는, 다양한 음식을 먹는 것처럼 근막 움직임에도 다양한 영양 섭취를 필요로 한다. 움직임과 영양의 변화는 그들의 양만큼 중요하다. 만약 내가 매일 같은 길을 달리거나, 같은 웨이트 장비를 들어올린다면, 나는 시스템에 대한 예상치 못한 스트레스에 필요한 복원력을 갖지 못할 것이다.

운동선수들은 종종 1 ㎳의 수행 기록을 줄이기 위해 엄청난 노력을 하고, 우리들의 대부분은 평생 동안 더 쉽게 움직이기를 원한다. 많은 나의 학생들과 클라이어언트를 위해, 우리는 그들이 좋아하는 활동을 적은 노력으로 더 많이 하고 싶은 하는 것에 대해 이야기를 나눈다. 이것이 효율성이다. 원하는 결과는 신진대사나 다른 어떤 의미에서도, 더 적은 노폐물로 나타난다.

해부를 할 때, 우리는 다른 구조나 시스템을 보기 위해 무엇을 제거해야 할지를 항상 선택한다. 어떤 것은 다른 것을 보지 못하도록 방해를 한다. 비슷한 방식으로, 만약 우리가 움직임에 대한 계획을 가지고 있다면, 우리는 최종 목표를 알 수 있고, 거기에 도달하는 가장 효율적인 방법을 선택을 할 수 있을 것이다. 예를 들어, 카약을 탈 때, 나는 A 지점에서 B 지점으로 갈 계획을 짠다. 내가 그곳에 어떻게 가느냐는 내가 사용하기로 선택한 보트와 같은 추가 요인들뿐만 아니라 조류, 바람, 날씨, 노 젓는 기술 등 많은 요인들에 의해 좌우된다. 인생에서, 우리는 들이쉴 때 자궁 밖에서 삶을 시작하고, 내쉴 때 지상에서 우리의 마지막 시간을 보낸다. 우리가 일반적인 프레임워크를 알고 있다면, 우리가 어느 정도 통제할 수 있는 요소를 알게 되어 우리의 접근 방식을 최대한 계획할 수 있다. 근막 시스템 내에는 많은 즉흥성과 개인의 창의성을 발휘할 여지가 있다.

그러나 몇 가지 꼭 들어가야 할 것은 알려져 있지만, 그 혼합물 안에 너무 많은 내용물을 넣는 것은 삼가해야 한다. 삶은 예측할 수 없는 것이기 때문에, 몸과 마음 모두에 복원력이 꼭 필요한 것이다. 내가 해부학 실험실에 있을 때마다, "정상"이 아닌 해부학적인 변종을 보곤 했다. 몸에 잘 맞는 것이 너무 많지만, 우리의 해부학적 비정상 조차도 종종 몸이 겪은 삶으로 인한 창조물이다. 우리가 해부 테이블 위의 사체 기증자에서 보는 것은 그들이 살아왔던 삶의 잔존들이고, 우리가 조개껍질을 보고 몸의 체계에 새겨진 삶의 잔해를 보는 것과 같은 방식으로 그들을 본다. 실제 생명체(활성 미생물을 제외하고는)는 더 이상 존재하지 않고, 물론 우리가 신체 시스템의 움직임 질의 인공물을 볼 수 있다고 하더라도, 움직임의 동기는 남아 있다.

항상 변이는 학생들을 놀라게 한다. 나는 내가 해부학에 계속 매료되고 있음을 알고 있는데, 그 이유는 해부 테이블 위에 놓인 모든 사체는 내가 길에서 만나는 사람만큼이나 다양하기 때문이다. 이것이 왜 놀라운 것인가? 어찌된 일인지 우리는 표준화된 교재와 신체 이미지에 너무 익숙해져 하나의 모델이 우리 모두의 아바타가 되었다. 교실에서 공부했던 스켈레톤(골격 모형)이 종종 신체의 형태와 구조에 있어서 절대적인 것으로 여겨진다. 그러나 우리는 천식으로 인한 늑골의 변화나 골반의 엄청난 변화들을 보게 된다. 근막도 이와 마찬가지로 엄청나게 다양할 수 있다.

약 1년 전, 움직임 강사를 위한 소셜 미디어 페이지를 통해 스크롤하는 동안, 나는 다음과 같은 본질적인 질문을 발견했다: "해부학 공부는 유용한가, 필요한가, 아니면 완전히 불필요한가?" 만약 여러분이 이 책을 손에 들고 있다면, 나는 여러분이 신체 해부에 강한 관심을 가지고 있다고 상상할 수 있지만, 이 포럼에서 나는 "절대"에서 "전혀"로 이어지는 외침과 때때로 "이것은 상황에 따라 달라진다"는 것을 암시하는 대화를 듣고 매료되었다. 경청과 이해는 우리가 토론에 어떻게 참여해야 하는

가에 중요하다. 만약 내가 다른 과학자나 심지어 클라이언트와 움직임에 대해 논의하고 있다면, 더 깊은 어휘와 시각적 지식을 갖는 것은 그림을 풍부하게 하고 우리에게 더 많은 가능성을 제공해 줄 수 있다. 그러나, 언어는 소외감을 줄 수 있다. 여러분이 당신의 지식을 클라이언트나 의사에게 어떻게 설명해야 할지를 생각해보자. 여러분은 생색을 내지 않거나 건방지지 않게 그 설명을 정확하게 할 수 있는가? 여러분의 언어도 움직임의 질을 잘 전달하는가? 발에 있는 근막 연결에 이름을 붙이는 것도 멋진 일이기도 하지만, 만약 내가 그 지식을 족저근막 통증을 치료하는데 사용할 수 없다면, 클라이언트나 트레일 달리기를 원하는 사람으로서 내게 어떤 문제도 되지 않을 것이다.

모델에 대한 생각

Tracey Mellor

모델에 대해 쉽게 흥분하지만, 내 생각에는 모델들은 현실이 아니라는 경고나 주의를 가지고 와야 한다.

모델은 친숙한 형태나 시각적 형태로 새로운 아이디어와 소통할 수 있는 복잡한 개념을 가장 단순화시킨 것이다.

정거장에 붙어 있던 지하철이나 철도의 포스터를 생각해 보자. 포스터는 목적지, 방향 및 역의 순서 등을 나타내기 위해 색이나 그림을 사용하여 그래픽 디자이너가 만든 것이다. 로드맵과 비교해 보면, 포스터는 현실과 지나간 유사성에만 나타낸 것이다.

모델은 항상 신체가 어떻게 움직이는지를 설명하는 데 도움을 주기 위해 사용되어 왔다. 테크놀러지와 연구 기법이 발전함에 따라, 우리가 성장하고 의존해온 개념의 모델들이 개선되거나, 대체되거나, 뛰어넘거나, 심지어 반증될 수밖에 없다. 일부 모델은 수세기 동안 사용되어 왔는데, 아마도 그들을 의심할 이유가 없었기 때문이다. 어떤 모델들은 새로운 아이디어에 의해 빠르게 바뀔 수도 있다. 변화의 속도는 종종 신기술의 속도, 관심 분야에서의 추진력 증가, 천재성의 불꽃, 정치적 개입, 또는 상업적 이익을 따라간다.

새로운 모델이 발표되면 모든 경력이나 명성은 씻겨 내려갈 수 있다. 새로운 모델의 프로모터들의 복음주의적 열정은 보수적인 늙은 가드와 정면으로 마주치게 된다. 그러나 누가 옳은가? 옳고 그름이 있는가? 모델이 옳다고 선언될 수 있는가? 그리고 만약 그렇다면, 이것은 법으로 불러져야 하는가?

확실히 움직임을 설명할 수 있는 두 개 이상의 모델이 있을 수 있다. 움직임 강사나 치료사의 세계에서는 어떤 모델을 사용해야 하는가? 실제로는, 경험과 상황에 따라 해당 클라이언트에게 가장 적합한 것을 사용하는 것이다.
결국, 모델의 정확성과 적용 결과 중 더 중요한 것은 무엇인가?

미술사학자처럼 신체를 평가하는 방법

오직 예술에 의해서만 우리는 우리 자신 밖으로 나갈 수 있고, 우리는 하나의 세계만 보지 않고, 우리는 이것을 다양한 형태로 본다.

Marcel Proust

예술과 과학의 분석은 유사한 특징을 가지고 있고, 유사한 기술을 개발하는 데 도움을 줄 수 있다. 미술사학자들은 그림, 조각, 그리고 다른 예술 작품들 앞에 앉아 몇 시간을 보내며, 종종 예술가의 삶의 큰 맥락이나 역사적 연관성에 관련하여 그 작품의 필수적인 요소들을 고려하고 평가한다. 나의 배경을 바탕으로 볼 때, 이들 질문은 내가 미술과 움직임 분석에서 발견했던 가장 필수적인 것들 중의 일부이다.

무엇을 보는가?

예를 들어, 평가는 작품의 중립적인 목록이 될 수 있다. 나는 다음과 같은 방식으로 그림의 이미지를 설명할 수 있다:

이 작품은 눈 내리는 2월의 장면을 묘사한 목판화이다. 전체 이미지는 흑백이다. 이미지의 오른쪽에서 쏟아지는 빛들이 소나무를 비추고 있다. 넓고 굵은 스트로크는 장면의 현장감을 잘 보여준다.

신체에서의 이것은 손상, 패턴 또는 관계에 대한 설명일 수 있다.

무엇을 느끼는가?

예술의 분석에서 우리는 작품이 관람자에게 어떤 영향을 미치는지 고려한다. 모양, 패턴, 모티프, 그리고 색깔 등은 감정 표현에 영향을 줄 수 있다. 신체 분석에서, 첫 인상은 중요하고, 종종 신체의 전반적인 표현 즉, 몸이 자신감 있게 보이는가? 효율적인가? 힘들어 보이는가? 또한 만약 이것이 그들의 작품에 에너지를 가져다주는 클라이언트라는 생각을 치료사나 트레이너에게 제공할 수 있다.

맥락은 무엇인가?

신체의 경우에는 문화적으로 적절한 공간 사용뿐만 아니라, 움직임 패턴의 문화적 차이에 대한 판단도 종종 있다.

이것을 어느 범주 아래에 넣을 것인가?

미술사에 있어서, 범주는 미술 스타일이나 예술가의 작품 기간을 위해 활용될 수 있다. 신체와 마찬가지로, 우리는 그 사람의 역사 중 어느 특정 기간(즉, 신체 이완에 영향을 줄 수 있는 임신)을 살펴볼 것이다.

무엇을 전달하려고 하는가?

예술은 종종 해설이고, 스토리텔링이고 또 대화를 불러일으키는 방법이다. 신체의 경우, 가장 뚜렷한 "대화"는 가장 중요하지 않을 수도 있다. 예를 들어, 어깨가 올라간 것은 몸 앞쪽 부위의 통증과 관련이 있을 수 있다.

시간이 이 작품의 관점에 어떻게 영향을 미치는가?

미술사에서, 작품의 창조와 검증(또는 그것의 결여)을 둘러싼 역사의 위대한 요소들과 작품의 관계에 대한 관점이 있다. 신체에는 살아온 시간과 삶이 현재 상태가 반영되어 있고, 몸이 말해 주는 이야기가 쉽게 드러나는 경우가 많다.

사행 지도(meander map)

이런 사행 지도(**그림 4.2**)는 지도 제작자인 Harold Fisk가 1944년에 만들었고, 시간의 흐름에 따른 미시시피 강의 경로를 보여주고 있다. 카약을 타는 사람으로서 나는 강의 이런 개념이 바뀌는 것을 알고 있고, 육지와 물의 경계를 정확히 지키려는 미육군 공병단의 최선의 노력에도 불구하고, 그들이 어떻게 이동하고 변하는지를 안다. 강의 일반적인 흐름은 계속될 수 있지만, 강의 윤곽이 시간에 따라 변하면서 주제도 따라 변한다.

파동은 매개체를 통해 이동하는 동요(진동)이다. 흥미롭게도, 진동 방향이 그 물체가 진행하는 방향과 수직인 물의 파동은 횡파로 불리는 반면, 음파는 종파이다. 다시 여기에서, 우리는 방향성을 개념화하고 있다. 강의 경우에는, 임피던스나 흐름의 정지(즉, 저항)가 거의 없다. 미시시피 강은 일반적으로 남쪽으로 흐르지만, 침전물의 퇴적으로 인한 물의 흐름이 바뀔 수 있는 것이다. 내가 카약을 타던 허드슨 강은 조수가 심해서, 힘에 반응하여 아래위로 움직이는 장파의 파도가 일어난다. 밀물은 물이 해안선까지 가장 높은 곳에 도달하는 것을 말하며, 썰물은 가장 낮은 수위로 물이 퇴하는 것을 말한다. 허드슨 강의 조수는 강 하구에서 발생하는 물의 상승과 하강에 반응한다. 하락에 대응한다.

이것이 어떻게 근막과 관련성이 있는가? DNA, 환경 및 근막 연결의 경로로 인한 일반적인 패턴이 신체의 형태에 영향을 미칠 수 있다. 그러나 사행 지도는 우리에게 계속해서 변화하고 있음을 상기시켜 준다. 그리고 우리의 물 같은 근막 매개체는 항상 새로운 길을 새기고 있다.

역사적으로, Albinus는 인체의 비대칭을 부정했다:

뼈의 능선과 고랑, 신경과 혈관을 위한 뼈의 구멍들은 대칭적으로 맞지 않고 미와 균형에도 맞지 않으면 체계적으로 지워지거나 재배치되었다. 이것에 맞추어, 또한 그는 왼쪽과 오른쪽의 조화를 위해 노력했고, Wandelaar에게 뼈의 반만 그린 후, 종이를 접어서 나머지 절반을 복사하도록 부탁했다. 이런 절차를 통해, Albinus는 역설적으로 대칭을 위해 중요한 구조물을 제거했고, 연필 스트로크의 완전한 일관성을 위해 형태의 생명력을 희생시켰다(Hildebrand 2005, p.561).

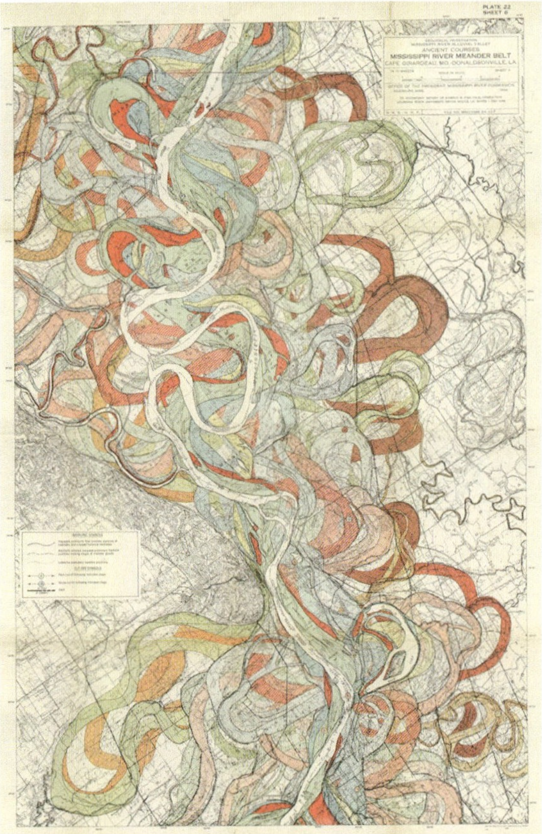

그림 4.2 구불구불한 지도는 움직임을 가지고 있으며, 근막 라인의 이동과 유사할 수 있다. 이 그림을 볼 때 "미술사 학자처럼 신체를 평가하는 방법"의 지침을 사용해 보자.

미시시피 강의 구불구불한 지도.
Harold Fisk, 1944. (https://publicdomainreview.org).

패턴 인식

패턴 인식은 이미지 처리, 컴퓨터 비전, 분석, 신경망과 같은 관련 분야를 포함한다. 컴퓨터 과학에서는 급변하는 개념에 대응하여 50여 년 전에 동일한 이름의 저널이 설립되었으며, 현재 이 개념은 알고리즘을 통해 주요 특성에 기반하여 물체를 분류하는데 사용되고 있다. Myers에 따르면:

자세와 움직임에서의 패턴 인식은 우리가 어떻게 개발하고, 하중을 짊어지고, 하중을 조정하고, 환경을 통해 어떻게 이동하고, 또 공간을 어떻게 점유하는지를 연구하고, 또 우리의 신체를 어떻게 인지하는지를 연구하는 "공간 의학"의 핵심 기술이다 (Myers 2020, p.1).

운동 분야의 다양한 전문가들은 신체에 우리의 패턴 인식에 더할 수 있다. 근막 구조를 활용함에 있어서, 사람은 다른 선이나 노력의 질에 관여하는 것을 인지하고 통합을 위한 전략을 통해 일할 수 있다. 또한 패턴 인식은 시간적 차원과 원하는 목표가 무엇이고, 우리가 어떻게 그곳에 도달하는지에 대한 개념뿐만 아니라 이 작업을 수행하는 방법에 대한 중요한 아이디어를 다룬다. 우리는 건축 장비에서 이들 페이지에서 거론될 텐서그리티 모델까지 근막과의 관계를 잘 보여주기 위해 다양한 개념화 방법으로 신체를 볼 수 있다. 앞으로 몇 년 동안, 신체를 개념화하는 것뿐만 아니라 패턴 인식에 대해서도 생각할 수 있는 추가적인 방법들이 분명히 있을 것이다(**그림 4.3**).

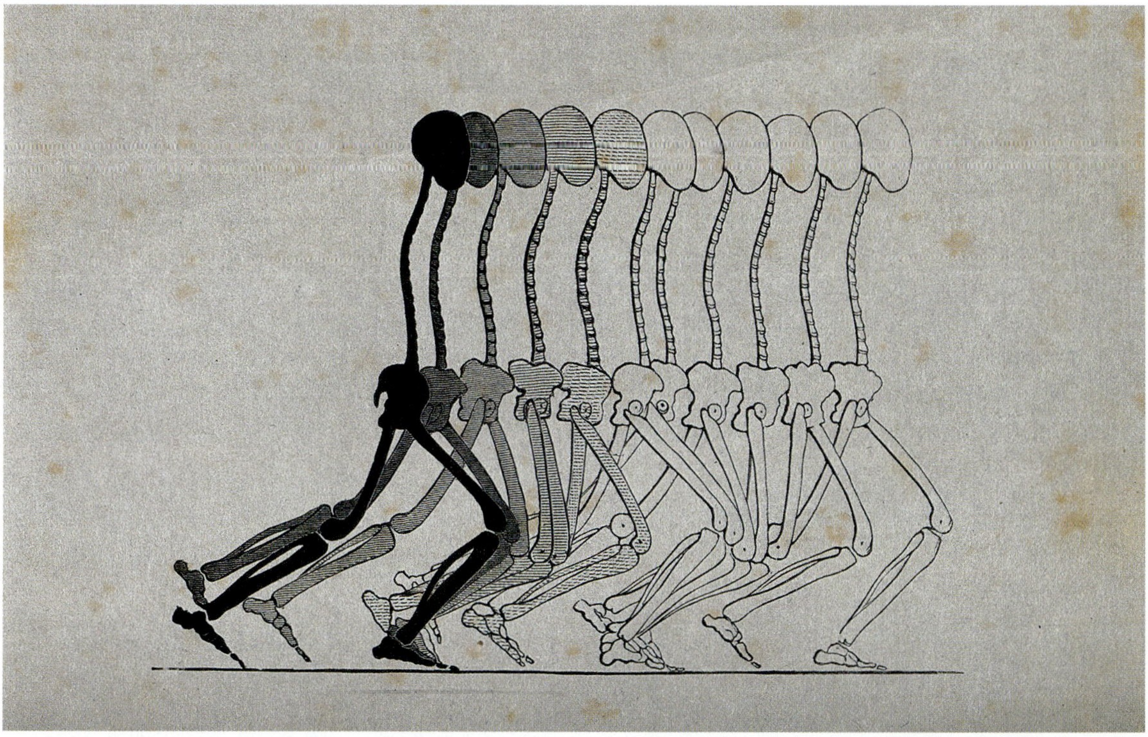

그림 4.3 우리의 눈은 정적 움직임 뿐만 아니라, 보행 패턴과 같은 동적 움직임 시퀀스 패턴을 찾는다.

Credit: A skeleton in motion. Lithograph, 18—. Wellcome Collection. Public Domain Mark.

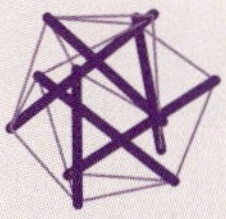

연추선의 역사

수직선(연추선)은 끈의 끝단에 추를 매달아 그 추가 중력에 의해 아래로 떨어지도록 만든 장치이다. 건축은 항목들 사이에 비례적인 균형 감각을 갖는 "조정의 선"이라는 개념을 가지고 있다. 격자 라인에다 신체를 통과하는 연추선을 떨어뜨려 중력과의 관계를 보여 주었다. 이들 격자 장치는 여전히 많은 현장 실무에서 신체 판독을 위한 수단으로 사용되고 있지만, 새로운 신체 판독 시스템으로 중요한 3차원 공간 관계를 놓칠 수 있다.

그렇다면, 이런 아이디어는 어디에서 나온 것일까? 해부학자 Christian Wilhelm Braune(그의 학생 Otto Fischer와 함께)는 군인 자세를 취한 후, 최고의 자세 척도로서 연추선을 떨어뜨렸다(Braune과 Fischer 1987). Braune은 해부학, 근막, 움직임에 대한 우리의 연구에서 빠른 부수적 노트로서 쉽게 무시할 수 있었지만, Braune은 냉동 사체(근막 조직을 더 잘 보존하는)에 대한 연구를 더욱 발전시킨 해부학자였다. 그는 Fischer와 함께 공동 작업하여 1885 – 1904년 Der Gang des Menschen(나중에 The Human Gait로 번역되었음)을 저술했는데, 이것은 현대 보행분석의 중요한 선구자로 남아 있다.

우리는 "완벽한" 자세를 찾고 있는 것이 아니라, 신체 시스템에 잘 기능할 수 있는 실제 자세를 찾고 있다. 운동신경이 근막 안으로는 들어가지 않지만, 우리는 수용기를 통해 근막을 경청하는 뇌와 대화하면서 뇌와 움직임을 생각할 수 있고, 그 다음 반응으로서 근육과 대화를 할 수 있다. 또한, 엘리트 운동선수는 종종 기능적 비대칭을 가지고 있는데, 사실, 이런 비대칭이 그들의 경기력에 도움을 줄 수 있다. 모양 자체는 심지어 뼈까지 쓰여져 있다. 약간 척추 측만증을 가진 나와 같은 신체의 경우에는, 비대칭이 얼굴까지 올라온다. 신체의 모양은 자기 인지, 환경적 요소와 유전적 요소의 반영, 그리고 분명히 패턴을 유지하는 근막 시스템의 모양에 한정될 수 있다.

우리가 격자 장치에 배치된 사람을 관찰할 때, 말 장난처럼 보이지만 사물의 전체 모양을 놓칠 수 있다. 조금 전 Newton의 입장에서 움직임을 살펴본다면(모든 작용에는, 크기는 같고 방향만 반대인 반작용이 존재한다), 우리는 상대성에 기반된 아인슈타인 접근법의 개념으로 나아가고 있다. 상대성은 모든 것이다. 심지어 한 발에서 다른 발로 이동하는 측면에서의 모양 바꾸기도 힘의 변화와 안정성 문제를 요구한다. 만약 우리가 텐서그리티(여전히 이론적 모델이라는 이론적 경고와 함께)로서 신체에 대한 생각을 계속한다면, 우리는 신체 자세를 훌륭한 텐서그리티 시스템으로 보는 것이다.

어떤 보상 패턴도 생각이 몸짓, 습관, 그리고 조직으로 발전하는 패턴으로 변하면서 시작된다. 이들의 대부분은 실제로 신경학적 패턴으로 시작한다. 근막 패턴은 신경계 패턴을 따른다. 움직임과 해부학에서 빼놓을 수 있는 중요한 아이디어가 있다. 움직임은 지속적으로 해부학을 재형성한다. 운동은 끊임없이 해부학을 재구성하고 있다. Hedley(in Dalton 2011)는 다음과 같이 지적했다:

움직임이 요구될 때, 조직이 용해되고 경우에 따라 방향이 재설정된다. 고요가 지배하는 곳에는 고요를 위한 물리적 지지와 물질적 지지가 모이게 된다. 콩 심은데 콩나고, 팥 심은데 팥나듯이, 여러분이 실행해야만 얻을 수 있는 것이다. 자연은 이런 점에서 우리의 손에 달려 있는 것이다. 의식적이든 무의식적이든, 고의적이든 우발적이든 우리가 제공하게 되고, 자연은 그 의도가 명백해지는 형태를 제공한다(p.69).

"Muscles: Testing and Function with Posture and Pain(Kendall 등, 2005)"이라는 책은 현재 5판째 출간되었으며, "이상적인 자세"에서 "척추후만증"까지 이르는 신체 유형을 분류하는 다른 방법이다. 많은 물리치료사들이 이 책을 이용하고 있고, 타이트하거나 약화된 근육을 위해 빠른 기준이 된다. 목표는 신체의 효율성과 근육 균형을 창출하는 정렬의 회복이다. 정렬 회복은 근막 자세를 해결하지 못하는 반면, 다른 신체 부위에 영향을 주는 한 신체 부위의 비슷한 개념을 계속 가지게 된다.

Aristides(2018)에서, 저자는 다음과 같이 말했다:

훌륭한 그림은 항상 여러분의 대상자에 대한 감정 반응으로 시작한다. 디테일과 유사성을 살펴보는 것 대신, 대상자의 숨겨진 본질적인 패턴과 구조에 집중하자. 종종, 이것은 하나의 반복되는 선 방향이나 몇 개의 동적 각도에 지나지 않지만, 그 결과는 책 전체를 요약하는 줄거리 같다. 여러분은 이 선들을 실제로 이미지 위에 그릴 수도 있고, 그림이 발전함에 따라 여러분의 그림에 미묘하게 영향을 미칠 수 있도록 마음 속에 그들을 간직할 수도 있다.

근막의 형태를 유지하는 곳

몸의 근막 형태를 생각할 때, 우리는 몸 안의 거대하고 거칠게 짜여진 담요처럼 그물망이나 거미줄이라고 생각할 것이다. 이것을 강하게 당기면, 변형이 발생할 수 있다. 원하지 않는 장애는 수리의 필요를 요구할 것이다. 이것을 너무 빨리 꿰매면 팽팽한 섬유들이 서로 잡아당기게 되지만, 주변의 직물에 약한 부분이 생기게 된다. 손상 부위를 그대로 놓아두면, 구멍이 커져서 더 타이트하고 과도하게 신장된 섬유 주변에 약한 부위가 발생한다. 또한 근막은 천요근막의 교차 섬유와 같은 다른 장소에서도 강도와 안정성을 창출한다 (**그림 4.4**).

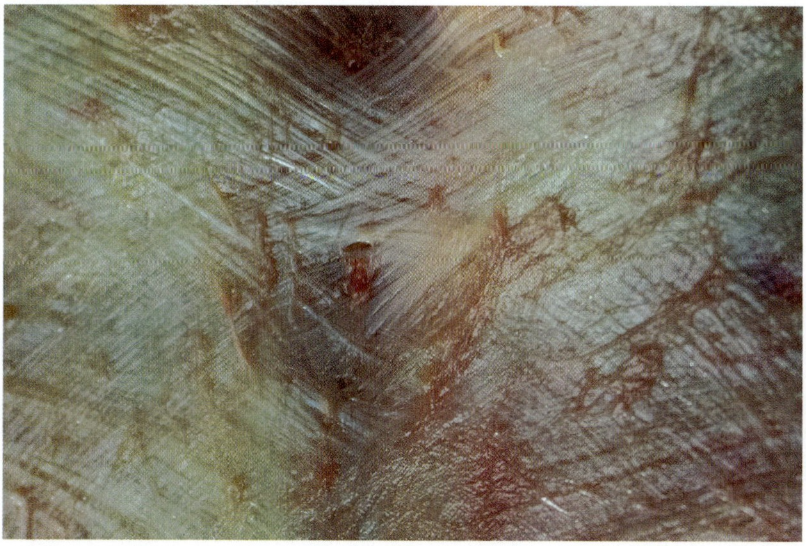

그림 4.4 천요근막에 있는 교차 섬유.

사진 출처:
Lydia Mann, KNMLabs(저자 해부)

움직임과 휴식

움직이는 신체를 개념화할 때, 우리는 때때로 더 많은 활동이나 표현을 준비하기 위해 휴식이 필요함을 명심해야 한다. Beach(2010)는 다음과 같이 언급했다:

> *움직임은 일관된 형태의 변화이다 – 우리가 가정하는 일부 모양은 다른 것보다 더 근본적인 모양이다. 음악을 이루는 음표처럼, 몇몇 자세들, 특히 바닥을 기반으로 한 휴식의 자세들은 몸을 튜닝하는 것을 제안하고 있다고 나는 제안한다. 우리는 동전의 양면 즉, 휴식과 움직임을 모두 고려할 필요가 있다.*

흥미롭게도, 우리들 대부분을 위한 휴식은 해부학적 자세로 서는 것을 포함하지 않기 때문에, 신체 패턴의 전반적인 측면에서 보면, 휴식을 취하는 몸을 평가하는 것이 가치가 있을까?

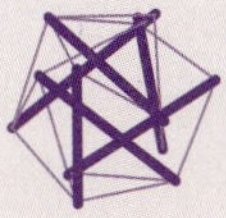

Langer 선: 그들은 무엇을 위해 중요한가?

Langer 선(절개선으로 알려진)(**그림 4.5A**)은 진피에 나타나는 선으로 콜라겐 섬유와 평행하게 주행한다. 이들 선은 모양에 관한 것이고, 나무의 나이테를 연상시킨다(**그림 4.5B**). 이들 선은 호주의 해부학자인 Karl Langer의 이름을 따서 명명되었는데, 그는 사체의 피부를 뚫어 그 구멍 안에서 타원형 모양과 선과 같은 고리를 만든 이들의 연결을 관찰했다. 때때로 그들은 상처 치유 때 최소한의 장력을 만들 수 있는 외과적 절개를 하기에 가장 좋은 선의 방향성을 찾기 위해 외과의사들에 의해 연구되었다. 즉, 외과의사가 이들 선과 평행한 절개 부위를 유지하는 쪽으로 관심을 가지고 있다면, 이들 지형의 선은 환자에 대한 미용과 기능적 결과에 영향을 줄 수 있다(Lemperie, 2020).

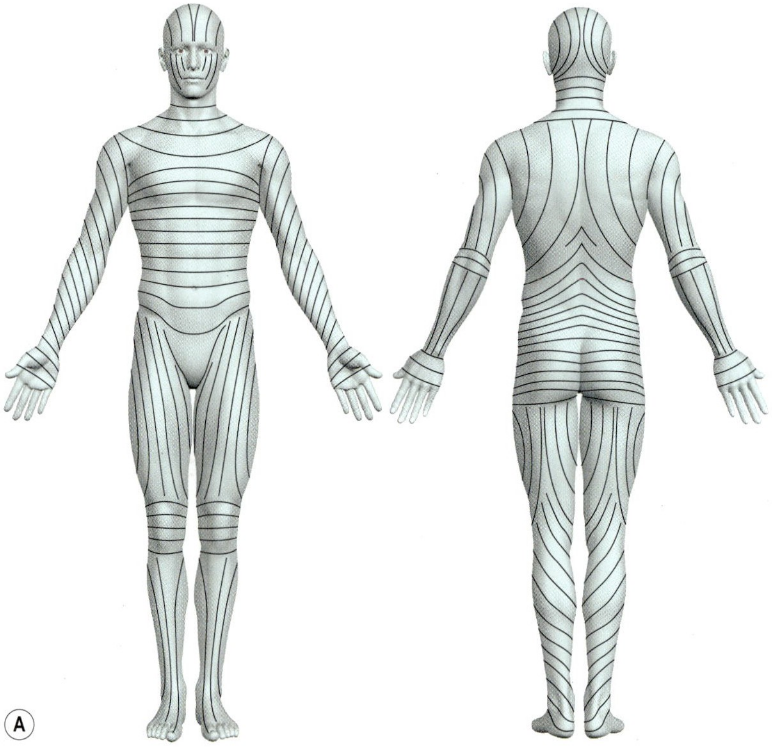

그림 4.5 A Langer 선(또는 cleavage line)은 피부에 있는 패턴화된 주름을 나타낸다.

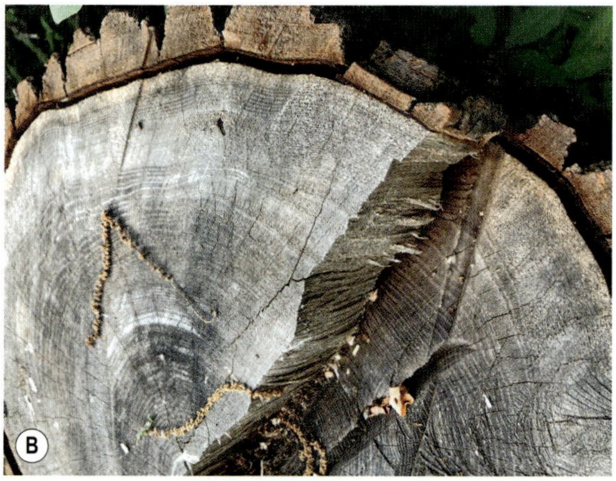

그림 4.5 B 나무의 나이테는 신체의 Langer 선과 비슷한 패턴을 보인다. 매년, 나무껍질 표면 바로 밑에 층(형성층으로 불리는)이 생긴다. 나무의 나이테는 매년 나무 시스템에서 일어나는 혈관 변화와 관련된다. Langer 선이 신체의 한 층에 있는 동안, 더 강한 근막 영역은 때때로 지방 조직의 나무 고리처럼 보이며, 아마도 체중 증가나 체중 감소 또는 다른 외상의 기간 동안 강화층으로 작용한다.

그림 출처: 저자

신체 의사소통(Body communication)

어떤 신체 평가 시스템에서도, 우리는 지식에 대한 우리의 개념이 다른 사람의 신체 실체와 일치하지 않을 수도 있음을 인지해야 하고, 또 이런 불일치는 문화적, 성 정체성에 초점을 맞추는 편견으로 이어질 수 있음도 인식해야 한다. 살아있는 신체는 항상 움직인다; 비록 많은 신체 평가 시스템이 정적인 시스템이지만, 우리의 목적을 위해 우리는 신체의 자세가 어떻게 움직이는지에 관심을 가지고 있다.

천장관절이 기본적인 수준에서 어느 정도의 자유도를 가지고 있지만, 안정화에 더 큰 역할을 하고 있다. 천장관절은 앉은 자세 때보다는 선 자세일 때 더 좋은 기능을 한다.

Laban과 노력의 개념

라반 움직임 분석(LMA)과 Bartenieff의 업적

라반 움직임 분석(LMA)은 움직임의 특성을 설명할 수 있는 이론적 시스템이며, 움직임의 해석, 움직임의 수행 표기, 그리고 댄스/움직임 치료와 같은 분야의 문서화 등에 사용될 뿐만 아니라, 배우, 음악가, 안무가, 비즈니스 컨설턴트, 운동선수 등에도 사용된다. 이런 분석 시스템은 우주에서 사람들이 어떻게 움직이고, 일을 하고, 표현하는지를 설명하는 수단으로서 기하학을 연구한 Rudolf von Laban(1879–1958)의 이름을 따서 명명되었다(**그림 4.6**).

Laban과 Buckminster Fuller는 동시대 사람이었지만, 그들은 서로 만난 적이 없고 또 서로의 생각을 인지했는지도 불투명하다. 그러나 그 시대는 평행한 발전을 장려한 것처럼 보였다.

이것은 몇 가지 이유로 중요하다. 움직임 세계에서, Laban의 개념과 나중의 Bartenieff 등의 개념은 공간과 움직임 표현을 개념화하는데 도움을 주었다. 물론, Buckminister Fuller는 세포생물학자 Donald Ingber와 노벨물리학상을 받은 물리학자 Frank Wilczek에게 영향을 미쳤고, 또 텐서그리티와 근막의 세계에 대한 사고과정에도 영향을 미쳤다. 모양과 기하학적 형태는 수세기 동안 인간들의 관심을 받아왔다. 비록 비슷한 모양들이 조기에 발견되었지만, 기원전 300년 Euclid는 Laban이 움직임 이론에 사용한 등면체를 포함해 자연과 예술 전반에 걸쳐 발견되는 다섯 개의 "플라톤 고체"로 알려진 것에 대해 기술하였다(**그림 4.6**). 보다 최근에는, 과학자들이 Buckminster의 플러렌(텐서그리티에 대한 그의 영향으로 지오데식 돔의 이름을 따서 명명된 분자)이라는 이름으로 공유할 때 고개를 끄덕였다. 마찬가지로, 여러분은 자성을 띤 Buckyball이라는 어린이 장난감과 동일한 형태를 봤을 것이다.

Laban의 움직임을 간단히 살펴보자.

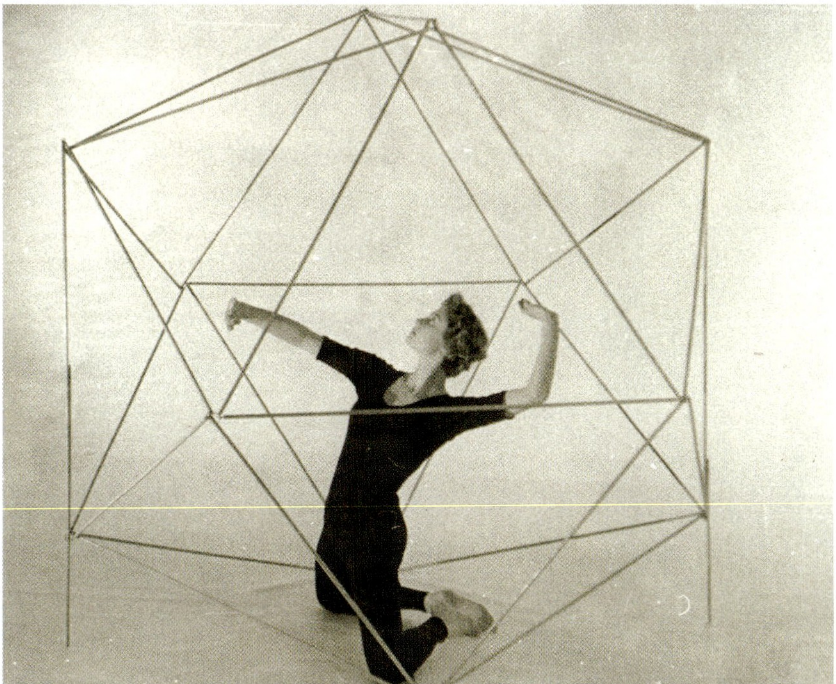

그림 4.6
신체: 무엇이 움직이는가? 이것이 우리가 연결을 찾는 곳이다-내부 연결과 내수용기에 대한 인식.
노력: 어떻게 움직이고 있는가? 이것은 신체의 역동적인 표현을 찾기 위한 공간이다.
공간: 이것이 어디에서 움직이는가? 세상의 존재, 특히 신체가 더 큰 환경과 어떻게 상호작용하는지를 개발해 보자.
모양: 왜 몸이 이런 식으로 움직이는가? 측지선 구조, n.d. (L/F/4/88)의 중심에 있는 여성.

출처: Rudolf Laban Archive, University of Surrey, © University of Surrey.

노력

Mary M. Copple

역동성은 모든 인간의 움직임에 내재되어 있다. Rudolf Laban([1966] 2011)이 키네스피어(kinesphere)라고 불렀던 신체 주변의 공간에서 움직임 시퀀스가 전개될 때, 그들의 동적 특성은 dynamosphere로 불렸던 것에서 전개되고, 그들의 리듬에서 나타나는 "동적 스트레스의 선택에 의해" 움직이는 사람의 내적 태도나 기분(mood)을 특징짓는다(p.27). 그들의 리듬에서 명백한 "동적 스트레스의 선택에 의해" 움직이는 사람의 내면적 태도나 기분을 특징짓는다(p.27). Laban은 "dynamospheric currents"를 움직임의 실제 생성에 1차 요소로 간주했다: 즉, 그들은 단일체를 형성하여 가시적 공간 전개와 명확한 방향성 시퀀스를 생성한다. 실제로 그들은 완전히 분리할 수 없는 관계이다"(p.36). 노력(Laban과 Lawrence, 1947)은 인간 움직임의 "기원과 내적면"(Laban, [1950] 1988, p.21)을 묘사하고 분석하기 위해 사용한 용어이다.

그렇다면 노력(effort)이 어떻게 텐서그리티와 관련되는가? 반면 R. Buckminster Fuller는 텐서그리티 원리를 이용하여 한 장소에서 다른 장소로 이동하는 관절 전위(articulatory potential)를 이용하지 않는 자기 안정화 구조를 설계했고, 인간 구조의 텐서그리티가 그렇게 하도록 진화되었다. 우리는 움직이기 위해, 이동하기 위해 만들어졌다; 우리의 뼈(압박 요소)는 인대, 근육 및 근막(장력 요소)에 의해 관절로 연결된다. 진화의 관점에서 보면, 달리기나 보행이 우리의 해부학 역사에서 결정적인 전환점을 유발했든 간에(Bramble과 Lieberman, 2004), 우리는 직립 자세를 달성했고 이동성을 통해 신체 구조를 형성했다고 주장할 수 있다; 지구의 중력장내에서 작용하는 것은 주거지에 대한 생리적 적응을 수반하고, 이것은 우리의 뇌 발달을 촉진하고, 뇌의 발달은 신체의 진화를 다시 촉진시킨다(Leroi-Gourhan, 1964).

본능적으로 움직이는 다른 동물과 비교해, 사람은 의식적으로 움직이며, 노력하는 습관의 패턴을 더욱 잘 형성할 수 있다:

> *사람[…]은 노력의 복잡한 네트워크를 설정할 수 있으며, 이를 통해 고유의 신경에너지를 방출할 수 있는 다양한 방법을 나타낼 수 있다. 사람은 질적인 특성을 이해할 수 있고, 리듬과 그들 시퀀스의 구조를 인지할 수 있는 능력을 가지고 있다(Laban[1950] 1988, p.12; cf. ibid. p.68; Moore 2014, pp.65-87)(창의적인 움직임 탐구를 위한 제안과 함께, 노력 자질에 대한 Laban 분류의 개요를 알고 싶으면, Moore(2014)를 참고하기 바란다).*

따라서, 키네스피어 안에서 움직이는 신체에 의해 달성된 동적 안정성은 우리의 "dynamospheric choice"를 통해 관절을 조절하는 이런 능력에 의존한다. "팔다리 관절을 움직이는 신경과 근육에 가해지는 충동은 내적 노력에서 비롯된다." (Laban 1948, p.26).

Fuller(1958년, Krausse와 Lichtenstein 2001, p232)과 마찬가지로, Laban도 와이어 휠(wire wheel)에서 에너지 힘의 텐서그리티적인 상호작용을 인지했다:

> *원 모양으로 표현된 바퀴는 그것을 외부에서 볼 때와 같은 외형을 제공한다. 스포크 모양으로 표현된 바퀴는 바퀴 테두리의 간격을 유지하는 내적 장력을 표현할 수 있다. 바퀴는 이 안에서 보인다"(Laban 1920, p31).*

장력 요소(스포크)가 없다면, 압박 요소(중심부와 테두리)가 분리된 채로 유지되지 않을 것이다; 기능을 보장해 주는 구조가 붕괴될 수도 있다. 장력 요소와 압박 요소 사이의 상호관계는 구조물의 텐서그리티를 기반으로 한다. 움직이는 신체 부위들의 상호 관계는 Laban이 저술한 Spannung(tension)을 통해 주행하는 중심 개념의 핵심에서 잘 나타나 있다. 우리가 우리 몸의 중심과 키네스피어의 테두리 사이에서 통로를 만들 때, "cohesive tension"(Bartenieff 1974, p38)은 우리가 인식할 수 있는 노력의 자질과 그들을 연결시킨다: "모든 움직임과 모든 제스처에는 개별적인 부분이 존재한다: 감정의 인지와 결합된 신체 장력" (역자는 독일어의 원본을 번역했다; Laban 1926, p67).

참고문헌

Bartenieff, I. (1974) 'Space, Effort, and the Brain.' Main Currents of Modern Thought 31, 1, 37–40.

Bramble, D. M. and Lieberman, D. E. (2004) 'Endurance running and the evolution of Homo.' Nature 432, 345–352. doi.org/10.1038/nature03052

Krausse, J. and Lichtenstein, C. (eds) (2001) Your Private Sky: R. Buckminster Fuller. Discourse. Zurich: Lars Müller.

Laban, R. (1920) Die Welt des Tänzers. Stuttgart: Walter Seifert.

Laban, R. (1926) Gymnastik und Tanz. 2nd ed. Oldenburg: Gerhard Stalling.Laban, R. (1948) Modern Educational Dance. London: MacDonald and Evans.

Laban, R. [1950] (1988) The Mastery of Movement. Plymouth: Northcote House.

Laban, R. [1966] (2011) Choreutics. Annotated and edited by Lisa Ullmann. Manuscript ca. 1938. Alton, UK: Dance Books.

Laban, R. and Lawrence, F. C. (1947) Effort. London: MacDonald and Evans.

Leroi-Gourhan, André (1964) Le Geste et la Parole: Vol. 1: Technique et Langage. Vol. 2: La Mémoire et les Rythmes. Paris: Éditions Albin Michel.

Moore, C. L. (2014) Meaning in Motion: Introducing Laban Movement Analysis. Denver, CO: MoveScape Center. Chapter four92

추천 책

Bartenieff, I. (1970) 'The roots of Laban theory: aesthetics and beyond.' In Bartenieff, I., M. Davis and F. Paulay (eds). Four Adaptations of Effort Theory in Research and Teaching. New York: Dance Notation Bureau, pp.1–27.

Buckminster Fuller, R. [1958] (2001) Tensegrity. In Krausse, J. and Lichtenstein, C. (eds). Your Private Sky: R. Buckminster Fuller. Discourse. Zürich: Lars Müller, pp.229–241.

Copple, M. M. (2003) 'Gesture and speech, André Leroi-Gourhan's theory of the co-evolution of manual and intellectual activities.' Gesture 3, 1, pp.47–94. doi.org/10.1075/gest.3.1.04cop

Hackney, P. (2002) Making Connections. Total Body Integration through Bartenieff Fundamentals. New York, London: Routledge.

Leroi-Gourhan, André (1993) Gesture and Speech. (tr. Anna Bostock Berger). Cambridge MA: October Books, MIT Press.

Maletic, V. (1987) Body – Space – Expression. The Development of Rudolf Laban's Movement and Dance Concepts. Berlin: Mouton de Gruyter.

Moore, C.-L. (2005) Movement and Making Decisions. The Body–Mind Connection in the Workplace. New York: Rosen Book Works.

Moore, C.-L. (2009) The Harmonic Structure of Movement, Music, and Dance according to Rudolf Laban. An Examination of His Unpublished Writings and Drawings. New York: Edwin Mellen.

Moore, C.-L. (2014) Meaning in Motion: Introducing Laban Movement Analysis. Denver, CO: MoveScape Center.

움직임의 기능

형태와 기능이 있는 곳이면, 어디에나 콜라겐이 존재한다

Dr. Rebecca Pratt, PhD

근막의 1차 임무 중의 하나는 몸이 전체적으로 작용할 수 있도록 시스템들을 연결하는 것이다. 근막의 주요 섬유는 콜라겐이다. 콜라겐은 근막에서 발견되는 3가지 주요 섬유의 하나이다. 사실, 콜라겐은 가장 풍부한 결합조직섬유이다. 콜라겐이 어디에나 존재하는 단백질이기 때문에, 몸 전체를 위한 토대를 제공하는 것과 밀접하게 관련되어 있다. 콜라겐 다발의 방향은 하나의 선형 방향이든 아니면 여러 방향이든 다양한 힘 벡터를 따라 장력 강도를 제공하는데 도움을 준다. 신체는 하나의 단위로 반응하기 때문에, 섬유 방향에 대한 미세한 변화도 매우 역동적일 수 있다. 예를 들어, 기질과 세포와 함께, 평행하게 배열된 높은 밀도의 콜라겐은 섬유 방향과 일치하는 한 방향을 따라 강도를 제공하지만, 다른 힘 벡터(규칙성 치밀결합조직)에 대한 장력 강도는 낮은 편이다. 무릎의 전방십자인대(ACL)를 예로 들어 보자. ACL의 섬유는 대퇴골과 경골에 의해 슬관절에 유지되는 각도와 일치하게 배열된다. ACL의 강도는 골반에서 하지로 힘과 체중이 전달되는 것을 견딜 수 있고, 경골의 전방 변위를 제한한다. 그러나 힘이 각도를 형성하면서 무릎에 가해지거나 움직임 방향이 빠르게 교정될 때, ACL의 강도가 약간 감소된다.

우리 몸이 허용하는 가동범위는 방대하다, 따라서 우리는 힘의 벡터가 여러 방향에서 올 때 강도를 제공하고 가동성을 제한하기 위해, 다른 부위에 있는 콜라겐 다발 패턴의 무한 연속체를 필요로 한다. 많은 수의 콜라겐 다발은 기질 안에서 서로에 대해 다양한 각도로 배열되어 있기 때문에, 다양한 장력(신장, 전단 등)을 지지할 수 있는 것이다.

불규칙한 치밀결합조직은 예를 들어, 경선과 같이 이들 동적 요구에 대한 신체 반응이다. 자세 요가를 예로 들어보자. 피부 밑 깊숙한 곳에서 모든 근육을 둘러싸고 있는 치밀결합조직은 우리가 한 자세에서 다음 자세로 변하고, 우리의 체중을 이동시키고, 몸을 굴곡할 때 우리와 함께 움직여야 한다. 만약 우리의 콜라겐이 항상 한 축을 따라 함께 묶여있다면, 선 자세가 쉬울 수 있지만, 다른 자세 는 쉽지 않을 것이다. 근막이 연속체이기 때문에, 특별히 콜라겐 밀도가 높은 부위가 존재한다. 그러므로, 콜라겐 밀도뿐만 아니라 콜라겐 다발 방향의 조작도 구조와 기능에 큰 영향을 미칠 수 있다. 정상적으로 체액의 흐름을 지지하는 근막 부위에 콜라겐의 양이 증가하면, 유착, 타이트니스 및 가동성 제한이 발생할 수 있다. 강도가 요구되는 지점에서 콜라겐 밀도가 감소하면, 장력 강도가 줄어들거나 근육의 파워가 감소된다. 기능과 구조가 본질적으로 관련되어 있기 때문에, 콜라겐은 시간이 지남에 따라 우리의 좋은 습관과 나쁜 습관에 적응하게 될 것이다.

추적-형태와 율동적인 패턴

Laban의 또 다른 업적은 추적-형태(trace-forms)의 개념이다. 이것은 신체가 공간을 어떻게 움직이는가에 대한 생각에 바탕을 둔 것이다. Sutil(2013)은 다음과 같이 언급했다:

> *키네스피어 작용의 외부 형태는 Laban이 추적-형태로 불렀던 것을 구성한다. 즉, 움직이는 물체에 의해 만들어진 궤적이며, 물체의 가로 키네스피어 공간처럼 점들이 연결되어 선을 이루고 있다. 추적-형태는 미터법적 리듬의 측면에서 가장 잘 이해된다.*

몸은 패턴을 만들고, 이 패턴은 악보처럼 리듬을 만든다.

몇 년 전, 내가 카약을 타고 있을 때, 사진작가 Barry Knittle이 내가 다니는 카약 회사를 방문하여 카약을 타는 동안 시간 흐름에 따른 사진을 찍길 원했다. 그는 조명을 각 노의 날쪽에 묶어 카약을 타는 사람의 모습을 찍었다(**그림 4.7**). 나는 중간 수준의 카약 타는 사람이라고 생각하지만, 비교적 짧은 시작으로 그것을 보게 되어 기뻤다. 나는 비교적 고른 파도 속에서 꽤 빠르게 물살을 갈랐다. 그럼 우리는 이것을 근막에 어떻게 적용할 것인가? 파도와 패턴은 사행 지도에서처럼 이것의 한 부분이다. 추적-형태에서, 우리는 전체적인 움직임의 패턴을 살펴보고, 용이성과 협응의 관점에서 그것을 검토한다.

도대체 균형은 무엇인가?

균형은 대칭에 대한 것이 아니고, 우리가 움직일 때 최소한의 노력과 에너지를 활용하여 신체의 용이성을 만드는 데 중요한 역할을 한다.

몇몇 움직임 패턴에서 만성적으로 고착되는 신체와 다른 동역학과 방향을 모두 가진 신체 사이에는 차이가

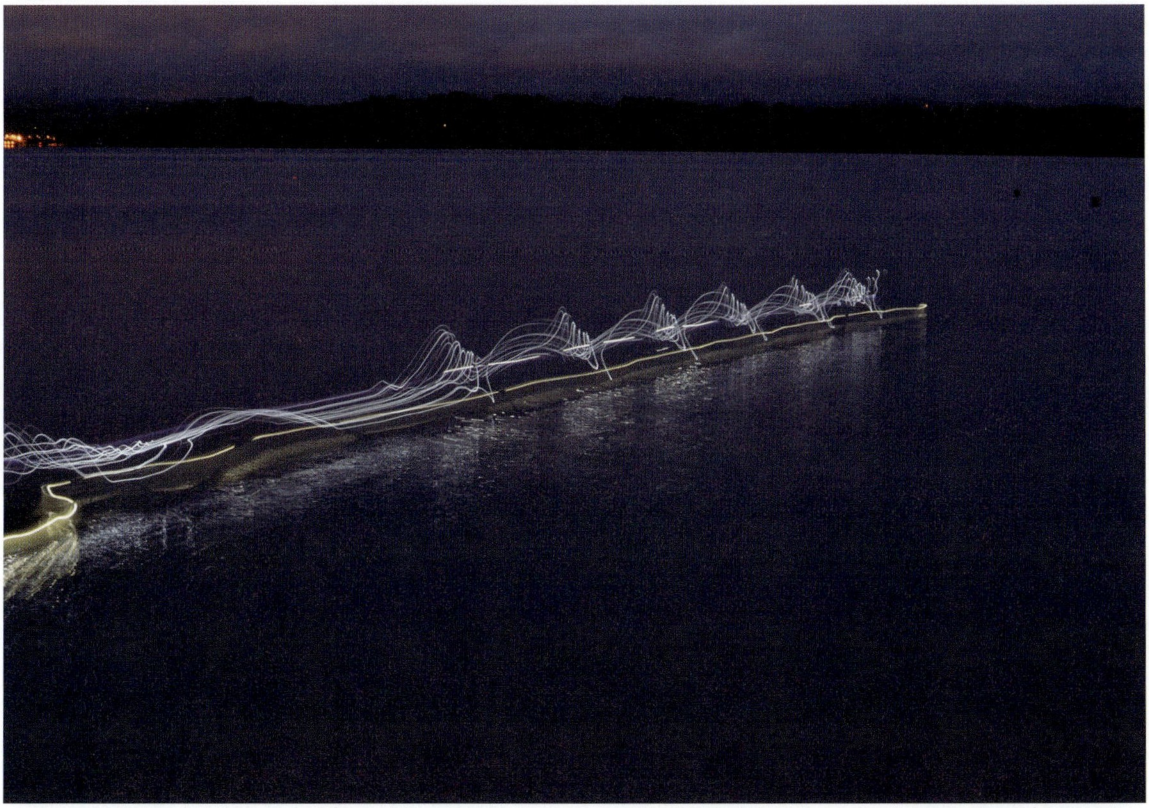

그림 4.7 카약을 타고 있는 저자(카약과 노에 부착된 조명).
사진 출처: Barry Knittle.

존재한다. 이것이 우리가 주로 찾는 것이다: 텐서그리티 라인의 신체 균형.

그러나 우리가 움직임이라는 주제로 책을 다루고 있기 때문에, 활동에서의 균형 개념은 약간 다르게 다루어져야 한다. Coates와 Demers(2019)은 다음과 같이 언급했다:

> *서아프리카의 Bamana 언어인 "sigi"는 'sitting'의 개념이며, 많은 전통적인 서아프리카 춤의 토대에 놓여 있다. 마치 댄서는 양 발을 엉덩이 너비만큼 벌려 나란하게 배치한 상태에서 앉으려는 것처럼, 무릎이 굽힌된다. 척추를 곧게 한 상태에서 골반을 뒤쪽으로 이동시키면서 몸통을 약간 앞으로 기울인다. "sigi"는 리듬감 있는 동작을 준비하면서도, 일상 동작인 "sitting"을 의미한다(pp 12–13).*

신체의 모양을 이해했다면, 신체를 바꾸어 보자

클라이언트와 함께, 움직임이든 수작업이든, 우리는 클라이언트/학생들이 변화에 대한 갈망을 시스템 안으로 가져가는 것을 살펴본다. 다양한 움직임을 위한 더 많은 가능성을 만들어내면, 가능성의 범위도 증가한다. 또는 기본적인 측면에서 볼 때, 가능성이 더 많을수록, 삶에서 더 많은 것을 만들어내는데 더 많은 도움이 된다. 그 다음, 우리는 시스템을 변화시키는 방법이 있는지를 살펴보고, 또 패턴을 바꿀 수 있는 방법이 있는지

신발을 신고 1마일을 걸어보자
보행을 할 때
신체 패턴을 취하자

보행은 우리 중 많은 사람들이 학생이나 클라이언트가 공간이나 방 안으로 들어가는 것을 볼 수 있는 하나의 즉각적인 방법이다. 방 안으로 들어가는 비보행자도 동일한 방법으로 관찰할 수 있다.

다음 신체 패턴으로 진행하기 위해 수업 중에 이런 그룹 운동을 시도해 보자. 자원자에게 그들의 정상 패턴으로 주변을 걷도록 주문하자. 시작하기 전에, 그들 움직임의 몇 가지 긍정적인 측면을 인정해야 한다. 자원자가 활동하는 그룹의 나머지를 관찰하기 위해 한쪽으로 이동할 때까지 그룹의 나머지는 따라간다. 만약 패턴이 있다면, 그 다음 우리는 그 그룹이 관찰하고 있는 것에 공동 주제가 있다고 가정하고, 그들이 그것을 명확하게 표현할 수 있는지 또는 보행 리듬을 소리로 흉낼 수 있는지 등을 확인해 본다.

종종 나는 달리기, 또는 심지어 야구공 던지기 등과 같은 스포츠 활동 안으로 이것을 가져옴으로써 이것이 한 단계 더 나아가도록 만든다. 다시 말해, 움직임 그룹이 종종 관찰할 수 있는 것은 패턴에 대한 통찰력을 얻을 수 있는 심오한 거울이다.

를 살펴본다. 한 가지 큰 예외는 패턴을 너무 급하게 바꾸는 것으로 이것은 좋은 방법이 아니다. 예를 들어, 운동선수들이 시즌 중에 패턴을 바꾸는 것은 좋지 않다. 새로운 패턴들이 신체 시스템에 통합될 시간이 있기 때문에, 우리는 몸이 변화할 수 있는 시간과 공간에 여유를 주어야 한다.

Larkam(Schleip 등, 2021)에 따르면, 근막지향적 움직임을 이해하는 것이 클라이언트를 위한 촉각 큐잉에 도움이 된다는 것이다.

표층 근막층의 깊이에 정확한 벡터를 적용하고, 주어진 공간에서 근막 방향을 전달한다. 촉각 큐잉은 강하게 힘을 주거나 압박을 가하기 보다는 정보를 주거나 자극을 줄 수 있도록 현명하게 사용되어야 한다. 근막을 중심으로 이루어지는 필라테스 훈련의 경우, 클라이언트는 강사의 말에 수동적인 자세를 취하기 보다는 능동적으로 움직임을 형성하는 태도를 가져야 한다 (p.486).

우리가 일상 활동 속에서 일을 지속적으로 수행하는 방법에 유용한 적용을 할 수 없다면, 평가에 있어서 우리의 모든 일은 의미가 없을 것이다.

건강을 향한 움직임

사람들은 가능한 모든 곳에서 건강과 웰빙을 향해 움직이지만, 환자와 클라이언트들은 신체적으로나 정신적으로 꼼짝할 수 없다는 믿음이 있다. 일반적인 움직임은 건강과 웰빙에 대한 욕구일 수도 있지만, 종종 꼼짝할 수 없는 쪽으로 몸을 가져가는 무엇이 있고, 그 자리에 패턴이 형성된다. 우리가 요가에 관한 단락에서 논의하겠지만, 패턴의 개념은 samskaras로 표현될 것이다. 흉터조직의 근막 패턴과 유사하게, samskaras(사마스카라)는 그 패턴이 오래 될수록 극복하기가 어려운 고랑 안에 깊이 들어갈 수 있다.

팔을 머리 위로 들어올리기와 같은 움직임은 우리가 종종 의식적으로 생각하지 않는 패턴(**그림 4.8**)이 되지만, 유전학, 환경 및 학습된 움직임 양상의 결합으로 형성되기도 한다.

신체를 "보고" 해석하는 방법들은 많이 있다. 한 장소에서 다른 장소로 우리를 이동시키는데 도움을 주는 구조와 도구로서 이들 방법을 이해하는 것이 중요하다. 우리의 지식이 계속 확장되고 움직임을 시각화하는 방법이 더욱 정교해짐에 따라, 새로운 도구들이 개발될 것이다. 독자로서 여러분은 언급된 것들 중 일부를 더 깊이 파고 들거나 여러분만의 것을 만들 수 있는 영감을 받게 될 것이다.

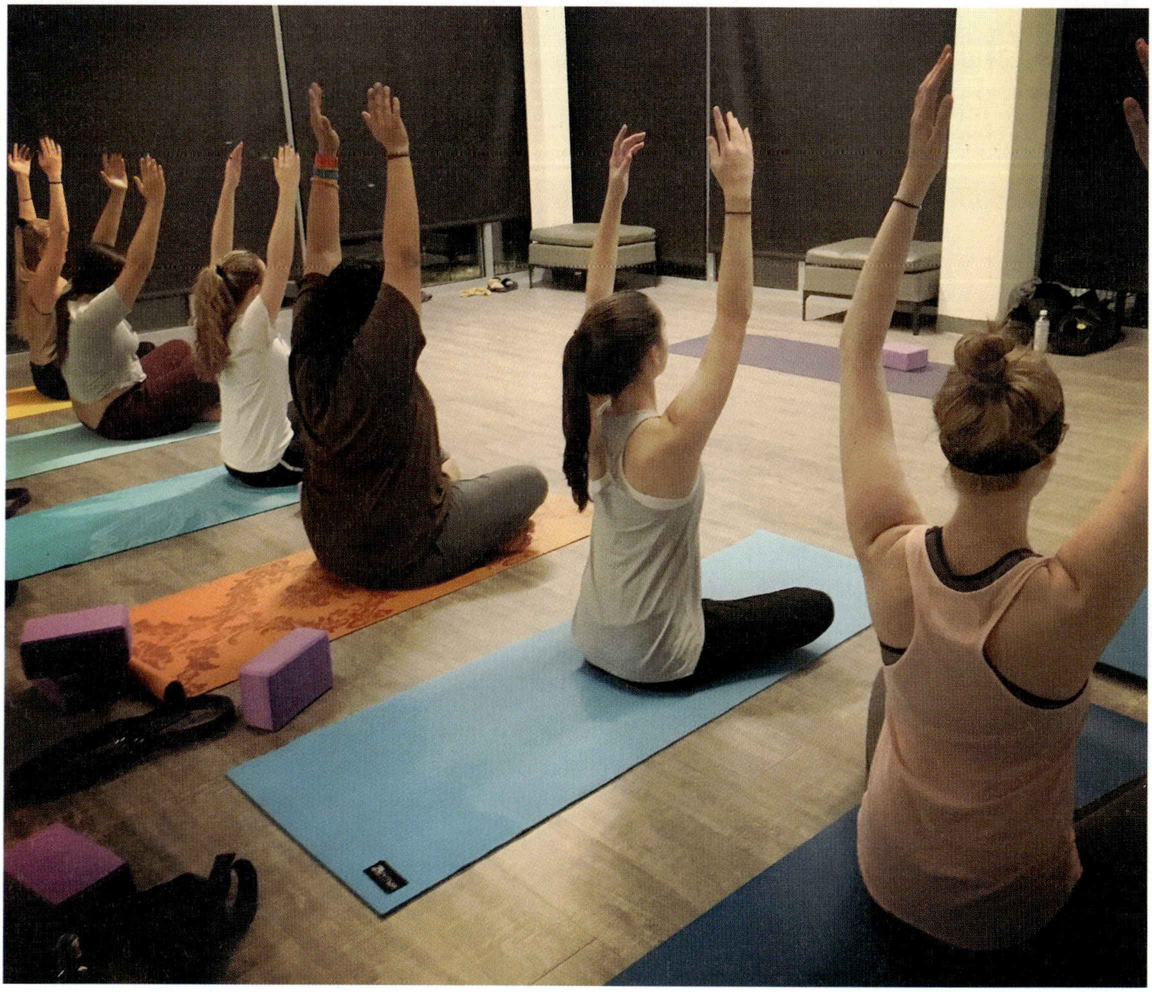

그림 4.8 팔 들어올리기. 팔 들기는 학생들마다 다르게 인지된다.
사진 출처: 저자

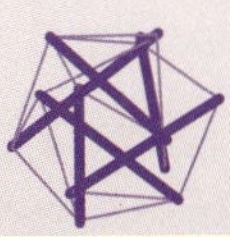

근막과 경선

제시된 근막 연결은 전략을 보다 효과적이고 효율적으로 계획하는데 도움이 된다. 신체의 한 부위가 다른 근막과 연결되는 이유를 살펴보면, 해부학적 표식점 사이의 연결 지형도를 계획할 수 있다. 이것은 신체 분절에 대한 것이 아니라 전신에 대한 것이 된다. 최근 온라인 움직임 커뮤니티에서는, 몸은 당연히 나선형이고 만곡 형태이며, 직선이 아니다 라는 경선에 대한 주장이 있다. 자연스런 디자인에 대해 조금 대화를 나누어 보자. 내가 바지의 한쪽 부분을 잡은 후, 다른 부위를 잡아서 당기면, 내가 가한 장력으로부터 하나의 선이 초래된다.

서구 문화에 살고 있는 우리는 선형적 사고가 우리 주변의 건축물에 강화됨에 따라 추가적으로 선형적 사고를 선호할 수 있다. 목수 환경의 개념은 Segall 등(1963)에 의해 개발되었고, 지배적인 예술 미학으로서 사각형과 직선을 제안했으며, 이것은 이들 장소에 있는 그룹에 대한 일부 3차원적 신체 인식과 해석에 영향을 미칠 수 있다. 아마도 선형 용어의 측면에서, 신체에 대한 우리의 은유적 표현은 부분적이나마 이들 환경에서 오는 우리의 인식과 묶여 있는 것이다.

저녁식사의 대화

어느 사고 시스템은 우리가 누구인지, 그리고 치료전략을 어떻게 적용할 수 있는지를 이해하기 위해 언어를 필수 요점으로 분리하는 것이다. 친구들과의 저녁식사 대화를 생각해 보자. 저녁식사 대화는 종종 자기 소개로 시작되지만, 만약 여러분이 저녁식사 손님의 참석을 잊어버렸다면, 그들은 저녁식사 대화에서 중요하지 않게 느껴질 것이다.

종종 우리는 자기 소개를 한 후, 친구들에게 질문을 한다. "당신은 직업은 무엇인가?"는 종종 일반적인 형식이지만, 상대방으로부터 의미있는 것을 알아내는 좋지 못한 방법이다. 더 흥미로운 것은 그들에게 무엇을 좋아하는지 또는 열정을 가지고 있는 것인지를 묻는 것이다. 참석한 저녁식사 손님을 볼 때, 그들의 반응은 눈을 크게 뜨거나 흥분된 손짓을 하거나 신체적인 반응을 보이는 경우가 많다.

참고문헌

Aristides, J. (2018) Beginning Drawing Atelier: An Instructional Sketchbook. New York, NY: Monacelli Studio.

Black, S. (2021) Written in Bone: Hidden Stories in What we Leave Behind. New York, NY: Arcade Publishing.

Braune, W. and Fischer, O. (1987) The Human Gait. Berlin/Heidelberg: Springer.

Coates, E. and Demers, S. (2019) Physics and Dance. Newhaven, CT: Yale University Press.

Dalton, E. (2011) Dynamic Body: Exploring Form, Expanding Function. Oklahoma City, OK: Freedom From Pain Institute.

Hemenway, P. (2005) Divine Proportion: Phi in Art, Nature, and Science. New York, NY: Sterling Publishing Co.

Hildebrand, R. (2005) 'Attic perfection in anatomy: Bernhard Siegfried Albinus (1697–1770) and Samuel Thomas Soemmerring (1755–1830).' Annals of Anatomy-Anatomischer Anzeiger 187, 5–6, 555–573.

Kendall, F. P. McCreary, E. K., Provance, P. G., Rodgers, M. M. and Romani, W. A. (eds) (2005) Muscles: Testing and Function with Posture and Pain. Philadelphia, PA: Lippincott, Williams and Wilkins.

Merriam-Webster.com Dictionary. (2021) "Stability." Accessed on December 12, 2021 at https://www.merriam-webster.com/dictionary/stability

Myers, T. W. (2020) Anatomy Trains: Myofascial Meridians for Manual Therapists and Movement Professionals (4th ed.). London: Elsevier.

Richter, P., Hebgen, E. and Richter, P. (2019) Trigger Points and Muscle Chains. Stuttgart: Thieme.

Schleip, R., Wilke, J. and Findley, T. (eds) (2021) Fascia in Sport and Movement. Edinburgh: Handspring Publishing.

Sutil, N. S. (2013) 'Rudolf Laban and topological movement: a videographic analysis.' Space and Culture 16, 2, 173–193. https://doi.org/10.1177/1206331213475776

추천 책

Beach, P. (2010) Muscles and Meridians: The Manipulation of Shape. Edinburgh: Churchill Livingstone.

Braune, W. and Fischer, O. (2012) On the Centre of Gravity of the Human Body: As Related to the Equipment of the German Infantry Soldier. Berlin/Heidelberg: Springer Science and Business Media.

Lemperle, G. (2020) 'Prevention of hyper- and hypotrophic scars through surgical incisions in the direction of the "main folding lines" of the skin.' Plastic and Aesthetic Research 70, 40. https://doi.org/10.20517/2347-9264.2020.14

Rodman, P. S. and McHenry, H. M. (1980) 'Bioenergetics and the Origin of Hominid Bipedalism.' American Journal of Physical Anthropology 52, 1, 103–106. https://doi.org/10.1002/ajpa.1330520113

Stecco, C., Pirri, C., Fede, C., Fan, C. et al. (2019) 'Dermatome and fasciatome.' Clinical Anatomy 32, 7, 896–902. https://doi.org/10.1002/ca.23408

Tversky, B. G. (2019) Mind in Motion: How Action Shapes Thought. New York, NY: Basic Books.

Yosifon, D. and Stearns, P. N. (1998) 'The rise and fall of American posture.' The American Historical Review 103, 4, 1057. https://doi.org/10.2307/2651198.

둥근 세상에서 꼭 필요한 모서리 (The essential corners in a round world)

5

우리가 보는 것과 우리가 아는 것 사이의 관계는 결코 확정되지 않는다. 매일 저녁 우리는 해가 지는 것을 본다. 우리는 지구가 이것으로부터 멀어지고 있다는 것을 안다. 하지만 이러한 지식, 설명은 결코 눈에 잘 띄지 않는다.

John Berger, *Ways of Seeing (1973)*

우리는 어떻게 몸을 구성하는가? 내가 대학생들을 가르칠 때, 우리는 두 가지 이유로 해부학적 운동면을 공부한다. 첫 번째 이유, 우리가 다른 전문가와 공통의 언어를 공유하려면, 우리는 스포츠, 댄스, 그리고 물리치료와 같은 다양한 분야에서 사용되는 언어를 통해 그것을 명확하게 전달할 필요가 있다. Laban과 같은, 우리의 움직임 치료 언어들 중 몇 개는 운동면을 활용하는 개념에 기반을 둔다. 초음파 영상, X선과 운동면의 기본 방향은 일반적으로 해부학 용어를 이용했다. 두 번째 이유로서, 주요 운동면은 우리가 공간에서 동기부여를 하는 방법(**그림 5.1**)과 신체 위치와의 관계에서 움직임을 참조하는 방법(**그림 5.2**)에 대한 시작 대화가 될 수 있다. 시상면의 굴곡과 신전은 종종 전 세계적으로 많이 이용되는 워밍-업 운동의 시작이고, 관상면 운동과 횡단면의 회전을 만든다. 근막을 효율적으로 하는 신체의 훈련은 운동면 사이의 모든 곳을 추가로 관련시킨다. 재즈 피아노를 처음 배웠을 때, 나는 일반적인 키나 박자에서 벗어나는 많은 것을 배워야 했다. 근막을 치료하는 것은 재즈 협주를 하는 것과 매우 비슷하다. 좋은 소리를 위해, 여러분은 규칙을 깨뜨릴 만큼 규칙을 잘 배울 필요가 있다. 그렇다면, 우리는 나중에 즉흥적으로 할 수 있을 것이고, 몇 가지 방향성 규칙들을 이해하게 될 것이다.

이제 우리는 근막이 성긴결합조직과 섬유성분으로 이루어져 있고, 이들 둘은 움직이는 신체의 중요한 개념인 하중과 움직임에 다르게 반응한다는 것을 잘 알고 있다.

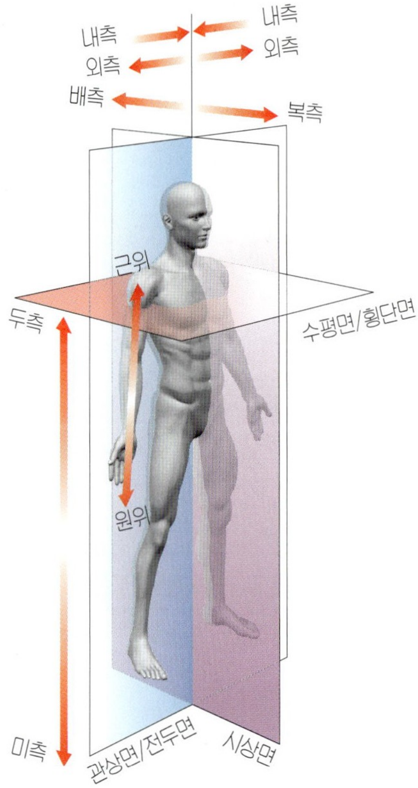

그림 5.1 신체의 운동면.

운동면은 연결에 대한 표면이다. 운동면의 모든 지점들은 직선으로 연결될 수 있다. 근막을 훈련할 때, 삶이 예측 가능한 방법으로 거의 표현되지 않기 때문에, 우리는 예측 가능한 운동면을 따라 움직이는 것을 원치 않는다. 그러나 주요 방향은 여전히 우리에게 다른 전문가들과 토론할 수 있는 틀을 제공하고, 움직임이라는 이름을 붙이는 출발점으로 작용한다.

해부학 언어는 신체에 대한 하나의 지도이다. 해부학 언어의 기원은 라틴어와 그리스어에서 파생되었다. 우리는 전통적인 서양세계의 성향을 가지고 있지만, 여전히 문화적 편견의 인식과 함께, 많은 움직임과 해부학적 환경에서 그들의 묘사를 위해 이들 단어를 여전히 살펴볼 것이다. 운동면은 유용한 기준점으로 작용할 수 있다. 나침반에 있는 방향점처럼, 이들 운동면도 방향점이 될 수 있다.

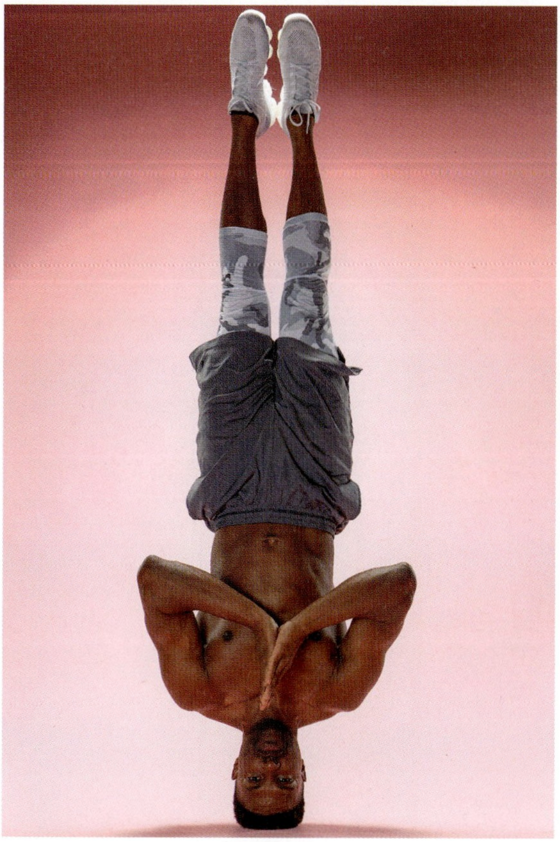

그림 5.2 몸을 거꾸로 서는 자세는 몸의 올바른 방향에 도움을 줄 수 있는 언어를 필요로 한다.
만약 몸의 윗부분을 향하는 무언가를 언급하려고 한다면, 나는 위나 아래와 같은 방향을 통해 설명하려고 할 것이지만, 이것은 신체를 정확하게 묘사하지 못하는데, 특히 신체와 주변 환경과의 관계가 바뀔 때는 더욱 그러하다. 예를 들어, 머리를 받치고 물구나무서기를 하면, "위"는 머리가 아니라 발을 의미하게 되는 것이다. 이런 이유로, 몸을 꼬리나 머리의 관점에서 신체를 묘사하는 것이 동작을 설명하는데 더 정확할 수 있다. 기술적으로, 우리는 기본적인 끝지점을 형성하는 머리(입)에서 꼬리(항문)의 측면에서 생물체의 해부학을 관찰할 수 있고, 또 우리는 그들 해부학을 두미(머리-꼬리)축으로 정의하는 가상의 선과도 연결할 수도 있다.

사진 출처: Nile Bratcher

지구에서 지구의 수평 자기장으로 정렬을 찾는 포인터로 사용되는 나침반과 같은, 도구를 사용할 때까지 우리는 자기 방향성을 알지 못한 상태로 공간 속에 존재한다.

신체는 텐서그리티 형태로서 3차원 공간 안에 존재한다; 건축가 Buckminster Fuller에 의해 탐구된 아이디어이지만, Rudolph Laban과 같은 사상가에 의해 평행 움직임 우주 안에서 탐구되었다. Rudolph Laban은 무게, 시간, 노력 및 흐름에서 움직임 어휘의 요소를 새로운 모델로 맵핑하기 위해 "등면체(isohedron)"을 만들었다. 우리는 근막 피트니스와 움직임을 통해 그들을 치료할 것이고, 움직임 어휘를 재개념화할 것이다. 우리는 이런 어휘들 중 일부가 출현한 곳의 문화와 도전에 대해 반성하는 환경 속에서 살고 있기 때문에, 우리는 그것이 출현한 환경을 마주 대하는 인간 움직임의 역사적 맥락 중 일부를 탐구할 것이고, 그것을 유지할 것인지 아니면 묵살할 것인지를 결정할 것이다.

최근의 해부학 역사에서, 신체는 기계적인 지렛대 와 도르래처럼 작용하는 개별화된 근육으로 개념화되고 나누어진다. 전통적인 운동학 모델은 골격을 하나의 프레임으로 보고, 근육은 프레임을 움직이는 구동장치로 보고 있다. 이런 사고 과정은 Isaac Newton(1642–1726)의 생각으로 거슬러 올라갈 수 있는데, 그의 중력과 관련된 물체의 개념은 운동형상학과 운동역학을 포함한 생체역학의 분야에 영향을 미쳤다. 그러나, 몸을 더 큰 방식으로 연결함으로써, 우리는 발바닥이 근막 연결을 통해 슬괵근과 어떻게 관련되는지 또는 가동범위의 끝범위에서 부드러운 탄성 바운딩을 일으키는 동적 신장의 활용이 어떻게 더 큰 가동범위를 만들 수 있는지를 개념화하는 프레임워크를 갖기 시작한다(Muller와 Schleip, in Schleip, 2012).

당신은 같은 강에 두 번 발을 들여놓을 수 없다...
모든 것은 흐르고, 아무것도 머물지 않는다.

Heraclitus

다양한 운동면에서의 순환 호흡

호흡 기법은 요가 호흡법(프라나야마)의 대중화로 인해 재기되었고, 특히 Andrew Weil 박사와 Jon Kabat-Zinn과 최근의 James Nestor(2020)를 통해 깊은 이완이나 마음 챙기기 기법(mindfulness technique)의 수단으로 부활했다.

Nestor가 설명한 기법 중의 하나는 공명호흡인데, 이것은 "심장, 폐, 순환을 최대 효율로 작동하는 신체 시스템으로 만드는 "고요한 기법"이다. 이 기법은 5.5초 동안 숨을 들이마신 후, 5.5초 동안 내쉬어 패턴화된 편안한 호흡을 만든다.

나의 클라이언트를 위해, 나는 근막조직을 위한 복원력의 핵심 특징인, 다른 차원에서 어떻게 하면 몸을 섞을 수 있을지에 항상 관심을 가지고 있었다. 이런 전통적인 운동의 변형에서, 나는 설명했듯이 클라이언트에게 편안하게 앉은 자세를 취하도록 한 후, 원을 그리도록 주문했다. 여러분 스스로 이것을 여러 번 시도해 보자.

만약 아직 보지 않았다면, 여러분은 항상 한 방향으로 순환하는 원을 상상했는지를 관찰해 보자. 여러분은 당신의 마음속에서 원이 만드는 방향을 바꿀 수 있는가? 이번에는, 시상면에서 일어나는 호흡의 원을 상상해 보자. 이번에는 반대 방향의 호흡을 해보자. 해부학적으로 앞뒤로 깊은 늑곽을 가진 사족 동물과는 반대로, 사람은 이족 보행 동물로서 얕은 앞뒤 깊이의 늑곽을 가지고 있기 때문에, 많은 사람들에게 이것은 실제로 신체의 앞뒤 깊이를 만드는 것에 대한 인식을 증가시킬 것이다.

이번에는, 횡단면에서 양방향으로도 동일한 것을 상상해 보자. 3개의 주요 운동면이 연결되기 쉬워질 때, 여러분은 초점의 이동이 호흡 인식의 효과를 어떻게 변화시킬지를 탐구하기 위해 대각선과 다른 방향으로 호흡을 만들 수 있는지를 알아보자.

창고기(lancelet fish)와 신체 지점

체절 형성(Metamerism)과 분절화(segmentation)

신체를 분석하는 또 다른 방법은 신체 시스템과 임상 및 이론적 관련성을 갖는 체절 형성과 분절화를 통하는 것이다. 척추동물의 해부학에 있어서, 앞에서 언급된 창고기(**그림 5.3**) 이후, 분절은 척추신경이 지배하는 영역이다.

이들 분절 신경은 신체의 부분, 즉 근육(근절), 골격(경절), 내장(장절), 피부/표면(피절), 근막(근막절)을 신경지배한다.

피절은 신체의 또 다른 맵이며, 이것은 피부 영역을 그들의 해당 척수신경에 연결한다. 30개의 피절과 연결하는 31쌍의 척수신경이다(C1은 피절을 가지고 있지 않다). 피절 맵핑 사이에 약간의 변형이 있고, 피절은 신경지배되는 조직 영역을 가리키는 넓은 무지개 줄무늬로 묘사된다.

이들 다른 시스템의 맵핑은 논리적인 중첩을 가질 것이다. 느껴진 감각을 이해하는데 있어서, 가치가 있는 일은 신경 맵핑을 숙고하는데 시간을 보내는 것이다.

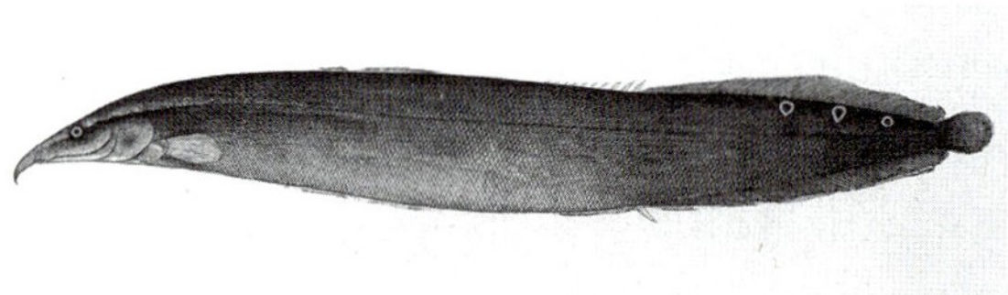

그림 5.3 물고기 "카니치" 14번. 창고기(활유어)는 무척추동물 두삭류(subphylum Cephalochordata)인 척삭동물이고, 해부학의 세계와 흥미로운 연관성을 가지고 있다. 근막 움직임과 해부학에 관한 책에서는 어울리지 않는 것처럼 보일지 모르지만, 이 생물은 원시 척추동물의 해부학을 이해하는 데 중요한 위치를 차지하고 있다.
1850년, 해부학자 Ross와 Voigt는 척추동물의 초기 발달 과정에서 신경가지가 배측, 복측 및 가측의 영역을 공급하는 3개의 그룹으로 나누어지는 것을 증명했다.

사실, 근막절의 개념은 주류 의학의 명명법이나 해부학 입문서에 등장하지 않았지만, 이 용어는 Steco 등(2019)의 논문에서 발견된다. 그들은 신경근 자극의 문헌에 접근하고, 피절과 근막절을 비교함으로써, 피절과 근막절 사이의 차이점을 다음과 같이 확인했다:

> *전자는 피부신경가지와 개별척수신경에 의해 지배되는 피부, 피하조직과 표층 근막으로 구성되는 조직 부분을 나타낸다; 후자는 동일 신경근에 의해 공급되는 심층 근막 부분을 포함하고, 움직임의 주요 방향을 강조하는 힘의 라인에 따라 조직화된다. 피절은 외수용성 감각에 중요한 반면, 근막절은 고유수용성 감각에 중요하다. 이 마지막 줄은 움직임에 대한 우리의 관심에서 가장 중요하다. 피절은 외부 물체에 대한 감각을 우리가 확인하는데 도움을 주는 반면, 근막절은 공간에서 우리가 존재하는 곳의 인식과 관련이 있다.*

마지막 줄은 움직임에 대한 우리의 관심사에서 가장 중요하다. 피절은 외부 물체의 감각을 확인하는데 도움을 주는 반면, 근막절은 공간에서 우리가 존재하는 곳의 인지와 관련되어 있다.

경선(meridian)의 어원은 고대 프랑스어 meridian과 라틴어 meridianus에서 나온 흥미로운 어원을 가지고 있고, 남/북의 방향성 뿐만 아니라, 시간적 의미(정오)를 가지고 있다. 더 지구의 지리를 묘사하기 위해 사용되는 이 용어는 사람에게도 적용된다. 그러나, 신체에서 잘 발달된 경선은 기원이 유럽이 아니라, 살아있는 신체의 생명력과 에너지 흐름을 의미하는 경로를 지도화한 동양(즉, 일본과 중국)에서 왔다(**그림 5.4**). 이들 다른 경선과 이에 관련된 장기의 균형은 신체를 건강한 상태로 만든다고 여겨지고 있다. 최근에 서양의 바디워크 분야가 치료를 위해 관련 신체 부위를 치료한다는 이런 생각에 빠져 있었다. 근막 연결의 맵핑을 기대하고 있다. Thomas Myers는 몸을 전반적으로 치료하는 전략을 수립하기 위해 종축 연결 시스템(**그림 5.5**)을 개발했다. Myers의 시스템은 동양 경락과 어느 정도 중복되는데, 이것은 Myers의 책(2020)에서도 언급되고 있다. 나의 추측으로 유사점 중의 일부는 근막이 중요한 연결 역할을 하는 장소 때문인 것 같다. 이들 시스템의 모양은 매우 비슷하고, 지능적으로 맵핑되어 있다.

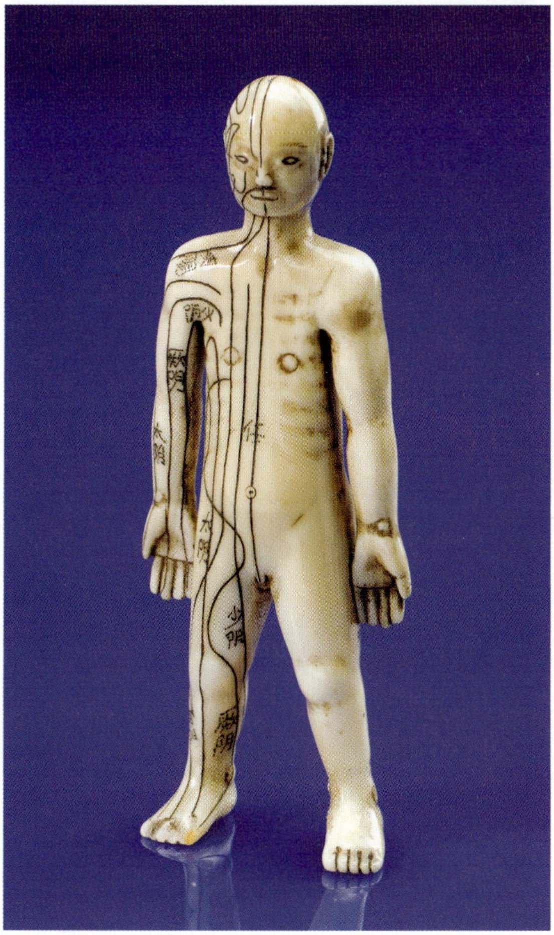

그림 5.4 동양의 주요 경선.
주요 경선은 현대의 근막선보다 먼저 나타났으며, 많은 경선들의 유사성과 중복 연구되었다. 이들 경선을 살펴보면, 평행선을 그릴 수 있고, 모양과 형태에서 유사성을 볼 수 있다. 일본의 경선(경락)은 주로 촉진과 평가 기법에 활용된다. 중국의학에는, 12개의 표준 경락이 음양으로 나누어져 있고, 채널망으로 간주된다. 동양 경락의 존재는 과학적 근거가 부족한 편이고, 침술의 이점과 근막에 대한 최근 문헌은 침의 비틀림과 신장에 반응하는 근막섬유의 가능성을 지적하였다.

Credit: Ivory anatomical figure, Japan, 1800–1920. Credit: Science Museum, London. Attribution 4.0 International (CC BY 4.0).

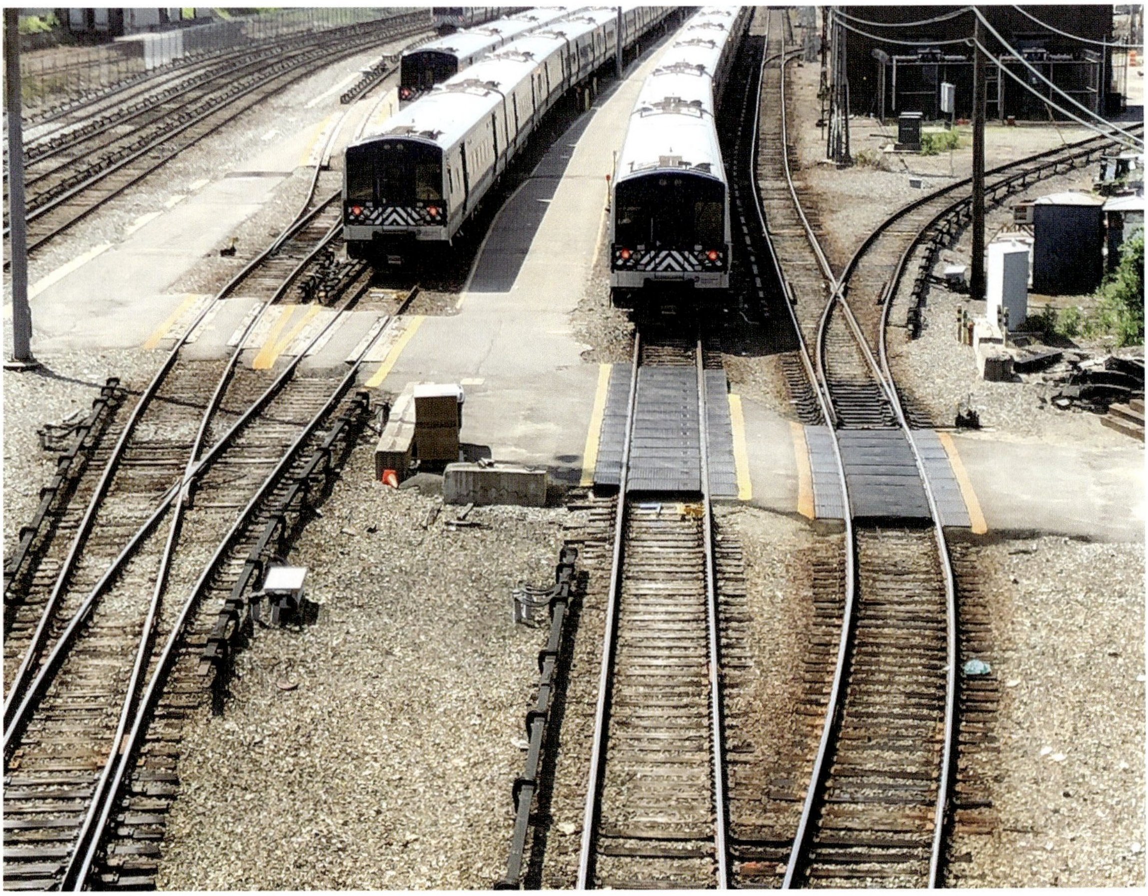

그림 5.5 Thomas Myers는 근막 연결(Anatomy Trains®)을 방향성과 당김이 있는 철도 노선 시스템 뿐만 아니라, 노선 사이를 나눌 수 있는 스위치(개폐기)가 있는 장소로서 표현했다. 12개의 근막 경선은 각 경선의 고유한 특징을 가진 근막과 근육의 연결이다.

사진 출처: 저자

Myers(2020)의 책은 이 책의 전반에 걸쳐 참조되는 다른 저자의 지도와 연속성과 마찬가지로, AT 맵을 더 잘 이해하기 위해 직접적으로 참조될 수 있다. 우리는 전통적인 해부학적 운동면에서부터 근막 지도에 이르기까지 이들 모든 시스템을 신체의 모든 여정의 출발점으로 이용한다.

몇 년 전, 나는 세계에서 가장 큰 조석 변화를 가진 캐나다 동부 Fundy Bay에서 집중 카약 가이드 훈련을 받았다. 나는 세계 최고의 카약 가이드 중의 한 명인 Bruce Smith와 함께 차트와 조석표를 읽고, 나침반을 활용하는 법을 배운 작은 그룹의 일원이었다. 모든 중요한 정보와 우리가 어떻게 여행과 구조에 접근했는지 정리할 수 있는 시스템을 갖추어야 했지만, 내가 물속에서 노 젓기와 구조 기술을 테스트하기 전까지는 그 어떤 것도 완전히 하나로 합쳐지지 않았다. 또한 나는 Bruce의 노 젓기를 주의깊게 관찰하고, 또 그가 구름이나 물결을 어떻게 관찰하는지를 살펴보는 시간을 가졌다. 그리고 이것들도 항해에서 어려운 기술과 같은 단서라는 것에 주목했다. 우리의 시스템과 패턴은 생각과 전략을 조직하는데 유용하지만, 우리는 신체 시스템과 주변의 더 큰 환경이 개별의 연결 조각보다 더 크다는 것에 주의하면서 계속해서 물을 항해하고 길을 걸어야 한다.

족저근막과 움직이는 신체

발은 본래 근막성 조직이고, 우리의 움직임에 중요한 역할을 한다. 족저근막(엄밀히 말하면, 족저건막)은 발가락에서부터 발꿈치까지 주행하는 강한 삼각형 구조물이고, 탄성 에너지의 전달을 돕는다. 발바닥을 느낀 후 엄지를 배측굴곡으로 가져갈 때, 우리는 족저근막이 발바닥을 팽팽하게 만드는 것을 느낀다. 족저근막은 발꿈치의 안쪽면에서 시작하여 거골하관절을 내반시키는데 도움을 준다. 발의 내반은 강직성 지렛대를 만들고, 권양기 기전(windlass mechaniam)과 관련된다.

보행의 밀기 단계(push-off) 때, 우리는 족저근막을 에너지 전달에 이용한다. 만약 우리가 텐서그리티 형태로서 우리의 몸을 되돌아보면 우리가 발의 일부를 통해 긴장할 때, 우리는 안정성을 통해 전족부의 강직성을 요구한다. 족저근막은 우리의 다른 근막과 마찬가지로, 감각신경이 풍부하다. 아는 바와 같이, 감각신경은 특히 보행이나 능동 활동(동적 움직임) 뿐만 아니라, 정적 상태에서도 우리가 공간 속에서 어디에 있는지에 대한 신체 자각을 제공하는 도움을 주고, 우리는 감각신경이 족저근막에 문제를 일으킬 수 있음을 알고 있다. 이것은 실제로 역-권양기 기전으로 알려져 있으며, 동적 안정화에 중요한 역할을 한다.

콜라겐 섬유는 종종 세로로 배열된다. 한 가지 예는 종방향으로 구성되는 족저근막이며, 이것은 하지를 따라 힘을 전달하는데 도움을 준다. 족저근막은 전족부에서 후족부로 힘을 전달한다. 족저근막 해부학과 아킬레스건과 파라테논(paratenon)과의 관계에 대한 연구는 근막 신장 이후 부분적으로 영구적인 변형이 있는지 확인했다(Stecco 등, 2013). 족저근막은 소성 변형되지 않지만, 신장될 때마다 매번 반응하는 것으로 밝혀졌다. 이것은 힘줄이 매우 비슷하게 반응하고, 근막 구조를 바꾸는 것이 매우 어렵다는 것을 의미한다. 당겨진 근막은 콜라겐의 주름이 펴질 것이고, 찢어질 때까지 신장될 것이다. 만약 우리가 테니스를 치고 있다면, 우리는 전방 근막을 사전-긴장시키고 근육도 활성화시킨다. 공을 칠 때, 신체의 전방 근육이 수축한다. 근막의 탄성이 좋을수록, 더 효율적인 에너지 전환이 일어날 것이다. 부가적으로, 근막(하퇴근막과 같은)은 강한 이방성을 가지고 있는데, 이것은 힘의 방향에 따라 다르게 반응한다는 것을 의미한다. 다른 말로 표현하면, 근막은 특정한 방향에서 힘의 필요성에 반응하여 뻣뻣해진다.

족저근막은 발을 종적으로 안정화시키고 또 수평으로도 안정화시킨다. 발바닥의 피부(손바닥 피부 뿐만 아니라)는 바로 아래층 근막과 타이트하게 붙는다.
족저근막과 발꿈치/아킬레스건의 섞임은 다음 연결이다.

이런 연결은 종종 전통적인 해부학 실험실에서는 확인하기 어려운데, 그 이유는 방부처리된 조직이 근막을 건조시켜 근막 연결이 뚜렷하지 않기 때문이다. 부가적으로, 노화 과정도 발꿈치의 지방 패드를 감소시킬 것이다. 노화의 많은 과정과 마찬가지로, 신체에 대한 노화의 효과도 건조해지는 과정이다.

족저근막염 통증은 발꿈치 바닥의 내측결절에서 가장 심하고, 내측 발꿈치에서 느껴진다. 족저근막의 탄성 반동이 수용할 수 없을 만큼으로 심한 동적 움직임으로 인한 미세열상이 발바닥의 중간지점에서 일어나면, 대개 발의 내측에서 가장 심한 통증이 발생한다. 나는 맨발로 오랫동안 선 자세로 클라이언트나 학생을 가르쳤고, 또 동시에 적절한 발의 힘 없이 달리기 프로그램을 강하게 수행했기 때문에 섬유종을 가졌다고 믿었다. 내가 회복해야 하는 동안, 탄성의 소실도 감소했다. 본질적으로, 다음 단계는 3형 콜라겐 섬유가 우세한 반흔조직이 발생하는 것이다. 이런 유형의 근막층 비후는 시간에 따른 퇴행과 스트레스를 의미할 수 있다. 퇴행 조직은 약한 조직이다. 가끔 발꿈치에서 골극이 발달하는데(**그림 5.6**), 이것은 뼈로부터 골막이 떨어져 나오고, 이 공간 안에 새로운 뼈가 형성된 것이다. 골극은 신경자극에 민감한 부분일 수 있고, 또는 추가적인 통증 없이 적응하는 것일 수도 있고, 어떤 문제에 반응하여 문자 그대로 신체가 재형성적일 수도 있다.

회복되기 시작했을 때, 실제로 나는 발의 유동성을 되찾기 위해 다시 걷기 시작했다. 나의 유연성이 이미 좋았기 때문에, 발가락이 발등굽힘되어서 발목은 더 큰 가동범위를 얻지 못했다. 야간 부목과 같은 전통적인 치료법은 거의 효과가 없었다. 윈드글래스 기전을 장려하기 위해 격리된 발가락의 발등굽힘 중점을 둔 근막이완술이 유용했을 뿐만아니라, 장딴지근을 이완시켰고, 이것은 Anatomy Trains®의 표층 후방 라인을 따라 위쪽으로 계속 이어졌다.

일반적으로 신발과 관련해 쿠션감이 적은 것이 더 나을 수 있다. 딱딱한 표면은 근막 자체의 탄성 반응뿐만 아니라 근육을 훈련시키는데도 도움이 될 것이다. 많은 전통적인 치료법들은 보조기와 같은 도구를 사용한다. 마우스피스와 같은, 보조기는 연부조직을 재훈련시키는 개념으로 작용한다. 그러나 신체가 적응하고 변화하기 시작할 때 보조기가 변화하지 않으면, 더 이상 사용하지 않아야 한다. 족저근막의 일시적인 완화를 위해, 조직이

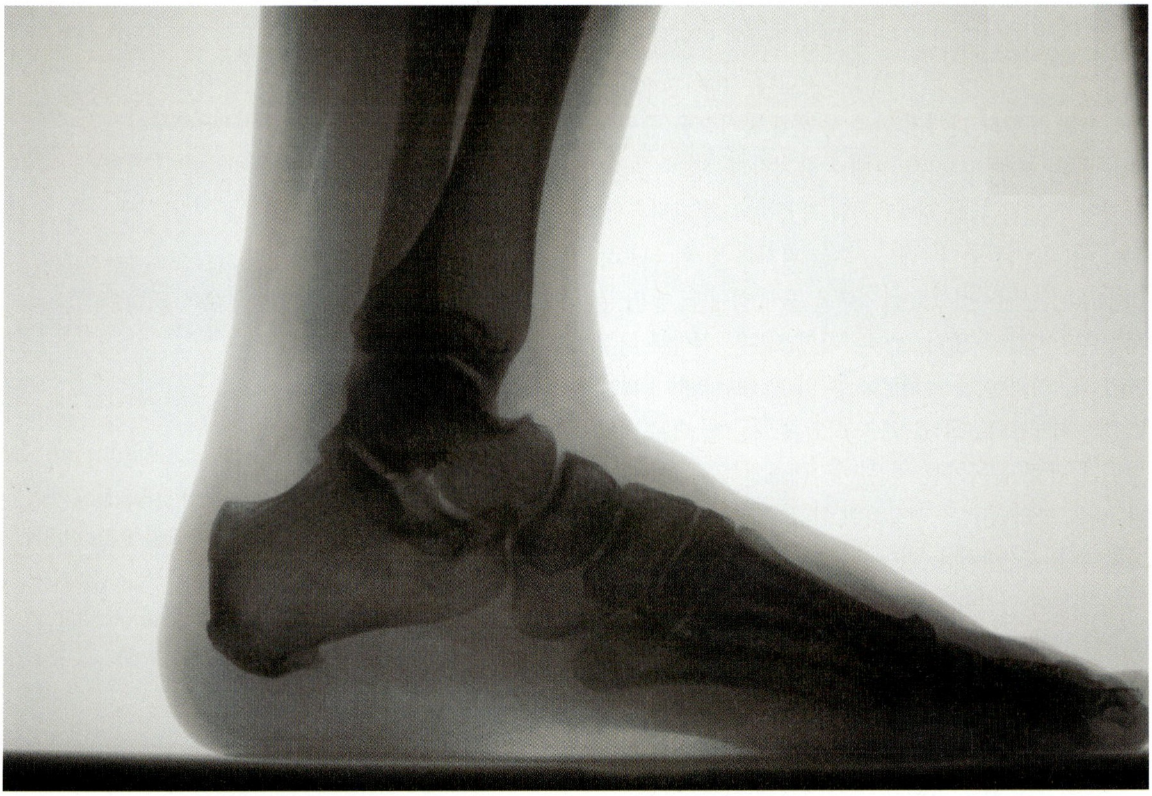

그림 5.6 우리는 발꿈치 골극(안쪽으로 당겨진 작은 점)과 근막이 어떻게 뼈를 형성하는지를 보면서 근막조직의 "echo"를 본다. 그것의 과사용과 과소사용 둘 다 그런 문제에서 역할을 할 수 있다. 골극은 골막이 뼈에서 떨어진 후, 이 빈 공간 속에 골아세포가 들어와서 결국 뼈로 채워지면서 형성된다. 대개 골극은 족저근막염과 짝을 이루지만, 반드시 통증을 유발하는 것은 아니다. 사실, X선에서 나타난 발꿈치 골극의 5%만 통증을 유발한다.

사진 출처: 저자

치유되는 동안 휴식과 회복을 위해 쿠션을 제공할 수 있다. 결국에는 근력과 훈련이 일어나야 한다.

현대의 신발은 디자인되었고, 발을 "돕는 것" 에 있어서는 과도하게 디자인되었을 것이다. 비록 좋은 의도이지만 결과가 좋지 않더라도, 운동 트레이너들 사이에서는 신발이 과도하게 디자인되기 시작할 때까지는 달리기 손상이 없었다는 이야기가 많다. 그런 한 가지의 예는 "toe spring"인데, 이것은 신발의 박스가 위쪽으로 구부러진 곳이다. 처음에 이것이 권양기 기전을 장력하고 또 발등 전체의 긴장을 통해 신장을 장려하는 좋은 아이디어로 들리지만, 우리가 관찰하게 된 것처럼, 신체는 평형 상태를 갈망한다. 발가락 스프링은 발가락이 자연스러운 걸음걸이의 다른 단계 동안 중립에 있도록 하는 대신 연장된 상태로 발가락을 유지한다. "toe spring"은 자연스런 보행의 나머지 단계 동안에 발가락을 중립위로 만들지 못하고, 신전 상태로 유지한다. 밀기(추진) 단계에서, 발은 더욱 지렛대처럼 작용하고, 발가락은 신전이 된 후 이완한다. 패딩, 족궁 지지대 및 힐 리프트(heel lift)는 단기적으로는 기분을 좋게 하지만, 발의 문제를 부각시킬 수 있다. 물론, "자연스러운" 신발로 너무 빨리 되돌아가는 것도 해로울 수 있다. 대부분의 신발도 약간의 힐 리프트(굽)을 가지고 있기 때문에, 바로 미니멀한 신발로 돌아가는 것은 아킬레스건증을 초래하거나, 너무 빨리 훈련을 시작하면 아킬레스건의 열상을 초래할 수 있다. 신체가 "편안하고" 부드러운 표면을 원한다는 경향이 있지만, 사실 우리는 변화에 적응하기 위해 건강한 방법으로 도전을 받도록 설계되어 있다.

족저근막의 열상은 원래 열상의 지점에 반흔조직을 만드는 경향이 있으며, 이것은 또 다른 문제를 야기할 수 있다. 족저근막 바로 밑을 주행하는 Baxter의 신경 포획과 같은 문제가 관련될 수 있다. 이런 경우, 갇힌 신경이 족저근막 밑에서 편안함을 느끼기 위해서는 자유를 가져야 한다. 평발(또는 회내된 발)의 경우에는, 수근굴 증후군과 비슷한, 족근굴 증후군이라는 또 다른 포획 문제가 나타날 수 있다.

Cheng 등(2008)은 족저근막의 장력이 밀기 단계 시 몸을 전방으로 가져가는데 도움을 준다고 언급했다. 엄지발가락의 배측굴곡은 "콜라겐 재생을 위한 적절한 지침을 제공함으로써 족저근막염 치료에 긍정적인 영향을 가질 수 있다"(p.845). 부가적으로 족저근막의 비선형 모델링은 근막의 섬유를 따라 더 높은 스트레스를 생성했다.

간단한 검사

신체의 어느 한 부분을 치료하면, 다른 신체 부위에도 영향을 줄 수 있다. Myers(2020)는 그가 "간단 검사(A Simple Test)" 라고 불렀던 것을 다음과 같이 간단하게 설명했다:

무릎을 신전한 상태에서 몸을 앞으로 숙이는 동작은 Anatomy Trains®의 표층 후방 근막선의 모든 경로와 중간지점(역)과 연결되어 있다. 족저근막과 같은, 신체 한 부위를 치료하면, 그 라인을 따르는 근막선의 운동과 길이에 영향을 미칠 수 있다. 오른쪽 발바닥을 치료하면, 오른쪽 팔이 아래로 내려간다(p.32).

모든 종류의 사전 워밍-업을 통해 몸을 앞쪽으로 숙여 클라이언트나 여러분 자신을 검사해 보자(**그림 5.7**). 신체의 후방 전역에서 어느 부위에서 장력이 느껴지는지를 알아보자. 한쪽 발밑에 공을 배치한 후, 그 공을 굴려보자. 어떤 공이라도 좋다. 개인적으로, 나는 핑키볼(시중에서 살 수 있는)이나 파란색 라켓볼을 조금 더 좋아한다. 테니스 공이나 골프 공은 조금 더 강한 편이지만, 더 세게 운동하는 것이 반드시 더 좋은 것은 아니다. 족저근막을 따라 공을 움직일 때, 몇 분 동안의 느린 전단 움직임이 빠른 롤링보다 더 효과적일 것이다. 다시 몸을 앞으로 숙이는 동작(간단 검사)을 해 보고, 보행 시 패턴이 다르게 느껴지는지 확인하기 위해 보행을 시도해 보자.

우리는 다른쪽 끝단에서 이것을 취할 수 있다. 나는 타이트한 표층 후방 근막선을 가진 발가락 걷기를 종종 하는 자폐아를 수년간 치료했다. 이런 민감한 그룹에게 제공되는 치료중의 하나는 모상건막을 치료하는 헤어 팅글러(hair tinglers)였다. 몇 분 동안 두피 마사지를 한 후, 더 깊은 이완이 일어나는지를 확인하기 위해 몸을 앞으로 숙이는 간단 검사를 다시 수행해 보자.

우리는 신경학적 반응에 대한 치료 만큼이나 근막에도 영향을 미칠 수도 있다.

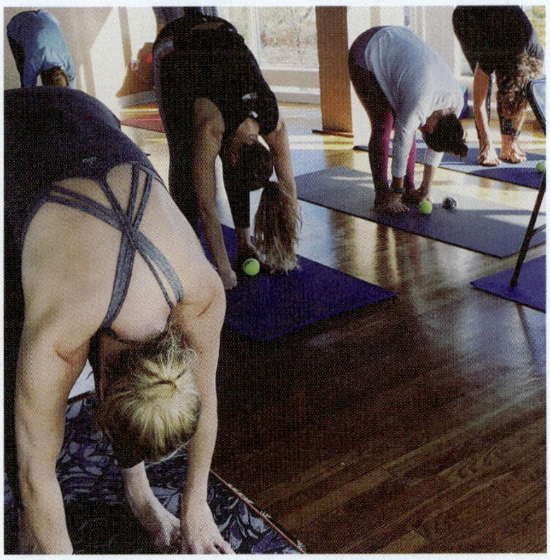

그림 5.7 몸을 앞으로 숙이는 "간단 검사"는 평가와 치료로 이용될 수 있다. 전방굴곡 시의 변화가 근막의 연결된 부위들을 자극함으로써 나타난다면, 이 검사는 결합조직 뿐만 아니라 신경근육 반응에도 영향을 미칠 수 있다.

사진 출처: 저자

근막 정렬과 실생활 움직임

James Earls

지난 20년 동안 근막 연속성에 대해 많은 자료들이 활자화되었지만, 실생활 움직임에 있어서 근막의 기능을 탐구하는 연구들은 여전히 남아 있다. 근막의 다른 연속성과 사슬이 많은 학자(Vleeming, Tittel, Méziere, Myers)에 의해 맵핑되었다는 사실은 해부학의 해석을 구성하는 방법에 대한 합의가 부족했음을 보여주는 것이다. Vleeming의 연구는 주로 생체역학적 모델로부터 성장했다. Tittel은 스포츠 수행을 분석했고, Méziere는 기능적 근육 사슬을 맵핑했고, Myers는 적어도 우선 먼저 구조적 관점에서 근막을 맵핑했다. 이것은 근막 연속성의 이해와 해석에 약간의 혼란을 가져왔다.

이런 혼란을 해결하는 유용한 방법은 기능을 살펴보는 것이다. 비가동 해부학을 분석하거나 대부분의 해부학 교재에 의해 제공되는 일관되게 열린 사슬 움직임의 환상을 분석하기보다는, 보편적인 움직임 패턴으로부터 해부학을 추론할 수 있을까? Dobzhansky의 유명한 진화 구절("진화의 빛 이외에는 생물학의 어떤 것도 의미가 없다")을 다시 표현하려면, 우리는 유사한 선에 따라 생각하고, "기능의 빛 이외에는 해부학의 어떤 것도 의미가 없다"고 말할 수 있을까?

Myers의 Anatomy Trains® (AT) 모델에 대한 관심은 부분적으로 그의 맵핑 시스템이 요가와 필라테스와 같은 제어된 움직임 양식에서도 나타날 수 있는 용이함에서 비롯되었다. 그러나, 근막 연속성이 Sun Salutations의 원활한 수행을 위해 존재하지 않을 것 같고, 또 결과적으로 리포머에서 수행되는 Sun Salutations나 풋워크의 결과를 위해 존재하지 않을 것 같다. 할 가능성은 낮다. 그 대신 우리는 근막 연속성이 어디에서 역할을 할 수 있는지 알아보기 위해 기능해부학을 살펴보아야 한다. 그러나 움직이는 물체를 통해 힘이 어떻게 전달되는지의 복잡성 때문에, 이것을 분석하고 설명하는 것이 훨씬 더 어려워진다. 자연스런 움직임의 실체는 우리가 "지도"를 느슨하게 잡고, 신체의 실제 움직임/반응에 의해 인도되고, 또 우리의 기대를 이것에 부과하지 말 것을 요구한다. 이 책에서 우리는 시상면에 있는 표층 전방 근막선(SFL)을 주로 공부할 것이지만, 아래에서 언급된 분석의 대부분은 다른 근막선과 운동면에 적용될 것이다.

실생활 움직임을 이해하는 데 있어 주요 장애물은 다양한 운동량으로 수행되는 다차원적 특성이다. 움직임 수업 동안, 여러 변수가 제거되는 경우가 많은데, 특히 한 운동 면에서 주로 수행되는 신장이나 움직임 동안, 움직임 소음이 적다. 예를 들어, 'Dart'나 'Cobra' 동작과 같이, 전신 신전 동작을 수행할 때, 우리는 다른 운동면의 간섭 없이 시상면 관여를 보고 느낄 수 있다. 운동-기반 움직임(Exercise-based movements)은 특정 반응을 예상하면서 가장 자주 수행되고, 안전이나 유효성을 보장하는 이런 방법 안에 일반적으로 포함된다.

움직임 수업의 이런 제한된 환경은 대개 하나의 운동면에서 거의 일어나지 않고 다양한 힘의 입력으로 복잡해지는 자연스런 움직임과는 아주 다르다. 앞의 열린상자(2장)에서 보았듯이, 움직임 패턴과 해부학은 얽혀 있고, 각 종들은 자신들의 공통된 움직임 패턴을 가지고 있다. 호모 사피엔스의 진화를 위해 가장 중요하게 여겨지는 한 가지 움직임은 직립 보행[1]의 움직임이고, 공통된 보행 패턴이 우리의 해부학 내에서 보이는 것은 이치에 맞다.

우리들 대부분의 경우, 전형적인 자세(이상적인 자세?)는 발가락들기를 하기 전에, 전신의 신전이 거의 달성되는 것이다. 우리가 그 순간을 멈추었을 때, 표층 전방 근막선(SFL)이 아주 뚜렷해진다. AT 모델의 필터는 복잡한 움직임 동안 신체의 전반적인 스트레인 라인을 시각화하고 식별하는 데 도움이 되는 것으로 보인다(**그림 5. 열린상자 1 참고**).

1) 호모 사피엔스로의 진화에서 장거리 달리기의 역할에 대해 많은 논의가 있었지만, 보행이 먼저 도래되었다는 것이 일반적으로 수용되고 있다. 자세한 논의는 Pontzer 2017에 잘 나타나 있다.

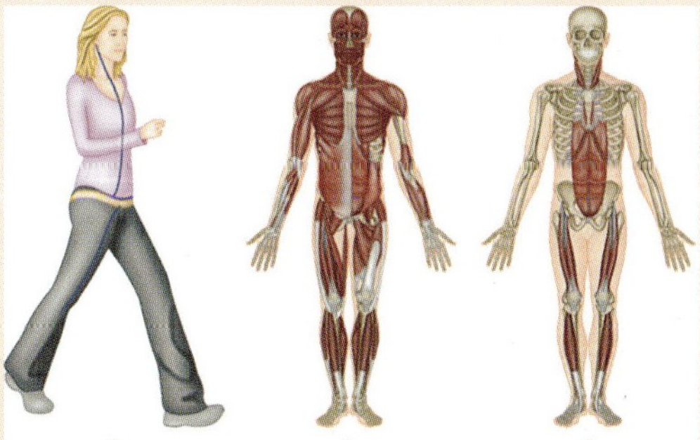

그림 5. 열린상자 1. 발가락들기 직전에 신체를 멈추면, 전신에 걸쳐 신전 패턴(A)이 나타난다. 조직의 스트레인 벡터를 시상면으로 정렬된 조직(B와 C)에 맞춤으로써 우리는 표층 전방 근막선을 인지한다. 그러나 표층 전방 근막선(SFL)의 근막 연속성과 힘 전달의 정도는 문헌에서 찾기 어렵다(Wilke 등, 2016). 현실은 이런 단순한 움직임의 복잡성은 많은 조직층에 대한 반응을 필요로 한다는 것이다.

이미지 출처: Lotus Publishing.

그러나 비록 우리가 위에서 설명된 신전 패턴을 보고 종종 느끼지만, 이것은 근막 연속성으로서 반드시 SFL에 대한 증거가 되는 것은 아니다. AT 모델에 대해 가장 일반적으로 인용되는 우려는 신체가 연속적이며 외상이나 날카로운 칼에 의해서만 분리된다는 것이다. 비평가들은 해부를 할 때, 어떤 모양으로든 신체를 조각내어 해부할 수 있다는 사실을 인용한다. 이런 비평에 대한 한 가지 반응은 우리는 먼저 몸이 어떻게 움직이는지에 대한 현실을 보아야 하고, 이것이 해부학에 대한 우리의 해석을 인도하도록 해야 한다는 것이다. 해부학의 논쟁은 토착된 것이고, 대부분이 결론이 날 수 없다는 것이다. 만약 우리가 통합된 전체로서 신체를 받아들이는 것으로 시작한 후 이것이 어떻게 움직이는지 관찰한다면, 우리는 공통적인 움직임 패턴의 현실이 해부학에 대한 우리의 이해를 도울 수 있게 만들 수 있다. 비록 SFL의 근막 연속성이 강하게 도전받고 있지만(Wilke 등, 2016), AT 라인의 아이디어는 움직이는 물체 내의 스트레스 라인을 시각화하는 렌즈를 제공할 수 있다. 그러나 AT 분류법은 현실을 단순화한 것이라는 점을 명심해야 한다.

실생활 움직임의 해부학을 이해하기 위해서는, 우리는 긴 사슬 움직임의 관점에서 형태를 보아야 한다. 고맙게도, 이 책에서 공부했던 텐서그리티/바이오텐서그리티의 개념은 우리가 정상적인 움직임을 하는 동안 볼 수 있는 사람의 형태를 위한 언어를 우리에게 제공한다. 보행[2]의 발가락들기 단계에서 만들어진 전신 신전 패턴을 보면, Dart 동작이나 Cobra 동작과 비슷하지만, 중력에 대한 방향은 다른 모양을 볼 수 있는데, 이것은 신체의 형태가 매우 다른 힘의 배치를 통해 만들어졌다는 것을 의미한다.

보행시 우리는 발가락들기를 위해 발을 지나 앞으로 움직이면서 고관절 굴곡에서 신전으로 진행한다. 그리고 관련된 운동량(모멘텀)은 고관절의 전방에 있는 조직에 의해 제어되어야 한다. 제어되고 감속되는 신전이 없다면 우리는 넘어지게 될 것이고, 감속은 임박한 전방 스윙을 위한 "자유로운" 에너지원을 제공하기 위해 전방 조직에 압력을 가하기 때문에 다양한 이점을 제공한다. 근육 조직의 일부 기여와 함께, 음의 일(신전의 감속)이 고관절의 탄성 조직에 의해 부분적으로 수행되며, 이것은 초기 유각기 동안 양의 일 (굴곡 가속)에 크게 기여한다(Silder 등, 2007; Whittington 등, 2008).

이 연구에서 명명 수동 탄성 구조물로는 피부, 인대 및 관절낭이 있고, 이들 모두는 일반적으로 연속성의 표준 목록에서 생략된다. 내가 이것을 언급하는 이유는, 이것이 움직임 해부학을 구획화하는 것을 멈출 필요성을 강조하기 위함이다. 만약 우리가 신전 자세를 다시 본다면, 신전된 관절을 가로지르는 모든 조직들이 어느 정도 신장되는 것은 그리 놀라운 일이 아니다.

발가락들기 쪽으로 진행할 때 척추의 신전을 필요로 하기 때문에, 고관절의 신전만이 감속을 요구하는 것이 아니다. 표층 전방 근막선의 상부를 거론할 때, Wilke(2016)는 척수 신전을 제어하는 데 관여할 수 있는 구조물인, 복직근과 흉쇄유돌근 사이의 근막 연속성 부족을 지적했다. 근막의 불연속성은 움직이는 물체를 위한 문제가 아니고, 사실 Myers는 그의 SFL 하부에 대한 분석에 적용했다.

그는 뼈를 역학적 링크로서 제안했다 - 골반은 대퇴직근과 복직근 사이의 역학적 전달을 짝지는데 이용된다. 같은 방법으로, 흉골도 상부 영역에서 동일한 서비스를 제공할 수 있는가? 뼈를 통한 힘의 전달은 나중에 Myers가 표면 후방 근막선이라고 불렀던 것의 일부인 천결인대와 대퇴이두근 사이의 조직 연속성을 측정함으로써(van Wingerden 등, 1993), Vleeming과 그의 팀에 의해 이미 연구되었다.
이 연구는 연속성이 가변적이라는 것을 보여주었지만, 연속성 여부에 관계없이, 힘은 해부학적으로 고관절의 중립위와 굴곡 자세 모두 두 근막 구조 사이에 여전히 전달되었다. Vleeming 팀의 결론은 힘이 좌골결절의 자연스런 탄성에 의해 전달될 수 있다는 것이었다.

여러 층의 조직이 어떤 움직임에 관여하고 근막 연속성이 힘을 전달하는데 필요하지 않다는 점을 고려해 보면, 연속성 또는 그것의 부족에 대한 논의는 움직임의 현실을 이해하는데 방해가 될 수 있다. 근막 연속성의 문제는 해부학적 분석의 하나일 뿐, 기능의 문제가 아니며, 신전 패턴을 공부할 때 움직임 전문가의 경험과 이런 스트레인 라인을 통한 연결 감각에 의해 입증된다는 사실이다.

움직임 패턴에 대한 이해를 통해, 우리는 해부학에 대한 더 깊은 통찰력을 얻을 수 있다. 해부학 형태는 두 가지 주요 단계로 구성된다. 즉, 전반적인 신체 패턴(계통학, 2장의 열린상자 참고)과 생활 동안의 개별 움직임을 통해 이루어진다. 기능과 해부학 사이에는 양방향성 관계가 존재한다. 움직임은 오늘날의 해부학 연구로부터 파악하기 어렵다는 사실은 많은 책을 통해 입증되었다. 형태와 움직임의 이해와 그들의 상관관계는 해부학을 이해하는 더 좋은 출발점이다. 움직임 분석은 모든 시스템과 관련된 문제를 강조한다 — 변수와 요소의 복잡한 상호 작용이 있다. 예를 들어, 신전된 고관절 자세를 달성하고 발가락들기 이후의 전방 스윙을 위한 준비로서 운동에너지를 포착하기 위해서는, 충분한 보행

2) 일반적인 "밀기 단계"보다 "발가락들기"라는 용어를 사용하자. 나는 우리가 걸을 때 잡아당겨서 순간적으로 신장된 조직에 저장되는 에너지를 능동적으로 밀어내거나 방출하는 선택권이 있다고 주장한다-이것들은 다른 이벤트이다.

속도가 이루어져야 한다. Whittington 등(2008)은 더 높은 속도가 수동 탄성 구조물의 일을 증가시킨 것으로 나타났다. 운동에너지를 포착하고 반환하는 탄성 조직의 효율과 능력은 연령, 조직 구조 및 타이밍 등을 포함한 수많은 요인에 의해 영향을 받는다.

탄성조직의 사용을 최적화하는 간단한 공식은 존재하지 않고, 특히 몸이 신전된 자세로 진행하기 위해서는 많은 다른 관절들이 필요하다. 슬관절 신전과 발목과 발가락의 가동성 감소와 척추 신전의 감소는 보행 중 고관절의 신전을 억제한다(자세한 내용은 Earls 2020 참고). 탄성조직 하중이 속도에 의존하는 것처럼(Whittington 등, 2006), 범위에도 의존한다 - 신전을 억제한다면, 우리는 조직 스트레인을 줄이고, 수동 탄성 스트레인을 줄이고, 또 유각기 동안 양의 일에 대한 탄성조직의 기여도를 잃어버린다. 물론, 우리는 능동 근수축에 의해 이루어지는 일을 증가시킴으로써 탄성에너지의 손실을 보상할 수 있지만, 조직 건강에 대한 장기 비용은 얼마나 될까?

실생활 기능의 이해는 해부학의 3차원 그림을 필요로 하고, 단일의 근육, 운동면 및 라인으로 제한되지 않는다. 이런 지식은 우리가 단순히 개별 관절가동범위를 평가하는 것이기 보다는, 치료 시야를 넓히고 전신 형태를 달성하는 능력을 연구하도록 장려해야 한다. 우리는 중력, 지면반발력, 운동량의 적용 아래에서 그것의 조직들이 어떻게 적응하고 변형되는지를 보기 위해 전체적이고 기능적인 신체의 비전을 필요하다. 개별 관절가동범위도 중요하지만, 우리의 삶은 많은 시간 동안 긴 사슬 움직임 속에 살고 있다. 발가락들기 자세를 달성하는 능력은 발가락 신전, 발의 안정성, 발목 가동성, 그리고 슬관절, 고관절 및 척추의 신전 등의 상호관련된 사슬을 필요로 한다. 이 자세는 다리를 전방으로 스윙하는 것을 효율적으로 돕는 많은 조직에 하중을 가한다. 그러나 이 자세는 건강한 근막, 건강한 관절, 건강한 운동조절 전략, 그리고 건강한 보행 속도를 요구한다. 이들 중의 어느 하나가 손상되면, 다른 부위나 모든 부위에 영향을 미칠 수 있다. 모든 이슈를 한꺼번에 해결할 수 있는 방법은 존재하지 않을 것이다.

참고문헌

Earls, J. 2020 Born to Walk. Berkeley, CA: North Atlantic Books.

Pontzer, H. (2017) 'Economy and Endurance in Human Evolution.' Current Biology 27, 12, R613–R621.

Silder, A., Whittington, B., Heiderscheit, B. and Thelen, D. (2007) 'Identification of passive elastic joint moment–angle relationships in the lower extremity.' Journal of Biomechanics 40, 12, 2628–2635.

van Wingerden, J., Vleeming, A., Snijders, C. and Stoeckart, R. (1993) 'A functional-anatomical approach to the spine-pelvis mechanism: interaction between the biceps femoris muscle and the sacrotuberous ligament.' European Spine Journal 2, 3, 140–144.

Whittington, B., Silder, A., Heiderscheit, B. and Thelen, D. (2008) 'The contribution of passive-elastic mechanisms to lower extremity joint kinetics during human walking.' Gait and Posture 27, 4, 628–634.

Wilke, J., Krause, F., Vogt, L. and Banzer, W. (2016) 'What is evidence-based about myofascial chains: a systematic review.' Archives of Physical Medicine and Rehabilitation, 97, 3, 454–461.

전방에서 후방으로

이미 이족 보행의 취약성 때문에 신체의 앞부분이 정신적으로나 육체적으로 얼마나 트라우마에 민감한지에 대해 논의했다. 성기를 보호하고, 또 신체 앞부분(내장기)으로의 접근을 차단하는 4족 보행 동물과는 달리, 우리는 취약성을 가진다. 전후 연속성의 관계를 일렬로 보면, 우리는 휠 운동면으로 불리는 시상면에서 움직임 이슈의 관계를 보는 것이다. 신체의 앞쪽면은 해부학적으로 노출되어 있어서, 빠른 근섬유가 신체를 보호하도록 당기고, 위험을 탐지할 수 있도록 전방을 응시한다. 신체가 1차 만곡과 2차 만곡을 따라 균형을 유지할 때, 근막의 후방 연결이 쉽게 작동한다. 또한 이것은 우리가 전방으로 넘어지는 것을 방지한다. 그러나 양쪽 고관절이 발목보다 앞쪽에 위치하면, 신체는 비복근과 가자미근과 같은 연결을 통해 더 힘들게 관여하고 작용한다. 움직임 명상가로서, Myers의 표층 전방 근막선은 흉추의 굴곡을 제한하거나 과장하게 하면서 동시에 요추 만곡을 안정화하거나 과장하게 하는 것으로 생각된다(**그림 5.8**).

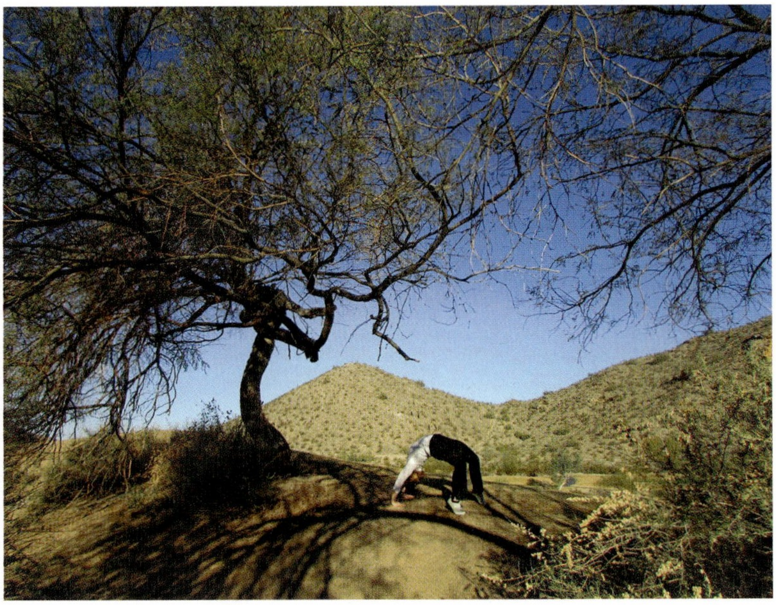

그림 5.8 전방 몸통과 팔 근막 연결의 신장. 신체의 앞쪽 부분은 이족 보행에 취약하기 때문에, 정서적으로나 신체적으로 외상에 아주 민감한 편이다. 성기(sexual organ)를 보호하고, 또 신체 앞부분의 접근을 보호하는 사족 보행 동물과는 달리, 사람은 이런 취약성을 가지고 있다. 이 영역에 있는 깊은 구멍은 해부학의 여러 영역을 조정한다.

사진 출처: 저자

측방 연결

다중 시스템의 측방 근막 연결부(**그림 5.9**의 Wancura-Kampik의 분절 해부학)는 우리가 어떻게 움직이는지와 지속적으로 중요한 관계를 가진다. 어류, 뱀, 그리고 다른 생물들은 뱀의 움직임처럼 공간을 좌우로 움직인다. 반대로, 사람은 동기를 부여하고 앞으로 나아가기 위해 신체의 측면을 안정화시킨다. 측방 라인의 이동은 측방굴곡에 도움이 되지만 안정화에도 도움이 된다.

스케이팅 동작(스피드 스케이팅과 유사한 측방 운동)은 팔을 들어올려 신체를 사전장력으로 작용시키고(**그림 5.10 A, B**), 몸통의 측방 안정화를 필요로 한다. 협응의 파괴는 IT 밴드가 무릎에 측면 지원을 제공하는 곳과 같이, 장력 또는 손상의 영역을 가질 수 있다(**그림 5.11**).

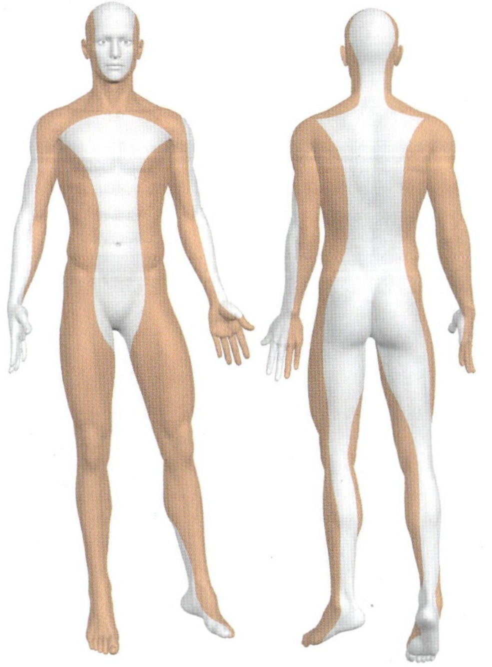

그림 5.9 측방 관계의 이미지는 Wancura-Kampik의 작품에서 볼 수 있다. 이 버전에서, 측방 연결 해부학은 팔에 대한 연속성을 포함한다.

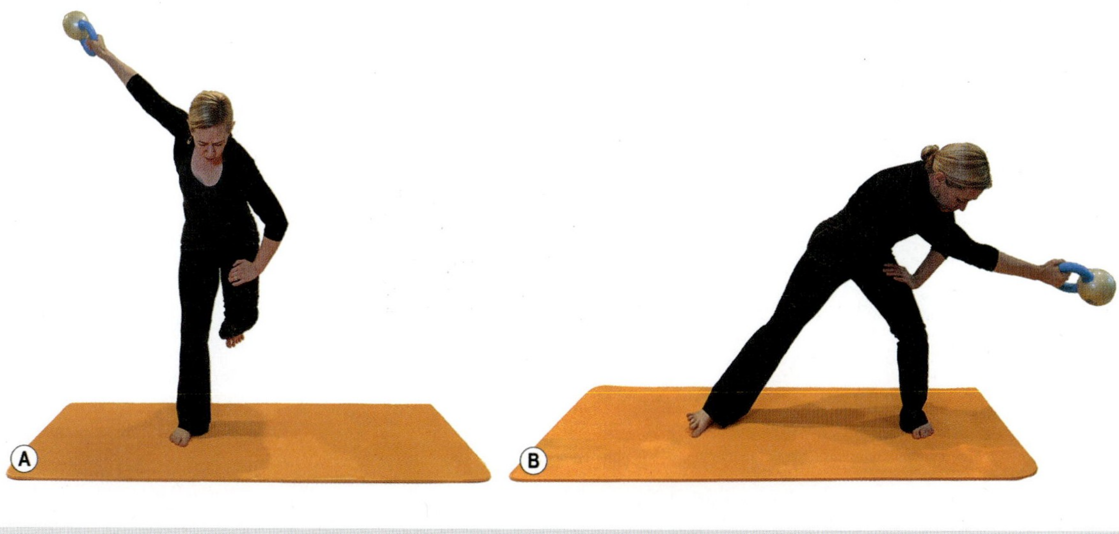

그림 5.10 사전장력 단계에서 다리를 들어올리면서 이루어지는 케틀벨 스윙은 신체의 측방 연결부의 조합으로 작동한다.

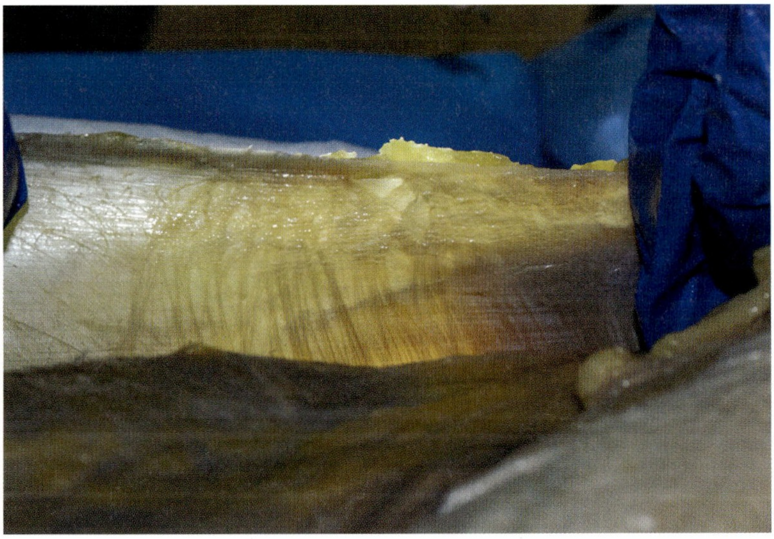

그림 5.11 장경인대(IT)는 유아기 때는 존재하지 않는다. 사람이 걷기 시작할 때, 장경인대의 형태를 갖춘다. 장경인대는 수평섬유와 수직섬유를 포장 테이프와 비슷하고, 무릎의 구조적 안정성을 제공한다.

사진 출처: Lydia Mann, KNMLabs(저자 해부)

목 측방 근막선 이완술 - 누운 8자 모양

나는 많은 남아시아 문화에서 흔히 볼 수 있는 "머리 흔들기"로 알려진, 머리 끄덕임(yes/no)에 매료되었다(Storti, 2021). 나는 관상면으로 움직이는 비슷한 행동을 했을 때 이런 동작을 발견했다. 나는 흉쇄유돌근과 판상근 사이의 댄스를 느낄 수 있다. 또한 나는 만성 문제가 있는 부위인, 목의 측방 근막 상단으로 균형감을 가져오는 것이 흥미롭다는 것을 발견했다.

이것은 머리와 목의 협응된 움직임을 통해 시야를 안정화 시키는데 있어서 반고리관(SSC)과 후두하근의 작용과 관련하여 3개 운동면 모두의 협응에 훨씬 더 많은 일을 할 수 있을 것이다. Earls(2020)는 다음과 같이 언급했다:

SCC는 균형과 방향을 위한 전정계의 필수 부분이다. 내이의 일부로서, 3개의 반고리관은 체액으로 채워져 있고, 시상면, 전두면 및 횡단면으로 향하고 있다… 움직임이 하나의 운동면에서 일어날 때, 반고리관은 내부에 있는 내림프액보다 더 멀리 움직이게 하고 두 운동면에서 상대적인 움직임을 만든다. 이런 상대적 움직임은 팽대부 내에 있는 부동섬모를 자극하고, 부동섬모는 움직임의 방향과 크기에 관한 정보를 뇌로 전달한다(p106).

비슷한 동작을 하는 방법. 무한대 기호(∞)나 옆으로 누운 8자형을 상상하면서, 마치 귀에서 물을 부드럽게 쏟아내는 듯한 동작을 부드럽고 지속적으로 유지하면서 코끝으로 그려본다. 어느 한쪽을 먼저 작업한 후, 반대쪽도 같은 동작을 수행한다. 하나의 다른 방법으로써, 턱 끝을 잡고 부드럽게 움직여보자.

스틱 모빌리티(Stick Mobility)

Dennis Dunphy

발의 측면에서 목의 측면까지 이어지는 수직의 측방 조직 라인은 대부분의 훈련 프로토콜에서 종종 무시된다. 불행하게도, 이것은 여러분의 일상 활동에 필요한 조직의 질과 신경근육 조절을 얻는 것을 방해할 수 있는 결핍으로 이어질 수 있다. 측방 근막선이 여러분의 앞쪽 사슬과 뒤쪽 사슬을

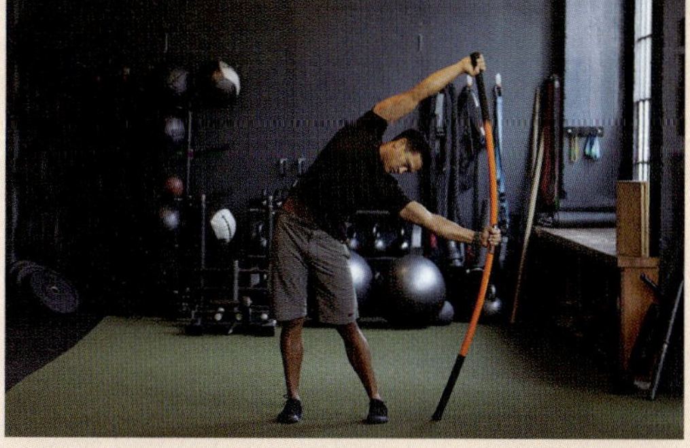

그림 5. 열린상자 2.
사진 출처: 스틱 모빌리티(Stick Mobility)

연결하고 지지하는 링크핀이기 때문에, 당신의 앞과 뒷사슬을 연결하고 지탱하는 링치핀(linchpin)이기 때문에, 제한된 가동범위는 여러분 몸의 전반적인 성능에 유해할 수 있다. 측방 활과 화살은 스틱 모빌리티의 대표적인 동작 중의 하나로서 움직임과 휴식 자세에서 자주 관찰되는 이들 구속을 극복하는 등척성 신장의 동작이다.

강하고 유연한 스틱(**그림 5. 열린상자** 2)을 사용하면, 운동사슬에 에너지를 추가하여 신장된 자세에서 근력을 강화시킬 수 있다. 유연성 강화(신장)는 수동적 신장 운동에서 누락된 요소인 신경근육 조절을 요구한다. 우리는 여러분이 공간을 빌리는 것이 아니라, 여러분의 가동범위를 소유하길 원한다. 가동성 운동에 등척성 운동을 추가하면, 몸이 전례 없이 활성화되고 원하는 변화를 보다 신속하게 수행할 수 있다. 측방 활과 화살은 움직임 워-밍업에 중요하지만, 종종 누락되는 구성 요소인 측방 굴곡 운동을 도와준다. 어깨 너비로 양 발을 벌리고 선 자세에서 시작해, 스틱을 3시 또는 9시 위치에 배치한다. 스틱의 바닥은 중족부로부터 약 8-10인치 떨어져 있어야 한다. 여러분은 측방 조직을 다루기 위해 전체 움직임을 하는 동안, 양쪽 엉덩이를 수평되게 유지해야 한다. 엉덩이를 어느 방향으로 회전하면, 앞쪽이나 뒤쪽으로 당김선이 이동할 것이다. 스틱에 가까운 손을 중간 지점에 배치하고, 반대쪽 손을 뻗어 스틱의 윗부분을 잡는다. 양쪽 손바닥은 전방을 향해야 한다.

엉덩이를 막대기로부터 멀어지도록 엉덩이를 밀면서 동작을 시작하고, 그 다음 아래쪽 손을 사용하여 막대기를 반대 방향으로 민다. 양쪽 다리와 위쪽 팔은 무릎이나 팔꿈치가 굴곡되지 않도록 곧게 펴서 표적 라인에 최적으로 접근할 수 있도록 한다. 목의 측면 쪽으로 측방 조직을 위쪽으로 주행할 때, 여러분의 머리는 기울어져야 한다. 마지막으로, 여러분의 새로운 가동범위를 향상시키기 위해 숨을 제대로 쉬자. 여러분이 어떤 자세에서 숨을 쉴 수 없다면, 여러분은 이 자세를 아직 완전히 자기의 것으로 만들지 못한 것이다.

여러분은 외적 하중을 이동하는 여러분의 몸을 준비하기 위해, 3-6초 동안 여러 번 동적으로 유지함으로써 워밍-업 운동과 호흡을 통합할 수 있다. 여러분의 시스템을 하향 조정하는 데 도움이 되도록 그 자세를 장기간 동안 유지함으로써 여러분의 운동을 마무리해 보자. 이것은 놀라운 기분이 들 것이고, 여러분의 뇌와 몸은 여러분이 잃어버린 요소를 찾아준 것에 감사할 것이다.

측방 근막선 연결의 일부는 역학적으로 특히 하지에서 보여진다(**그림 5.12**). 장경인대에 대한 관심과 주변 근육과의 관계가 확대되면서 보행 패턴에 대한 관심으로 이어질 것으로 보인다. 장경인대의 측방 불균형은 골반의 비대칭성을 유발할 수 있으며, 종종 무릎 문제도 함께 발생시킨다. 이론은 우리가 신체의 지도를 그리는 데 도움이 되지만, 그들은 우리 자신, 우리의 클라이언트, 그리고 우리가 사랑하는 사람들을 더 잘 돕는 전략으로 이끄는 아이디어를 제공할 때만 유용하다. 움직임은 단순히 "앞쪽", "뒤쪽", "가쪽"보다 더 많은 방향으로 이루어지는 다방향성 움직임이다. 그러나 이들 주요 영역에서의 시작은 세계가 둥글지만 많은 지도가 정사각형

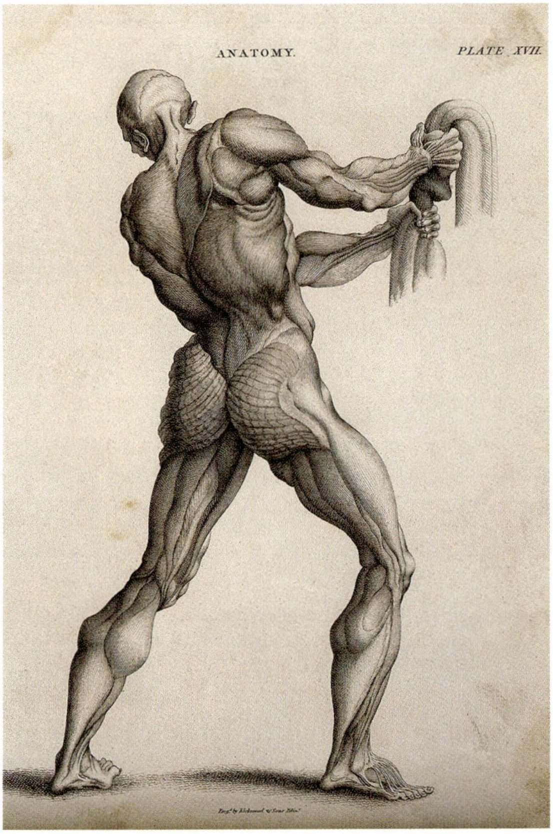

그림 5.12 이 이미지는 에코르체라고 알려진 것으로, 근육을 보여주기 위해 피부를 제거한 인체 그림이다. 이들 그림은 때때로 독립된 예술 작품이었지만, 최종 예술 작품에서 나타날 수 있는 옷 속의 몸을 이해하기 위한 도형 연구의 의도로 이루어졌다. 해부학이 근육에 초점이 맞춰지는 동안, 근막 연결의 더 많은 부분을 가끔 볼 수 있다. 여기서, Myers 측방 근막선의 조각은 오른쪽 다리에서 매우 뚜렷하게 나타난다(대둔근, 대퇴근막장근, 장경인대, 비골근).

Credit: 뒤에서 볼 때, 밧줄을 아래로 끌어내리는 에코르체이다. 1813년 W. Cowper 이후, Kirkwood와 Sons에 의해 새겨진 라인. Wellcome Collection. Public Domain Mark.

이라는 것을 인정하는 한, 우리에게 몇 가지 이론적 근시안적 연결과 아이디어를 제공해 준다. GPS를 사용하면, 목적지에 도착하는 경우가 많지만, 바로 가기나 전망이 더 좋은 경로를 알고 있기 때문에, 때때로 GPS를 무시하는 경향이 발생한다.

참고문헌

Berger, J. (ed.) (1973) Ways of Seeing. New York, NY: Viking Press.

Cheng, H.-Y. K., Lin, C.-L., Wang, H.-W. and Chou, S.-W. (2008) 'Finite element analysis of plantar fascia under stretch—the relative contribution of windlass mechanism and Achilles tendon force.' Journal of Biomechanics 41, 9, 1937–1944.

Earls, J. (2020) Born to Walk: Myofascial Efficiency and the Body in Movement. Berkeley, CA: North Atlantic Books.

Myers, T. W. (2020) Anatomy Trains: Myofascial Meridians for Manual Therapists and Movement Professionals (4th ed.). London: Elsevier.

Nestor, J. (2020) Breath: The New Science of a Lost Art. New York, NY: Riverhead Books.

Schleip, R. (ed.) (2012) Fascia: The Tensional Network of the Human Body: The Science and Clinical Applications in Manual and Movement Therapy. Edinburgh: Churchill Livingstone.

Stecco, C., Corradin, M., Macchi, V., Morra, A. et al. (2013) 'Plantar fascia anatomy and its relationship with Achilles tendon and paratenon.' Journal of Anatomy 223, 6, 665–676. https://doi.org/10.1111/joa.12111

Stecco, C., Pirri, C., Fede, C., Fan, C. et al. (2019) 'Dermatome and fasciatome.' Clinical Anatomy 32, 7, 896–902. https://doi.org/10.1002/ca.23408

Storti, C. (2021) The Art of Crossing Cultures. Boston, MA: Intercultural Press.

추천 책

Beach, P. (2010) Muscles and Meridians: The Manipulation of Shape. Edinburgh: Churchill Livingstone.

Bolgla, L. A. and Malone, T. R. (2004) 'Plantar fasciitis and the windlass mechanism: A biomechanical link to clinical practice.' Journal of Athletic Training 39, 1, 77.

Cook, T. A. (1979) The Curves of Life: Being an Account of Spiral Formations and their Application to Growth in Nature, to Science and to Art; with special reference to the manuscripts of Leonardo Da Vinci. Mineola, NY: Dover Books.

Thayer, B. (n.d.) 'Vitruvius on Architecture—Book III.' Marcus Vitruvius Pollio: De Architectura, Book III. Accessed on 12/28/2019 at https://penelope.uchicago.edu/Thayer/E/Roman/Texts/Vitruvius/3*.html

Van Boerum, D. H. and Sangeorzan, B. J. (2003) 'Biomechanics and pathophysiology of flat foot.' Foot and Ankle Clinics 8, 3, 419–430.

나선(Spirals) 6

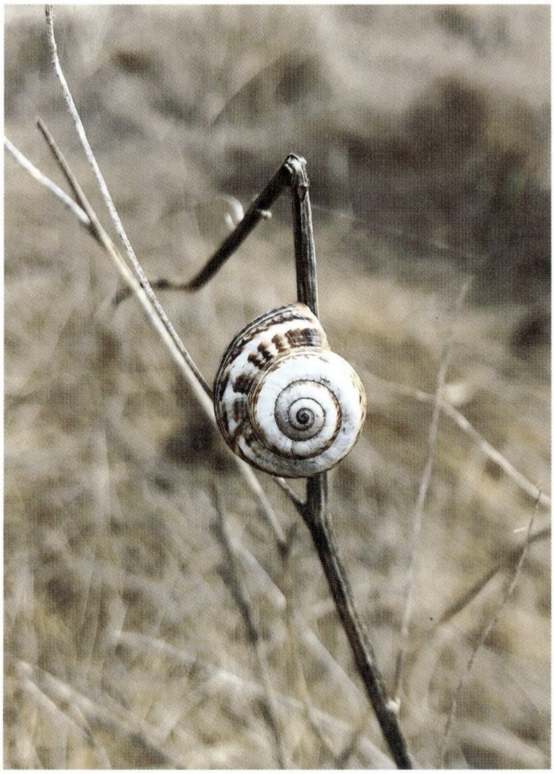

그림 6.1 자연에서 볼 수 있는 나선 모양. 달팽이는 나선형 모양이다. 사진 출처: 역자

나선이 커다란 우주뿐만 아니라 우리의 신체 시스템에 얼마나 널리 퍼져 있는지를 잠시 생각해 보는 것도 가치가 있다. 나선 형태는 근막 연결 뿐만 아니라, 자연에도 널리 퍼져 있다. 청나래고사리(fiddleheads), 조개껍질(**그림** 6.1), 밤에 안으로 접히는 꽃과 DNA의 나선 패턴 등을 포함해 여러분이 이름을 붙일 수 있는 모든 나선 형태를 생각해 보자. 내가 해부학을 가르칠 때, 나는 학생들이 뼈의 모양을 느끼도록 유도한다 – 뼈에는 우리의 발달성 댄스를 흉내내는 만곡과 비틀림을 가진 나선 패턴이 존재한다. 우리가 실험실에서 발견한 종양도 종종 뒤틀리고 나선 형태로 성장한다. 질병은 정상적인 삶이 기능하는 것처럼, 움직임을 가진다. 나선형 콜라겐 섬유 수준에서의 근막도 나선 패턴을 보여준다(Scar, 2018).

이런 움직임은 1638년 René Descartes가 로그 나선형을 그리는 것에서부터 Theodore Andrea Cook의 "The Curves of Life"(1914년, 1979년)까지 수백 년 동안 과학자들에게 영감을 주었다. Cook은 Pettigrew 교수와 같은 초기 과학자들을 언급했는데, 그는 "증기선의 프로펠러가 물고기의 지느러미, 새의 날개, 또는 사족보행 동물의 다리와 같은 동일한 기능을 가지고 있고, 또 동물 이동의 전체 범위에서 이들 기능이 비행중에 가장 정교하게 나타나고 있음"을 보여주었다. 우리는 이족 보행, 대측 보행, 그리고 많은 스포츠 활동에서의 효율성을 계속 이어간다. 나선은 움직임을 촉진한다.

나선은 전 세계의 많은 민속 무용에 모티브가 되었을 뿐만 아니라 시각적인 상징으로서 문화와 역사를 넘나든다. 미로는 안과 밖을 순환하는 나선형이며, 우리가 같은 장소를 여러 번 통과할 수 있도록 하지만, 매번 다른 관점에서 이루어진다. 나선이나 미로의 중심을 걷거나 서는 것은 의식을 집중시키는 정신–영적 운동(psycho–spiritual exercise)이었다. 호피 아메리카 원주민들은 미로를 영적 표현과 각성으로, 그리고 보행 명상의 도구로서 사용해 왔다. 계절의 패턴을 생의 원호와 연관지어 생각해보면, 이 계절의 패턴은 계절이 반복하는 나선 패턴이지만, 세월의 견해에서 바라본 것이다. 발달의 측면에서 보면, 우리는 자궁 내에서 발달의 핵심 특징으로서 나선 형태를 가진다. 8주째 발달 동안, 다리는 앞뒤에서 뒤쪽으로 비틀리게 되어 나선 움직임을 하게 된다.

나선은 우리의 발달에 있어서 핵심적인 특징이다. 자궁에서의 8주 동안, 다리는 앞쪽에서 뒤쪽으로 비틀리게 되어 나선의 움직임을 가진다. 이런 다리의 회전은 배측면이 앞쪽으로 향하게 된다(발등이 몸의 앞쪽에 위치한다고 생각해 보자). 물론 배측굴곡은 거골관절의 배측면을 함께 가져온다. 횡단면의 일반적인 회전은 발목의 회외와 회내의 반응을 가질 것이다.

주요 터빈과 비갑개… 코 속의 해부학적 모습

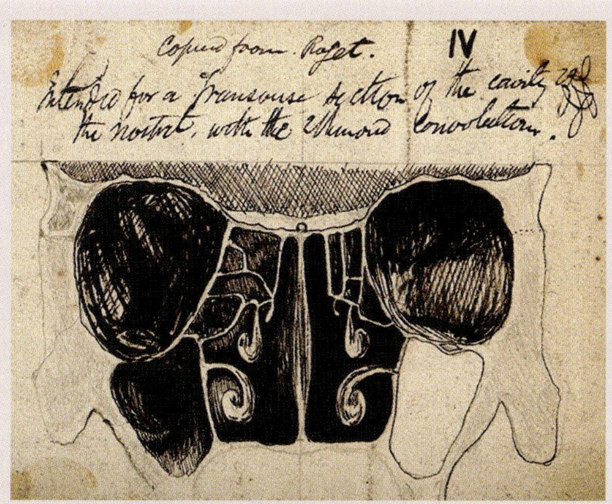

그림 6.2 두개골과 비강의 해부. 1852년 J. C. Whishaw에 의해 복사된 펜과 잉크로 그려진 그림.

내가 캐나다 동부 해안에서 카약을 탈 때, 나는 피싱 위어(fishing weir)가 여전히 나선형으로 설계되어 바다의 조수 변화를 이용하고 물고기의 흐름과 방향성을 내적 부분으로 더 깊숙이 밀어넣는 것을 보고 놀랐다. 아시아, 남미, 영국을 포함한 전 세계의 문화권에서 발견되는, 위어(weir)는 물고기와 물을 배수하는데 매우 효과적이다. 나선은 또 다른 이점을 가지고 있다. 그들의 모양은 좁은 지역에서 효율적으로 움직일 수 있게 해 준다.

두개골 내부에는 비갑개가 존재한다(특히, 코 속에 있는 이들 골성 구조물은 점막으로 불리는 일종의 연부조직에 의해 덮여 있다). 비갑개의 나선 모양(**그림 6.2**)은 몸 속으로 흡입되는 공기의 표면적을 증가시키는 데 도움이 된다. 비갑개는 공기가 흐르는 동안 원치 않는 것을 걸러내고 막아준다(비록 잃어버린 레고 블록이 가끔 아기의 코에 박혀 있는 것으로 알려져 있지만). Nestor's Breath(2020)에서 언급되어듯이, "콧구멍에 있는 하비갑개는 점막으로 덮여 있는 맥동성 발기 조직으로 덮여 있고, 소립자와 오염물질을 동시에 걸러내는 동시에, 체온에 맞춰 호흡을 축이고 따뜻하게 한다."

기술적으로, 위, 방광, 폐를 포함한 점막은 보통 상피세포의 표면에 덮여 있는 깊은 결합조직층을 가지고 있다. 대부분의 이들 점막은 점액의 주요 물질인 뮤코다당류(뮤신으로 알려져 있음)를 분비한다. 대부분의 발기성 조직이 근막 안에 덮여 있다. 복벽을 덮는 Scarpa의 근막은 남성의 경우에는 Colles의 외측 근막으로 이어진다. 회음근막으로 이어지는 이 근막은 흔히 Buck의 근막으로 알려진 더 깊은 심층근막이다. 그 인대도 선천적으로 근막이며, 아마도 중요한 것은 성기의 감각적 본질에 주목하는 것이다. 이와 마찬가지로, 음핵은 현수인대로 근막층 안에 의해 둘러싸여 있다. 참고로, 눈꺼풀과 귀뿐만 아니라 이들 부위의 표층근막도 지방을 포함하지 않지만 점탄성이 높은 편이다(Eizenberg 등, 2007).

비갑개와 호흡을 다시 돌아가서, 우리 모두는 여러분이 움직이고 있다면, 여러분의 호흡이 여러분의 수행에 영향을 미칠 것이라는 것을 받아들인다.

> *"근육과 뼈의 나선 모양은 물의 살아있는 세계를 겪게 되고, 또 고체를 정복하는 쪽으로 목표를 가지고 있으며, 지구에 놓여있고 지구 방향으로 그려지는 상호 작용 속에서 물이 굽이굽이 흐르는 방식을 연상시킨다."*
>
> *Theodor Schwenk(1978)*

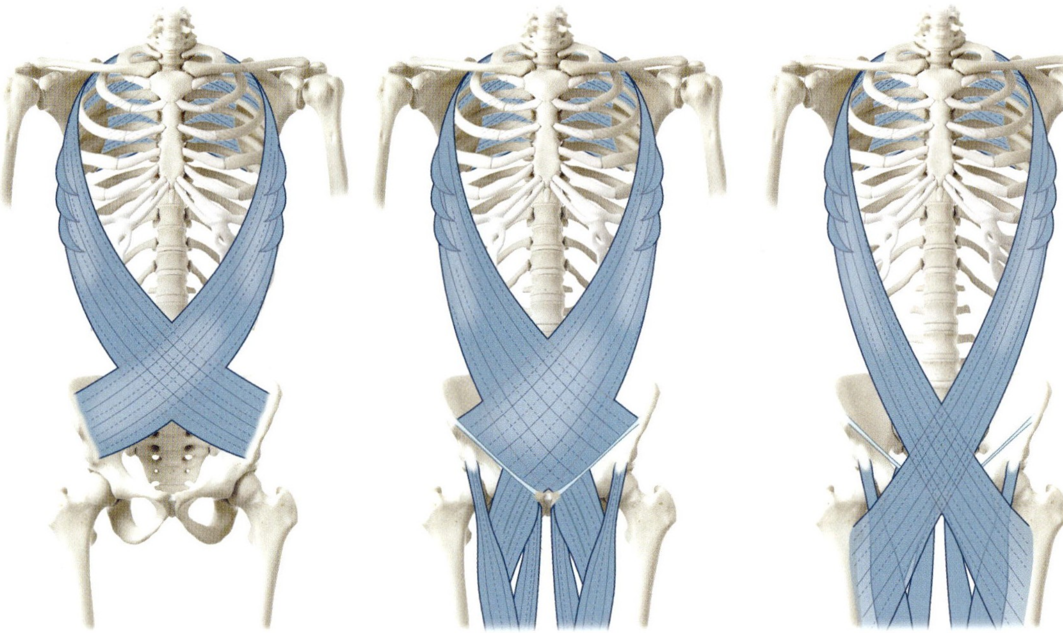

그림 6.3 능형근과 전거근 뿐만 아니라, 구형의 견갑대와 복부의 상호연결을 보여주는 근육과 근막 연결

그림 출처: Porterfield와 DeRosa(2004)의 논문

운동과 안정 속에서의 나선과 고리

몸에 있는 나선과 고리는 회전과 움직임을 허용하는 기능뿐만 아니라, 특히 나선이 중첩되는 곳에서 신체를 안정시키는 역할도 할 수 있다. 특히, 허리통증과 자세 문제가 몸의 중심과 관련있는 것으로 바라볼 때, Carl De Rosa와 James A. Porterfield는 그들의 근막과 인대성 연결을 통해 확인된 몇 가지 다른 근육 슬링과 해부학적 링크를 개괄적으로 정리했다(**그림 6.3**). 대부분의 근막 나선은 내복사근과 외복사근을 통해 십자형태의 섬유방향으로 신체 지지를 제공하는 몇몇 지점을 교차하고, 신체를 똑바로 지지하는데 도움을 주는 Myers의 나선 라인이나 Raymond Dart의 개념의 대각선 십자가와 같은, 전거근과 능형근을 통해 이어진다.

여러분의 나선을 수용해 보자

Rebekah Rotstein

나는 2007년 첫 사체 해부학 때 나선에 대해 눈을 떴다. 사람의 몸에는 내가 기대하고 어디를 보든 직선이 없다. 나는 곡선과 윤곽을 발견했다. 이것은 나를 궁금하게 만들었다: 이것이 우리의 구조적 구성이라면, 우리의 움직임도 자연스럽게 구불구불한 길을 따라간다는 것이 말이 되지 않을까? 즉, 이번 예에서 형태를 따라야 하지 않을까? 내가 공부를 많이 하면 할수록, 사실 사람의 움직임은 관절면의 방향과 모양에 영감을 받아 선천적으로 나선 형태로 움직인다는 것을 알게 되었다(그리고 이들 관절면은 배아기 발달 동안 나선형의 작용을 통해 실제로 형성된다!). 힘은 관절들을 통해 전달되어 태양의 운동을 일으킨다. 우리는 이것을 척추의 관절형상학에서 볼 수 있는데, 이것은 지면반발력과 함께 각 관절이 발꿈치 위쪽과 가쪽으로 이웃한 관절에 반응하면서 보행주기에서 가시적인 나선 형태를 만들어낸다. 우리가 시상면 활동으로 간주하는 것은 명확하게 검사되었을 때 그것과는 거리가 멀어진다.

그렇다면 우리가 더 이상 보행을 엄격히 선형적 활동으로 생각하지 않는다면, 이런 인식은 우리가 움직임을 인식하는 방식에 어떤 영향을 미칠까? 그리고 공을 던지는 것과 같은 다른 다면적 활동은 어떠한가?

움직임에 대한 인식의 변화가 우리가 움직이는 방식을 바꿀 수 있을까? 그리고 어쩌면 이 움직임의 질을 향상시킬 수 있을까?

타고난 나선의 개념을 수용하면, 우리의 구현이 역학적 접근 방식에서 보다 유동적인 질로 바뀐다. 나선은 연속감을 불러일으킨다. 나선의 라인에는 뚜렷한 단절이 없고, 경계나 모서리가 존재하지 않는다. 실제로 나선은 선의 만곡이다(**그림 6.4**).

나선은 날카롭거나 들쭉날쭉하지 않고, 우아하고 구불구불하다. 종종 사람들은 우아함을 부드러움과 섬세함과 동일시한다. 그러나 움직임의 맥락에서, 우아함은 반대쪽과 매우 관련될 수 있다. 플라멩코 댄서를 생각해 보자. 우아한 스위핑 동작도 뚜렷하고 민첩하다.

같은 방식으로, 우리는 나선형을 이런 움직임의 효율성 원동력이라고 생각할 수 있다. 결국, 나선은 바이오텐서그리티의 기본 구성 요소이다. 이런 구조와 기능의 모델은 신체가 받침점이나 지렛대 없이 장력과 압박으로부터 고유의 안정성을 얻는 지지 시스템으로 설명된다. 바로 이런 힘의 분배 패러다임이 전체 구조가 상호연결되어 있는 것이고, 이것은 나선의 중요성과 통합된 인체 움직임을 지지하고 설명해준다.

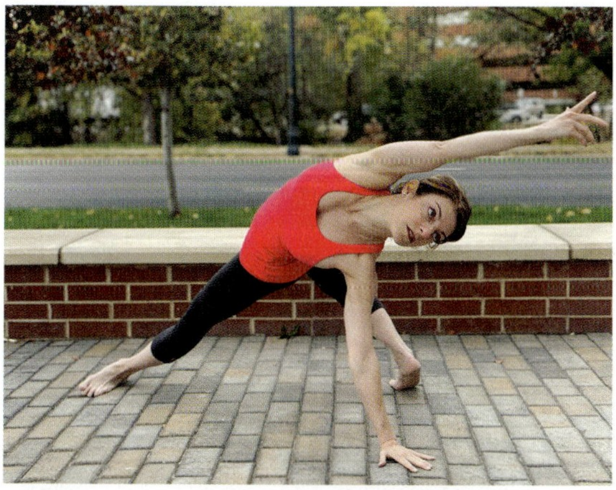

그림 6.4 나선은 세상에서 우리의 움직임 상호작용의 일부이다. 우리의 근막, 특히 몸통과 사지의 근막은 회전할 수 있는 능력을 가지고 있다. 우리의 교차 패턴 이동(반대쪽 팔/다리)도 내회전과 외회전을 촉진한다. 이들 모든 나선은 넓은 가동범위의 움직임과 장거리 보행을 위한 용이한 분속수(cadence)를 허용한다.

사진 출처: Rebekah Rotstein

헬릭스(helix)는 튜브와 같은 공간 구조물 안에 들어 있는 매끄러운 공간 곡선이다. 코르크 나사와 나선형 계단(**그림 6.5**)은 DNA의 공통 가닥 뿐만 아니라, 헬릭스의 좋은 예이다. 근막에서 뼈로 가는 우리의 건축 블록인 콜라겐은 나선 형태, 특히 헬릭스 형태로 구조되어 있다. 수축 이외에, Martha Graham의 주요 업적 중 하나는 나선의 개념이었다. 나선 형태로 움직일 때, 몸의 중심을 목구멍과 척추 기저부에 있는 2개의 축 지점을 가진 몸통이라고 상상해 보자. 척추의 바깥 라인은 엉덩이에서 시작하여 반대쪽의 어깨까지 이어지는 나선 라인을 이룬다.

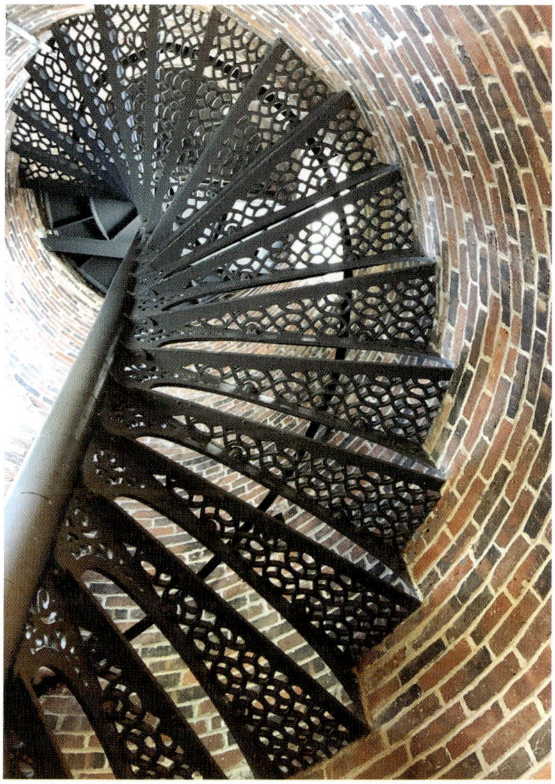

그림 6.5 원뿔 타워 안에 있는 나선형 계단은 헬릭스 형태이다.

현대 무용의 넘어지고 다시 일어서는 많은 기법에서 파쿠르의 구르기까지 스트레인의 분산에 나선 움직임이 도움을 주고 있다. 심지어 "sticky hands"라는 마샬 아트의 기법도 큰 힘을 쓰지 않고 상대방을 무력화시킬 수 있는 회전과 나선의 움직임을 가지고 있다.

나선은 우리의 DNA, 나선형 근막 연결, 또는 가장 경제적이고 아름다운 움직임 표현의 많은 부분과 상관없이 우리의 모양으로 작성된다. 나선은 공간을 최대화하고, 그것을 통해 이동하는 방법을 효율적으로 만드는 수단이다.

참고문헌

Cook, T. A. (1979) The Curves of Life: Being an Account of Spiral Formations and their Application to Growth in Nature, to Science, and to Art with special reference to the manuscripts of Leonardo da Vinci. Mineola, NY: Dover Publications.

Eizenberg, N. (2007) An@tomedia. New York: McGraw-Hill.

Nestor, J. (2020) Breath: The New Science of a Lost Art. London: Riverhead Books.

Scarr, G. (2018) Biotensegrity: The Structural Basis of Life. 2nd ed. Edinburgh: Handspring Publishing.

Schwenk, T. (1978) Sensitive Chaos: The Creation of Flowing Forms in Water and Air . New York: Shocken Books.

추천 책

Anatomy 101: The Windlass Mechanism and Great Toe Extension. (n.d.) Rayner & Smale. Accessed December 28,
2019 from www.raynersmale.com/blog/2017/9/5/anatomy-101-the-windlass-mechanism-great-toe-extension

Bolgla, L. A. and Malone, T. R. (2004) 'Plantar fasciitis and the windlass mechanism: A biomechanical link to clinical practice.' Journal of Athletic Training 39, 1, 77.

Caravaggi, P., Pataky, T., Goulermas, J. Y., Savage, R. and Crompton, R. (2009) 'A dynamic model of the windlass mechanism of the foot: Evidence for early stance phase preloading of the plantar aponeurosis.' Journal of Experimental Biology 212,15, 2491–2499.

코어의 개념(Concepts of core) 7

움직임은 우리가 있는 그대로이고, 우리가 하는 것이 아니다.

Emilie Conrad, Founder of Continuum Movement®

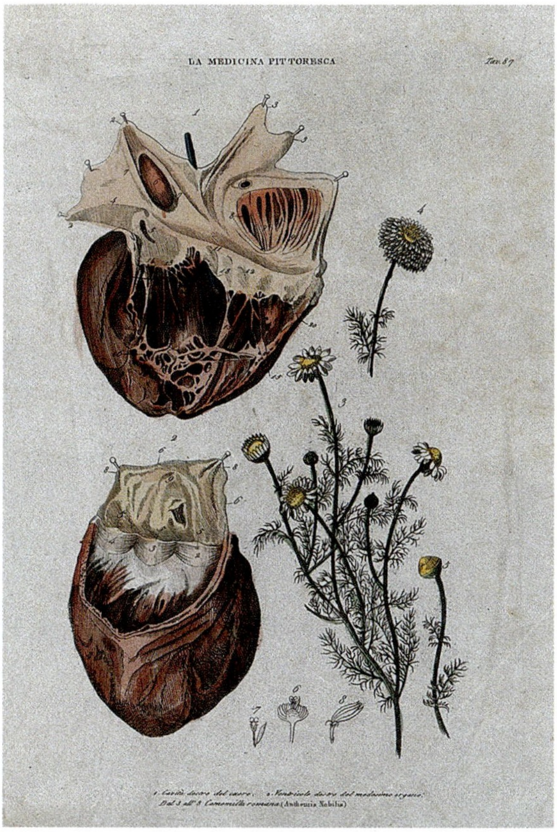

그림 7.1 해부학과 식물: 위쪽 그림: 사람 심장; 왼쪽 아래쪽 그림, 사람 심장; 오른쪽 아래쪽 그림, 캐모마일 꽃. 색칠된 판화, 1834–1837.

Credit: Wellcome Collection. Public Domain Mark.

여러분은 코어를 어떻게 정의하는가? 코어는 존재하는가? 그럼에도 불구하고, 우리는 "심층"과 같은 의미로 "코어"를 사용한다. 근막 연결의 많은 부분도 또한 이런 측면을 구체화하고, "코어"에 대한 사람 반응에 많은 비슷한 중첩들이 있다. 사과 핵심과 같은 과일의 중심과 같은 중세 영어인 "core"와 유사한 의미를 가진 프랑스어의 은유적 용어인 "coeur" 또는 심장을 생각해 보자. "코어"는 은유적으로나 신체적으로 "심장(**그림 7.1**)"이나 "존재의 본질"일 수 있다. "코어 파워"와 "코어 근력"에 대한 설명이 풍부한 현대 체육관과 수업에 가보자. 그러나 이것은 무엇을 의미하는가? 심지어 광범위한 움직임 배경을 가진 사람도 종종 정확한 정의를 내리지 못하거나 또는 비슷한 분야의 동료들과 논쟁을 할 것이다. 내가 여러 움직임 전문가 그룹에게 물어보면, 대부분의 사람들은 코어를 복부와 등을 위한 지지라고 정의한다. 필라테스 분야는 코어를 조금 더 명확하게 정의하고 있다고 느껴진다. 코어는 "파워하우스(powerhouse)"이다. 코어의 개념은 1990년대에 용어로 등장했고, 2000년대가 올 무렵부터 과학 용어로 더욱 탐구되기 시작했다. 그러나 신체의 "중심"은 우리 역사 초기에 요가 수숨나(sushumna)의 중심 채널에서 다른 특정 스타일의 코어에 이르기까지 존재해 왔다.

코어에 대한 많은 개념들은 복강을 포함하고 있고, 전통적인 용어에서 몸의 중앙은 몸의 앞부분을 중앙선으로 당기는 작용을 복횡근과 같은 근육을 포함한다. 다양성 측면에서도 더 커다란 다양성이 있지만, 종종 근섬유로 가득 차 있는 부분은 엉덩이에 손을 얹었을 때 대략 손 밑에 있는 부분이다. 사실상, 나머지는 종종 근막 부분이다. 우리가 토론하는 것에 동의하는 능력이 없다면, "코어"의 개념은 의미가 없고, 우리는 코어를 신체 안에 공간적으로 배치할 수 없다.

Bond (2007)가 지적한 바와 같이, 코어는 기술적으로 근막성 복막낭 안에 있는 장기이지만, 두 개의 코어 근육대(muscle girdles)로써 개념화될 수 있다. muscle girdles. 첫 번째 근육대는 복횡근(TA)을 가지고 있다:

복횡근은 신체의 앞쪽에서 흉골과 치골 사이를 주행하는 근막층과 결합되어 있다. 복횡근의 뒤쪽 섬유는 골반의 위쪽 테두리, 요추의 근막, 하부 늑골의 안쪽면에 부착한다(p93).

특히 보행과 같이, 말단 신체가 움직일 때 안정화를 담당하는 코어도 허리 통증 환자의 경우에는 적절하게 작용하기 어려울 수 있다. 외적 코르셋은 외복사근을 포함하는 것으로 정의되지만, 그들이 척추와 연결되지 않기 때문에 같은 방식으로는 안정화시킬 수 없지만, 그들은 늑곽을 아래로 당겨지는 효과가 있어 호흡과 다리의 자유로운 움직임을 모두 제한할 수 있다. 그러나 실제 신체나 해부학 실험실에서 복횡근을 찾는 것은 어려울 수 있다. 종종, 내가 해부를 도왔기 때문에, 학생들은 내복사근과 외복사근을 찾지만, 복횡근이 어디로 사라졌는지에 대해 의문을 가진다. 대개 우리는 수평 섬유를 찾을 수 있고, 종종 예상하는 것보다 훨씬 얇은 층을 벗겨낼 수 있다.

미국 국립 스포츠 의학 아카데미(NASM)는 코어의 근육 구조를 다음과 같이 3가지 영역으로 구분하고, "코어"를 "요추-골반-고관절 복합체"로 정의하였다: "국소 안정화 시스템" 전역 안정화 시스템과 움직임 시스템. 국소 안정화 시스템의 개념에서, 근육들은 주로 요추 다열근, 내복사근, 복횡근, 골반저 근육, 횡격막 등과 같이 요추에 직접 부착하는 근육들이다. "전역 안정화 시스템"은 척추와 골반 사이의 안정화에 작용하며, 내전근, 복직근, 요근, 요추방형근 및 외복사근 등을 포함하고 있다. "움직임 시스템"은 주로 척추나 골반에서 사지까지를 위한 것이며, 고관절 굴근, 슬괵근, 대퇴사두근 및 광배근 등을 포함하고 있다(Clark 등, 2018).

척추는 척수 층판과 척수시상로를 통해 내수용기의 한 경로이며, 이 경로는 전종인대 바로 뒤에 위치한다. 미주신경(vagus nerve)은 방랑객으로 알려져 있으며, 방랑하는 과정에서 체강 중앙부를 통과하며, 많은 근막 공간과 장기를 통과한다. 미주신경은 강력한데, 그 이유는 정신(뇌), 몸(우리가 깨달은 것보다 우리의 내장기에 더 깊이 위치한 느낌), 그리고 심장과 심낭(전통적으로 몸의 영혼, 그리고 실제로 고대 이집트인들이 신체의 중심이라고 믿었던 것) 등과 연결하는 광범위한 신경경로이기 때문이다.

Earls(2021년)는 다음과 같이 언급했다: "내장기는 흉복강의 장기와 외부 근골격계 이동 시스템사이의 독자적인 움직임을 가능하게 하는 장막층 안에 포함되어 있다. 층의 배열은 내장기까지 도달하는 외적 스트레스를 감소시킨다"(p119). 즉, 전체주의가 개념 세계를 지배할 수도 있지만, 가장 중심에 있는 우리의 자아를 보호하는데 도움을 주는 (활주층 sliding layers) 주위에 구축되는 실용적 측면이 있다. 슬라이딩 레이어 주위에 구축되는 실용적인 측면이 있다. 코어가 단단할(hard) 필요는 없고, 오히려 유연해야 전신이 잘 반응할 수 있도록 만들 수 있다.

호흡

호흡은 삶의 중심이고, 근막 연결의 움직임과 모양이 호흡의 일부가 된다. 작은 표면에도, 세포는 외부에서 내부로 물질의 교환을 필요로 하며, 이런 움직임은 팽창과 수축을 통해 모두 관리된다. 물론 호흡의 중심에는 요추에 부착되는 횡격막이 있고, 또 대요근과 요추방형근 및 복부 근육들도 있다. 사람의 횡격막은 거대한 해파리처럼 생겼고, 신체 내면의 유동적 성질에 반응하고, 하루에 약 17,000번 정도 움직인다. 심막낭과 횡격막의 근막 결합은 살아서 숨쉬는 신체의 가장 중심에 위치한다(**그림 7.2**).

어깨 근육은 종종 호흡의 부속 근육으로 활용된다. 천식이 발작하는 동안 호흡을 돕기 위해 몸을 숙여 양팔을 바닥에 집는 천식 환자나 호흡을 돕는 수단으로 어깨를 들어 올리는 노인을 생각해 보자. 늑곽은 종종 케이지보다는 바구니로 간주되는 것이 더 정확할 수 있고, 두 개의 중요한 근막 현수를 가지고 있다: 위쪽에 위치하는 사각근과 아래쪽에 위치하여 아래쪽으로 당기는

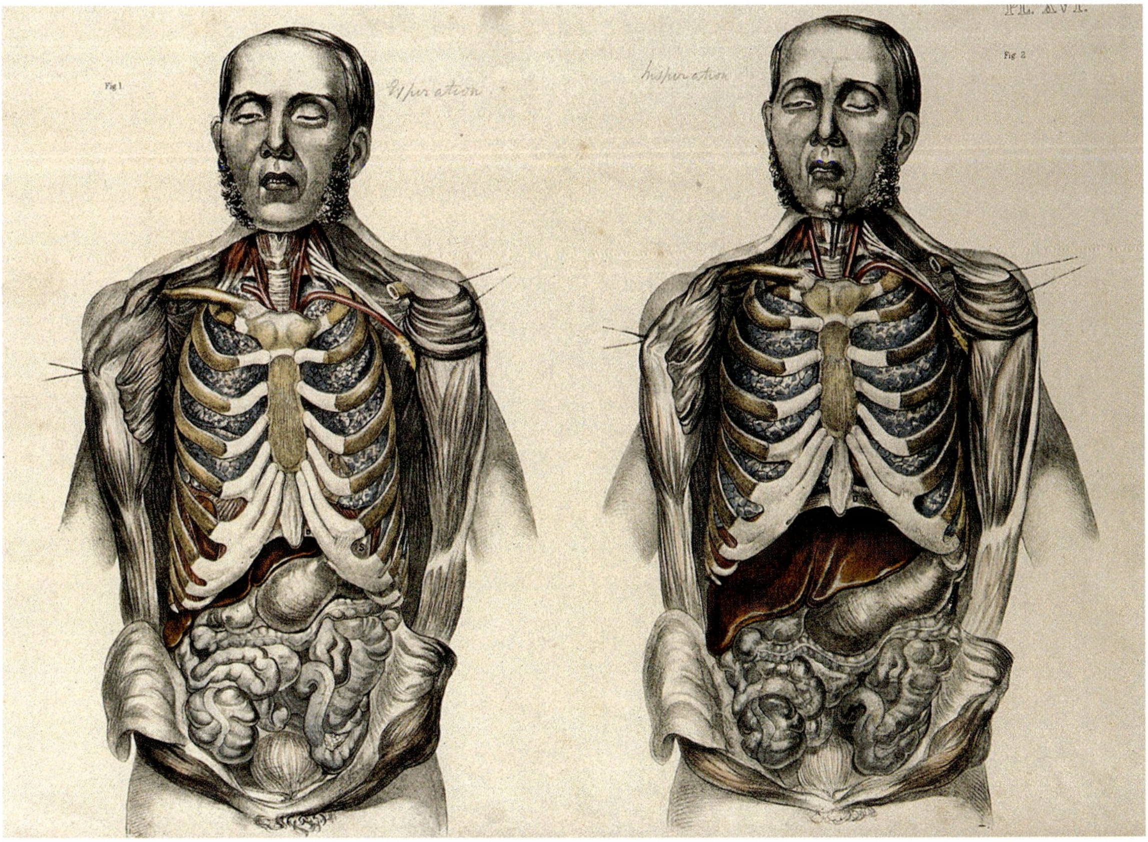

그림 7.2 몸통이 해부된 남성의 몸: 왼쪽 그림은 내쉰 후의 폐를 보여주고 있고, 오른쪽 그림은 들이쉰 후의 폐(팽창된 폐)를 보여주고 있다. 석판화는 1869년 William Fairland가 만든 것이다. Attribution 4.0 International (CC BY 4.0).

요방형근. 폐는 이들 현수의 일부로 간주될 수 있다. 우리는 늑곽 때문에 폐의 가동범위가 제한되는 근막 유착을 종종 볼 수 있다.

호흡과 말하기

호흡은 횡격막의 움직임을 통해 "근막의 중심(myofascia middle)"에 연결된다. 비록 폐가 코어의 일부로 간주되지 않지만, 횡격막의 움직임이 근막 활주 강화, 림프액과 혈액의 이동, 그리고 척추의 안정화 등을 포함해 호흡의 많은 이점에 기여한다.

아랍어 "Maqam"은 "배치(placement)"를 의미하는 단어의 어근으로서, 본질적으로 공간적인 톤을 의미한다. 요가의 측면에서, "비자(bija)" 소리는 초음파의 한 종류로서 신체 시스템의 다른 부분에서 진동을 일으킨다. 차크라(**그림 7.3**)와 같은 부가적인 개념은 코샤(koshas) 또는 신체의 층상 덮개처럼 난해한 해부학으로 작용한다. 호흡 수행(Breathwork)은 전통 요가의 큰 부분일 뿐만 아니라, 새로운 요가의 치료적 방법이기도 한다.

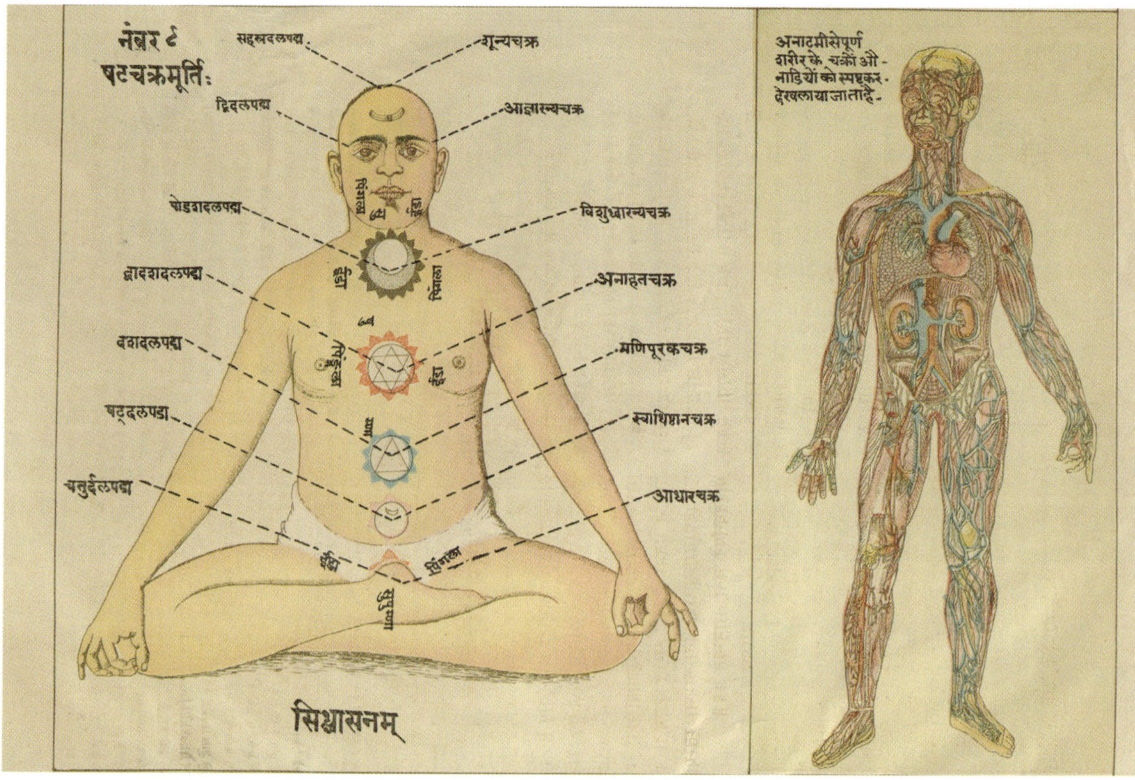

그림 7.3 산스크리트어와 힌디어로 된 탄트라 요가의 여섯 가지 차크라의 그림.
차크라 등 요가의 관점과 의학적/해부학적 관점을 연결하는 평행선을 그려놓은 8개의 색판 중의 하나.
Svamihamsasvarupakrtam Satcrainupanactiram: bhasasasamalamkrtam bhasatikopetan ca
= 명상을 통해 호흡의 정신적 현수에 의해 프라나얌을 수행하는 가장 쉬운 방법을 보여주는 바샤와 인체의 다양한 신경과 신경총의 그림을 포함한 샷차크라누파나 치트라.
그림: Shri Swami Hansa Swaroop. 저자: Svami Hamsasvarupa. Sanskrit MS 391.
Credit: 두 개의 그림: 프라나얌(pranayam)을 연습하는 가장 쉬운 방법. Wellcome Collection. Attribution 4.0 International (CC BY 4.0).

요가, 호흡 및 반다[bandhas]의 코어 해부학

Leslie Kaminoff

요가 수행의 관점에서 호흡의 해부학을 연구할 때, 호흡 횡격막의 주요 역할에 많은 관심이 집중되지만, 호흡과 움직임이 완전히 통합되기 위해서는 다른 근육성 횡격막의 위치와 기능도 고려해야 한다. 요가 수련자들의 특별한 관심사는 움직임, 자세, 호흡 기법에 있어서 골반 횡격막과 성대 횡격막의 협응된 작용이다.

이들 3개의 횡격막(골반, 호흡, 그리고 목소리)은 숨을 들이마시고 내쉬는 것과 조화를 이루는 요가 동작으로 함께 한다. 호흡에 더 많은 깊이와 질감을 제공하는 것 이외에, 성문 영역(우자이)[1]의 밸브 작동은 복강과 흉강 전체에 일종의 배압(back pressure)을 발생시킨다. 이런 배압은 태양 숭배 자세(sun salutations)와 같이, 빈야사(vinyasa)의 동기화된 흐름 수행인 호흡시 일어나는 길고 느린 굴곡과 신전을 하는 동안 척추를 보호할 수 있다. 요가의 용어에서, 횡격막의 이런 협응된 작용을 반다(결합, 결합 또는 결합)라고 한다.

뮬라 반다(Mula bandha)는 심복부층의 하부 섬유를 포함하는 골반저 근육에서 생성되는 리프팅 작용이다. 심복부층의 하부 섬유는 호흡 횡격막의 중심건을 위쪽방향으로 안정화시킨다. 뮬라 반다에 의해 생성된 복부 장기의 위쪽 이동은 "상향(우디야)"에 의한 공간을 만들기 위해 늑골 둘레를 필요로 한다. 이런 리프팅 동작을 우디야나 반다 또는 상방향 잠금이라고 한다. 뮬라 반다와 우디야나 반다는 사실 단일 제스처 중의 아래 부분과 위쪽 부분이다: 우디야나는 뮬라가 올라갈 수 있는 공간이고, 뮬라는 우디야나가 뿌리를 내릴 수 있는 지지대이다. 늑곽이 단일체로 작용하기 때문에, 하부 늑골을 들어올리면, 상부 늑골과 흉골도 위로 올라간다. 그리고 그 작용이 경추의 굴곡과 결합되면, 잘란다라 반다(jalandhara bandha)가 활성화된다. 3개의 모든 반다가 관여할 때 수련자는 "마하반다(maha bandha)" 또는 커다란 잠금을 수행한다고 말한다. 수련자가가 3개의 모든 잠금으로 호흡을 하면, 체강의 평상시 모양 변화를 대부분 안정화시킬 수 있고, 신체 코어 내의 깊은 호흡 움직임을 위한 더 깊고 미세한 공간을 찾을 수 있다. 이런 공간은 요가의 해부학에서 수숨나(sushumna)라고 불리며, 프라나(생명력)의 궁극적인 목적으로 간주된다.

높은 영향력을 가진 T.Krishnamacharya의 전통적인 교육에서, 수행의 필수 개념은 "수직축 통합"으로 불리는 것을 포함한다. Krishnamacharya의 기법은 호흡 수행 시 골반 횡격막, 호흡 횡격막 및 성대 횡격막의 올바른 사용 방법을 보여주는 것이며, 수련자들이 머리에서 상복부 쪽으로 하행 움직임을 할 때 흡기 호흡을 경험하도록 하고, 골반저에서 상복부 쪽으로 상행 움직임을 할 때 호기 호흡을 경험하도록 한다.

1) 우자이(Ujayyi)는 산스크리트어로 "흐르다"와 "승리 또는 승리"를 의미하는 자야(jaya)에서 파생되었다.

이들 아이디어에 영향을 받았던 요가 수련자들은 수련을 통해 익숙해진 감각적 단서와 경로를 구체화하는데 도움을 줄 수 있는 근막 모델을 배울 때 열정적이었다. 예를 들어, 선 자세 수련 때 제공되는 일반적인 큐잉은 족궁을 들어올릴 때 횡격막 지지의 기원을 찾는 것인데, 이것은 종종 "파다 반다"로 간주된다. 족궁을 지지하는 근막을 다리와 골반저, 장요근, 횡격막 및 심부 목 전방 근육에 연결하는 Albinus의 유명한 '4차 근육'의 전방 관점에서 이미지를 제시하면, 많은 요가 수련자들은 매트 위에서 수많은 시간을 보내면서 매우 친숙해지는 것처럼, 깊은 인식과 검증을 경험하게 될 것이다.

몸/마음 코어의 개념

Bartenieff와 Lewis는 그들의 책인 Body Movement (1980)에서, 링크 단일체로서 장요근, 횡격막 및 요방형근을 포함하는 "신체 중심의 내적 지지(Central Inner Support)"(**그림 7.4**)를 언급했다. 게다가, Bartenieff는 "내적 공간"이라는 부제를 붙인 호흡 조절에 모음의 사용을 강조했다. 그리고 다음과 같이 언급했다:

움직임은 호흡의 흐름에 달려 있다. 호흡이나 호흡 부정에 대해 지나친 성실성을 가진 학생들은 종종 "숨을 들이마시고" 또는 "숨을 내쉬는" 단계에서 숨을 참는 경향을 띤다. 이렇게 함으로써, 그들은 사지, 몸통 및 머리의 다른 구성에서 일어나는 많은 미묘한 내적 변화를 느끼지 못한다. 또한 그들은 표현에 있어서 많은 미묘한 함을 느끼지 못한다(Bartenieff와 Lewis, 1980 p232).

Bartenieff는 소리가 몸에 다른 모양의 특성을 만들어낸다고 언급했다.

수많은 힌두교식 또는 불교(특히 탄트라 불교)식 명상과 내적 집중은 복부, 가슴, 입 등 다양한 내적 공간을

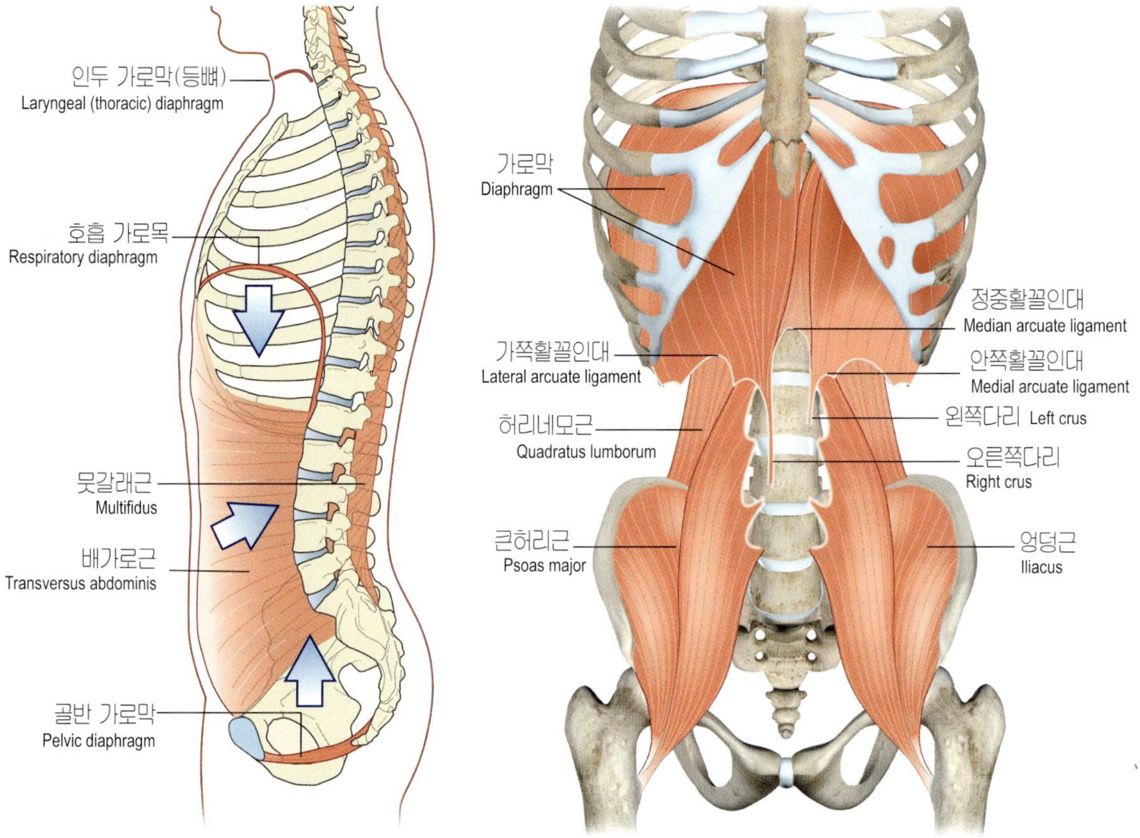

그림 7.4 물리치료사이자 인류학자이고, Bartenieff Fundamentals의 설립자인 Irmgard Bartenieff는 횡격막에서 대요근까지 근막 해부학적 연결을 이해하고, 호흡과 관련된 움직임 적용을 모두 이해하는 핵심 개념을 제시했다. 여기에 있는 이미지들은 Bartenieff와 Lewis의 책인 Body Movement에 들어 있는 그림이다. 이것은 시상면에서 볼 때 횡격막을 대요근에 추가적으로 연결시킨다.

지지하기 위해 명확한 모음과 연속 모음을 사용함으로써 내적 모양과 외적 모양의 변화를 포함한다. 이들 소리는 다른 분절에서 반향을 일으킨다(Bartenieff와 Lewis, 1980, p232).

나는 댄스/움직임 치료사로서 초창기에 Bartenieff의 책을 읽었지만, 요가를 공부하고 "비자" 소리로 알려진 것을 외친 후, 몇 년 후까지는 이 구절에 대해 잊어버렸는데, 이 구절은 본질적으로 척추를 따라 7개의 주요 차크라와 일치하도록 의도된 진동 구호이다. 구호를 외칠 때, 그들은 다른 영역에 매우 명확하게 진동하는데, 이것은 초음파의 원시적 형태(또는 매우 정교한)인지 아니면, 다른 기전을 통해 활성화되는 것인지 나를 궁금하게 만들었다. Kalyani 등(2011년)은 옴(Om)의 진동이 미주신경을 자극시킬 가능성을 가질 수 있다는 개념에 초점을 맞추었다. 연구자들은 기능성 자기공명영상(fMRI)을 사용하여 변연계 불활성을 확인했고, 더 많은 연구를 할 가치가 있었다.

코어 이론 - 물리학

노벨 물리학 수상자이자 "아름다운 질문"(2016)의 저자인 Frank Wilczek도 코어 이론에 기여했다. 이런 전반적인 아이디어는 그가 주목하는 "표준 모델"의 물리학 개념을 기반으로 하며, 실제가 나타나기를 기다리고 있음을 암시한다. 그는 또한 "'표준'은 '관습'을 내포하고 있으며, 뛰어난 지혜를 암시하고 있다고 언급했다. 그러나 그렇게 뛰어난 지혜는 없다. 사실, 나는 코어 이론은 보완되겠지만, 그것의 핵심은 계속 유지될 것이라고, 근거는 산더미같이 많을 것이라고 생각한다"(Wilczek, 2016, p8). 따라서, 이것은 은유적인 표현이고 신체 해부학적 감각이며, 우리가 "코어"로 정의하는 것은 이론, 우주, 또는 신체의 강한 중심으로 남아 있는다(**그림 7.5**).

물리학의 코어 이론의 개념(Einstein의 상대성 이론을 확장한 노벨상 수상자 Frank Wilczek에 의해 만들어진)을 이해하면서, 또한 입자와 힘, 공간과 형태의 관계도 살펴본다. Wilczek은 표준 모델이라고 불리는 물리학의 개념을 기반으로 했다. 그러나, "모델"이라는 용어는 어떤 것의 실제 표현이지만, Wilczek는 현재 우리가 알고 있는 것의 관점에서 코어 이론에 대해 토론하기를 원했다.

이것이 근막의 형태와 우리가 이것을 움직이는 방식과 무슨 관계가 있는가? Wilczek에 따르면,
"두 가지 강박 관념은 자연의 예술 스타일의 특징이다:

대칭성—조화, 균형, 비례

경제성—매우 제한된 수단으로 풍부한 효과를 내는 것에 만족한다."
(Wilczek 2016, p11)

우리는 해부학에서 신체가 대칭적이지 않음을 알고 있지만(소화계통에 존재하는 비대칭성만 보면), 용이성과 건강을 위한 신체 내의 균형을 살펴보는 것도 중요하고, 또 우리가 "근막 효율성"이라고 부르는 것도 중요하다.

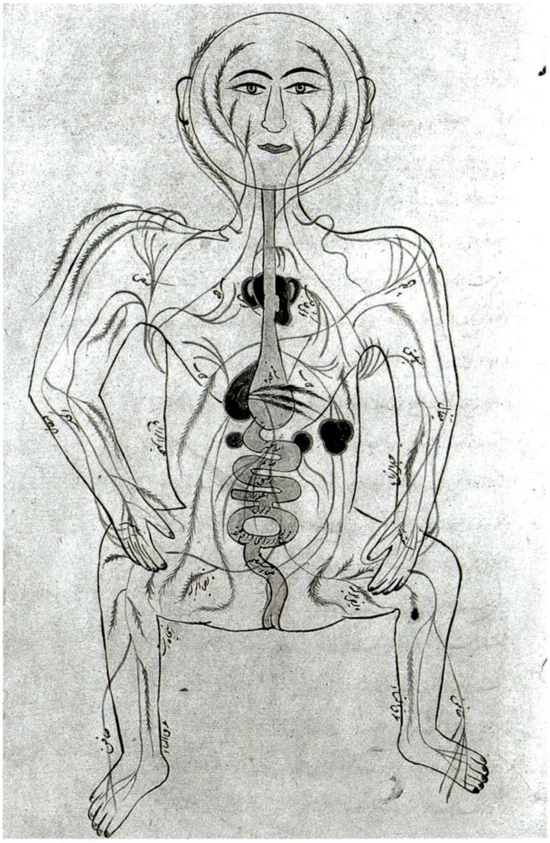

그림 7.5 몸의 중심은 체액과 공기로 채워진 근막 주머니로 개념화될 수 있다. 여기서, 예술가는 내장의 비대칭성에도 불구하고, 자연의 형태와 효율성에 대한 많은 표현에 대해 수긍함으로써 신체를 대칭적으로 표현하기로 선택했다.

Credit: 18세기 페르시아인의 동맥과 내장기를 보여주는 사람 그림. Wellcome Collection. Attribution 4.0 International (CC BY 4.0)

호흡하는 신체: 코어 "포장 장치"로서의 폐

폐는 일반적으로 코어의 일부로 정의되지 않지만, 심막낭, 횡격막(**그림 7.6**)과 그리고 그들의 근막 관계와의 친밀한 관계는 성대를 포함해서 입을 통한 또 다른 경로와 함께 비강과 폐로 구성되는 또 다른 코어 라인으로 고려될 만큼 가치가 있다. 어조(tone)와 소리는 다중

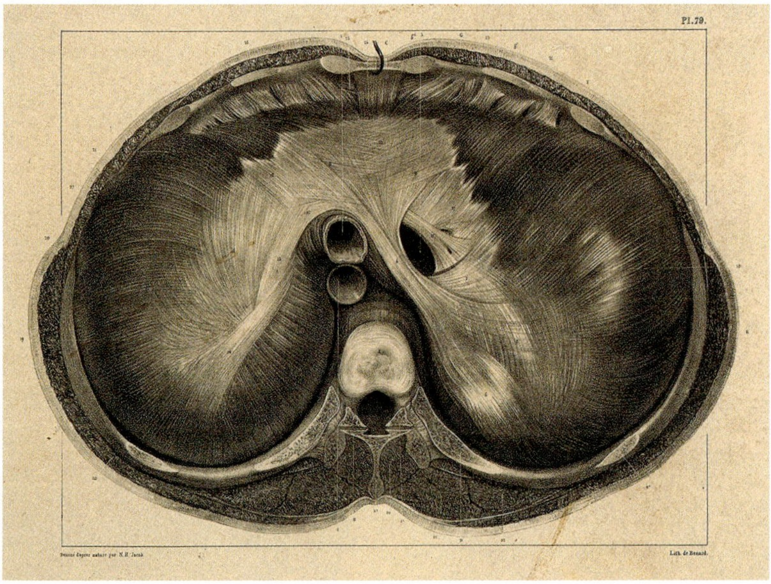

그림 7.6 10번 흉추 레벨에서 횡격막을 수평으로 해부한 것. N.H Jacob, 1831/1854.에 의한 석판화.

Credit: Wellcome Collection. Public Domain Mark.

미주신경이론(polyvagal theories)이나 또는 공황장애 없이 숨을 멈출 수 있는 능력에 작용하는 사람들에게 흥미를 가졌다.

Bond(2007)는 다음과 같이 언급했다:

…턱과 내적 코르셋의 느슨함이 종종 일치하여 부적절한 코어 지지와 불안을 유발하는 호흡 패턴의 악순환에 기여한다는 것을 관찰했다. 이런 경우, 횡격막의 다리가 코어를 안정시키기 위해 동원될 수 있으며, 이것은 상황을 더욱 악화시킨다 (p159).

호흡은 프리 다이빙을 포함하여 스포츠 분야에서 많은 사람들에 의해 탐구되어 온 흥미로운 영역이다. 프리다이버는 극도로 긴 시간 동안 숨을 참고, 깊은 물 속에서 장시간 동안 침착하도록 훈련할 필요가 있다. 프리다이버를 위한 준비는 혈관 시스템의 CO_2를 줄이기 위해 길고 느린 흡기와 느린 호기를 할 수 있어야 하고, 그런 다음, 폐를 채우기 위해 여러 번의 짧은 마지막 흡기를 하는 "패킹"으로 불리는 기법을 수행한다.

나선의 단락과 공기를 소용돌이치게 하는 비갑개를 기억하는가? Nature에 실린 논문(Sobelet 등, 1999년)에서, 약간의 비갑개 차이 때문에 두 콧구멍 사이의 알려진 차이점 효과는 여전히 알려지지 않은 이유로 양측 사이의 공기 스위치를 만드는 것으로 나타났다. 그러나 이 논문의 저자들은 두 콧구멍의 차이가 약간 다른 후각 지각에 반응하는 것 같다고 제안했다.

무언가를 하지 말고, 그냥 거기에 있는다

잠시 멈추고 시간을 가질 때, 우리는 우리의 사고 과정으로부터 벗어날 수 있다. 눈을 감고, 이 순간에 숨을 조절하려는 노력에서 벗어난다. 우리가 많은 다양한 호흡 기법을 사용하는 동안, 우리는 인간이라는 공유된 경험에서 단결할 수 있다. 심호흡을 하고 기분 좋게 호흡해 보자. 호흡이 몸 속의 공유된 경험이 되도록 하고, 여러분 주변의 모든 사람에게 연결되도록 하자.

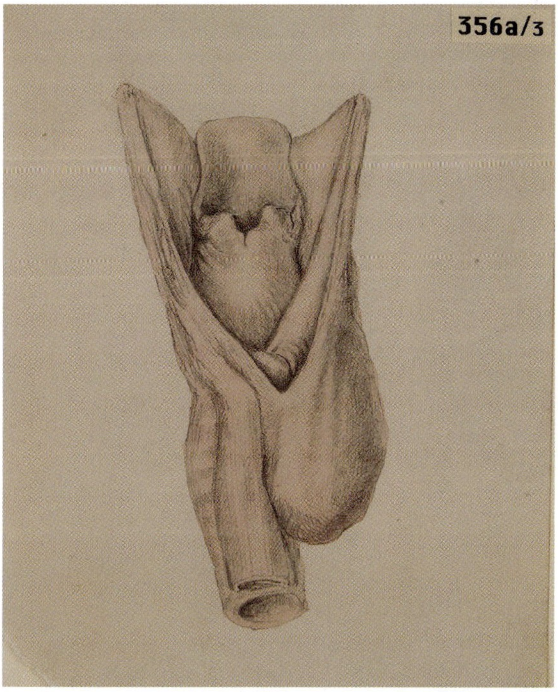

그림 7.7 인두낭

Credit: St Bartholomew's Hospital Archives and Museum. Attribution 4.0 International (CC BY 4.0).

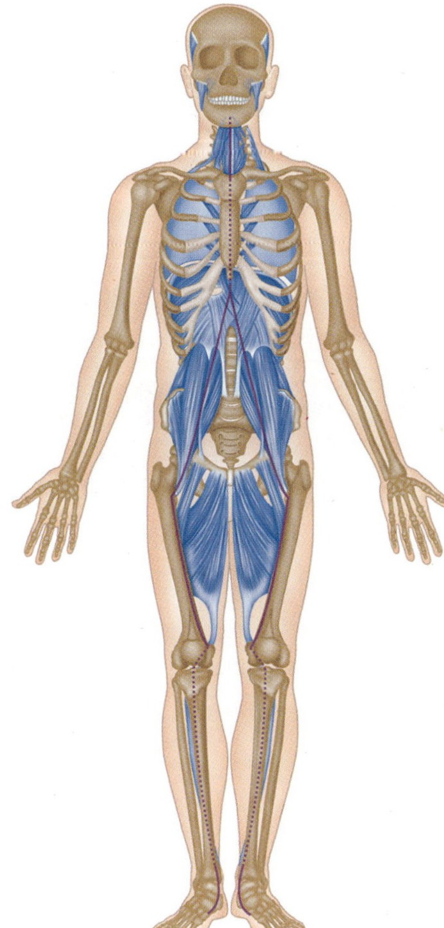

그림 7.8 우리 신체의 내부 코어인 심층 전방 라인이며, 이것은 근육뼈대계와 내장계 사이의 경계면에 해당한다.

이미지 출처: David Lesondak and Handspring Publishing with kind permission from Thomas W. Myers.

우리들 중 많은 사람들은 무언가를 생각할 때 콧노래를 흥얼거린다. 구강인두를 위한 운동 장치를 본 적이 없지만(**그림 7.7**), 신체를 통한 근막 연결과 관련하여 소리내는 것의 중요성은 "코어"에 접근하기 위한 자체적인 방법일 수 있다. 근막 연속성은 발에서 깊은 목구멍까지 이르고 횡격막과 심낭막 연결을 둘러싸는 Myers (2020)의 심층 전방 근막선과 같이, 신체 중심에서 세 개의 다른 트랙을 따르면서 주행하는 것으로 표현된다(**그림 7.8**).

코어 이론 - 내적 공간

"내적 공간"의 개념은 지구 표면(특히 바다 속)이나 그 근처의 공간 뿐만 아니라, 내적 자아로 정의된다(Merriam Webster, 2020). 우리가 어떻게 은유적이고 신체적인 코어를 어떻게 정의하는지에 대한 생각은 여전히 논쟁의 여지가 있지만, 많은 시스템에서 움직임과의 관계 뿐만 아니라, 심리적으로 괜찮다는 감각에서 안정성의 개념과 연결되는 것처럼 보인다. Ida Rolf는 구조적 통합의 초기 작업 때 신체의 "내적 라인"에 대해 생각했다. 몸이 내적으로 안정화되면, 우아하고 쉬운 움직임이 일어날 수 있다.

횡격막 균형잡기

Julie Hammond and Fiona Palmer

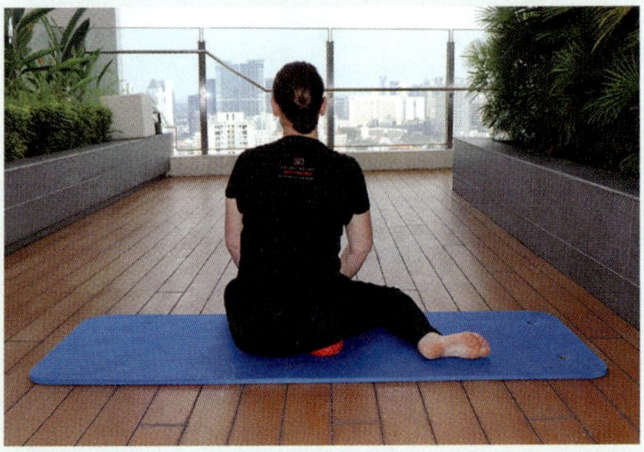

그림 7. 열린 상자 1. 횡격막 균형잡기

Julie Hammond와 Fiona Palmer는 모두 ATSI 강사이자 SI 전문가이며, 해부학에 대한 열정을 가지고 있다. 횡격막의 균형잡기는 해부학에 대한 관심을 토대로 이루어지는 협업이고, 또 이들 영역의 지식과 그들이 서로를 어떻게 지지할 수 있는지에 대한 지식을 얻고자 하는 열망으로 이루어진다. 횡격막의 균형잡기는 5개의 횡격막과 6번째 횡격막인 족궁을 살펴보는 것이다.

그들은 들어갈 또 다른 토끼굴이 있고, 다른 질문에 답이 없다고 믿는다. 그들의 관심사는 보다 효과적인 클라이언트의 성과를 위해 신체의 협업과 전반적 연결, 그리고 건강 전문가들간의 협업과 협력에 있다.

각 구성원이 다른 사람의 스킬을 칭찬할 수 있는 자신과 자신의 기여에 대해 충분히 확신할 때 한 팀이 된다.
Norman Shidle

횡격막 균형잡기

Julie Hammond and Fiona Palmer

대내전근/좌골치골지의 압박 감소

이런 운동(**그림 7. 열린상자 1.**)은 여러분의 수업에 추가할 수 있는 가장 쉬운 운동 중의 하나이다. 골반 위치 조정은 골반 횡격막의 톤 균형을 맞추는 데 도움이 되고, 골반저 운동의 성과를 향상시킬 수 있는 것으로 확인되었다. 탐구 운동처럼 행해지면, 이것은 골반 횡경막 훈련을 위한 더 나은 출발점이 될 수 있다. 클라이언트들은 골반 횡격막을 더 쉽게 활성화시키는 능력과 좋은 공감 감각과 함께, 더욱 안정된 느낌을 가졌다고 보고했다. 이것은 보다 유동적인 움직임과 근육을 촉진하는데 도움을 줄 수 있다.

자유로운 움직임을 검사하는 연습을 하기 전에, 통증이 없는 깊은 스쿼트 운동이나 무릎꿇은 네발 자세에서 체중을 전후로 이동시키는 운동으로 진행해 보자. 이렇게 하면, 여러분은 연습 이후의 변화를 비교할 수 있게 된다. 여러분은 어느 정도 시간을 갖고 여러분의 족궁이 지면에 어떻게 반응하는지를 느껴보자. 여러분의 왼쪽 신체와 오른쪽 신체 사이에 어떤 차이점이 있는지를 느껴보자. 여러분이 숨을 쉬거나 골반 횡격막을 이완시킬 때 무슨 일이 일어날까?

의자 위에 앉을 때, 오른쪽 좌골치골지 밑에 불편을 줄 수 있는 꼬투리를 배치하고, 왼쪽 엉덩이로 앉는다. 몇 번의 심호흡을 하면서 운동을 시작한다. 꼬투리 부위의 영역이 약간 완화되면, 골반을 전후로 기울이는 골반경사 운동을 시도해 본다. 이런 운동의 목표는 뼈의 압박을 감소시키고 연부조직을 부드럽게 가동시키는 것이다. 여러분은 꼬투리 위에서 좌골치골지의 작은 반원을 그리기 위해 오른쪽 발에서 왼쪽 발쪽으로 약간의 체중 이동을 추가함으로써 이것을 증가시킬 수 있다. 한쪽에 가동술을 적용하고, 그 다음 다시 스쿼트 동작을 시도한다. 보행을 하고, 다시 골반 위치를 느껴본다. 이 운동은 골반 후방경사와 측방경사를 가진 클라이언트에게 좋은 운동이며, 골반 횡격막에 적응력을골반의 후방 또는 측면 경사가 있는 환자에게 좋고, 골반 횡격막의 적응력을 생성시킨다.

여성의 골반저

신체의 코어는 신체에서 가장 강한 근육(자궁)과 가장 빠른 근육(성대)을 모두 포함한다. 천골자궁인대는 천장관절에 연결된다. 자궁경부가 팽창하면서 이 인대를 잡아당길 수 있다. 여성의 자궁경부는 매달 한 번씩 비틀리거나 당겨질 수 있다.

심층 근막선

역사적으로, "코어" 근막 해부학은 하퇴에서 내전근, 그리고 요근/횡격막 관계와 일부 심층 목 근육까지 이르는 근막을 보여주는 Albinus(**그림 7.9**)의 "Tabulae sceleti et musculorum corporis humani"을 포함하여 횡격막/요근의 관계에 중점을 두고 묘사되어 왔다. 호기심 많은 사람들을 위해, Clara라는 이름의 해부학적으로 정확한 코뿔소의 추가는 이국적인 동물에 대한 관심에 동의한 것이었고(그녀는 당시 유럽을 여행했다), Vesalius가 이탈리아 풍경을 묘사한 "De Humani Corpis Fabrica Libri Septem"처럼, 실제와 같은 동작과 풍경에 위치한 형상에 스케일을 부여하는 것이었다. 이탈리아의 풍경을 배경으로 한 인물들이 그려져 있다.

최근에 Yaron Gal(Anatomy Trains® 교수진이며, 구조적 통합 강사)은 공식 AT 규범의 일부가 아닌, 심층 후방 근막선의 아이디어를 추구해 왔다. 심층 전방 근막선(Deep Front line)은 안쪽 족저근막에서 시작하여, 표층 후방 근막선의 초기 경로(비복근, 슬괵근 일부, 천결인대로 이어지는)를 따르지만, 흉요근막의 깊은 층판으로 들어간 후 후두하근을 통해 경막(대뇌겸과 소뇌천막)으로 이어지고, 또 두개골 속으로 이어진다(Carmel, 2014).

Gabler(2017)은 다음과 같이 언급했다:

> *심층 전방 근막선의 깊은 근막 요소는 장기와 호흡에 영향을 미치며, 심층 후방 근막선도 척추를 따라 모든 뼈와 관절의 깊은 근막에 영향을 주고, 이것은 교감신경과 부교감신경에도 연결된다. 또한 이 근막선은 외상과 스트레스에 대한 우리의 반응, 즉 깜짝 놀람 반사작용을 기록할 수도 있다(p77).*

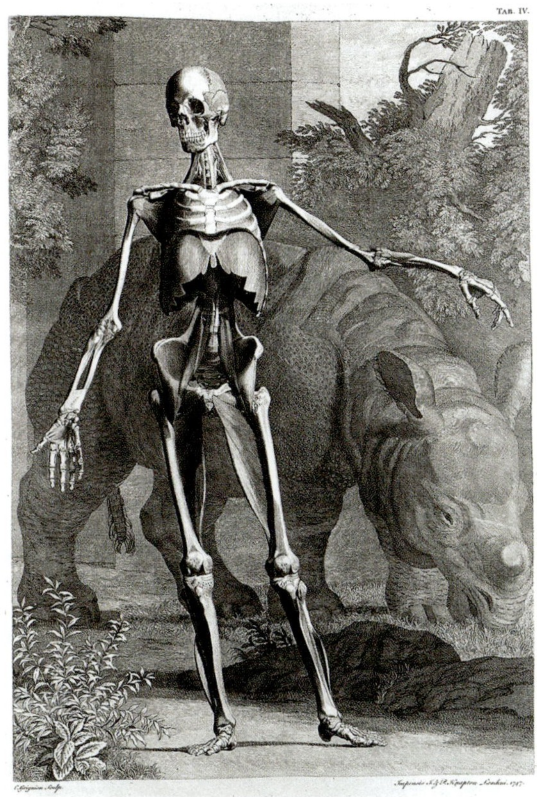

그림 7.9 타불라와 선택된 근육과 인간의 몸. Bernhard Siegfried Albinus.

Credit: Wellcome Collection. Attribution 4.0 International (CC BY 4.0).

흥미롭게도, 심층 근막의 연속성은 비교 해부학(특히, 말 해부학)에서 연구되어 왔다. Elbrønd와 Schultz(1983)는 Myers의 Anatomy Trains®을 기반으로 말과 인간 사이의 근막 해부학에 대한 비교 연구를 발표했다. 흥미롭게도, 그들은 다음과 같은 결론을 내렸다:

> *이 연구에서 확인된 새로운 근막선은 배측 미골근에서 시작하는 심층 배측 근막선(Deep Dorsal Line)이다.*

심층 배측 근막선은 미골(꼬리뼈)에서 머리(항인대를 포함해)까지 이르는 척추늑횡 시스템의 근막 구조를 구성한다. 이 근막선은 경막과 연결되고, 척주의 움직임 제어와 안정화에 중요한 역할을 한다.

사람과 말은 경막을 통한 연결을 가지고 있고, 또 자세와 형태의 표현에 대한 관련성을 가지고 있지만, 이족보행과 사족보행의 차이 때문에 사람과 말의 앞다리 연결은 다르다.

Gal의 심층 후방 근막선이 공식 근막선으로 적당하든 또는 적당하지 않든 간에, 자세와 형태 표현의 관련성에 대한 경막의 연결을 보면, 사람과 말에서는 최소한의 관련성이 있는 것으로 보인다.

심층 코어로의 접근 - 지면으로부터

Dr. Emily Splichal, DPM, MS, CES

발, 근막과 기능 움직임

우리의 발은 신체와 지면 사이의 유일한 접촉점으로서 역동적인 움직임을 안정화시키고 협응하는 방법에 있어서 매우 중요한 역할을 한다. 우리의 발이 지면에 닿는 순간부터, 강력한 감각 자극은 풋 스트라이크(발이 지면에 닿는 것)과 관련되는 위치에너지를 수용하고 또 전달할 수 있도록 설계된 일련의 상호연결된 운동 반응을 촉발시킨다.

이런 충격 힘의 위치에너지 활용은 우리의 안정화 타이밍과 협응에 직접적으로 관련된다. 빠르게 안정화를 하면 할수록, 우리는 에너지의 수용과 전달에 있어서 더 효율적일 수 있다.

에너지 전달과 안정화를 고려할 때, 우리는 우리의 발이 고립되는 것이 아니라, 발의 기능이 나머지 신체 부위(질량 중심 또는 코어 중심)와 어떻게 관련되는지를 생각해볼 필요가 있다. 발과 코어 안정화 사이의 이런 연관성은 심층 전방 근막선 뿐만 아니라, 장무지굴근과 후방 골반저 근육 사이에 존재하는 공동 수축 또는 근육 협력을 통해 확립된다.

발을 코어 근막 안정화 패턴으로 활성화하고 통합하기 위해, 나는 "short foot exercise"의 이용을 추천한다. 체코의 Vladimir Janda 박사가 처음 소개한 "short foot"은 효율적인 발 내재근 운동일 뿐만 아니라, 발-코어 활성화 운동인 것으로 나타났다.

"short foot exercise"을 수행할 때, 중요한 것은 심층 전방 근막선과 발이 어떻게 코어 근육과 연결되는지를 기억하는 것이다. 발의 모든 수축은 골반저 리프트와 호기와 협응되어야 한다.

"short foot"를 수행하기 위해: 양 발을 약간 벌리고 선 자세에서 무릎을 약간 굽힌다. 앞발 삼각대(1번 중족골, 5번 중족골과 발꿈치)를 찾는 것으로부터 시작한다. 발가락을 들어올린 다음, 발가락들을 쫙 펼친다. 그리고 다시 발가락을 지면으로 내려놓는다.

short foot를 적절하게 관여시키기 위해, 발가락을 지면 속으로 박아 넣듯이, 발가락끝으로 지면을 강하게 누르고, 5초 동안 그 자세를 유지한다. 발가락이 구부러지거나 발 측면으로 구르는 것을 피한다. 1번 중족골두와 내측 족궁을 들어올린다. 여러분이 발가락을 아래로 누르는 것에 익숙해지면, 발을 활성화하는 동안 골반저의 리프트를 찾기 시작한다. 발가락을 아래로 압박하는 동안 발가락과 코어 사이의 연결을 느껴본다.

양쪽 발을 각각 반복해 보고, 양쪽 발을 동시에 수행하는 것으로 진행한다.

심층 전방 근막선을 통한 발-코어의 활성화와 통합은 동적 움직임 동안 최적의 안정성을 달성하는 가장 중요한 기능적 개념 중의 하나이다. 실제로 단순한 발 수축으로만 보이는 것도 다른 모든 근막선이 수축할 수 있는 토대를 마련한다.

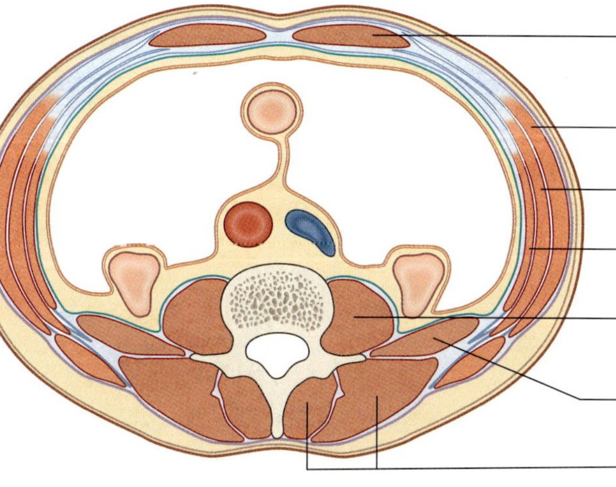

그림 7.10 John Hall Grundy의 사람 구조와 모양 이후의 복부 근막층과 흉요근막층. 흉요근막의 두 개 층 결합(Stecco와 Hammer, 2015)은 가측솔기(부분들의 결합을 의미하는)를 형성하고, 이것은 다음 구조물에 의해 형성된 능선 구조물을 형성한다:

(1) 요방형근, 요근, 복직근과 복횡근,
(2) 척주기립근(장늑근, 최장근, 극근)과 횡극근 그룹(다열근, 반극근, 회전근).
어떤 사람들은 이것을 복횡근과 내복사근과 외복사근을 포함한 3개의 층으로 정의했는데, 이것은 흉요근막과는 조직학적으로 다른 구조물이다.

중앙 근막에 대한 수평적 측면 – 가측솔기

척추의 가쪽에는 가측솔기(부분들의 결합을 의미하는)가 존재한다. 가측솔기는 흉요근막의 전방과 후방 층판이 결합되어 형성된 능선형 치밀결합조직 구조물이다(Stecco와 Hammer, 2015, p208). Stecco와 Hammer에 따르면, 두 층 모델을 선호하는 스테코와 해머에 따르면, 가측솔기의 역할은 1개 또는 2개의 추골에 가해지는 국소 하중을 피할 수 있도록 근육의 긴장을 양쪽 층으로 분배시키는 것이라고 했다. 움직임의 측면에서 볼 때, 이들 여러 층(**그림 7.10**)은 신체를 지지하고자 할 때 다른 약점으로 인해 타이트해질 수 있다는 것이다.

Fasial Net Plastination의 일환으로서, 2022년 나는 이들 수평 근막 연결을 강조하기 위해 팀을 형성하여 복부 단면의 근막 해부를 수행했다.

새벽의 합창

나는 가수는 아니지만, 문제를 생각할 때 콧노래를 흥얼거린다. 말하자면, 나는 "일찍 일어나는 새(early bird)"가 아니고, 오히려 내 인생의 대부분을 두 번째 에너지파를 잡는 올빼미형 인간이었다. 생물학은 우리가 인정하는 것보다 우리의 습관과 경향을 더 많이 지시하지만, 내가 청소년기와 성인기로부터 점점 멀어져감에 따라, 더욱 일찍 일어났지만, 카약 캠핑 여행을 할 때나 낮과 어둠의 자연적인 리듬에 훨씬 더 가깝게 적응할 때는 여전히 새벽에 일어났다. 최근에 변화된 모든 것은 아마도 호르몬의 변화, 가족과 직장과 관련된 일련의 개인적 이벤트, 또는 팬데믹의 사소한 불편함 때문일 것이다. "solvitur ambulando"의 정신으로, 또는 대략 "걸어서 해결하자"는 라틴어 구절은 St. Augustine에서 유래했고, 이것은 Lewis Carroll에서 Henry David Thoreau까지의 사상가에 의해 사용되었던 구절이다. 나는 걷는 것을 두배로 증가시켰다. 나는 대개 강의와 사적 업무 사이의 빈 시간을 이용해 하루에 1시간 정도 걸었지만, 새벽에 일찍 일어나면 2–3시간 정도 더 걸을 수 있음을 발견했고, 나머지 사람들이 일어나기 전에 집에 도착할 수 있었고, 나는 온라인에 접속해야 한다는 것도 알게 되었다.

나는 이런 새벽의 합창 현상에 관심을 갖게 되었고, 더욱 궁금해지기 시작했다. 새벽에 지저귀는 새소리는 계절에 따라 제한된 시간틀을 가지고 있다. 한여름의 특정한 날에 미국 동부에서 그런 소리를 내는 데는 많은 이유가 있다. 1년의 시간은 영토를 지키거나 기존의 관계를 위해 노래를 부르는 것일 수도 있고, 중요한 것은 이른 아침이 소리가 더 멀리 전파될 수 있도록 시원한 공기 온도를 제공한다는 것이다. 우리가 노래를 부를 때, 악설골근은 골반저와 같은 방식으로 횡격막으로 작용한다. 그 섬유들은 수평으로 중해하고 장벽의 역할을 한다. 치미근과 장미근이 치골저를 형성하듯이, 악설골근(mylohyoid)은 이설골근(geniohyoid)과 함께, 비슷한 방식으로 입의 바닥을 형성한다.

사실상 고대의 노래와 호흡의 형태는 다양한 방식으로 이점을 가질 수 있다.

몸의 중심에 있는 근막은 깊고 강한 연결고리를 가지고 있으며, 이것은 여러 학자들에 의해 밑그림이 그려졌다. 어떤 사람들은 우리의 중심이 팔과 다리를 각각 연결하는 대요근을 포함할 뿐만 아니라, 횡격막과 심장을 둘러싸고 있는 심낭까지의 근막 연결이라고 생각하고 있다. 단순히 복부 근육을 조이는 것 이상으로, 우리의 몸을 지탱하는 근막 구조는 우리에게 새로운 아이디어를 줄 수도 있고, 심지어 이 대화에 연결되면서 우리의 발, 목소리 등 그 이상으로 확장될 수도 있다.

참고문헌

Bartenieff, I. and Lewis, D. (1980) Body Movement: Coping with the Environment. Philadelphia, PA: Gordon and Breach Science Publishers.

Bond, M. (2007) The New Rules of Posture: How to Sit, Stand, and Move in the Modern World. Rochester, VT: Healing Arts Press.

Carmel, Y. G. (2014) 'The deep back line and a proposed alternate superficial back line.' International Association of Structural Integrators Yearbook. Severna Park, MD: International Association of Structural Integrators.

Clark, M., McGill, E., Lucett, S. and National Academy of Sports Medicine (eds) (2018) NASM Essentials of Personal Fitness Training. Burlington, MA: Jones and Bartlett Learning.

Earls, J. (2021) Understanding the Human Foot: An Illustrated Guide to Form and Function for Practitioners. West Sussex, UK: Lotus Publishing.

Elbrønd, V. S. and Schultz, R. M. (2021) 'Deep myofascial kinetic lines in horses, comparative dissection studies derived from humans.' Open Journal of Veterinary Medicine 11, 01, 14–40. https://doi.org/10.4236/ojvm.2021.111002

Gabler, K. M. (2017) Your Body's Brilliant Design: A Revolutionary Approach to Relieving Chronic Pain. New York, NY: Skyhorse Publishing.

Kalyani, B., Venkatasubramanian, G., Arasappa, R., Rao, N. et al. (2011) 'Neurohemodynamic correlates of "OM" chanting: A pilot functional magnetic resonance imaging study.' International Journal of Yoga 4, 1, 3. https://doi.org/10.4103/0973-6131.78171

Merriam-Webster. (n.d.) Space. Accessed on 03/28/2022 at www.merriam-webster.com/dictionary/space

Sobel, N., Khan, R. M., Saltman, A., Sullivan, E. V. and Gabrieli, J. D. E. (1999) 'The world smells different to each nostril.' Nature 402, 6757, 35–35. https://doi.org/10.1038/46944

Stecco, C. and Hammer, W. I. (2015) Functional Atlas of The Human Fascial System. London: Elsevier.

Wilczek, F. (2016) A Beautiful Question: Finding Nature's Deep Design. London: Penguin Press.

추천 책

Earls, J. (2020) Born to Walk: Myofascial Efficiency and the Body in Movement. Berkeley, CA: North Atlantic Books.

Häfner, K. (1994) Lanz. 1: Firmenchronik, Dampfmaschinen, Benzinzugmaschinen, Verdampfer-Bulldogs: von 1859–1929. Stuttgart: Franckh-Kosmos.

Myers, T. W. (2020) Anatomy Trains: Myofascial Meridians for Manual Therapists and Movement Professionals (4th ed.). London: Elsevier.

Richey, R. (n.d.) Core Objectives: Making a Case for Progressive Core Training. NASM. Accessed on 11/12/2021 at https://blog.nasm.org/progressive-core-training

Rolf, I. P. (1989) Rolfing: Reestablishing the Natural Alignment and Structural Integration of the Human Body for Vitality and Well-being. Rochester, VT: Healing Arts Press.

Rosenbaum, T. Y. (2007) 'REVIEWS: Pelvic floor involvement in male and female sexual dysfunction and the role of pelvic floor rehabilitation in treatment: a literature review.' The Journal of Sexual Medicine 4, 1, 4–13. https://doi.org/10.1111/j.1743-6109.2006.00393.x

팔, 사선 연결과 능동 움직임 (Arms, oblique connections, and active movement) 8

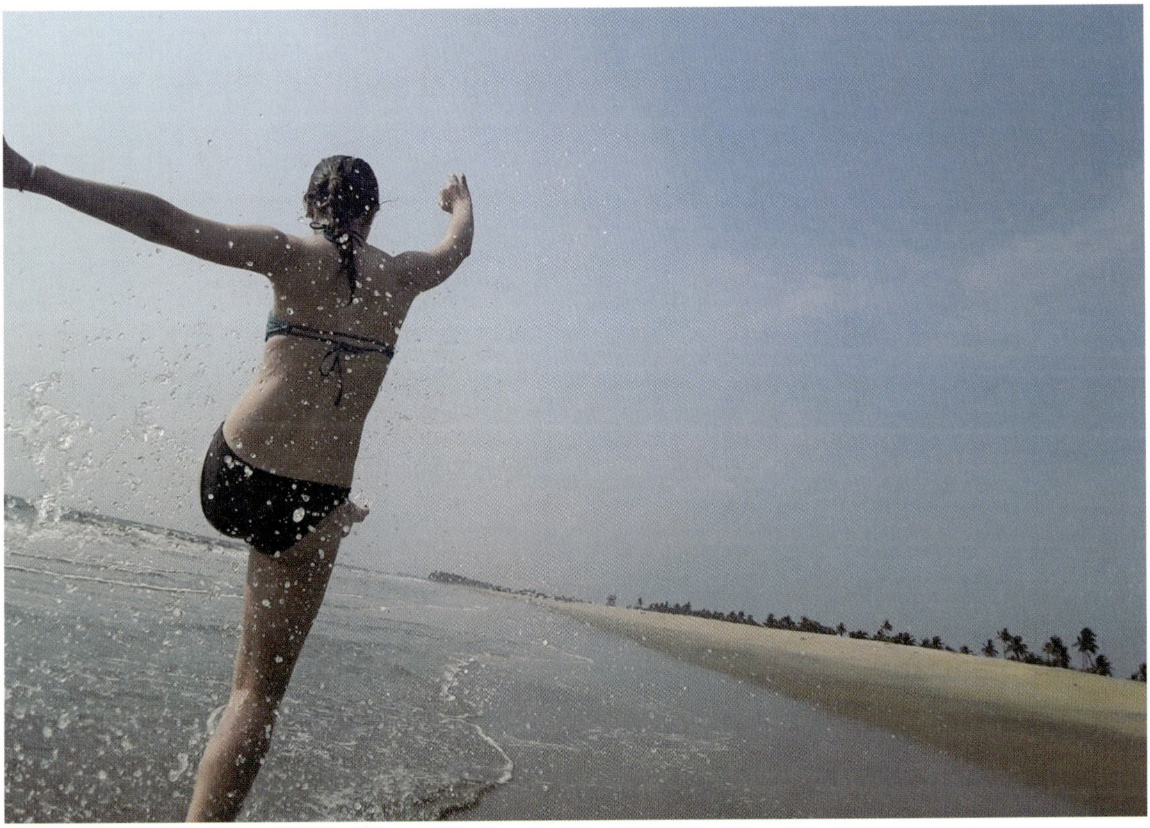

그림 8.1 교차 신체(Cross body) 개념과 팔다리의 근막은 신체를 역동적인 활동으로 이끌어낸다.

사진 출처: Benjamin Feinstein.

내가 아주 어렸을 때, St. Louis에 있는 할머니 댁(뒷뜰이 있는)을 방문하곤 했다. 할머니 집은 철길 옆에 있었고, 나는 마당 한가운데 있는 사과나무에 올라가서 지나가는 기차들을 향해 손을 흔들곤 했다. 클라이밍, 점핑(**그림 8.1**) 및 기타 스포츠 활동(레크리에이션, 작업 또는 운동)은 팔의 동작을 포함하고, 종종 팔에서 반대쪽 다리까지의 연결이나 또는 경우에 따라 동측 신체 까지의 연결을 포함한다. 움직임과 관련된 모든 근막 슬링의 일반적인 개념은 근육과 근막이 함께 작용하여 하중의 전달을 일으킨다는 것이다. 이런 유형의 힘 방향성은 힘 벡터로 간주될 수 있다.

Diane Lee의 "The Pelvic Girdle(2011)"라는 책에서, 그녀는 요추/골반 영역을 통한 하중 전달의 이런 개념을 돕는 4개의 슬링 시스템을 개략적으로 설명했다. 이들 슬링 시스템은 다음과 같다: 전방 사선 슬링(AOS), 후방 사선 슬링(POS), 심층 종단 슬링(DLS)과 측방 슬링(LS). Kurt Tittel의 "근육 슬링"은 움직임 시 함께 기능적으로 작용하는 근육 연결과 축성 골격의 동적 안정화로 종종 언급하고 있다. Anatomy Trains® (2021)에 따른 기능적 근막선(전방, 후방 및 동측)은 움직임 때 작동하고, 전후 근막선의 경우에는 서로 반대측의 사지에 연결되고 또는 동측 근막선의 경우에는 동측으로 연결되고 있다. 이들 근막선은 회전시 몸통을 가속이나 감속시킬 때 중요하게 작용할 뿐만 아니라, 움직임 시 토크나 파워를 생성한다.

교차 패턴 움직임, 반대쪽 운동 및 기능적 근막선

이들 유사한 모든 연결 시스템의 경우에서, 움직임의 개념은 대부분 보행, 달리기, 운동 활동에서 형성되는 서로 반대쪽 팔다리로 연결되는 근막선(전방 근막선과 후방 근막선) 뿐만 아니라, 때때로 동측으로 연결되는 근막선(동측 근막선)을 가진다. 우리가 야구공을 던지거나 파트너와 탱고를 추든 간에, 이들 근막선은 운동과 활동의 근막선이다. 예를 들어, 근막 조직이 활동적인 요가 자세에서 자세성 지지를 제공한다 하더라도, 그들이 표층에 있는 조직이기 때문에, 정적 패턴에서의 그들의 역할은 미미한 편이다.

팔과 다리는 뼈의 숫자에 있어서 해부학적으로 평행하지만, 구조적으로는 아주 다르다. 다리의 구상관절(고관절)은 이족보행에 유리하도록 전반적으로 안정성을 추구하지만, 팔의 어깨관절은 넓은 가동범위를 가지고 있고, 얕은 소켓으로 설계되어 명확한 연결을 보여주는 근막선의 손상이 잦은 편이다. 네발동물은 좁은 늑곽으로 자신의 체중을 유지한다. 그러나 사람은 이족보행을 하기 때문에, 어깨를 통해 늑곽이 넓어져 양 팔을 몸통으로부터 넓게 뻗을 수 있다.

스포츠 활동 시, 팔과 교차 신체 연결(cross body connections)은 보다 건강한 움직임 옵션을 이해하는 데 관여할 뿐만 아니라, 이들 신체 부위에서 볼 수 있는 일반적인 손상을 설명하는 데도 관여할 수 있다. 팔과 반대쪽 다리의 연속 뿐만 아니라, 새로운 동측 연속도 기능적 근막선 집단을 만든다. 팔의 근막선은 신체 중앙 부위와의 더 큰 결속(연결)을 인식하는데 중요하다. 팔은 논리적으로 순서가 정해져 있지만, 실제 생활에서 이들 근막선을 연결하는 변종(variation)은 근육간의 스위치를 이용하는 크로스오버(crossover)로 불리는 개념과 더욱 혼동된다.

움직임 적용: 테니스 엘보우

비록 사람이 이족보행 동물로 알려져 있지만, 팔로 나무를 이동하던 우리의 과거 뿌리는 여전히 우리의 해부학에서 잔재로 남아 있다(**그림 8.2**). 테니스 엘보우의 통증을 겪어본 사람이라면 누구나 이런 근막 손상의 극심한 불편과 어려움을 증명할 수 있다. 건강한 조직의 경우, 히알루로난은 모든 조직의 활주를 유지하지만, 손상, 비활동 및 고정이 있을 때의 히알루로난은 두꺼워지고 밀도가 높아지면서 움직임 문제를 가질 수 있다. 근막은 근막세포를 통해 히알루로난을 생합성하고, 전단 운동에 잘 반응할 수 있으며, 근외막에서 주로 발견된다(Steco 등, 2018).

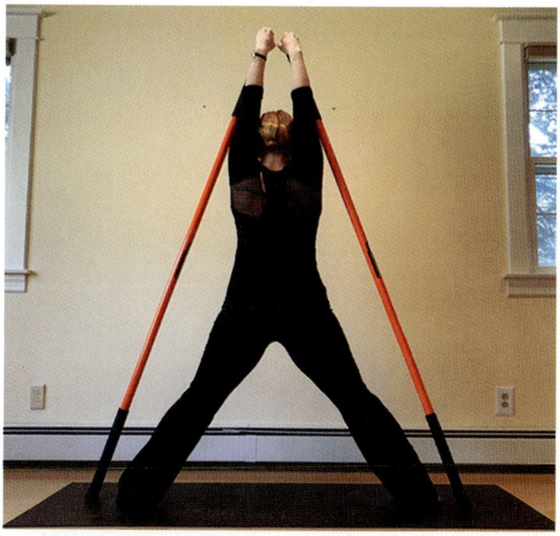

그림 8.2 Stick Mobility.

사진 출처: 저자

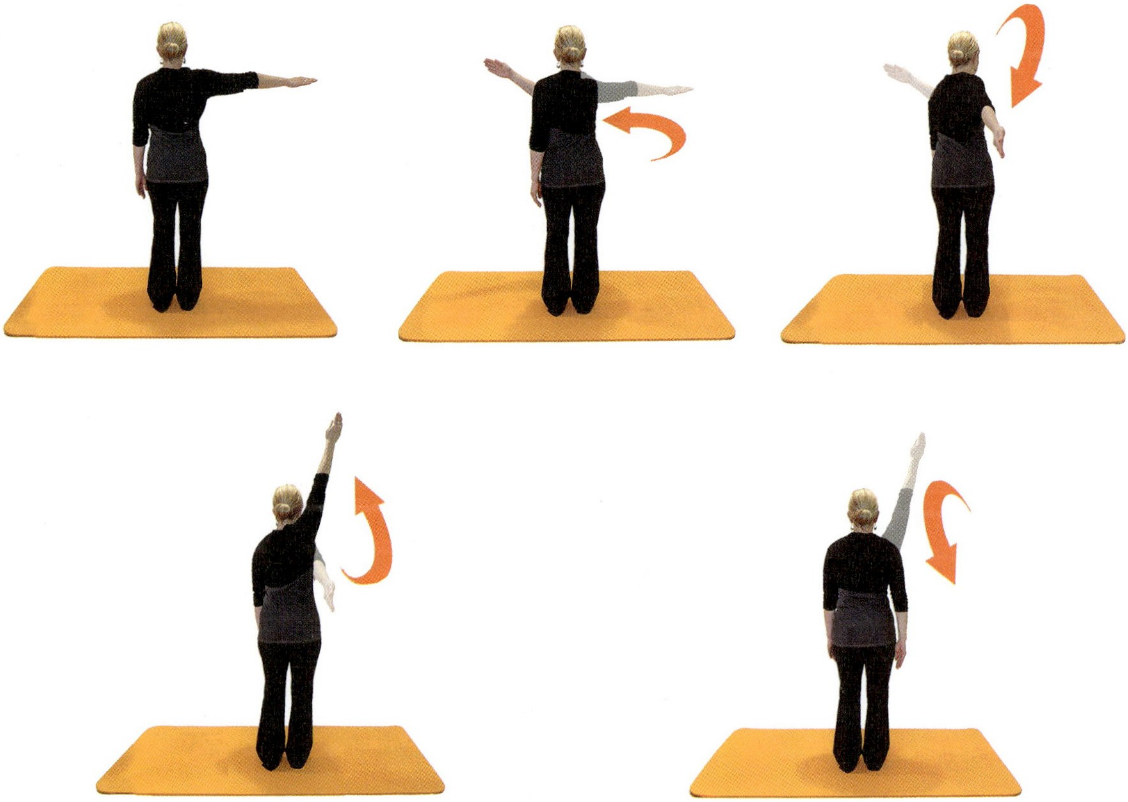

그림 8.3 팔 스윙-다차원 체적과 근막 복원력을 만든다.

천식 환자는 천식 발작을 할 때 팔을 이용하여 자신을 지지를 하면서 보조 호흡근으로서 소흉근을 사용되기도 한다. 버스를 잡기 위해 달린 후, 숨 고르기 하는 것을 생각해 보자. 여러분은 보조 호흡을 위한 상체의 안정성을 촉진하기 위해 양 팔을 엉덩이나 허벅지 위에 올려놓는 것을 종종 보게 될 것이다.

사람의 해부학이 완전한 나무 타기 이동보다 현수 이동에 더 적합하다는 생각을 바탕으로 했을 때, 사람은 영장류와 같은 나무 타기 움직임을 여전히 할 수 없다. 그러나 오랫동안 가동범위운동을 하면, 스포츠 활동과 일상 활동에 필요한 큰 더 신체 복원력을 만들 수 있다.

팔 스윙 - 다차원 체적과 근막 복원력을 만드는 동작

현대 무용의 워밍-업 운동을 기반으로 한, 이들 팔 시퀀스(**그림 8.3**)는 가동범위를 통해 팔을 움직이는 한편, 팔과 신체 중심의 근막 연결 활성화를 강조한다.

방향

오른팔을 옆으로 벌린 후, 몸통을 가로질러 팔을 스윙한다(수평면). 이번에는 시상면에서 팔로 원을 그린다.

처음으로 돌아간다

근막의 모든 사전-하중(pre-loading)과 사전-장력(pretensioning)의 개념은 운동 시퀀스 동안 무릎을 굽힌 후 점프를 약간 함으로써 추가될 수 있다.

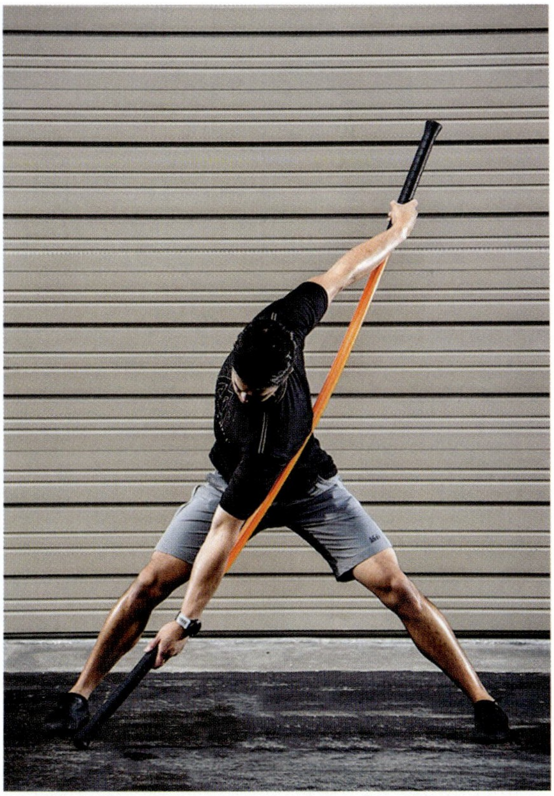

그림 8.4 피드백은 스틱과 같은 도구를 통해 외측 가동범위로 접근할 수 있게 돕는다.

그림 출처: Stick Mobility

교차-신체 근막 연결을 통한 공 던지기

야구공(또는 다른 작은 공) 던지기는 팔 근막선을 교차-신체 근막 연결로 그들의 기능적 확장으로 가져갈 필요가 있는 과제를 보여줄 수 있다. 휠체어 사용자를 치료할 때, 공을 던지기 위해 반대쪽 근막선과의 연결을 시도하는 것도 여전히 중요하다. 여러분 스스로 이것을 시도해 보자. 골반을 후방경사하고 의자에 앉은 후, 의자 등받이로 여러분의 몸을 기울여 보자. 공을 던져보자. 여러분은 팔과 몸통의 근막 연결을 하지 못해 팔의 힘으로만 공을 던지게 될 가능성이 높다. 이번에는, 의자의 앞쪽 부분으로 여러분의 몸을 가져간 후, 전체 던지기 연결의 일부분으로서 반대쪽을 이용한다고 생각해 보자. 이것은 효율적인 카약을 할 때 필요한 기본 원칙이다(즉, 효율성과 피로한 팔을 위한 반대쪽 연결을 이용하는 것). 기능적 연결은 움직임과 스포츠 활동의 연결이다.

근막 훈련 향상을 위해 피드백 도구를 사용하자

Dennis Dunphy, Co-Founder of Stick Mobility

훈련 프로그램에서 종종 놓치는 구성 요소는 피드백이며, 이런 피드백이 빠진 프로그램은 그 사람들이 그들의 움직임, 신체자각 및 전반적인 수행을 이해하고 향상시키는데 어려움을 갖도록 만든다(**그림 8.4**). 운동감각 학습은 여러분의 움직임을 향상시키는데 도움을 주는 좋은 방법이다. Stick-Mobility와 같은 도구를 사용하면, 여러분이 알지 못했던 신체 부위를 느끼고 활성화하는 것을 도울 수 있고, 또 여러분의 고유수용성 감각을 향상시킬 수 있다. 스틱을 밀거나 당기는 동작은 신장/강화를 기대하는 근막선의 장력을 일으킨다. 스틱을 사용하는 사람은 이것을 통해 특정 관절 기능을 목표로 하는 동시에 특정 조직이나 근막선을 억제시키는 운동할 수 있다.

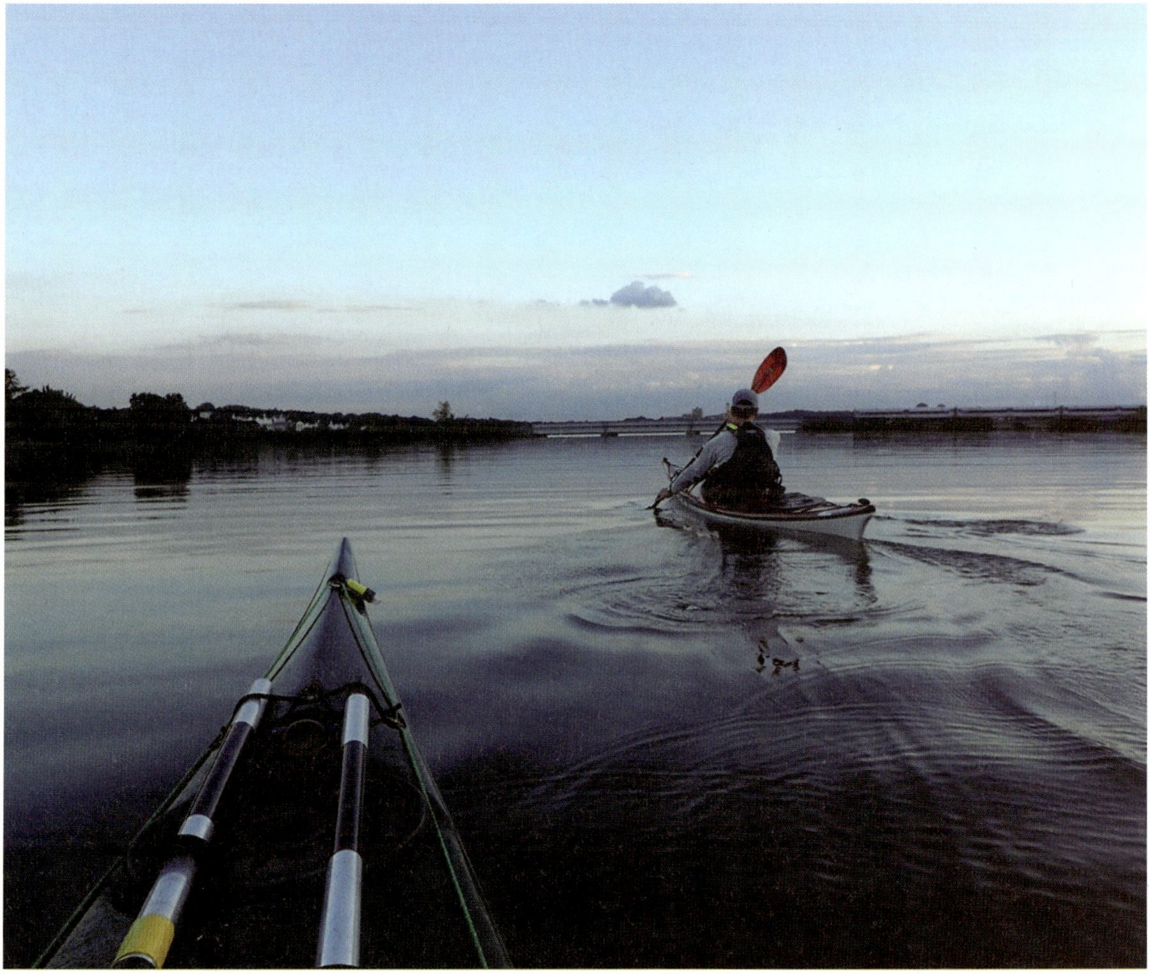

그림 8.5 카약 사진 출처: 저자

우리는 종종 가동성 과제에 대한 우리의 접근 방식에 대해 너무 소극적이다. 사람은 선천적으로 하품이나 신장을 할 때 조직의 라인을 따라 긴장을 만들 수 있는데, 이것을 통해 가동범위를 확장시킬 수 있다. 그러나 이것은 대부분의 신장 프로토콜에서 일반적으로 사용되지 않는다. 스틱이나 다른 도구를 밀거나 당기는 동작을 함으로써, 우리는 조직을 강화하고 외측 가동범위에서의 신경근육 제어를 향상시킨다.

카야커의 다이아몬드와 효율적인 움직임 형태

이런 동작의 일반적인 느낌은 나무 막대를 노처럼 사용하여 4인 1조로 육지에서 수행될 수 있다. "카야커"는 카약의 중간에 앉아서 양쪽 무릎을 벌리고(카야커의 다이아몬드) 발목과 발가락을 배측굴곡한다. 노젓기를 시작하면, 그 움직임 뒤에는 힘이 별로 들지 않는다. 그러나 두 사람은 무릎의 바깥면에 지지를 제공하고, 한 사람은 발바닥으로 무엇을 민다. 다시 노를 젓고, 갑작스럽게 이 동작은 기능적 근막선을 통해 전환되어 파워와 용이성이 더욱 연결된다. 즉, 팔의 노젓는 동작은 전신 감각으로 느껴질 수 있다.

Myers(2020)는 다음과 같이 언급했다:

노를 젓는 팔은 심층 후방 팔 근막선에 연결되며, 새끼손가락의 측면에서 BFL로 당겨져 반대쪽 다리에 고정된다. 상완은 엄지까지 심층 전방 팔 근막선을 통해 밀고, 전방 기능적 근막선을 통해 반대쪽 허벅지를 안정화시킨다. 만약 무릎이 카약의 선체에 고정되어 있지 않는다면, 거의 보행 동작을 흉내내어 밀기가 발에서 발로 지나가는 느낌이 들 것이다(p144).

이들 근막선의 밀기/당김은 모든 스포츠에서 중요하지만, 카약은 전방 기능적 근막선(FFL)을 통해 팔을 들어올려 미는 동작을 제공하는 한편, 후방 기능적 근막선(BFL)을 통해 노를 옆으로 당긴다. 바다용 카약은 좁고 얇게 만들어져, 사람의 무릎이 선체의 상단이나 측면에 닿는다.

강 속으로 점핑하기

이런 운동을 할 때, 우리는 측방 연결의 작용을 취하고, 움직임의 난이도를 증가시키기 위해 평형 상태에 보완적인 심층 연결을 보탠다. 먼저, 강 속 점핑(**그림 8.6**)을 할 때, 운동 매트나 베개를 여러분의 강으로 삼는다. 목표는 강을 가로지르는 점핑을 하는 것이고, 이것은 약간의 회전을 이용하고, 특히 내전근에서 시작해 골반저를 거치는 심층 근막 연결에서 안정화와 리프트를 강조하는 것이다.

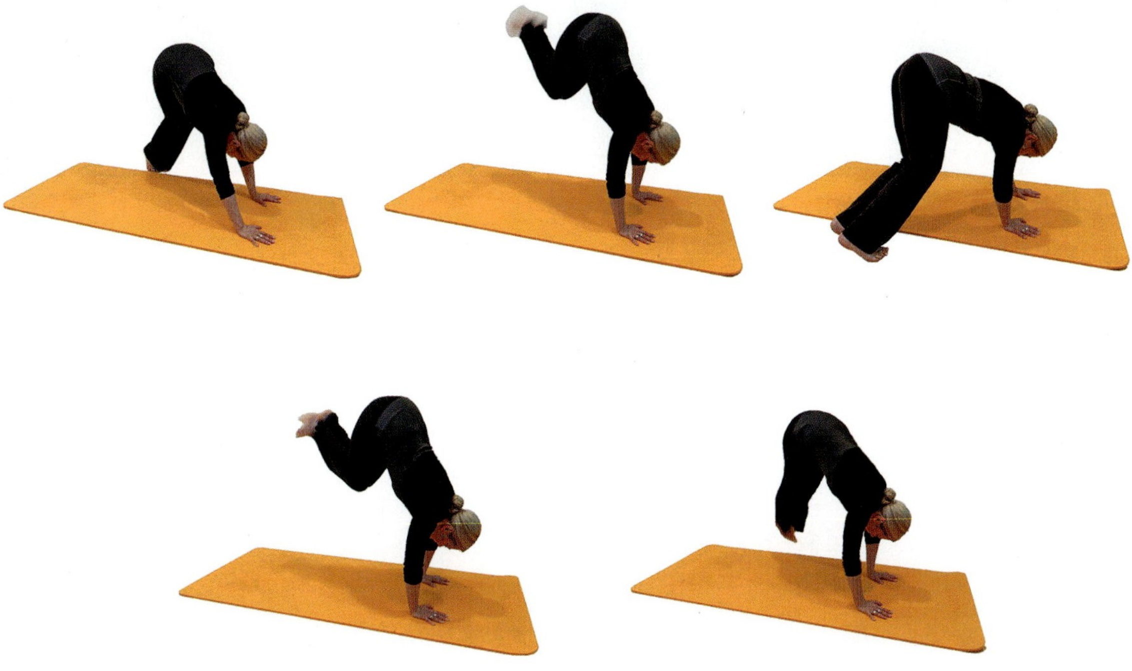

그림 8.6 강 속으로 점핑하기. 사진 출처: 저자

골프 스윙의 최적화

Michael Jacobs, 50 Best Golf Teachers in America—Golf Digest, Top 100 Golf Teachers in America—Golf Magazine

골프 클럽의 스윙은 가장 복잡한 움직임 중의 하나이다. 공 던지기와 배트나 라켓의 스윙은 인체의 구조와 밀접하게 일치된다-사실, 인간이 가지고 있는 신체 특징을 이용한다. 그러나 골프 스윙은 지면 위에 놓인 작은 물체로 향하는 동시에, 어깨의 완전한 가동성과 함께, 몸통의 완전한 회전을 요구한다.

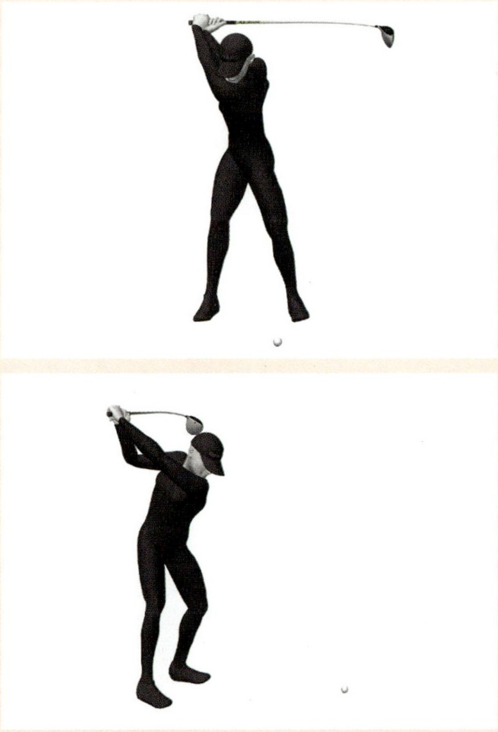

그림 8. 열린상자 1-4. 이들 사진은 골퍼 스윙의 예이다. 최고의 골퍼들은 근막 효율성을 가진 채찍과 같은 신체 움직임을 이용한다.

사진 출처: Michael Jacobs.

우리의 연구는 숙련된 선수의 골프 클럽이 공을 향해 내려가는 과정에서 80g 이상의 가속도를 경험하고, 같은 선수가 클럽에 4마력 이상의 힘을 가하고 있음을 확인했다. 이것을 효과적이고 반복적으로 하기 위해서, 골프 선수들은 본질적으로 인간 채찍과 같은 시스템을 만들어야 한다(**그림 8. 열린상자 1-4**). 골프 선수가 자신의 특별한 신체적 특징에 의해 제한되기 때문에, 그들이 만들어내는 채찍의 방법은 분명히 달라져야 할 것이다. 그러나 수행 훈련은 개인의 평가 단계를 지나치게 단순화하는 것을 선호해 왔고, 대개 이것은 모든 선수들의 역학적 동작을 표준화하려는 시도였다. 이것은 골프(및 스포츠) 학습 및 성과 개선을 개인화하고 최적화하기 위해, 스포츠별 기술 교육을 신체별 공간의학 개념과 결합할 수 있는 전문가에게 커다란 가능성을 남겨 놓았다.

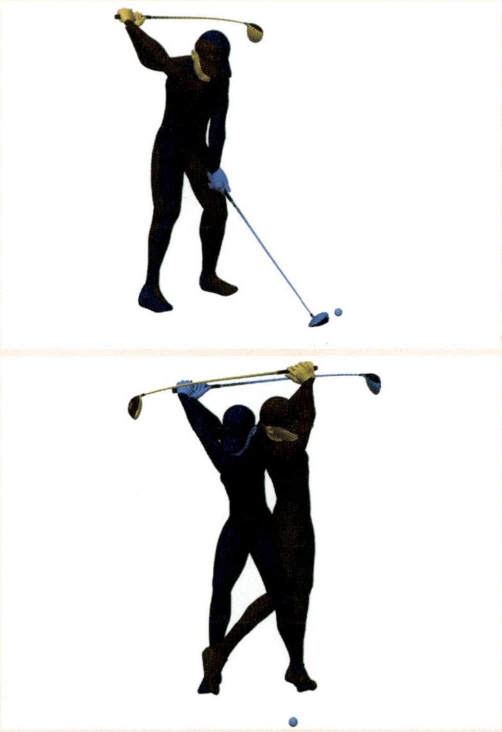

그림 8. 열린상자 1-4. 계속

근막 연속성은 반대측(팔과 다리가 서로 반대되는 쪽)과 동측 모두에서 느껴질 수 있다. 파트너의 근막망을 긴장시킬 때(**그림 8.7**), 우리는 신체에서 자유와 제한을 모두 느낄 수 있다.

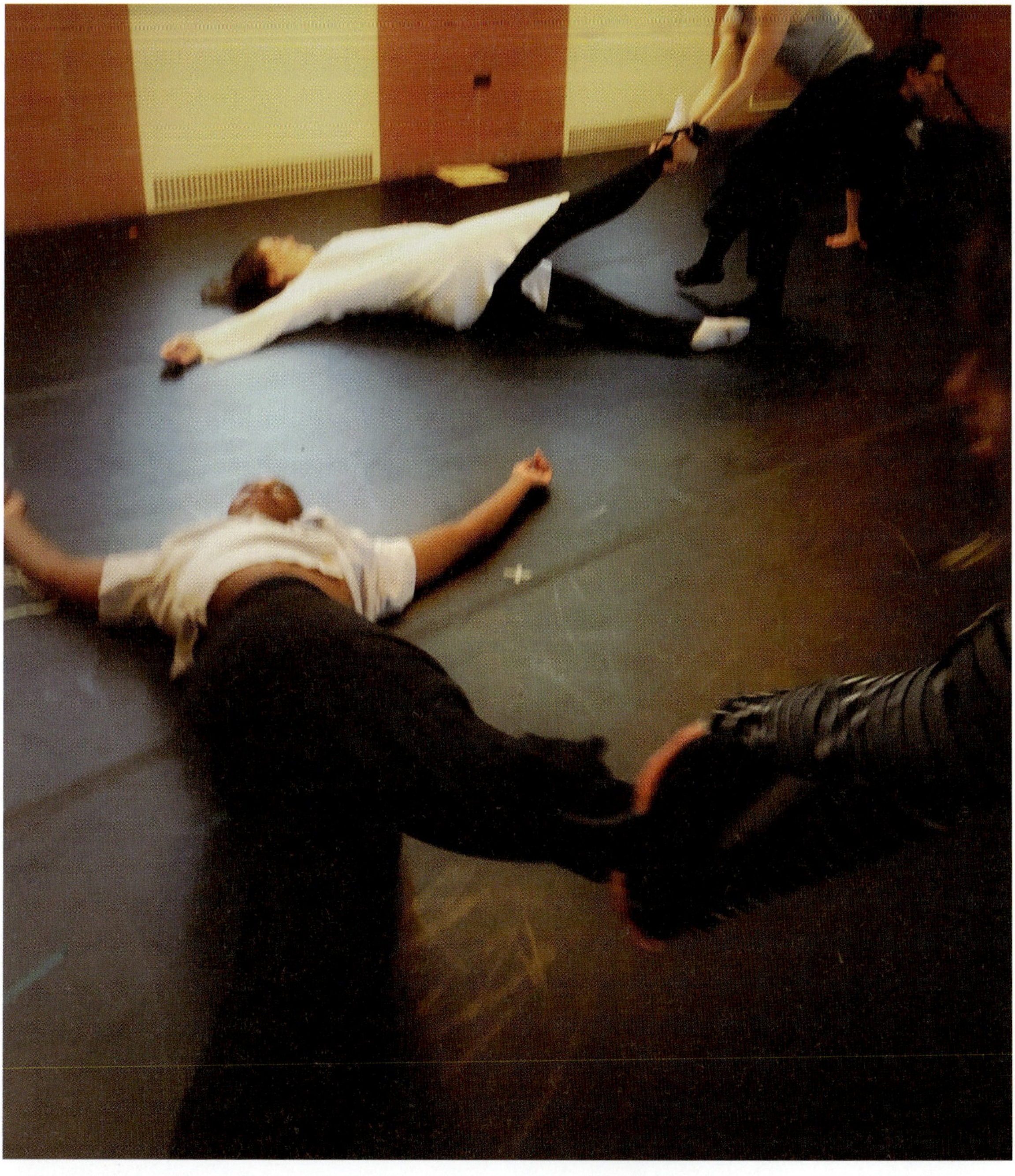

그림 8.7 신체의 원위부가 롤링 오버를 이끄는 Bartenieff fundamental×움직임에서처럼, 교차 신체 연결이 느껴질 수 있다. 본질적으로, 우리는 근막망으로 일을 한다. 이것은 치료이기도 하고, 평가이기도 하다. 사진 출처: 저자

근력강화, 컨디셔닝 및 운동 수행력을 위한 중요한 구성요소

Holly Clemens, PhD, LMT, CSCS

근력강화 코치와 컨디셔닝 코치들은 손상 위험을 줄이면서 일반 스킬과 스포츠별 스킬의 수행력을 향상시킬 수 있는 훈련 프로그램을 항상 찾고 있다. 전통적으로, 훈련 프로그램은 최대하중 전략을 사용하여 근력을 강화하는 저항 훈련 운동에 집중해 왔다. 전통적인 저항 훈련 운동이 근육 수축 요소를 강화하는 한편, 그들은 근막의 힘 전달, 탄성 반동 및 스트레인 분산 등과 같은 근막 시스템의 많은 특성을 최적화하는 자극을 제공하지 못한다.

오늘날에는, 움직임과 스포츠 수행력을 향상시키는 근막 시스템의 중요한 역할에 대한 인지가 점점 커지고 있다. 근막과 근력과 파워를 향상시키는 근막의 역할, 운동수행력, 손상 예방, 그리고 스포츠별 재활 등에 대한 연구들이 계속 발전하고 있다(Bond 등, 2019; Zugel 등, 2018). 코치들은 근막에 대한 많은 연구들을 통해 전역 근막 사슬의 훈련에 중점을 두면서 근막 훈련을 자신들의 근력강화 훈련과 컨디셔닝 훈련 프로그램 안에 통합시킬 수 있었다.

근막 사슬은 히팅, 피칭, 던지기, 캐칭, 발차기, 점프 및 달리기 등과 같이, 특화된 스포츠 움직임에 있어서 힘 전달, 파워, 속도 및 근막 효율성 등을 높이는 데 큰 역할을 하고 있다. 코치는 트레이닝 워크아웃의 2차 운동이나 마무리 운동시의 회복 운동처럼, 동적 워밍-업 동안에 근막 사슬을 이용하는 근막 훈련을 통합할 수 있다.

운동선수 훈련 프로그램에 통합될 수 있는 많은 근막 사슬이 존재하지만, 다음의 진행들은 전방과 후방의 대각선 사슬을 통합하는 방법의 예를 제공한다(Wilke, 2021). 이들 사슬은 전방과 후방의 기능적 근막선(Myers, 2020), 전방과 후방의 사선 시스템(Vleeming, 1995), 전방과 후방 나선 운동 사슬(Schwartz, 2017) 등으로도 간주된다. 전방 대각선 사슬은 복측 강(ventral cavity)을 통해 하지를 반대쪽 상지에 연결하고, 반면 후방 대각선 사슬은 배측 강(dorsal cavity)을 통해 하지를 반대쪽 상지에 연결한다. 이들 사슬은 풋볼 던지기, 축구공 차기, 그리고 테니스 서브와 같은, 스포츠별 움직임을 위한 중요한 힘 발생장치 가속장치 그리고 감속장치이다. 다음의 움직임 진행은 "A. P. Lindberg's Anatomy Trains in Training®" 에서 영감을 얻었다.

대각선 사슬의 학습과 감지

운동선수에게 한발을 앞으로 멀리 내민 서기 자세에서 시작하도록 주문한다. 전방 대각선 사슬의 경우, 운동선수에게 탄력밴드의 한쪽 끝을 뒤쪽 다리의 대내전근 근처의 허벅지에 묶도록 하고, 반대쪽 탄력밴드의 끝을 반대쪽 상지의 대흉근의 부착점 근처에 묶도록 주문한다. 후방 대각선 사슬의 경우에는, 운동선수에게 탄력밴드의 한쪽 끝을 뒤쪽 다리의 외측광근 근처의 허벅지에 묶은 후, 대둔근을 후방으로 가로지르도록 하고, 반대쪽 탄력밴드의 끝을 반대쪽 상지의 광배근 부착점 근처에 묶도록 주문한다. 탄력밴드는 하지에서 코어, 그리고 상지의 근막연결로 이어지는 운동감각과 전방 대각선 사슬과 후방 대각선 사슬 사이 의 관계를 운동선수들이 발달시키는데 도움을 줄 수 있다.

시작하기 위해, 운동선수에게 양 발로 지면을 강하게 누른 후 고관절과 몸통을 앞쪽 다리쪽으로 회전하고, 또 반대 움직임을 끝내기 위해 그 팔을 위쪽과 뒤쪽으로 뻗도록 주문한다. 이런 느린 파동과 같은 운동 동안, 운동선수는 전방 밴드가 길어지는 것을 봐야 하고, 전방 밴드의 사전-장력이 증가되는 것을 느껴야 하고, 또 전방 대각선 사슬의 운동감각 인지를 발달시켜야 한다. 또한 운동선수는 후방 대각선 사슬을 나타내는 밴드에서 덜 긴장된 상태를 감지할 수 있다. 반대움직임이 절정에 이를 때, 운동선수는 발로 지면을 강하게 누르면서 고관절, 몸통, 팔을 앞으로 회전하고, 뒤쪽 다리를 스텝핑이나 발차기 동작처럼 전방 대각선 방향으로 움직인다. 파동과 같은 운동은 팔을 반대쪽 고관절이나 다리쪽인 대각선 방향으로 뻗을 때 끝난다. 이런 동작을 하는 동안, 운동선수는 전방 대각선 사슬을 나타내는 밴드에서 사전-장력과 강성도가 소실되는 것을 감지해야 한다. 이와 동시에, 운동선수는 전방 움직임의 감속을 돕기 위해 밴드가 길어질 때, 후방 대각선 사슬을 나타내는 밴드에서 사전-장력을 느껴야 한다. 운동선수에게 처음부터 끝까지 느린 파동과 같은 운동을 계속 연습하도록 주문한다.

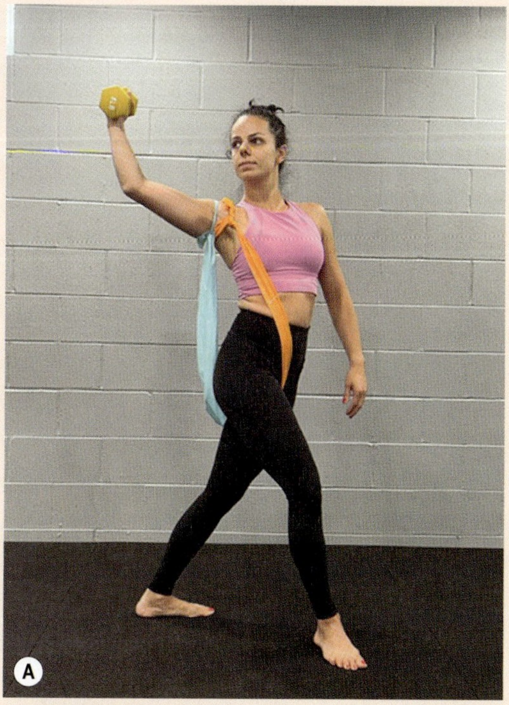

그림 8. 열린상자 5 A.
사진 출처: Tetyana Chervinska.

진행 1

일단 운동선수가 비하중의 느린 파동과 같은 움직임 시퀀스를 능숙하게 수행할 수 있다면, 비하중의 율동적이고 동적인 움직임 시퀀스로 진행하도록 주문한다. 강조점은 발, 고관절 및 몸통의 근위 시작 이후, 반대움직임이 절정에 이를 때 반대쪽 팔의 원위 지연에 있다. 이런 원위 지연은 채찍과 같은 동적 움직임을 만들기 위해 근막을 사전에 긴장시킬 것이다. 추가적인 사전-장력과 채찍과 같은 움직임은 근막의 탄성 저장과 반동 특성을 이용하는 것이다. 이런 동적 채찍 움직임으로의 진행은 실시간으로 일어나는 스포츠 스킬을 위해 운동선수를 준비시키고, 가속과 감속 동안 전방과 후방의 대각선 사슬이 서로를 어떻게 보완하는지를 운동선수들이 이해하는데 도움을 준다.

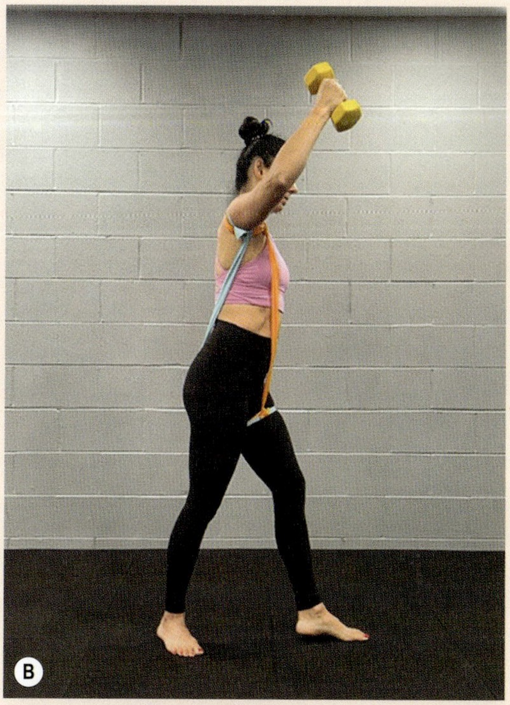

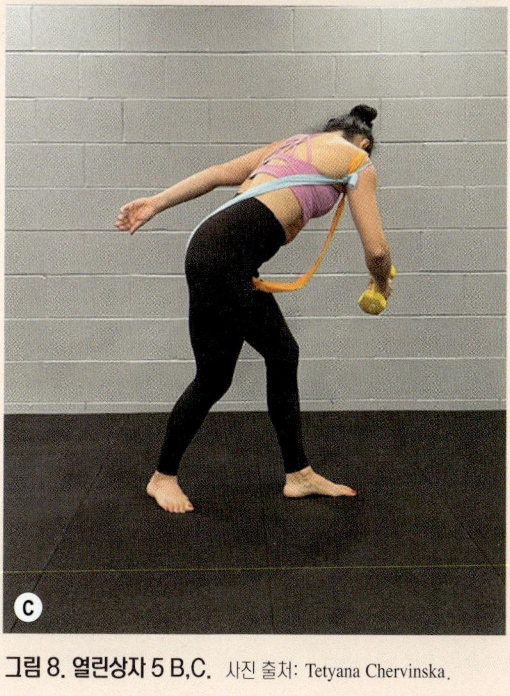

그림 8. 열린상자 5 B,C. 사진 출처: Tetyana Chervinska.

진행 2

운동선수는 하중이 가해진 움직임 시퀀스로 진행할 수 있다. 가해진 하중은 고유수용성 감각을 강화하고, 추가적인 사전-하중을 제공하고, 또 근막조직의 강도와 탄성 복원력을 향상시키는데 도움을 줄 것이다. 운동선수에게 아령과 같은 낮은 하중을 한 손에 들고 시작하도록 주문하고, 느린 파동 같은 움직임 시퀀스부터 시작하여, 결국에는 더욱 율동적이고 역동적인 움직임 시퀀스로 진행하도록 주문한다 (**그림 8. 열린상자 5**). 오렌지색 밴드는 전방 대각선 사슬을 나타내고, 파란색 밴드는 후방 대각선 사슬을 나타낸다.

부가적인 다양성을 추가하기 위해, 운동선수에게 다양한 속도, 리듬, 하중, 당김 각도, 그리고 심지어 다른 근막 사슬을 사용하여 미세한 진행을 하도록 주문한다. 운동선수가 타이밍과 리듬을 스포츠별 움직임 안으로 변화시키고 적응하는 방법을 배울 때, 이들 변형은 근막 탄성 뿐만 아니라 운동선수의 운동감각을 향상시키는데 도움을 줄 것이다.

근막 시스템이 적응하는데 시간이 걸리고, 컨디셔닝 결과가 6-24개월에 걸쳐 천천히 축적된다는 것을 코치와 운동선수들에게 상기시키는 것이 유용할 수 있다. 또한 코치와 운동선수들은 무거운 하중 운동 후 24시간 동안, 콜라겐의 분해가 콜라겐의 합성을 능가하여 운동선수의 시스템이 약해질 수 있고, 그 다음날의 집중 운동에 긍정적인 반응을 하지 못할 수 있음을 알아야 한다. 그러나 48~72시간이 지나면, 콜라겐의 알짜 합성이 일어나는데, 이것은 운동선수의 결합조직 강도를 향상시켜 무거운 하중 운동을 잘 처리할 수 있다. 콜라겐의 알짜 합성을 하는데 시간이 걸리기 때문에, 충분한 콜라겐 재생이 가능하도록 일주일에 2~3회만 근막 훈련을 근력강화 프로그램과 컨디셔닝 프로그램 안에 추가하는 것도 좋은 방법이다. 이런 적응 시간 때문에, 코치들도 심한 저항 훈련 프로그램을 시작하기 전에 운동선수들이 근막 훈련 프로그램에 참여하는 것을 원하고 있다.

근막 컨디셔닝이 확립되면, 코치는 적응적이고 탄성적인 운동선수가 되도록 근막 컨디셔닝을 유지하기 위해 훈련 프로그램의 다른 주기를 걸쳐 이것을 분산시킬 수 있다.

참고문헌

Bond, M. M., Lloyd, R., Braun, R. A. and Eldridge, J. A. (2019) Measurement of strength gains using a fascial system exercise program. International Journal of Exercise Science 12, 1, 825–838.

Magnusson, S. P., Langberg, H. and Kjaer, M. (2010) 'The pathogenesis of tendinopathy: Balancing the response to loading'. Nature Rev Rheumat. 6, 262–268.

Myers, T. W. (2020) Anatomy Trains: Myofascial Meridians for Manual Therapists and Movement Professionals (4th ed.). London: Elsevier.

Vleeming, A., Snijders, C. J., Stoeckart, R. and Mens, J. M. A. (1995) 'A new light on low back pain.' In Proceedings from the 2nd Interdisciplinary World Congress on Low Back Pain, San Diego, CA, USA.

Wilke, J. (2021) 'Myofascial continuity: towards a new understanding of human anatomy.' In R. Schleip and J. Wilke (eds), Fascia in Sports and Movement. Edinburgh: Handspring Publishing, pp.221–231.

Zügel, M., Maganaris, C. N., Wilke, J., Jurkat-Rott, K. et al. (2018) 'Fascial tissue research in sports medicine: from molecules to tissue adaptation, injury, and diagnostics.' British Journal of Sports Medicine 52, 1497. https://doi: 10.1136/bjsports-2018-099308

우리가 가장 좋아하는 스포츠 중 많은 부분이 부엌 선반 위의 물건을 집기 위해 손을 뻗는 것처럼 팔을 많이 사용하지만, 상완은 필수라기보다 신체의 현대적인 선택에 가깝다. 사지(팔에서 다리로) 사이의 교차 움직임을 이해하면 카약, 골프 등에 대한 보행자 움직임(특히 문자 그대로 걷기)을 보다 효율적으로 만들 수 있다.

참고문헌

Lee, D., Lee, L.-J. and Vleeming, A. (2011) *The Pelvic Girdle: An Integration of Clinical Expertise and Research*. Edinburgh: Churchill Livingstone.

Myers, T. W. (2020) *Anatomy Trains: Myofascial Meridians for Manual Therapists and Movement Professionals (4th ed.)*. London: Elsevier.

Stecco, C., Fede, C., Macchi, V., Porzionato, A. *et al*. (2018) 'The fasciacytes: a new cell devoted to fascial gliding regulation: the fasciacytes.' *Clinical Anatomy 31*, 5, 667–76. https://doi.org/10.1002/ca.23072

추천 책

Menon, R., Oswald, S., Raghavan, P., Regatte, R. and Stecco, A. (2020) 'T1ρ-mapping for musculoskeletal pain diagnosis: case series of variation of water bound glycosaminoglycans quantification before and after Fascial Manipulation® in subjects with elbow pain.' *International Journal of Environmental Research and Public Health 17*, 3, 708. https://doi.org/10.3390/ijerph17030708

Stecco, C., Giordani, F., Fan, C., Biz, C. *et al*. (2019) 'Role of fasciae around the median nerve in pathogenesis of carpal tunnel syndrome: microscopic and ultrasound study.' *Journal of Anatomy 236*, 4, 660–667. https://doi.org/10.1111/joa.13124.

2

근막과 동적 신체

공간 사용과 협응

Fascia and the dynamic body Spatial use and coordination

모든 유기체는 공간 속에서 움직일 수 있는 능력을 가지고 있고, 짧은 요가 시퀀스/빈야사에서 트레일 런닝에 이르기까지, 그리고 우리의 일과 삶에서의 커다란 행동에 이르기까지 그들의 움직임 패턴은 협응 수준을 포함한다. 본질적으로, 우리는 유기체들의 관계를 포함하는 과학의 한 분야인, 생태학 뿐만 아니라, 더 큰 환경 속에서 살아간다. "공간적 조정"은 디자인과 구조의 과정을 설명하는 건축학의 용어이다. 우리 모두가 경험했듯이, 삶은 조직적인 것과는 거리가 멀지만, 조정(협응)은 움직임의 질을 더 좋게 만든다. 근막에 문제가 생기면, 근육의 움직임이 제한될 뿐만 아니라, 어떤 작용을 하는데 더 많은 에너지를 쓰게 될 것이고, 또 효율성도 떨어질 것이다. 이 책의 파트 2에서, 우리는 몇 가지 운동 분야에 대해 공부할 것이고, 또 우리가 노화됨에 따라 근막 시스템이 어떻게 달라지는지를 알아볼 것이다. 기능적이고 효율적인 방법으로 환경 공간과 관련하여 신체나 더 큰 시스템의 여러 구성요소를 결합하는 것은 조정의 일부분이다.

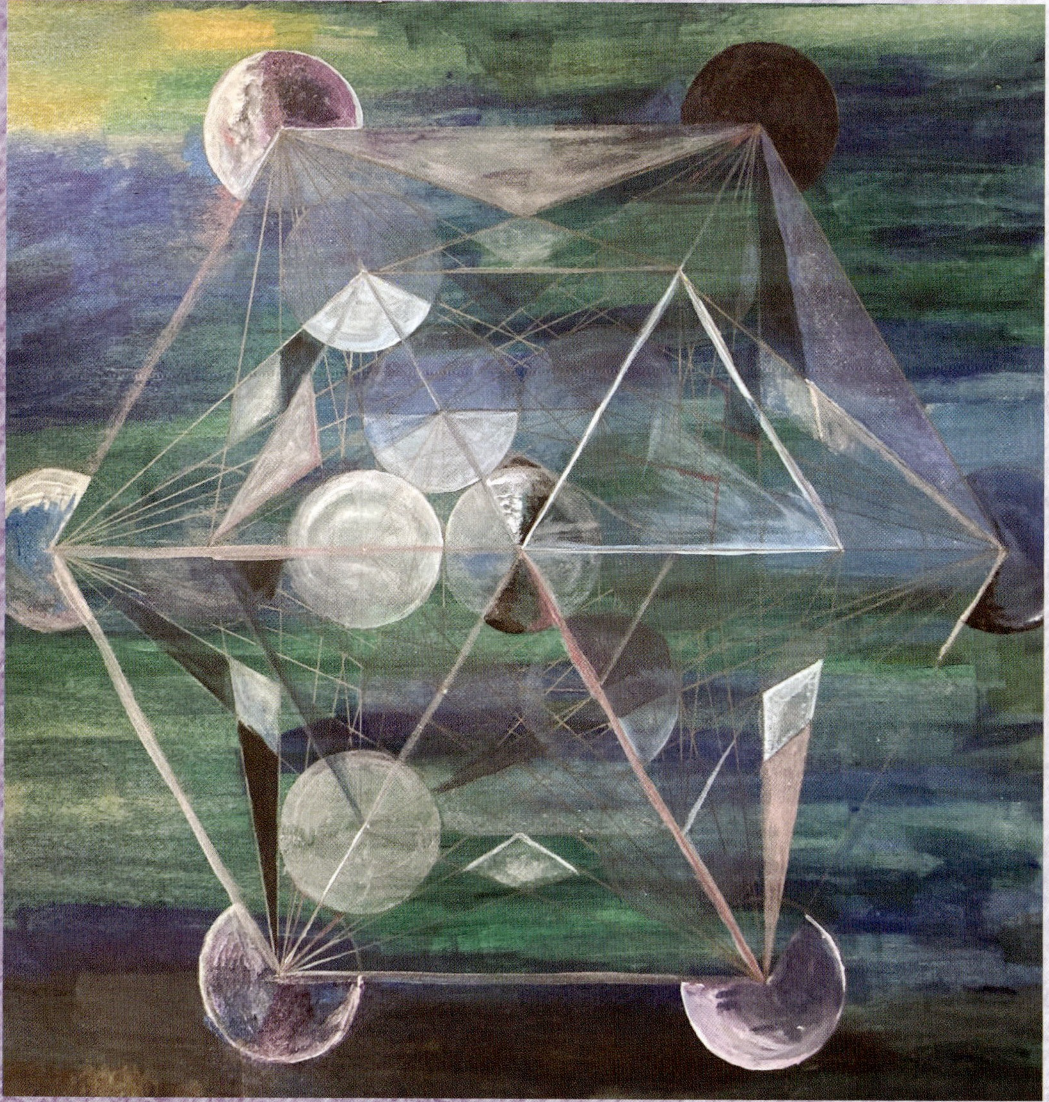

그림 파트 2.1 내적 공간/외적 공간의 조화 시리즈인 분 댄스(Bun Dance).
예술가 Laura V. Ward의 허락을 받아 나무에 아크릴을 칠했다.

내적/외적 공간 조화 시리즈—Bun 댄스의 분야는 보이는 것, 보이지 않는 것, 암시하는 것, 우리가 알아차린 것, 그리고 우리의 뇌가 우리를 위해 해석하기로 결정한 것에 대한 놀이이다. 다시 말해, 우리의 현실은 터널이다. 내게 있어서, 기하학적 공간을 그리는 것과 인체 근막의 움직임 둘다는 자유와 형태의 스펙트럼으로 이어지는데, 나는 이것이 매력적이라고 생각한다. Gil Hedley와 해부학을 공부하든, 플라톤 입체 내에서 움직이는 Laban의 척도를 수행하든, 예술을 통해 이들 플라톤 입체를 해석하든, 내 안에 있는 무언가는 완전히 사로잡히고 마법에 걸려 있다. 시간에 구애받지 않고 내 자신을 잃을 수 있다. 노력 이론(Laban 움직임 분석)에는, "Spell Drive"로 불리는 구동장치가 있다. 그것은 공간, 무게, 그리고 흐름이라는 세 가지 노력(Effort)의 조합이다. 여기에는 시간 노력이 포함되어 있지 않다-시간의 변화를 볼 수 없다는 것이다. 우리는 사물의 속도가 빨라지거나 느려지는 것을 보지 못한다. 우리는 우리의 마법 속에서 길을 잃었다. 모든 것은 다시 돌아온다. 테셀레이션이 초점을 넘나들고 있다.

Laura V. Ward, artist

요가(Yoga) 9

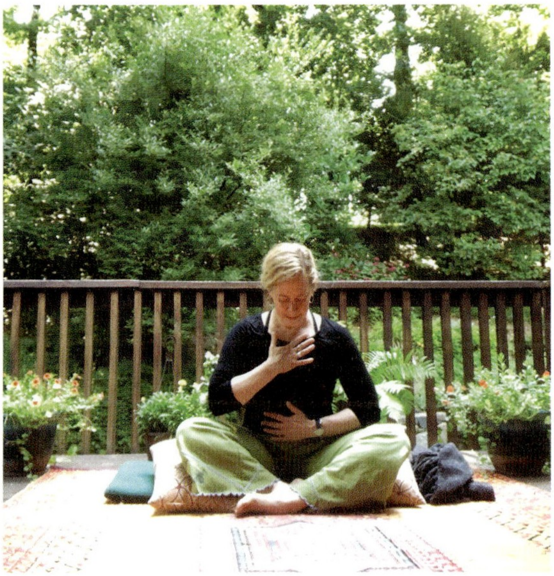

그림 9.1 요가는 인도에 뿌리를 두며, 여러 번 개조되어 아사나 에 초점을 맞추는 현대의 형태로 바뀌었고, 보다 최근에는 신체 감각에 초점을 두고 있다.

사진 출처: 저자

나의 첫 번째 요가 선생님 중의 한 분인, Karin Stephan은 재단사인 그녀 아버지의 바지를 어떻게 봤는지에 대해 이야기를 들려 주곤 했다. 다리가 짧게 보이는 것은 종종 신체 부위중 어딘가에서 회전이 일어난 결과였다. 그녀의 아버지는 고객들이 그의 기술을 무슨 이유로 필요로 하든지 간에 고객에 대한 동정심을 가지고 있었다. 이것은 그녀가 신체를 관찰하고 사람을 돌보는 여정의 시작이었다. 몇년 후, 내가 끔찍한 교통사고를 당한 후 그녀와 함께 일했을 때, 그녀는 나에게 손상자로서 나 자신을 인정하지 않아야 됨을 상기시켜 주었다. 나는 근막 해부학의 연구에서 진단을 통해 사람을 전체적으로 봐야 한다는 이런 개념을 접하게 되었다.

요가: 복잡한 수련의 간략한 역사

근막과 마찬가지로, 요가도 연결과 통합에 초점을 맞추는 시스템이다. 수련으로서 요가는 어느 한 집단이나 믿음을 넘어 확장되었지만, 원래 뿌리는 인도이며 동양의 여러 나라로 퍼져나갔고, 결국에는 1893년 시카고에서 열린 세계 박람회를 통해 서구 세계에 퍼져나가는 큰 발판을 얻었고, 나중에는 대중 문화로서 큰 관심을 받게 되었다. 일반적으로 요가의 역사는 5000~6000년 정도 되는 것으로 추정되며(Feuerstein, 2008), 요가 수련은 특히 현대에 이르러 여러 분야로 진화되거나 변화되었다.

요가 또는 유즈(yuj)라는 단어의 산스크리트 어근에서 언급되었듯이, 요가는 항상 "연결"이라는 의미를 가지고 있었다. 즉, 요가는 두 동물이 하나의 단일체로서 농장에서 일을 할 수 있도록 함께 멍에를 지는 방식과 동일한 방식으로 연결되어 있음을 의미한다.

현대 요가의 가지 분야는 B.K.S. Iyengar(정렬 학습을 강조하기 위해 받침대를 주로 사용하는 Iyengar 요가), Pattajbhi Jois(현대 빈야사의 다른 스타일에 영향을 주었던 아스탕가 요가), Indra Devi(초기 Hollywood의 많은 사람들에게 영향을 주었고, 유명한 여성 강사가 되었던 사람), 그리고 Krishnamacharya의 아들인, T.K.V. Desikachar(현대의 치료적 요가와 호흡 수행에 영향을 주었던 사람) 등을 포함해 많은 학생들을 가르쳤던 Sri Krishnamacharya와 직접으로 연결되어 있다. Krishnamacharya는 유럽식 체조와 같은 서양식 동작의 영향을 받은 것으로 여겨진다(Singleton, 2010). 요가는 독특한 사람들이 하는 것이라고 가르쳤던 사람은 Krishnamacharya였고, 그 다음이 Desikachar였다. 이것은 특정 포즈나 이상주의적 정렬에 사람을 맞추게 하기보다는, 개인에 대한 요가의 전체적인 견해이다.

요가 수련의 부가적 개념

Patanjali는 고전 요가 문헌인 "The Yoga Sutras"에서 자세를 sthira(steadiness)와 sukha(openness) 사이의 동적 움직임이라고 기술했다. 이것은 미시적 수준에서든 거시적 수준에서든 움직임에 잘 기능하기 위해 안정성과 개방성을 모두 필요로 하는 해부학에 대한 설명이다. 이것을 근막의 관점에서 생각해 보자. 예를 들어, 수술로 흉터가 생긴다면, 흉터가 초기에는 즉각적인 외상으로부터 그 손상 부위를 고정시키고 안정화시키는데 도움을 준다. 그러나 이런 흉터조직과 층이 유착되어 남게 되면, 그 유착은 신체의 움직임을 제한하고, 추가적인 손상을 일으킬 수 있다.

부가적으로, 요가는 사람이 집중할 수 있도록 도와준다는 개념이 있고, 이 집중을 통해 사물이 나타날 수 있으며, 그렇게 함으로써 사물의 본 모습을 볼 수 있다(Yoga Sutra 1.2-4). 요가 수련자들이 형태와 기능(또는 근막 시스템)을 개념화하지 않을 수도 있지만, 근막 시스템의 어느 한 부분을 당기면 근막의 나머지 부분에 영향을 줄 수 있다는 생각에 대한 분명한 반향이 있다. 근막 시스템(정신적 또는 신체적)이 변형되면, 근막 전체에 변형을 초래한다.

요가에서 자율성을 찾는 권한

요가 수련의 새로운 스타일 내에서, 요가 강사들은 학생들이 요가 수련의 방향에 반응하는 방식에서 보다 자율성을 찾을 수 있도록 돕고, 움직임인 아사나가 그들에게 어떻게 느끼는지에 대한 이해의 감각을 만들어내는 것을 기대하고 있다(**그림 9.1**). 한동안, 사람들은 신장(스트레칭)을 느끼길 원했지만, 우리가 근막 과학에 대해 이해하고 있다면, 때때로 우리는 딱딱한 감각 대신에 움직임을 느껴야 한다는 것을 알 수 있다.

예술적으로 요가와 시각적 형태를 "보는" 것에 대한 나의 초창기 관심 중의 하나는 "Awakening the Spine"라는 Vanda Scaravelli(1991)의 아름다운 책이었으며, 자연, 전체주의, 그리고 요가의 렌즈를 통해 신체를 보는 총체적인 방법이다. 그녀는 B. K. S. Iyengar와 T. K. V. Desikachar로부터 배웠고, 탐구를 하고 또 구루(힌두교 지도자)를 멀리 함으로써 궁극적으로 자신의 요가를 발전시켰다.

신장과 요가 수련자

요가가 유연성에 관한 것이라는 일반적인 오해가 있지만, 이상적인 요가 수련은 근육과 근막 모두에 대해 다른 움직임을 통해 근력을 강화하는 것이다. 현대 요가는 앉은 자세의 명상을 위해 몸을 준비시키는데 도움을 주기 위해 원래 설계되었고, 종종 스마트폰, 컴퓨터 등으로 인한 잘못된 삶을 교정해 주는 역할도 한다. 특히 연결된 근막을 치료하는 측면에서 볼 때, 가동범위를 향상시키는 분명한 장점이 있지만, 더 많은 안정성을 필요로 하는 사람에게는 불안정을 초래할 위험도 있다. 즉, 근본적인 자세 문제를 해결하지 않고 요가 수련을 시작하는 것은 잘못된 패턴을 다시 강화하는 것으로 이어질 수 있다. 앞에서 논의한 바와 같이, 길이(신장)는 포즈에서 강화되기 전에 전략을 세워야 한다.

일부 요가 강사들은 용어의 의미를 명확하게 이해하지 못한 채 학생들에게 "신장"하도록 요구할 수 있다. 요가 수련자를 위해, 우리는 최대 가동범위를 목표로 하고 능동 신장(개별 사람에 의해 적용된 힘)이나 수동 신장(강도를 증가시키기 위해 파트너나 지지대에 의해 적용되는 부가적인 힘) 시 30초 이상 동안 근육군을 신장하는 정적 신장을 살펴볼 수 있다. 그러나 매우 유연하고 근막적으로 "느슨한" 사람이 "신장"이라는 단어를 들으면, 그들은 신장의 감각을 느끼기 위해 최종 가동범위를 초과해서 움직일 것이다.

빠르게 신장된 근막은 찢어지고 손상되기 쉽겠지만, 느린 '신장'은 조직의 소성 변형을 초래할 수 있고, 바람직한 조직 변형의 유형은 우리가 오랫동안 요가 수련을 함으로써 볼 수 있다. 근막은 일관된 수련으로 이루어지는 보다 능동적인 아스탕가(Ashtanga)에서 느린 유지의

인 요가(yin yoga)에 이르기까지 많은 요가 스타일을 통해 더욱 가동적으로 될 것이다.

근막의 측면에서 볼 때, 용어의 다른 정의에서 "신장"은 신체와 움직임 수행에서 차이를 만드는 것처럼 보인다. 특히 신체의 염증 반응을 낮추는 측면에서, 근막 신장의 중요성을 이해하는 쪽으로 많은 과학적 연구들이 있어 왔다. 많은 연구들은 사람에서도 비슷한 반응이 일어날 것이라는 가정을 가지고 쥐의 근막을 연구했다. 한 연구는 다음과 같이 언급했다:

급성 염증은 카라게닌(carrageenan)에 의해 유도된 등의 위치 염증 제거를 조율하는 레졸빈(resolvins)을 포함한 카라게닌(carrageenan)에 의해 유도된 등의 위치 염증 제거를 조율특수 염증제거 매개물질(SPMs)의 유리부터 시작되며, 카라게닌 주입 후 2주 동안 매일 10분씩 2회 동안 염증을 감소시키고 통증을 개선시킨다. 이들 특수 염증제거 매개물질은 카라게닌(carrageenan)에 의해 유도된 등의 위치 염증 제거를 조율한다.

> *주사 2주 후, 매일 2회씩 염증 감소와 통증 완화에 의해 유발되는 등의 위치 염증 해결을 조율하는 레졸빈을 포함한 특수 프로 분해 매개체(SPM)가 출시되면서 시작부터 동반되며, 카라게닌 주사 후 2주 동안 매일 2회씩의 신장으로 염증을 줄이고 통증을 완화시킨다. 이 연구에서, 우리는 결합조직의 신장이 급성 염증 단계의 조직과 함께, 국소 염증제거 기전을 활성화시킨다는 가설을 세웠다.*
>
> *(Berrueta 등, 2016, p1621)*

근방추는 근막과 연결되어 있고, 염증과 통증이 상호 관련성을 가질 것이다. 압박으로 둔한 통증이 이완된다면, 근막의 특성으로 유해성 입력이 존재할 수 있다. 복합 증후군은 신경계, 근골격계, 혈관 및 면역 반응에 영향을 미치는 다중 시스템으로 보이며, 세포에서 조직에 이르기까지 많은 신체 수준에서 신체에 영향을 미칠 것이다. Berrueta 등(2016)의 연구에서는, 등 부위의 피하 염증을 가진 쥐는 매일 10분씩 2회의 신장으로 염증 감소를 경험했다. 그들의 가설은 결합조직을 신장하면 염증 반응이 줄어들고, 호중구의 이주를 줄이는 기전을 자극한다는 것이다.

궁극적으로, 가동성과 근력의 균형도 요가 수련으로 좋아질 수 있다. 어느 누구도 큰 가동범위를 가지지 못한 것과 또는 발가락 당기를 할 수 없는 것을 부끄러워해서는 안된다(**그림 9.2**). 아사나를 수련하는 요가 수련자는 지능적으로 수련할 필요가 있고, 또 자신의 몸을 이용할 줄 알아야 한다.

포즈와의 근막 연결

근막에 대한 이해는 아사나 수행을 강화하는 것에 대한 이해를 깊게 만드는데 도움을 줄 수 있다. 요가에서 발달된 많은 포즈들은 실험을 통해 생겨났을지도 모른다.
사자 포즈 (혀를 내밀고 눈을 위로 굴리는)는 혀에서부터 골반저까지 심층 근막의 연결을 돕는다. 이 자세는 전통적으로 앉은 자세에서 수행되지만, 수련자들은 내쉴 때 골반저와의 연결을 느낄 수 있다.

타다사나(산 자세)는 양쪽 다리 사이에 가벼운 블록을 배치함으로써 강화될 수 있다. 산 자세로 선 후, 양쪽 대퇴골을 좁혀서 내전근이 블록과 접촉되도록 만드는데, 이것은 골반저가 완전가동범위로 작용할 수 있게 한다.

전사 2(비라브하드라사나 2)를 수련하는 사람들은 종종 뒷발이 붕괴되기도 한다. 우리는 발의 안쪽면(전경근)를 들어올리고 하퇴의 가쪽면(비골근)을 신장시킴으로써 족궁을 유지시킬 수 있다. 부가적으로, 평면 움직임에 대해 다중 벡터 접근 방식을 취함으로써 요가 수련을 강화시킬 수 있다. 궁극적으로, 용이성과 조정은 근막의 효율성에 의해 발생하는데, 이것이 가동범위로 오인되어서는 안된다.
모든 수련자들은 자신의 몸에 맞는 용이성을 찾아야 한다(**그림 9.2**).

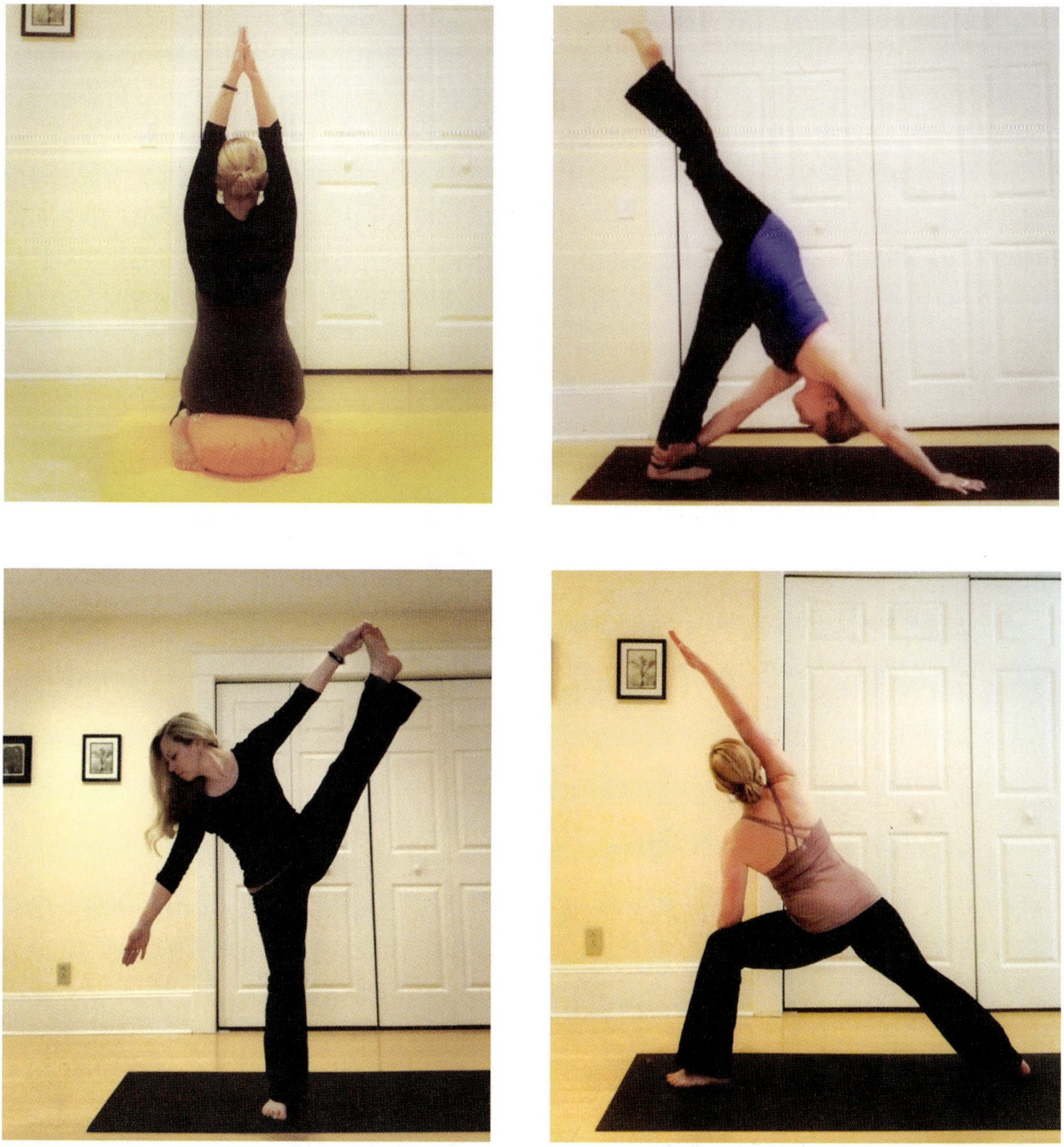

그림 9.2 전통 요가 아사나의 다른 버전. 근막 시스템에서는, 가동범위(ROM)는 용이성과 조정보다 중요하지 않다. 그러나 ROM이 큰 사람과 ROM이 제한된 사람은 다른 근막의 문제에 직면할 수 있다. 가동범위가 큰 사람들은 과도하게 움직여야만 끝범위 감각을 느낄 수 있는 것이다. 타이트한 신체는 발가락 당기기를 할 수 없지만, 근막 손상을 덜 당한다. 두 가지 유형의 신체 모두가 받아져야 한다.

사진 출처: 저자

공명 호흡, 외침 및 그 이상

Bernardi 등(2001)은 선천적 심혈관 리듬과 일치하는 것으로 보이는 리듬 요가 만트라(묵주 기도 이외에)의 효과를 연구했다. 언급했듯이, "기도와 만트라 모두 1분에 6번 암송할 때 기존의 심혈관 리듬에 현저하고 강력하며 동기적인 증가를 초래했다."(p1446).

이것은 응집 상태(state of coherence)로 불리며, 사물이 함께 작용하고 긍정적인 신체적, 심리적 영향을 미칠 수 있다. 대조적으로, 심박수가 호흡과 일치하지 않는 비응집(산란, incoherence)은 스트레스를 초래할 수 있다.

태양경배 자세에서의 후두하근

후두하근은 머리의 신전과 측방굴곡을 돕는 4쌍의 근육군(**그림 9.3**)이다. 머리 움직임과 신체 지남력에 대한 후두하근의 파워를 확인하기 위해, 태양경배자세 후두하근의 관찰을 위해 파트너를 잡는다.

한 파트너는 눈을 가린 후 태양경배자세를 수행하거나 또 다른 간단한 요가 포즈를 수행할 것이다. 다른 파트너는 관찰자가 된다. 첫 번째 파트너(눈을 감은 사람)는 그들이

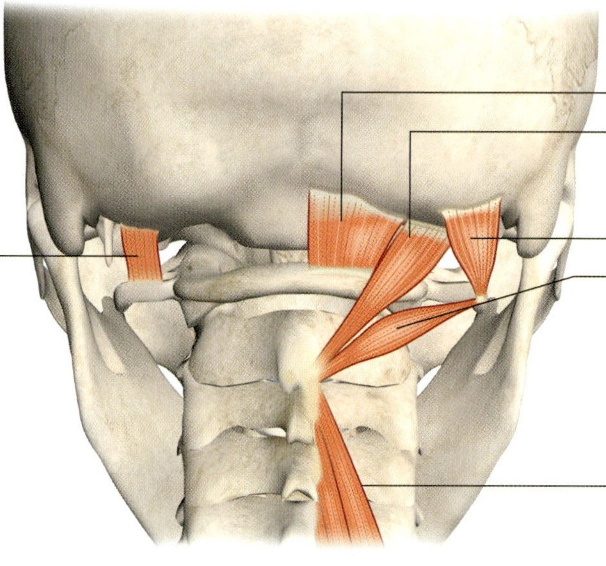

그림 9.3 C1, C2 및 C3에 위치한 근육. 후두하신경에 의해 지배받는 근육들은 후두골저에 있는 별모양 근육이고, 후두하근으로 알려져 있다. 이들은 자세 정렬을 유지하고 공간에 대한 신체의 지남력을 담당한다. 이들 근육은 근긴장의 변화를 감지하는 골지건기관과 함께, 근육 길이의 변화와 속도를 감지하는 근방추(또는 신장수용기)를 가진다. 후두하근은 둔근보다 50배 이상 많은 근방추를 가진다. 4개의 후두하근: 대후두직근, 소후두직근, 하두사근 및 상두사근. 4개 근육 중 3개인, 상두사근, 하두사근과 후두직근은 후두하삼각으로 알려진 것을 형성한다. 이들 3 근육 이외에, 삼각형의 바닥은 후환추후두막이다. "지붕"은 반극근에 의해 형성되고, 섬유 지방조직층 보다 깊은 곳에 위치한다. 이들 근막 조직은 근막 내의 연결에 기여한다.

수행하는 것을 다른 파트너에게 말하지 않고, 눈동자를 오른쪽이나 왼쪽으로 움직인다. 그런 다음, 두 번째 파트너는 그들이 어느 쪽을 바라보는지를 추측하는 동안, 그들은 눈을 가린 채 시퀀스를 수행한다. 종종 이것은 머리를 초점 쪽으로 당길 것이다.

이들 조직에 있는 높은 비율의 신장수용기는 이들 조직을 방향 변화에 매우 수용적인 조직으로 만든다. 후두하근은 머리와 목을 위치시키는 강력한 근육이고, 편타성 손상을 당할 수 있다. 눈을 감거나 뜨는 것에 관계없이, 하두하근은 자세 취하기에 매우 민감해진다. 또한 후두하근을 하나의 그룹으로써 별 모양을 생각해 보자. 이것은 가동범위와 움직임에 있어서 많은 가능성을 허용한다.

더 깊은 곳으로 – 근경막 연결체(myodural bridge)

경막과 두직근 연결 사이의 링크는 Scalie 등(2013)과 von Lanz(1929)에 의해 탐구되었고, 또 다른 깊은 근막 연결의 일부로서 간주될 수 있다. Scali 등(2013)은 다음과 같이 언급했다:

> *RCPma와 경추 경막 사이에 연결이 존재한다는 것은 환추축추 사이 공간의 복잡한 해부학을 이해하는데 새로운 통찰력을 제공한다. 이런 연결 내에 신경 성분이 존재한다는 것은 단순히 이런 근육을 경막에 고정시키는 것 외에 다른 기능을 할 수 있다는 것을 암시한다. 이런 연결은 경막 긴장을 모니터링하는데 관여할 수 있으며, 특정 경추성 병리에도 중요한 역할을 한다. 또한 이 연구는 환추의 후궁과 축추의 층을 연결하는 진정한 막도 없고, 황인대가 이들 두 층을 연결한다는 통념에 모순된다는 이전의 연구를 지지한다(p558).*

걷기 명상

'The Yoga Sutras'이라는 고대 문헌에 나온 전통적인 8개의 사지 요가 수련에서, 집중은 명상의 전조이다. 걷기 명상은 많은 문화에서 발견되며, 신체의 고유 수용성을 증가시키는 수행 방법이 될 수 있다. 고유수용성의 어원은 라틴어에서 유래한 것으로, 스스로를 통제한다는 의미이다. 현재의 몸 감각은 종종 이 곳과 현재를 인식하는 방법이다. 요가는 감정적인 고통이 종종 과거에 집중하거나 미래에 대한 투영에 의해 발생한다고 가르친다. 걷기 패턴을 아주 약간 변화시킨다 하더라도, 우리는 마음챙김의 수준에 초점을 맞출 수 있고 균형에 대한 도전을 추가할 수 있다.

넓은 빈 공간이나 야외 공간에서, 정상 보행 패턴에서부터 시작하고, 방향을 바꾸어 보자. 처음에는 앞으로 걷고, 그 다음에는 뒤로 걷고, 또 측면이나 사선 방향으로 걸어보자. 이런 패턴에 적응하기 시작하면, 오른발부터 시작해 보자. 오른발을 딛고, 왼발을 딛고, 또 오른발을 딛고, 그 다음 걸음을 멈추고, 발꿈치를 들어올린다. 이번에는 왼발부터 시작한다: 왼발, 오른발, 왼발, 그리고 멈추고, 그 다음 발꿈치를 들어올린다. 이런 조용한 패턴은 마음챙김을 좋게 하고, 근막의 부드러움과 움직임의 감속에 의한 부드러움을 길러준다.

다방향성 움직임과 협응

연결과 조정은 요가 아사나의 특징이다(**그림 9.4**). 신체의 한 부위에서 다음 부위에 이르는 연속성을 볼 때, 원위 부위의 가동범위는 형태의 전반적인 용이성과 명확성 보다 중요하지 않다. 발가락까지 내려가는 것을 포함해 신체의 모든 부분은 완전하고 활발하게 관여한다.

대부분의 요가 아사나는 바이오텐서그리티 형태의 균형을 맞추기 위해 여러 라인의 근막 연결의 협응을 결합하기 위해 시작한다. 의도적으로 전통 아사나를 변형시키는 것도 이것을 달성하는 하나의 방법이 될 수 있다(**그림 9.5**와 **그림 9.6**). 각 세션을 다른 영역에 초점을 맞추는 도수치료와는 달리, 대부분의 움직임 세션은 동일 세션이나 클래스에서 여러 초점을 활용한다. 그러나, 시작점으로서 몸의 길이와 공간을 찾는 것에 중점을 두는 것은 요가에서는 물론, 많은 다른 움직임 수행에서도 유용하다.

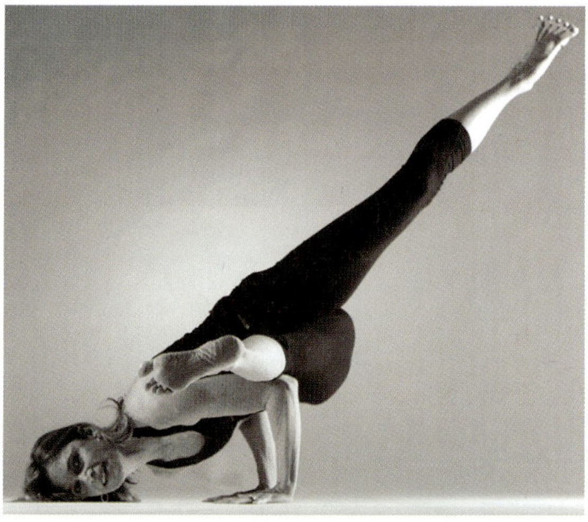

그림 9.4 근력 이미지를 강화하기 이전에 신체의 길이와 용이성을 익히자. 모든 요가의 형태에서, 특히 장시간 동안 정적 요가 형태를 유지하는 경우에, 근막에 적용된 건강한 스트레스는 신체 시스템과 모양을 변화시킨다.

출처: Karen Rider

다방향성 움직임과 협응

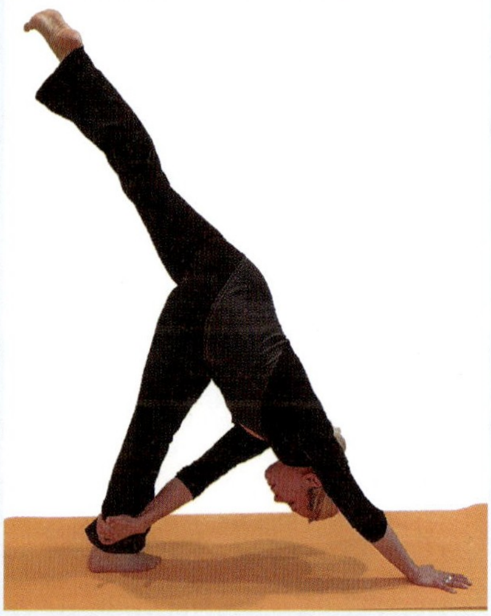

그림 9.5 아사나 운동의 결합은 협응에 있어서 다중 근막연결을 어렵게 만들 것이다. "다운 도그"에서 "3점 접촉"으로 진행하고, 그 다음 "2점 접촉"으로 진행하는 것은 근력, 균형 및 협응의 수행 수준을 점차 높이는 것이다.

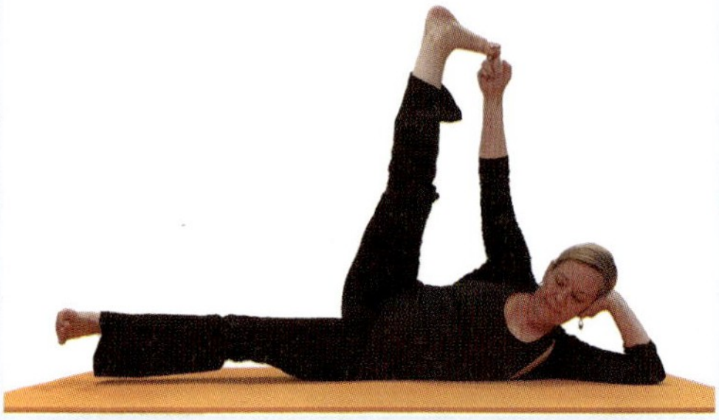

그림 9.6 아나타사나(잠자는 비슈누 포즈)의 다른 버전. 이런 옆으로 누운 자세의 다른 버전에서, 우리는 또다시 근막 연결의 측면에 있는 심층 근막선의 개념을 결합하고 있다. 옆으로 누운 자세에서 아나타사나를 시작하며, 위쪽 다리를 들어올린다(무릎을 굴곡한 상태로 취하고, 발가락 잡기는 선택이다). 균형이 이루어지면, 아래쪽 다리를 들어올릴 수 있다. 앞뒤로 흔들리는 보상 패턴을 확인해보자.

핸드 무드라(손 동작): 현대를 위한 고대 수련

Carrie Gaynor

무드라의 사용은 치유, 집중, 명상을 촉진하기 위해 직관적으로 손동작이 사용되었던 고대 시대로 거슬러 올라간다. 각각의 무드라는 고유의 신체적 형태와 에너지를 가지고 있다. 예를 들어, 각각의 손가락은 우주, 공기, 불, 물 및 지구(흙)의 보편적인 요소와 관련이 있는 척추를 따라 있는 다섯 개의 에너지 중심 중 하나와 연관되어 있다. 무드라를 수행할 때, 우리는 몸과 마음의 육체적이고 활기찬 통로를 환기시킨다. 사실, 이런 손-몸-마음의 연결은 아유르베다, 기공, 반사학 및 침술을 포함한 많은 치유 체계에서 강조된다.

우리가 손에서 팔, 어깨, 몸통, 척추를 거쳐 근막을 따라가다 보면, 핸드 무드라가 이들 영역의 건강한 상호관계에 얼마나 큰 영향을 미칠 수 있는지 알 수 있을 것이다.

이들 관계는 우리가 머리와 어깨를 앞쪽으로 둥글게 하고, 전자장비나 키보드 앞에서 손을 오목하게 하고 보내는 엄청난 시간으로 인해 어려움을 종종 겪는다. 이 자세는 기능장애의 자세와 움직임 패턴을 정상인 것으로 인식하도록 근막 조직을 효과적으로 훈련시킨다.

의식적이고 규칙적으로 수행되는 핸드 무드라는 기술적으로 유도된 이들 자세와 구조적 기능장애를 효과적으로 상쇄할 수 있다. 다음은 기술 활동의 누적된 부정적인 영향을 상쇄시킬 수 있는 매일 5-10분간 수행되는 핸드 무드라 수행이다.

무드라는 앉은 자세에서 수행될 수 있고, 운동이나 흐름과 결합되어 수행될 수 있다.

3 가지 무드라 흐름

무드라 흐름 1

무드라 흐름 1은 굴곡과 신전을 포함하는 시상면의 움직임을 강조한다.

무드라 흐름 1 - 지시:

양 손을 합장 무드라(salutation mudra) 자세로 하고 앉는다. 양쪽 고관절을 굴곡하고, 몸을 앞쪽으로 숙인다. 이때 양 손을 합장 무드라 자세에서 푼다. 고양이 포즈로 전환하기 위해 이너-옴 무드라 자세를 취한다. 고양이 포즈를 취하기

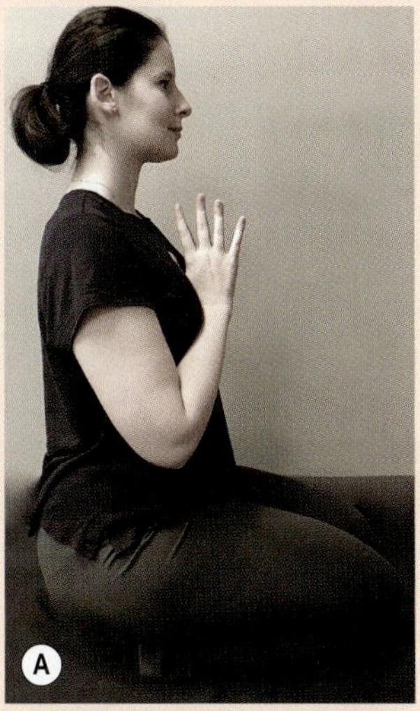

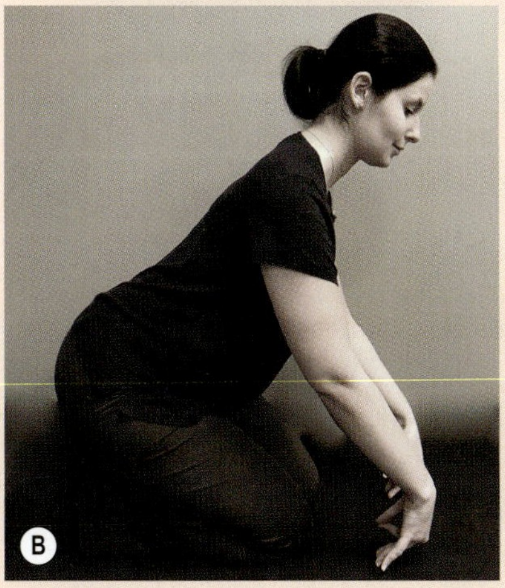

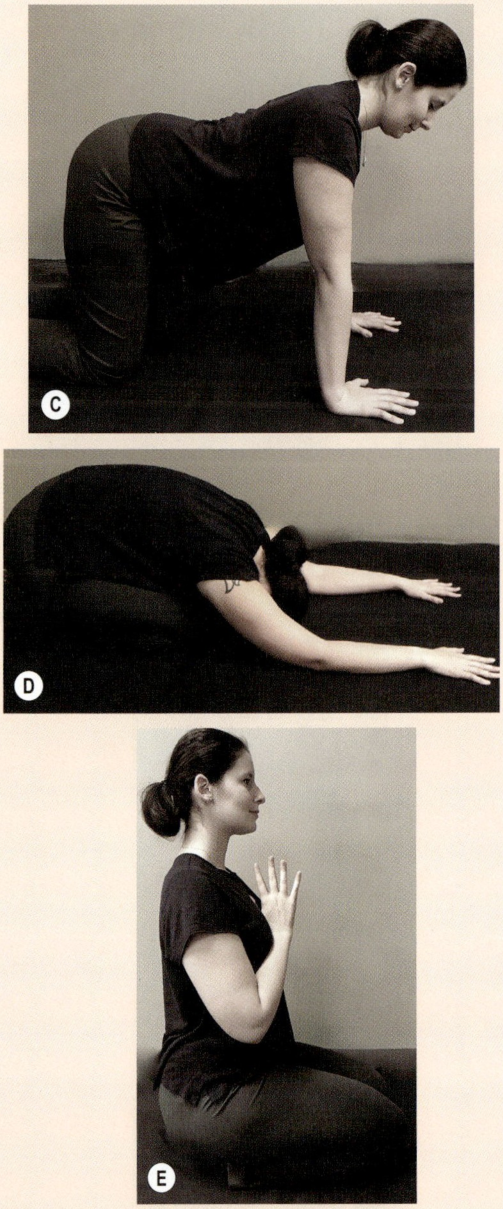

그림 9. 열린 상자 1. (A) 앉은 자세(합장 무드라), (B), (C) 고양이 포즈로 전환(이너-옴 무드라), (D) 아동 포즈로 다시 전환(어스 무드라), (E) 구르기에서 앉은 자세(합장 무드라).

무드라 흐름: 출처 ©2020 TriYoga International—Level Basics (사진: 저자)

위해 양 손을 지면 위에 내려놓기 전에, 이너-옴 무드라를 풀고 어스 무드라(Earth Mudra)로 전환한다. 손을 지면 위에 내려놓을 때, 고양이와 같은 유연성으로 충격을 완화한다(**그림 9. 열린 상자** 1).

잠시 시간을 내어 어스 무드라의 기본 자질을 알아보자: 어깨와 몸통을 안정화시키고, 양 손을 완전히 펼친다. 이런 다음, 아동 포즈로 전환해서 이 자세에서의 어스 무드라를 느껴본다. 똑바로 앉는 자세가 될 때까지 척추를 롤링하여 무드라 흐름을 완성하고, 합장 무드라 자세로 양 손을 다시 가져간다. 이 순서를 여러 번 반복한다.

무드라 흐름 2

무드라 흐름 2는 측방굴곡을 포함한 전두면의 움직임을 강조한다. 오른쪽으로 회전할 때처럼, 모든 방향이 제공된다.

무드라 흐름 2 – 지시:

합장 무드라 자세로 앉는다(**그림 9. 열린 상자** 2A). 손으로 이끌어서 상체를 오른쪽으로 4분의 1 회전시킨다. 어스 무드라에서 손바닥을 평평하게 펴서 측방 고양이 포즈를 취한다(**그림 9.열린 상자** 2B): 오른손이 먼저 닿고 그 다음 왼손이 닿는다. 손바닥을 제자리에 두고, 양쪽 하퇴를 왼쪽으로 회전한다. 다시 고양이 포즈를 취한다(**그림 9. 열린 상자** 2C). 마지막으로, 하퇴를 왼쪽으로 움직인다; 그러면 여러분은 반대쪽 측방 고양이 포즈를 취하게 된다(**그림 9. 열린 상자** 2D).

하퇴를 제자리에 두고, 골반을 회전시켜 앉은 자세로 되돌아온다. 회전할 때, 손을 지면으로부터 들어 올린다: 오른손을 먼저 들어올리고, 그 다음 왼손을 들어올린다. 양 손을 합장 무드라 자세로 다시 만든다. 이제 여러분은 반대 방향을 바라보게 된다. 움직임을 완성하고 원래 자세로 되돌아오기 위해, 반대 방향으로 전체 운동을 수행한다. 왼쪽으로 회전하고 왼손을 먼저 움직인다. 이들 순서를 여러 번 반복해 보자.

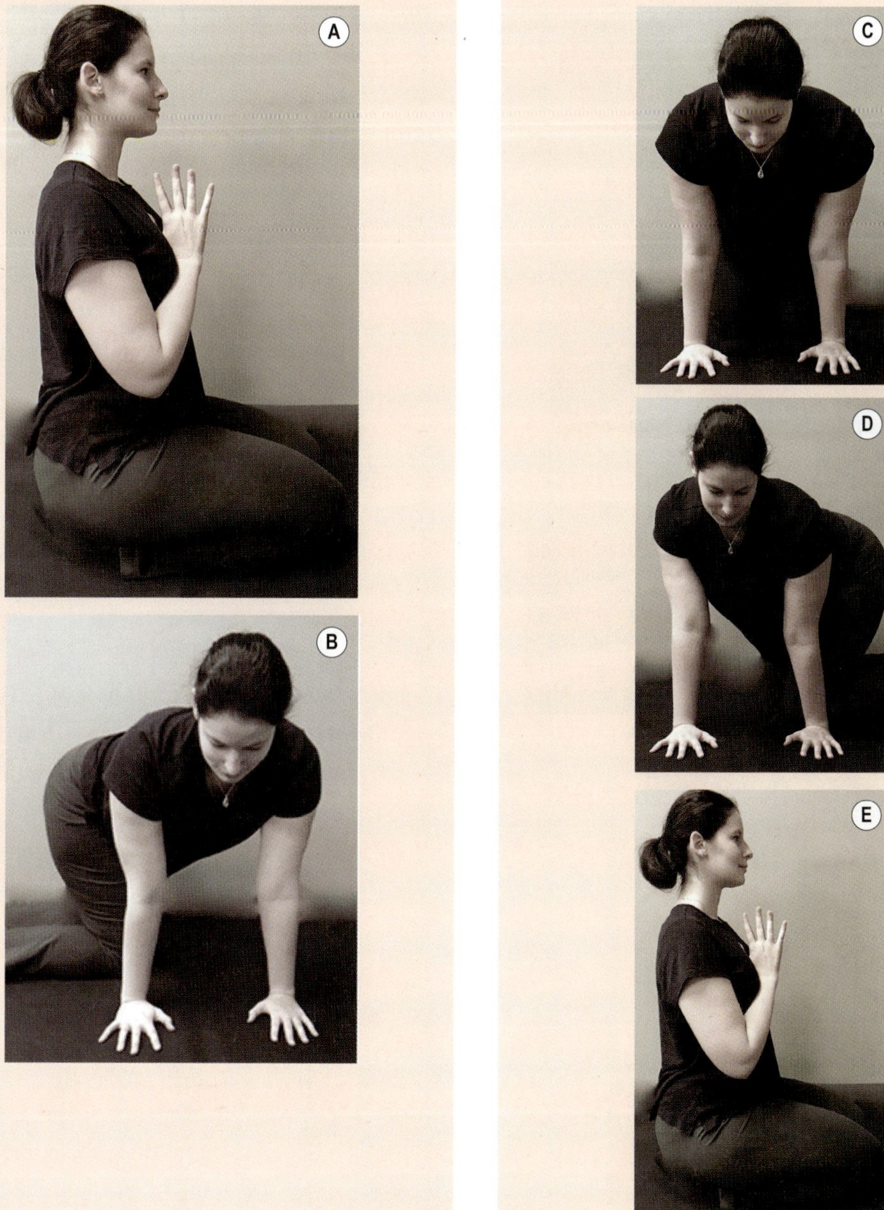

그림 9. 열린 상자 2.

(A) 앉은 자세(합장 무드라),
(B) 측방 고양이 포즈로 1/4만큼 회전한 후,
(C) 고양이 포즈로 전환한다(어스 무드라),
(D) 다리를 측방 고양이 포즈로 이동시킨 후,
(E) 앉은 자세로 돌아간다(합장 무드라).

무드라 흐름: 출처 ©2020 TriYoga International—Level Basics
(사진: 저자)

무드라 흐름 3

무드라 흐름 3은 횡단면에서 일어나는 움직임으로, 오른쪽 회전과 왼쪽 회전을 강조한다. 오른쪽으로 회전할 때처럼, 모든 방향이 제공된다.

무드라 흐름 3 - 지시:

무드라 흐름 3은 무드라 흐름 2와 동일하지만, 한 가지 주요 차이점이 있다. 무드라 흐름 2에서처럼 합장 무드라 자세를 취하고 앉는다. 손을 먼저 움직여서 상체를 오른쪽으로 4분의 1 회전시킨다. 어스 무드라에서 손바닥을 평평하게 하고 측방 고양이 포즈를 취한다(**그림 9. 열린 상자** 2B). 그러나 이번에는, 여러분의 양 손을 동시에 지면에 닿게 한다. 손바닥을 제자리에 두고, 하퇴를 왼쪽으로 1/4 회전시킨다. 여러분은 다시 고양이 포즈를 취하게 된다(**그림 9. 열린 상자** 2C). 마지막으로, 하퇴를 왼쪽으로 1/4 회전시킨다. 이제 여러분은 반대쪽 측방 고양이 포즈를 취하게 된다 (**그림 9.열린 상자** 2D).

하퇴를 제자리에 두고, 골반을 돌려 앉은 자세를 취한다. 회전을 할 때, 양 손을 동시에 지면으로부터 들어올린다. 손을 합장 무드라 자세로 하고 앉는다. 이때 여러분은 반대 방향을 바라보게 된다. 움직임을 완성하고 원래 자세로 되돌아오기 위해, 반대 방향으로 전체 운동을 수행한다. 왼쪽으로 회전하고 왼손을 먼저 움직인다. 이들 순서를 여러 번 반복해 보자.

무드라 흐름 1, 2, 3은 신체와 정신 모두의 건강을 증진시키면서, 우리가 우리의 일상생활안으로 근막 해부학을 가져올 수 있는 구체적인 방법들을 우아하게 보여준다. 건강한 손은 우리의 웰빙에 필수적이다. 우리는 Anatomy Trains 모델을 사용하여, 무드라가 어떻게 손을 어깨, 몸통 및 척추와 매끄럽게 통합하는지를 볼 수 있었다. 그리고 우리는 이들 연결을 발전시키면서 근막조직에 강력한 변화를 일으키고, 3차원의 움직임 자유를 해방시킨다는 것을 관찰했다.

또한 이들 무드라 흐름은 우리의 몸과 마음에 무조건적인 자기애, 명상적 인식, 그리고 근거 있는 것의 자질을 환기시키면서 영적인 이익을 제공한다. 우리가 이들 무드라 흐름을 수행할 때, 우리는 더 높은 자아와 연결되고, 우리의 상체를 자유롭게 하여 그들이 움직이도록 되어 있는 대로 움직인다. 손으로 시작하고 손으로 끝난다.

마지막 이완 포즈 - 긴장을 이완하고, 하품하고 뻗는다.

팬디큘레이션(기지개, pandiculation)은 특히 많은 동물의 하품에서 관찰되는 연부조직의 파동과 같은 움직임이고, "적절한 생리적 근막 상호 연결을 발전시키고 유지함a)으로써, 그리고 긴장근을 정기적으로 활성화시켜 근막 시스템의 사전-스트레스를 조절(b)함으로써 근막 시스템의 통합적 역할을 보존할 수 있다" (Bertolucci 2011). 요가 수업이 끝날 때쯤, 요가 강사들은 사바사나로 알려진 마지막 이완 포즈를 취하게 함으로써 이완된 근막조직을 갖는 기회를 제공한다.

- 마지막 이완 포즈에서, 이마 중심, 목구멍 중심, 가슴 중심, 복부 중심 및 꼬리뼈를 통과하는 몸의 중심을 통해 무거워짐을 느껴본다. 몸이 무거워지고, 이완되는 것을 느껴 본다.
- 발가락에서부터 시작한다. 발가락을 강하게 꽉 쥐고, 숨을 들이마시고, 그 다음 숨을 내쉬면서 긴장을 풀고 이완한다.
- 발가락을 꽉 쥐고, 그 다음 종아리를 아주 강하게 수축하고, 심호흡을 하면서 긴장을 푼다. 발가락, 다리, 가슴의 앞부분으로 올라간 후, 등 근육을 따라 내려오면서 수축한 후 이완한다. 계속해서 위의 순서로 수축과 이완을 반복하고, 팔을 통해 주먹을 꽉 쥐고 이완한다. 숨을 들이마시고 내쉬면서 이완한다.

- 몸을 지면 바닥에 눕히고, 적극적으로 이완한다. 불안함이 있는지를 확인하기 위해, 호흡을 관찰한다. 다음 몇 분을 위해, 여러분은 아무것도 하지 않아야 한다. 여러분이 여러분 주변의 공간으로 돌아오기 시작할 때, 손가락과 발가락을 천천히 움직이기 시작하고 손목과 발목으로 천천히 원을 그린다. 하품을 허용하고 신체가 움직임에 반응하도록 허용한다. 준비가 되면, 옆으로 굴러 편안한 앉은 자세로 되돌아온다.

현대 요가는 더 큰 아사나(자세)에 대한 애착을 버리고, 호흡과 신체 감각을 포함하는 섬세한 작업을 시작하고 있다(돌아오고 있다). 새로운 세대의 수련자들은 통합된 방식으로 신체가 어떻게 작동하는지 이해하는 수단으로 이들 근막을 탐구하고 있다. 전통적으로 요가는 사물들이 개별 부분보다는 더 완전한 것을 만들기 위해 서로 연결되는 방식에 뿌리를 두고 있다.

참고문헌

Bernardi, L., Sleight, P., Bandinelli, G., Cencetti, S. et al. (2001) 'Effect of rosary prayer and yoga mantras on autonomic cardiovascular rhythms: comparative study.' BMJ 323, 7327, 1446–1449. https://doi.org/10.1136/bmj.323.7327.1446

Berrueta, L., Muskaj, I., Olenich, S., Butler, T. et al. (2016) 'Stretching impacts inflammation resolution in connective tissue: stretching impacts inflammation resolution.' Journal of Cellular Physiology 231, 7, 1621–1627. https://doi.org/10.1002/jcp.25263

Bertolucci, L. F. (2011) 'Pandiculation: Nature's way of maintaining the functional integrity of the myofascial system?' Journal of Bodywork and Movement Therapies 15, 3, 268–280. https://doi.org/10.1016/j.jbmt.2010.12.006

Feuerstein, G. (2008) The Yoga Tradition: Its History, Literature, Philosophy, and Practice. Chino Valley, AZ: Hohm Press.

Scali, F., Pontell, M. E., Enix, D. E. and Marshall, E. (2013) 'Histological analysis of the rectus capitis posterior major's myodural bridge.' The Spine Journal 13, 5, 558–563. https://doi.org/10.1016/j.spinee.2013.01.015

Scaravelli, V. (1991) Awakening the Spine: The Stress-Free New Yoga That Restores Health, Vitality and Energy. San Francisco, CA: Harper Collins.

Singleton, M. (2010) Yoga Body: The Origins of Modern Posture Practice. Oxford: Oxford University Press.

von Lanz, T. (1929) 'Über die Rückenmarkshäute: I. Die Konstruktive Form der harten Haut des menschlichen Rückenmarkes und ihrer Bänder.' Wilhelm Roux' Archiv für Entwicklungsmechanik der Organismen 118, 1, 252–307. https://doi.org/10.1007/BF02108876

추천 책

Fede, C., Albertin, G., Petrelli, L., Sfriso, M. M. et al. (2016) 'Hormone receptor expression in human fascial tissue.' European Journal of Histochemistry. https://doi.org/10.4081/ejh.2016.2710.

필라테스(Pilates) 10

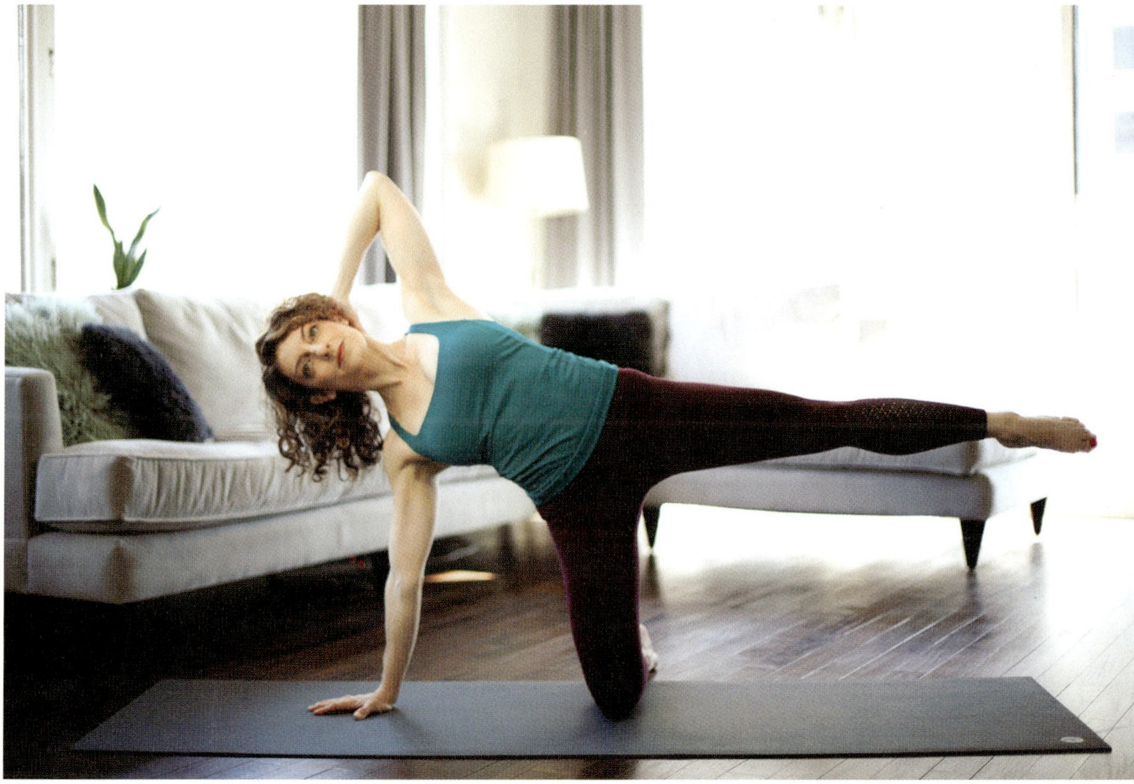

그림 10.1 필라테스는 매트 운동과 Joseph Pilates가 개발한 장비 운동으로 계속 이루어진다. 현대의 필라테스는 계속 변화되고, 특정 사람을 위한 운동과 새로운 혁신으로 발전하고 있다. 사진 출처: Rebekah Rotstein

내가 많은 근막 해부학 워크숍을 가르쳤을 때, 가장 열정적인 학생들은 필라테스 출신이었다. 근막 중심 운동은 원래 이론과 수행이 잘 일치되었으며, 이 분야는 최초 설립자의 정신으로 계속 혁신해 나가고 있다(**그림 10.1**). 오늘날 필라테스의 세계는 주로 체육관 수업과 더 많은 기구와 장비를 가지고 있는 전용 스튜디오에서 이루어지고 있다. Joseph Hubertus Pilates (1880–1967)에 의해 개발된 필라테스(조절학으로 불리는)는 1차 세계 대전 동안 재활의 수단이었고, 그 후에는 뉴욕에서 그의 아내 Clara와 함께 훈련했던 발레리나와 현대 무용수들에게 사용되었다. Pilates는 발명가이자 사상가였으며, 가정용 운동기구와 좌석을 가진 Wunda Chair와 같은 장비를 개발했다. 가구로 접는 형식으로 변형시키는 것은 특히 도시 아파트에 잘 어울렸고, 훌륭한 디자인이었다. Pilates 자신이 요즘 어떤 분야를 취할지 흥미롭지만, 그는 계속해서 혁신을 거듭하고 추가 장비를 설계했을 것으로 보인다.

Pilates는 몇 권의 책을 썼고, 1945년에 처음 출판된 "조절학을 통한 삶으로의 귀환(2012)"에서 그는 운동에 대한 접근법의 기초가 되는 여섯 가지 기본 원칙(호흡, 중심, 집중, 조절, 흐름, 정밀)을 소개했다. 조절학이란 그의 개념은 나중에 필라테스로 개명되었는데, 이것은 롤핑이 Ida Rolf의 이름을 따서 명명된 것과 거의 같은 방식이었다.

교정운동으로서의 Pilates(**그림 10.2**)는 Romana Kryzanowska, Eve Gentry, Ron Fletcher 등과 같은 유명한 강사들을 훈련시켰다. 2세대 필라테스 강사들은 근막 훈련에 집중하기 시작했던 많은 현대 지도자들과 그들의 수행에 더욱 창의적인 다음 단계의 학생들을 포함한다. 움직임 강사인 Mary Bond(2018)가 다음과 같이 언급했다: "요가와 필라테스는 '근막'에 친화적인 운동이지만, 그들이 바운딩 요서를 가지고 있지 않기 때문에 근막 탄성을 조건화하지 않는다"(p.291). 그러나 리포머를 위한 점프 보드와 같은, 새로운 추가 장비를 보태는 것은 전통적인 운동의 성격을 바꿀 수 있다. 부가적으로, Larkam(Schleip, 2015)이 지적한 바와 같이, 매트 운동의 29개가 체중 부하 상태에서 탄성 반동을 발달시키는데 적합하지 않지만(하지의 열린운동사슬로 인해), "Joseph Pilates가 사용 가능한 가동범위 끝지점에서 다소 강력한 탄성 반동을 가진 많은 매트 운동을 수행했기 때문(Pilates, 1932–1945)에, 심지어 그의 열린사슬운동도 탄성 반동을 일으키는데 사용될 수 있다."(p.455).

우리는 더욱 미묘한 수단을 통해 근막 연결을 탐구할 수 있다. 필라테스는 전신 운동으로 알려져 있고, 고전적인 운동으로서 전신을 움직이고, 근막선과 연결을 따라 진행하고, 슬링을 지지하고 강화하고, 특히 유명한 필라테스 파워하우스 주변의 근막 구조물을 관여시키고 있다. 필라테스는 종종 정신과 몸을 연결하는 것으로 여겨진다; 원래의 원칙을 따르는 것은 움직일 때 집중력과 침착함을 가져다 줄 수 있는데, 이것은 성격상 내수용성 감각으로 묘사될 수 있다. 필라테스의 관점과 근막 수행을 공유하기 위해 필라테스 전문가 몇 명을 초대해 보자.

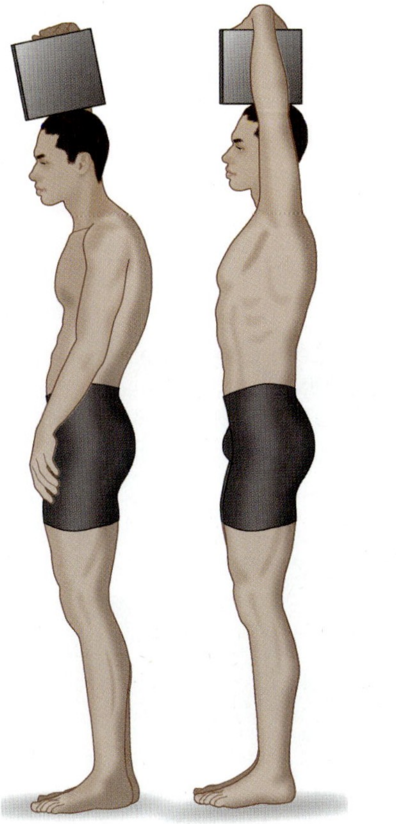

그림 10.2 *Your Health*의 커버 이후 (Joseph Philates에 의한). 필라테스 이미지의 통합은(예를 들어, 마이어스 마름모꼴/세라투스 연결에서) 리프트 감각을 만들기 위해 함께 감겨진 이중 나선 연결(예를 들어, Myers의 능형근/전거근의 연결로부터)을 통해 개념화 될 수 있다.

필라테스 방법, 선형인가 텐서그리티인가?

Tracey Mellor

Joseph Pilates 방법에서 하나의 비판은 너무 직선적이라는 것이다.

필라테스 산업은 이런 비판을 해결하기 위해 열심히 노력해왔고, 우리는 21세기 필라테스 스튜디오에서 해부학, 새로운 장비, 신체를 관찰하는 새로운 기법, 그리고 근막 조직의 움직임과 감각 인식에 대한 그들의 중요성에 대한 80년간의 추가적인 연구를 요구할 수 있다. 또한 우리는 신체가 어떻게 움직이는지 설명할 수 있는 새로운 모델들을 가지고 있다.

전통적인 필라테스 기구로 운동을 가르치는 스튜디오 필라테스 강사로서, 나는 필라테스 산업이 적응하고 계속 발전해야 한다고 주장한다. 우리는 필라테스 방법이 왜 여전히 효율적인지를 설명하기 위해 근막과 텐서그리티라는 새로운 용어를 가진다.

나는 신체와 장비와의 연결에 초점을 맞추고 싶다. 신체를 기계로 묘사하는 옛말이 아니라, 신체와 기계의 시너지를 인식함으로써, 어떤 조합이 움직임의 용이성과 고유수용성 피드백을 가능하게 할 수 있는가이다.

이런 시너지 효과의 예를 여러분에게 보여주겠다. 많은 클라이언트들은 원래 어렵거나 "불가능하다"고 생각했던 운동을 성취할 수 있는 것에 대한 그들 자신의 진행 상황을 측정한다. 이들 "go to(항상 수행하는) 운동"이나 "테스트" 운동 중의 하나는 뒤로 구르기나 일어나 앉는(sit up) 것이다. Pilates Trapeze table에 있는 바를 통해 할 수 있는 푸쉬의 이용은 이런 움직임이 단순히 코어의 근력에만 관한 것이 아니라, 척추 유연성, 움직임의 조정, 견갑골과 머리 위치 등과 같이, 많은 관련이 있음을 보여줄 수 있다. 바를 통한 푸쉬의 도움이 있다면, 불가능한 움직임이 쉽게 가능해질 수도 있다.

우리는 이것을 어떻게 설명할 수 있을까? 새로운 어휘를 사용함으로써 우리는 새로운 방법으로 이 장비에 대한 마법과 같은 움직임을 설명할 수 있을까?

필라테스 운동에서 우리가 찾고 있는 것은 동적 안정성이나 조절된 움직임이다. 텐서그리티 모델의 언어를 사용하여 움직임을 설명할 때, "바이오텐서그리티(신체에 적용되는 텐서그리티)는 최소한의 노력으로 신체의 형태를 바꿀 수 있거나 시종 완전하게 안정성을 유지되도록 허용한다" (Scar, 2018).

본 예에서 바를 통한 푸쉬의 움직임을 쉽게 하는 것은 개별 구성 요소의 강도(특정 근육의 근력과 관절가동범위 등) 때문만은 아니다. 이것은 신체가 텐서그리티/바이오텐서그리티의 일부로서 볼 수 있기 때문에 설명될 수 있다. 이런 텐서그리티 구조물은 전체로 힘을 분산시키도록 구성될 수 있다. 신체의 모든 부분은 매크로 운동에서 마이크로 운동에 이르기까지 장비와 함께 이루어지기 때문에, 텐서그리티 구조물은 장비를 포함하기 위해 신체를 넘어서서 성공적인 힘의 분배를 허용할 수 있다.

이것을 더욱 세분화하는 것은 텐서그리티 모델의 일부인 4개 바 닫힌 시스템 이론을 고려해야 한다. 필라테스 스튜디오에서, 우리는 닫힌 시스템, 가짜 닫힌 시스템과 열린 시스템으로 운동을 해 왔다. 닫힌 시스템은 모든 팔다리가 장비나 바닥과 연결되는 가장 안정적인 시스템이고, 열린 시스템은 팔다리가 연결되지 않은 상태로 자유롭게 움직일 수 있는 시스템으로 난이도가 높은 시스템이다. 바(bar)는 조직을 압박하는 구조물이 될 수도 있고, 조직에 장력을 가할 수도 있다. 바는 이음매를 통해 연결된다. 모터나 근육에 의해 작동되든 간에 여러 개의 바 중 하나는 고정된다. 이런 구성은 다른 바가 가동범위를 통해 원호, 원이나 나선형으로 움직이도록 한다; 움직이는 바는 시스템 내의 나머지 모든 것의 양상에 영향을 미친다.

필라테스 기구는 트라페제 테이블의 바를 통한 밀기와 체어 페달의 움직임처럼, 원호 운동으로 움직인다. 4-바 닫힌 시스템 이론 이외에, 우리가 직선 움직임으로 고려했던 것도 이제는 곡선, 원 및 나선 운동으로 고려될 수 있다. 4-바 닫힌 시스템은 이질적 방법을 통해 힘, 템포 및 에너지 전달 등을 확장하고 감소시킬 수 있다. 클라이언트가 누운 자세에서 쉽게 앉은 자세로 취하는 본 예에서, 우리는 이것을 신체-장비 주변의 환경과 이것을 통합할 수 있다. 적어도 하나의 이음부와 하나의 바(트라페제 테이블의 업라이트와 베드에 있는 이음부)가 고정된다. 연결된 신체와 장비에서 발견되는, 다른 바와 이음부는 클라이언트가 누운 자세에서 앉는 자세로 부드럽고 쉽게 이동할 수 있도록 일련의 곡선, 원 및 나선형의 움직임을 통해 움직일 수 있도록 한다. 그 힘은 클라이언트의 신체 뿐만 아니라 장비 전체로 전달된다. 필라테스 기구의 고정된 이음부와 바는 더 이상 자신의 안정성을 찾을 필요가 없기 때문에, 움직임을 위해 신체의 다른 관절과 바를 자유롭게 하고, 필라테스 기구는 확장된 텐서그리티/바이오텐서그리티 시스템의 일부가 된다. 견갑골은 '아래방향으로 충돌되기' 보다는 회전과 활주를 하게 되고, 고관절 굴근은 골반을 안정시키기 위해 '그립' 하지 않을 것이고, 척추는 가동성과 유연성을 가질 수 있다. 클라이언트는 동적 안정성을 가지고 있고, 안전하게 움직임을 학습하고 강도를 높일 수 있으며, 결국에는 장비의 외적 비계로부터 멀어지는 움직임을 할 것이다.

여러분이 몸과 장비의 시너지를 보고 4-바 닫힌 시스템을 인식하기 시작했을 때, 그들 장비는 이미 필라테스 스튜디오 어디에서나 볼 수 있게 되었다. 신체는 체적을 가지고 있고 3차원 자유도로 움직인다. 근막 구조의 콜라겐 섬유에서부터 필라테스 기구에 통합된 확장형 바이오텐서그리티 시스템에 이르기까지, 곡선, 원 및 나선형의 움직임이 존재한다.

이것에 대한 영감은 저자가 2012년 벨기에 강연에 바탕을 둔다: "Steve Levin 4 bar biomechanics of a closed chain TAKE 2."

참고문헌

Scarr, G. (2018) Biotensegrity: The structural basis of life. Edinburgh: Handspring Publishing.

필라테스 수행을 통해 근막을 평가하기

Madeline Black

필라테스 매트 운동은 척추 관절, 견갑대-골반대 연결 및 호흡 등과 같은 움직임과 몸통 협응에 중점을 두고 설계되었다. J. H. Pilates의 고전적 매트 운동은 누운 자세, 엎드린 자세, 옆으로 누운 자세, 무릎 꿇은 자세, 선 자세 등에서 수행되었다(Pilates와 Miller, 1934).

필라테스 움직임은 아래쪽(발-골반-척추)이나 위쪽(머리-견갑대-척추)에서 시작되고, 때로는 롤링과 같은 동시 동작을 한다. 각 운동의 관절과 움직임 순서는 굴근 반응이나 신근 반응에서처럼, 특별한 신경근막 반응을 자극한다(Black, 2021). 필라테스 운동 수행은 방법 안에서 움직이는 느낌을 발견하는 기술이다. 즉, 몸통의 고유수용성 감각 뿐만 아니라 내수용성 감각을 느끼는 것이다. 내재성 뿐만 아니라 외재성의 근막 코어를 활성화하는 것은 움직임 동안 덜 친숙한 횡격막, 복횡근, 요근 및 다열근 등의 내재성 감각에 대한 집중과 의식을 필요로 한다. 이 자극은 시상면, 관상면 및 횡단면 등 모든 차원에서 일어나는 근막 코어 시스템의 공동 수축이다.

대다수 사람의 경우, 몸통의 기능적 장력 관계를 느끼는 능력은 제한되며 완전히 무의식적으로 일어난다. 일반적으로 이런 무의식 장소를 경험하면서 사람이 움직이도록 이끄는 것은 반응을 자극하기 위해 형상화, 촉진 및 특별한 자세를 요구한다.

형상화(상상)

신체 수행은 형상화와 결합할 때 강화된다(Kraeutner 등, 2016). 제스처와 뼈 모델의 시각화를 이용하는 구두 설명을 통해 형상화를 도출해 보자. 예를 들어, 고관절로부터 몸통을 자극하기 위해, 여러분은 다리를 들어올리기 전에 대퇴골두가 소켓 안으로 어떻게 들어가는지를 설명하는 것을 선택할 수 있다. 고관절의 골격 모델을 사용하여, 요근의 활성화와 복횡근과 내복사근의 협력작용을 증대시켜 대퇴골이 후방 및 하방으로 어떻게 움직이는지 입증해 보자.

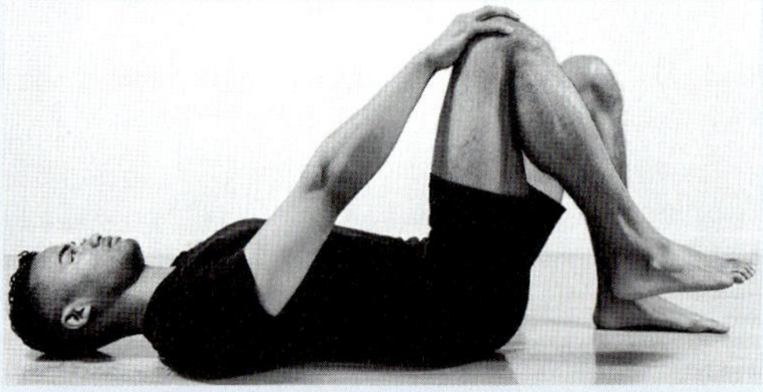

그림 10. 움직임 1 관여를 느끼는 등척성 운동.

사진 출처: Cathy Stancil

근막의 연속적 움직임의 경우에는, 시각적 형상화가 가장 효율적이다. 꼭두각시 줄과 꼭두각시 조종사를 상상해 보자. 꼭두각시줄의 형상화는 해부학적 형상화와 겹친다. 조종사가 줄의 상단은 요근이 횡격막과 연결되는 부위에 해당한다. 조종사는 줄을 부드럽게 잡아당기고, 장력은 줄을 따라 내려와 대퇴골두를 소켓 안으로 깊숙이 끌어당기고, 대퇴골의 안쪽 부위(소결절)까지 계속 내려간 다음, 발을 매트로부터 들어올려 무릎 위로 가져간다.

노트: 많은 필라테스 수행은 정강이가 실제로 자유롭게 매달릴 필요가 있는, 슬관절과 고관절이 90°로 굴곡되는 습관적인 테이블 상판 자세로 들어올릴 필요가 있다고 가르친다. 연속적인 움직임은 횡격막과 연결된 요근에서 하방과 안쪽으로 향해 발쪽으로 이루어진다. 움직임은 근위에서 시작해 원위로 이어진다. 정강이를 들어올리는 것은 원위에서 근위로 일어나는 운동을 자극하여 다리를 가쪽으로 당기고 고관절에서 일어나는 대퇴골두의 후방/하방 운동을 억제한다. 장력 활동을 더욱 의식한 후, 다리를 곧게 펴서 훈련 효과를 높인다.

자기-발견을 위한 촉진(**그림 10. 움직임 1**)

파트 1

- 양쪽 무릎을 세우고 바로 눕는다.
- 한쪽 무릎을 가슴쪽으로 움직이는 상상을 한다: 고관절이 굴곡되고 양쪽 발이 바닥으로 떨어진다.
- 동측 손을 동측 대퇴골의 상단에 배치하고, 조직의 변화를 느끼기 위해 반대쪽 손을 동측(들어올린 다리) 사타구니 근처에 배치한다.
- 무릎에 놓인 팔은 이완되고 무거운 느낌이 들도록 한다.
- 고관절 후방으로 향하는 힘벡터가 되도록 팔에서 무릎으로 힘을 가하고, 대퇴골두가 소켓 안으로 들어가는 것을 느낀다.
- 힘 벡터를 유지하고, 마치 절구 안에서 절굿공이를 구르듯이 대퇴골두가 작은 원을 그리도록 움직인다.
- 양방향으로 움직인다.
- 다른쪽에도 이것을 반복한다.

파트 2

- 고관절을 굴곡하여 하퇴가 공중에 놓이도록 한다.
- 오른손이 오른쪽 무릎에 배치되도록 위쪽과 안쪽으로 팔을 뻗는다.
- 왼손은 오른쪽 서혜인대의 위쪽에 있는 연부조직을 터치한다.
- 고관절을 더욱 굴곡하여 무릎으로 손을 압박한다.
- 오른손으로 고관절 굴곡을 차단하여 등척성 수축을 일으킨다.
- 대퇴골이 소켓 안으로 들어가는 것을 확인해 보자.
- 왼손으로 조직의 긴장을 느낀다.
  - 긴장의 변화가 있는가?
  - 그 긴장은 위쪽과 안쪽으로 당겨지는 느낌인가? 아니면, 손으로 밀어내는 느낌였는가?
  - 조직 장력의 감각은 바깥쪽으로 압박하기보다는 위쪽과 안쪽으로 당겨지는 느낌이다.
    - 가쪽으로 압박되는 느낌이 들면, 노력이 너무 지나친 것이다.
    - 또는 대퇴골이 소켓 안으로 잘 안착되지 않는 것이다.
    - 대퇴골의 각도를 바꾸거나 내전하거나 외전하는 시도를 하고, 고관절의 굴곡을 약간 줄인다.

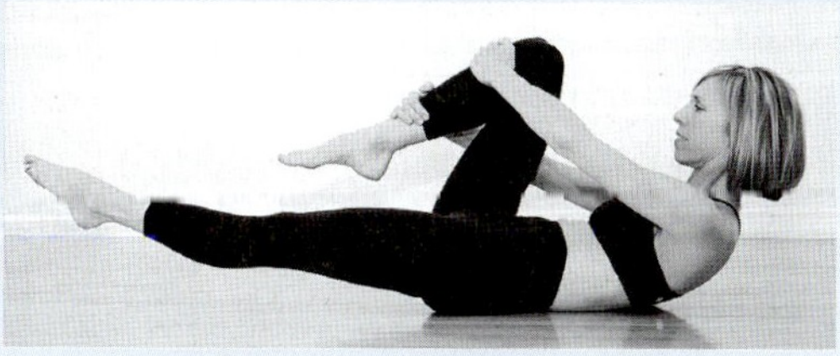

그림 10. 움직임 2 J. H. Pilates 매트 운동: single leg stretch. 사진 출처: Cathy Stancil

호흡 통합하기

필라테스 강사들은 다양한 방법으로 호흡하도록 지시한다. 큐잉없이 클라이언트가 자연스럽게 호흡하도록 하고, 그들의 호흡 패턴을 체크한다. 위의 사전-운동은 그 방법의 순서와 구현에 대한 클라이언트의 완벽한 집중을 요구한다. 클라이언트가 사전-운동으로 자신감을 갖고 몸에서 정돈된 느낌을 받은 후에는, 호흡을 위한 특정한 큐잉을 추가한다. 이것이 몸통의 조직 긴장에 어떤 영향을 주는지 알아보기 위해 호흡 패턴을 시도해 본다. 여러분은 호흡의 내적 연결과 몸통의 활성화를 클라이언트가 발견할 수 있도록 돕는다. 일단 클라이언트가 몸통을 고관절에 연결시키는 운동학습을 경험하면, 운동 진행은 발과 머리 쪽으로 더욱 확장된다.

single leg stretch 자세로 움직인다(**그림 10. 움직임 2**). 고관절 후방 자세를 느끼기 위해 위의 사전-운동에서처럼, 굴곡된 다리에 놓인 손으로 대퇴골에 힘을 가한다. 뻗은 다리를 바깥쪽으로 뻗기보다는, 뻗은 다리를 마치 짧게 만들듯이 소켓 안으로 끌어당긴다. 좌우측 다리를 바꾼 후, 잠깐 움직임을 중단하고, 그 다음 대퇴골두가 소켓 안으로 들어가도록 하고 또 반대쪽 뻗은 다리를 안쪽으로 끌어당기는 의도를 가지고 반복한다. 처음에는 다리에서 머리로 가는 굴곡 반응의 깊은 감각을 느끼기 위해 천천히 수행한다.

참고문헌

Black, M. (2021) Centered: Organizing the body through kinesiology, movement theory and Pilates technique. Edinburgh: Handspring Publishers.

Kraeutner, S. N., MacKenzie, L. A., Westwood, D. A. and Boe, S. G. (2016) 'Characterizing skill acquisition through motor imagery with no prior physical practice.' Journal of Experimental Psychology: Human Perception and Performance 42, 2, 257–265. doi: 10.1037/xhp0000148.

Pilates, J. H. and Miller, W. J. [1934] (2021) Return to Life Through Contrology. Bristol: Mockingbird Press.

참고문헌

References

Bond, M. (2018) Your Body Mandala: A Guide to Posture, Perception and Presence. Maitland, FL: MCP Books.

Pilates, J. H. (2012) Return to Life. 2nd ed. Miami, FL: Pilates Method Alliance, Inc.

Schleip, R., Baker, A. and Avison, J. (eds) (2015) Fascia in Sport and Movement. Edinburgh: Handspring Publishing.

추천 책

Black, M., Calais-Germain, B. and Vleeming, A. (2015) Centered: Organizing the Body Through Kinesiology, Movement Theory and Pilates Techniques. Edinburgh: Handspring Publishing.

Dum, R. P., Levinthal, D. J. and Strick, P. L. (2016) 'Motor, cognitive, and affective areas of the cerebral cortex influence the adrenal medulla.' Proceedings of the National Academy of Sciences 113, 35, 9922–9927. https://doi.org/10.1073/pnas.1605044113

Larkam, E. J. (2017) Fascia in Motion: Fascia-Focused Movement for Pilates. Edinburgh: Handspring Publishing.

Myers, T. W. (2020) Anatomy Trains: Myofascial Meridians for Manual Therapists and Movement Professionals (4th ed.). London: Elsevier.

트레이닝, 웨이트 워크와 스포츠 (Training, weight work, and sports specifics) 11

인체는 사용하면 닳지 않고, 반대로 사용하지 않으면 닳는다.

Christopher Alexander 등(1977)

근막 트레이닝

근막이란 무엇이고, 피트니스의 목표는 무엇인가? "피트니스"를 정의하려는 시도는 움직임의 효율성, 건강한 체중, 걷기나 달리기 등의 수행 능력을 포함하는 많은 옵션을 제기할 수 있다. 만약 우리가 일상 업무를 수행할 수 없다면, 체육관에서의 모든 운동도 목적에 부합하지 않는다. 만약 우리가 운동 과제 수행를 위해 훈련하고 있다면, 우리는 적은 노력과 많은 효율성을 가지고 그 목표를 달성할 수 있기를 원한다. 타이밍이 전부이다. 또한 우리는 맥락이 전부다는 것을 추가할 수 있다. 운동선수나 신체의 한 유형에 맞는 것이, 다른 유형에는 맞지 않을 수도 있다. 예를 들어, 수영하기 전에 근막 운동을 하면, 조직 수화를 통해 운동 범위가 증가될 수 있다.

우리가 생각하고 훈련하는 방식은 1980년대의 에어로빅 열풍에서 요가, 필라테스, 그리고 마인드풀 무버먼트(mindful movement)의 성장뿐만 아니라 "기능적 피트니스"라는 새로운 아이디어로 드라마틱하게 바뀌었다. 우리의 몸을 바라보는 전통적인 방법은 근육 중심이었다. 체육관은 여전히 개별 근육을 강조하는 장비들로 가득 차 있지만, 마인드풀 무버먼트가 관심의 순간을 맞이하고 있다. 이미지는 광발생학적으로 보이는 순간이나 포즈를 포착할 수 있지만, 움직임이나 기능적 통합을 제대로 나타내지 못한다. 모빌리티 코치(mobility coach)인 나의 친구, David Jacobs는 "창의적이면서 겸손한 촉진자"라는 마음으로 매 운동 세션에 참여하는 것에 대해 이야기한다. 그는 "우리는 인간을 고칠 수 없다. 사람은 고장나지 않고, 사물만 고장난다. 사람은 치유를 필요로 하고, 나는 누군가가 그 상태에 도달할 수 있도록 길을 제공하려고 노력할 뿐이다." 근막 인식은 다방향성, 벡터, 그리고 신체를 바라보는 전체적인 방법으로 신체를 훈련시키는 새로운 전략으로 이어졌다. 2020년 말, Emily Harrington은 Golden Gate 루트를 통해 하루만에 El Capitan을 자유 등반한 최초의 여성이 되었다. 프리 솔로잉(free soloing)은 Alex Honnold가 자신의 유명한 등반에서 했던 것처럼, 아래로 떨어지는 밧줄이나 안전 밧줄이 없는 것 외에는 밧줄이나 벨트를 사용하지 않는 암벽 등반 스타일이다. Harrington은 "느린 것은 매끈한 것이고, 매끈한 것은 빠르다"는 주문을 하면서 자기 자신을 계속 유지해 왔다고 등반 커뮤니티에 보고했다.

움직임을 위한 몸 만들기

근막은 근육보다 더디게 훈련되지만, 잘 훈련되면 복원력이 더 좋아진다. 따라서, 근막 조성의 형태를 고려하는 것이 중요하다. 신체 안에서 힘들은 근막을 조직화하고, 그런 다음 근막은 세포들이 하는 일을 조직화한다. 우리는 텐서그리티의 일반적인 개념을 살펴봤지만, 세포 수준에서 텐서그리티의 개념이 중요하다. 만약 콜라겐이 세포 생성물이라면, 콜라겐이 튼튼하게 짜여진 로프처럼 3중 헬릭스 형태를 띠기 때문에 콜라겐의 형태가 흥미로운 것이다. 골지건 기관의 신경종말이 건 안으로 들어가고, 힘줄을 당기면 콜라겐의 나선이 일자로 펴지면서 약간 풀린다. 하중을 이겨내는 능력이 없다면, 근막의 주름이 펴지게 될 것이다. 만약 한동안 자신의 근막을 자극하지 않은 클라이언트가 있거나 또는 손상이나 정신 상태로 인해 근막을 자극할 수 없었다면, 신체는 새로운 하중에 더 느리게 반응할 것이다.

움직임 전문가를 위한 근막 트레이닝의 특성

이제 근막에 대한 기본적인 지식을 갖게 되었으니, 근막 트레이닝의 주요 개념들을 살펴보자(**그림 11.1**). 건강한 근막은 그들의 층 사이에서 활주를 잘 할 수 있고, 고유수용기의 밀도가 높아서, 움직임 전문가는 물론 일반인들에게도 중요하다.

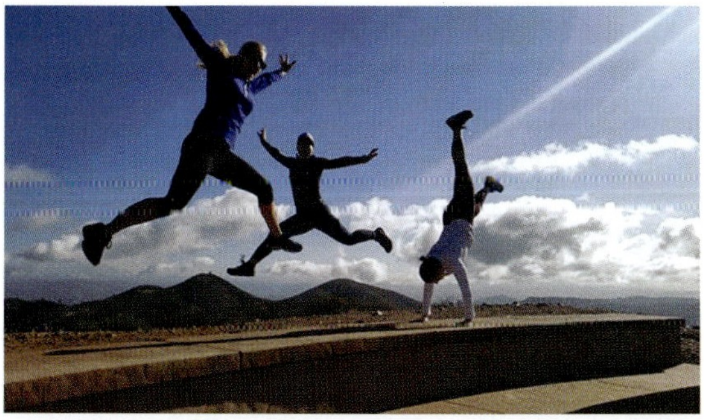

그림 11.1 근막 트레이닝은 비교적 새로운 개념이다. 근막은 자극과 역학적 신장 하중에 잘 반응한다. 근막적으로 적응성이 높은 신체를 만들어냄으로써, 우리는 사람의 일상은 물론, 운동 수행을 보다 쉽게 할 수 있게 될 것이다.

사진 출처: Lori Officer

탄성(Elasticity)

몸에서 탄성이 감소하는다는 것은 조직이 적절하게 신장될 수 없음을 의미한다. 즉, 섬유의 함량이 높아지고, 조직이 빳빳해질 수 있다. 예를 들어, 족저근막염의 유착을 생각해 보자. 탄성 밴드를 생각할 때, 우리는 복원 계수라고 불리는 용어를 사용할 수 있고, 복원 계수는 탄성을 얼마나 오래 유지할 수 있는지, 그리고 탄성이 얼마나 빨리 반동할 수 있는지를 의미한다. 조직은 약 1초 동안만 탄력을 유지할 수 있다. 여러분이 달리기를 할 때, 아킬레스건은 에너지를 저장했다가 방출한다.

어렸을 때, 나는 신문지와 다양한 식료품점에서 수집한 고무줄로 공을 만들기 위해 고무줄을 고리 모양으로 엮는 시간을 가졌다. 고무줄로 만든 공의 복원 계수는 매우 높기도 하고 짧기도 하다. 공의 표면과 공의 탄성 반동은 차이를 보인다. 슈퍼볼은 부드러움(smoothness)에서 높은 복원 계수를 가지고 있다. 부엌의 바닥은 그 공을 튕기기에 이상적인 장소일 수도 있지만, 카펫은 공의 반동 에너지를 빠르게 흡수할 것이다. 최근까지는 트레이닝이 힘줄에 미치는 영향과 탄성 저장량을 늘리는 능력에 대한 이해가 부족했다. Reeves (2006)는 저항으로 훈련한 운동 그룹이 탄성 저장과 힘줄 하중의 증가를 암시한다는 것을 발견했다.

효율적인 반동과 탄력적인 움직임의 전형적인 예는 캥거루의 걸음이다(Sawicki 등, 2009). 캥커루의 홉핑(hopping)은 근육의 작용만으로 충분히 설명되지 않는다. Kram과 Dawson(1998)은 그들의 연구에서 사전-하중(pre-loading)을 통해 근막에 저장되는 탄성 에너지의 투석기 기전(catapult mechanism)을 논의했다. 탄성 반동에서, 우리는 감속과 가속을 제어하는 능력을 찾고 있다.

섬유아세포(더 많은 근막 섬유를 만드는 세포)는 하중에 반응하여 몸이 부딪히는 움직임(또는 움직임의 부족)에 따라 콜라겐성 결합조직을 구조적으로 리모델링한다. 만약 신체가 하중을 받지 않으면, 유연성과 근력의 소실이 일어나서 섬유화가 증가될 수 있다.

소성(Plasticity)

소성(plasticity)은 신체 시스템을 변형시킬 수 있는 조직의 스트레칭(신장)에 관한 것이다. 일정한 신장(consistent stretch)은 섬유를 분리시키는 한편, 지속적인 신장(sustained stretch)은 섬유를 새롭게 결합하고 그 조직을 변화시킬 것이다. 바로 이것이 우리가 운동 선수들에게 지속적인 신장 운동 직후에 근력 손실이 일어남을 경고하는 이유이다(Magnusson 등, 2010). Nature Reviews Rheumatology의 기사 요약에 따르면:

힘줄 조직의 역학적 하중은 콜라겐 발현을 상향 조절하고, 콜라겐 단백의 합성을 증가시키며, 그 정도는 상주하는 섬유아세포(tenocytes)가 경험하는 스트레인에 의해 조절될 수 있다. 이런 콜라겐 형성의 증가는 운동 후 24시간경에 최고조에 달하고 약 3일 동안 상승 상태를 유지한다. 콜라겐 단백의 분해도 운동 후에 증가하지만, 합성보다는 더 일찍 최고조에 달하는 것으로 보인다. 하중에 적응하는 힘줄의 능력에도 불구하고, 반복 사용은 종종 활동 동안의 통증, 촉진 시의 국소 압통, 부종 및 수행력 감소 등을 보이는 힘줄 병리와 같은 손상을 초래한다(Magnusson 등, 2010).

그렇다면, 이 중의 일부는 움직임 전문가에게 어떤 의미가 있을까? 만약 우리가 근막을 지속적으로 신장하면, 심한 신장 운동이나 요가 이후에 약화의 시간이 일어난다(물론, 운동 스타일에 따라 다르겠지만). 24시간 후에는 조직의 결함이 발생하지만, 며칠이 지나면 실제로 그 조직은 더욱 강해질 것이다. 풋볼과 같은 스포츠에서는, 경기 도중에 근력을 필요로 한다. 만약 강한 신장 운동을 하면, 신체는 실제로 회복할 시간을 필요로 한다. 대학에서 운동선수를 가르쳤던 몇 년 동안, 나는 그들이 하는 스포츠 활동과 그들의 경기 일정에 주의를 기울였다.

다방향성(Multidirectionality)

우리는 근막의 탄성을 높이기 위해 다방향성 움직임과 동적 작용에서 근막의 하중을 찾고 있다(Fukashiro 등, 2006). 비록 신체가 힘의 단순한 라인보다 훨씬 정교하지만, 우리는 움직임을 벡터처럼 자연에서 지향하는 에너지로 생각할 수 있다. 운 좋게도, 물리학은 이런 다층적인 생각을 다룰 수 있고, 벡터는 근막 조직의 움직임을 설명하는 흥미롭고 정확한 방법이 될 수 있다. 벡터 그림에서, 시각은 위치, 변위, 가속도 및 속도를 나타낸다. 이들은 인간의 몸에서처럼 주로 물로 만들어진 물체와 관련성이 있다. 물에서는, 여러 부분이 다른 속도로 움직일 수 있다. 벡터의 장은 다른 속도 영역으로 정의된다.

차등 움직임(Differential movement)

움직일 때, 우리는 서로에 대해 활주하는 층을 가진다. 이것은 지질학의 개념에서 유용하다. 예를 들어, 지층 판 구조의 느린 움직임과 활주 운동은 근육과 근막의 전단과 활주와 비슷하다. Ida Rolf는 “실크 스타킹처럼” 근육이 서로 반대 방향으로 움직일 수 있는 능력을 가지고 있다고 인용했다(Personal communication, Myers 2018). 차등 움직임(differential movement)은 다른 토대에 영향을 미치는 다른 영역의 힘으로 생각될 수 있다. 예를 들어, 오래된 집 밑에서 자라고 있는 나무 뿌리는 집의 구조를 바꾸는 토양에 변화를 일으킨다. 근막 구획을 가진 근육들은 본질적으로 이는곳과 닿는곳의 개념으로 작용하는 것이 아니라, 그들 주변에 있는 모두의 관계로 이루어질 것이다.

리모델링(Remodeling)

리모델링은 장시간에 걸쳐 이루어진다. 칼슘이 복구되는 뼈와는 달리, 근막에서는 콜라겐 섬유가 손상을 회복하기 위해 서로 짜여진다. 과거에는, 재건을 위해 장시간 동안 뼈에 안정화의 기회를 제공했지만, 너무 오래 기다리면 오히려 근막이 약해진다. 근막은 움직임을 통해 재조직화된다.

2002년, Järvinen 등은 손상 이후의 신체 고정은 펠트 모양의 콜라겐 배열과 주름의 부족을 일으킨다는 것을 발견했다; 우리가 건강한 조직에서 찾을 수 있는 조직 형태. 근육이 리모델링하는 데는 약 5–8주만 걸리지만, 근막의 경우에는 6주에서 2년까지 더 오랜 시간이 걸린다. 근막 손상을 입은 운동선수가 훈련을 빠르게 재개하면, 커다란 근육을 가질 수는 있지만, 근막이 리모델링되는 시간을 갖지 못할 것이다.

우리가 전통적인 체육관에서 수행하는 훈련처럼 개별 근육만 훈련을 하고 있다면, 근육 사이의 근막은 효과적으로 훈련되지 않고, 조정도 되지 않을 것이다. 긴 근막 사슬을 훈련하기 위해서는, 고려해야 할 중요한 부분이 있다. 특히, 힘 전달의 종축 라인에 초점을 맞추는 것은 장시간의 자세 패턴에 영향을 미친다. 단시간의 수평 힘 전달이 더 흔하게 신체에서 일어난다.

만약 여러분이 체육관에서 운동하면서 바를 들어올리면서 다리를 쭉 뻗는 넙다리네갈래근의 근력 강화 운동만 수행한다면, 역동적인 신체가 아닌, 기계로서 여러분의 신체를 훈련하게 되는 것이다. 이런 특별한 예서처럼, 우리가 일상생활에 요구되는 안정화에 대한 생각없이 넙다리네갈래근을 과도하게 훈련하면, 엉치엉덩 관절에 문제가 발생할 수 있다.

또한 훈련은 세로방향의 힘 전달에 초점을 맞춘 훈련 개념의 새로운 영역의 일부분으로서, 근육사이중격을 움직이고, 윤활시키고 또 살펴보는 것을 포함하고 있다. Peter Huijing의 연구(2007)는 근막 경선의 종적 힘 분배 이외에도 근막이 평행 구조와 대항근에도 분포할 수 있다는 개념을 발전시켰다. Huijing이 쥐 힘줄에 하중을 가했을 때, 대부분의 힘(약 70%)이 몸쪽 부착점으로 향하지만, 나머지 30%의 힘은 인근 구조물로 향했음을 발견했다.

간단히 말해서, 우리가 몸을 효과적으로 사용하면, 몸을 효율적으로 움직이려는 노력이 덜 필요할 것이다. 전투 로프를 기술하는 Elphinston (2019)에 따르면:

> *많은 사람들이 로프의 하중에 몸을 지탱하고, 그들의 다리가 제공하는 잠재력을 제거하면 그들의 어깨에 더 많은 하중이 가해질 것이다. 심지어 어떤 사람들은 무릎을 이용해 위아래로 움직이기도 하는데, 어떻게 해서든 이런 에너지는 그들의 단단한 중간 부분을 지나갈 것이다. 그러나 궁극적으로, 로프는 몸을 통해 위로 이동하는 에너지의 파문을 반영해야 할 것이고, 이것은 몸을 발 안으로 가라앉히고, 다리를 긴장에서 탄력으로 변형시키고, 그들의 에너지가 손을 통해 위쪽과 바깥쪽으로 전달되도록 함으로써 달성될 수 있다(Elphinston 2019, p.35).*

우리가 피트니스와 스포츠를 살펴볼 때, 움직임과 수행을 어떻게 훈련할 것인지를 결정하는 순간을 가질 필요가 있다. 유명한 트레이너이자 근막 열성자인 Dr. Wilbour Kelsick에 따르면, "여러분은 신체 부위를 단독으로 훈련할 수 없고 효율적인 글로벌 기능을 기대할 수 없으며, 달리기 선수를 위한 훈련은 하지 뿐만 아니라 전신 기전을 포함하는 접근 방식에 있어 탄력적으로 기능적이어야 한다"고 언급했다(Kelsick in Schleip, Baker와 Avison, 2015).

스포츠와 놀이는 신체의 흥미로운 역사와 조각을 가지고 있다. 엘리트 운동선수에서부터 주말 전사에 이르기까지 흔한 부상이 무엇인지를 물어보면, 대부분의 사람들은 아킬레스건의 열상에서 힘줄염에 이르기까지 다양한 결합조직 손상의 이름을 말할 것이다.

이렇게 걸어보자

우리가 다른 스포츠에 참여하기 전에, 다른 스포츠와 움직임을 위해 우리가 구축하는 가장 기본적인 움직임은 걷기이다. Zorn은 다음과 같이 언급했다:

> *달리기 이외에, 걷기는 아마도 우리의 신체 구조에 가장 가까운 가장 자연스러운 이동 방법일 뿐만 아니라, 명상의 역동적인 형태인 걷기는 움직임과 사색을 쉽게 조합할 수 있다. 자, 거의 모든 사람들이 이리저리 뛰어다니거나 발을 끄는 것은 사실이지만, 나는 실제로 "바르게" 걷는 것이 커다란 도전이라고 믿는다. 나의 가설은 "바르게" 걷기 위해서는 여러분이 "탄력적으로" 걸을 필요가 있다는 것이다(Schleip 등, pp161–162).*

몸을 위한 영양과 근막

나는 대학생 육상 선수들이 그들의 트레일 러닝으로부터 회복하는 방법에 관심이 많다는 것을 알고 있었고, 많은 사람들이 물과 다양한 스포츠 음료를 통해 수분을 보충하고 있음을 알고 있다. 설탕 함량과 인공색소를 별로 좋아하지 않는 나는 최근 근막 스포츠와 웰니스 연구에 관심을 갖게 되었다. 사골 육수는 콜라겐 함량이 높아서 나의 흥미를 끌었다. 달리기나 하이킹 이후 사골 육수로 수분을 보충하는 것이 스포츠 수분 보충을 위한 건강한 선택이 될 수 있을까? 이것은 여전히 논쟁의 여지가 있는 질문이지만, 동물(피부와 큰 뼈 포함)의 결합조직을 끓이면, 콜라겐이 젤라틴의 형태로 방출된다.

소, 돼지, 물고기 및 기타 동물들의 피부, 뼈, 그리고 다른한 결합조직을 끓이면 그 조직 내에서 젤라틴의 형태로 콜라겐이 방출된다. 가수분해된 콜라겐을 만들기 위해, 젤라틴(gelatin)은 펩신, 파파인, 브로멜레인 또는 프로테아제와 같은 산이나 효소를 사용하여 분해된다. 그러므로 젤라틴과 가수분해된 콜라겐의 아미노산 함량은 동일하다. 주요 차이점은 하나는 겔을 형성하고, 다른 하나는 젤을 형성하지 않는다는 것이다 (Steffen and Baar in Lesondak와 Akey, 2020)

또한 콜라겐 합성은 비타민 C에 의존하는데, 비타민 C는 일반적으로 현대 문화에서 상당히 널리 퍼져 있고, 이것은 섬유를 함께 유지해 주기 때문에 중요하다. Trabold 등(2003)은 젖산이 콜라겐 합성을 생성한다는 것을 증명했고, 젖산의 축적이 부분적으로 근막 섬유화를 일으키는지의 여부에 대한 흥미로운 질문을 이끌어 냈다.

체중부하 운동선수를 위한 근막 장력

창던지기에서 퍽을 치기 위해 하키 스틱을 뒤쪽으로 스윙하는 스포츠 활동을 고려해 보면, 우리는 스프링처럼 신체의 근막을 긴장시켜, 위치에너지를 운동에너지로 변화시킬 준비가 되어 있는 것이다. Lesondak(2017)은 다음과 같이 언급했다:

사람의 어깨 주변 조직의 에너지 저장은 영장류의 시속 20마일에 비해 시속 100마일 이상의 속도로 던질 수 있다. 근육의 사전 수축은 결합조직을 신장시키는데, 이것은 움직임을 달성하기 위해 폭발적으로 방출하여 근육의 파워만으로는 불충분한 움직임을 달성한다. 저장은 아직 확정되지 않은 조직의 네트워크에 걸쳐 확산되지만, 야구 투수의 "와인드업"은 전신을 관여시킨다(p.141).

우리는 근막 시스템의 장력 작업에 대한 적절한 훈련을 통해 실제로 더 큰 힘을 만들어 낼 수 있다. 나머지 신체의 가동성을 얻기 전에 우리의 관절 안정화는 중요하다. 힘이 섞여 있지만, 필요할 때 그 힘을 놓아 주는 것이 핵심이다. 근막 장력은 근육의 장력보다 더 민감할 수 있다.

지표의 종 (indicator species)으로서 걷기

지표의 종(indicator species)은 모든 환경에서 전반적인 건강 상태의 지표를 제공하는 종류의 유기체일 수 있다. 작가 Rebecca Solnit(2017)는 그녀의 책인 "A Field Guide to Getting Lost"에서 시스템의 전반적인 건강 검진을 결정하는 "지표"의 종으로서의 걷기를 언급했다. 걷기는 신체 시스템에서 더 큰 무언가를 나타내는 일종의 지표가 될 수 있다. 걷기의 행위가 줄어들거나 상실되면, 더 큰 수준에서 신체가 무엇을 할 수 있는지를 나타내는 것일 수 있다.

맨 위 선반에 있는 시리얼상자를 잡을 수 있는가?

다양한 형태의 움직임을 조사하기 시작하면서, 우리는 근막 움직임과 근막 적용을 위한 아이디어를 생각할 수 있다. 우리가 수행하는 움직임의 목적은 근막의 기능성에 있는가? 현대 피트니스와 움직임(1960년대에 시작된) 산업의 추진은 "기계로서의 신체" 개념으로 설계된 기계에 초점을 맞추었다. 러닝머신에 대한 첫 번째 특허는 1913년에 미국에서 발행되었고, 그 이후 수십 년 동안 추진력을 얻었다. 프리쳐 컬(preacher curls)과 같은 운동 반복은 사람을 매우 제한적인 방법으로 강하게 만들 수 있지만,

세상 속에 살고 있고, 아이들을 태우거나, 버스를 잡기 위해 거리를 달리는 것에 대한 다방형성 훈련과 예측할 수 없는 하중이 부족한 편이다. "기능적 피트니스"는 흔한 일상 상황을 위해 더 나은 복원력을 갖기 위해 신체를 준비시킨다.

근막은 형태를 형성하고, 움직임은 패턴과 리듬을 통해 조직되지만 광범위한 도전을 필요로 한다. 만약 구조물이 움직임을 유지할 수 없다면, 손상이 발생할 것이다. 이것은 우리의 치유와 훈련을 이해하는 데 중요한 부분이다. 근막 손상(연골, 힘줄 인대, 관절낭 등을 포함하는)은 근막에 혈관이 없기 때문에 치유되는데 오랜 시간이 요구된다. 클라이언트의 대다수는 커다란 운동 대회에서는 다치지 않는다. 오히려, 그들은 높은 선반 위의 시리얼 상자를 잡거나 자동차 뒤쪽 좌석에 있는 물건을 잡으려고 몸을 돌릴 때 손상을 당한다.

실내와 실외를 위한 기능적 근막 훈련

우리가 깨어 있는 시간의 대부분을 실내에서 보낸다면, 어떻게 하면 근막 훈련을 비교적 정적인 환경 안으로 통합할 수 있을까? 팬데믹 동안, 많은 사람들은 실내에서 더 많은 시간을 보내고 있다. 몇 가지 생각:

1. 여러분의 움직임을 역동적으로 바꾸어 보자. 안무가처럼 생각해 보자. 여러분이 집에서 움직일 때 눈 높이를 대개 유지하는가? 기어가거나 발끝으로 설 수 있는가? 조용히 움직일 수 있는가? 방 안으로 들어갈 때 공간을 차지할 수 있는가? 여러분의 움직임 구동장치를 다양화하지만, 여러분의 움직임 수준을 바꾸자.

2. 등반을 탐구하기 위해 여러분의 파트너와 가구를 이용하자. 고유수용성 감각을 위해 피부를 자극하자.

3. 전형적인 과제나 공간에 접근하는 방법을 다양화하자. 항상 같은 자리에 앉으면 여러분의 자리를 바꾸자. 가구를 바꾸거나 과제를 바꾸자.

4. 보다 역동적인 변화를 위해 그리고 협응에 도전하기 위해, 두 가지 활동을 함께 연결하는 것을 생각해 보자.

움직임에 대한 다양한 접근을 위해 근막 개념을 이용해 보자

Mike Fitch, Creator of Animal Flow

사람들이 내게' 애니멀 플로(AF)' 가 뭐냐고 물으면, 나는 대개 그들에게 "여러분이 애니멀 플로우를 수행하는 사람을 보았다면, 요가, 브레이크댄스, 모던 댄스 및 체조 등을 섞어 놓은 것처럼 보일 것이다"라고 말하곤 한다. 그러나, AF의 경험은 수행자마다 완전히 다르다. 어떤 사람들에게는 그것이 그들의 일상적인 운동인 반면, 다른 사람들에게는 움직임 명상, 가동성 훈련, 심혈관 컨디셔닝, 스킬 수행, 또는 운동 전략의 틈을 메우기 위해 그들이 다른 운동 전략의 공백을 메우기 위해 사용하는 것과 다를 수 있다. 수년에 걸쳐 운동 프로그램은 발전했고 움직임은 훨씬 더 미세하게 협응되었지만, AF의 시작은 인체의 해부학과 욕구에 대한 나의 이해를 더욱 깊게 만들었다(**그림 11.2**). 전체 프로그램은 다음과 같은 목표와 개념을 달성하도록 설정되어 있다.

1. **관절 가변성:** 가능한 많은 방향, 특히 사람들이 일상에서 탐구하지 않는 각도로 움직인다.

2. **지상 기반 움직임:** AF 움직임의 대부분은 4족 운동이다. 닫힌 사슬의 네발 동작은 참가자가 물체(즉, 바닥) 주위에서 몸을 움직여야 하는 고유의 풍부한 환경을 만드는 데 탁월하다.

3. **전신적으로 신체에 하중을 가한다:** AF 움직임은 근육의 서브시스템과 근막 라인을 단축된 위치와 연장된 위치 모두에서 하중하는 것을 목표로 설계되어 있다. 이것은 조직 시너지와 단일 근육에 초점을 맞춘 다양한 하중 패턴을 만든다.

4. **신체/뇌의 도전:** 운동 강사가 참가자의 빠른 반응 시간을 장려하는 명령을 호출할 수 있도록 해 주는 AF를 중심으로 구축된 전체 언어가 존재한다. 출두 명령이 없더라도, 4주간의 AF 프로그램이 "4족 운동 훈련은 인지 및 관절 위치 조정의 마커를 향상시킨다" 는 연구에서 인지 마커를 향상시킨다는 것이 입증되었다(Mathews 등, 2016).

5. **재미:** 사람이 운동 과제를 즐기고, 프로그램에 대한 집착이 더 높다는 것은 널리 알려져 있다.

참고문헌

Matthews, M. J., Yusuf, M., Doyle, C. and Thompson, C. (2016) 'Quadrupedal movement training improves markers of cognition and joint repositioning.' Human Movement Science, 47, 70–80. https://doi.org/10.1016/j.humov.2016.02.002

생체 운동 능력과 근막 적응

생체 운동 능력에 대한 초점은 운동 트레이너들 사이에서 수년에 걸쳐 스타일이 변화되었다. 훈련의 목표가 훈련 자체일 뿐만 아니라 전반적인 수행에 대한 연습을 개선하는 것이라면 생체 운동 능력은 매우 중요하다. 근원에 따라, 근력(최적, 절대, 한계, 상대), 파워(시작, 반응, 원심성 및 최적), 지구력, 속력, 협응, 유연성, 민첩성 및 균형 등은 수행에 중요한 것으로 정의된 생체 운동 능력이 3~8개 사이에 있다. 근막에 대한 관심이 계속 커짐에 따라, 더 많은 스포츠 과학자들이 근막 제한과 운동 사슬 문제의 관계를 살펴보고 있다. van Pletzen과 Venter(2012)에 의한 한 연구에서, 연구자들은 신체 검사(민첩성, 속력, 폭발적 파워 및 근지구력)에 의해 선택된 수행력을 결정하기 위해 번키(Brumitt, 2015)를 사용했다. 설계된 검사는 다음과 같은 명명된 라인에 의자나 벤치를 사용한 간단한 안정화를 포함한다:
후방 파워 라인, 전방 파워 라인, 후방 안정화 라인,
측면 안정화 라인 및 내측 안정화 라인.

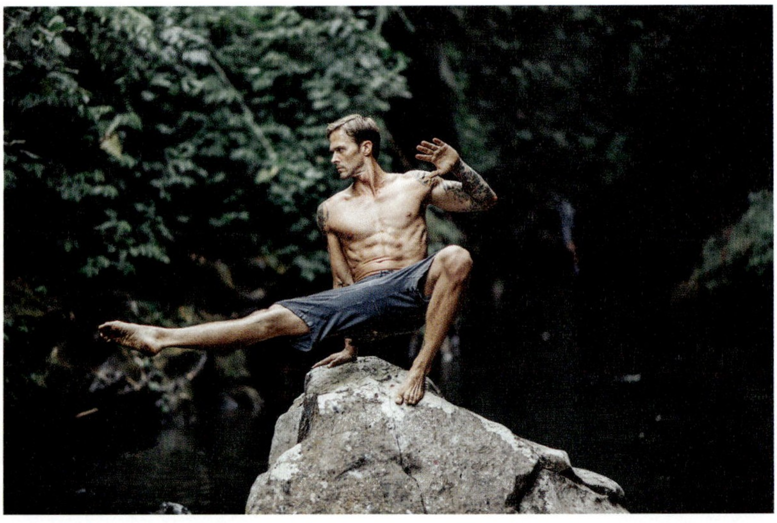

그림 11.2 애니멀 플로우(Animal Flow, AF)는 관절 가변성, 지상 기반 움직임, 전신적으로 신체에 하중을 가하고, 또 재미를 통한 뇌와 신체에 도전하는 목표와 개념으로부터 만들어진 수행이다.

사진 출처: Mike Fitch/Animal Flow

누적된 최대하 하중의 근력

Travis Johnson PhD, FAFS, CSCS, CFSC, Kinctikos

나는 1993년 봄에 알래스카 코디악 섬에 착륙했고, 거의 손이 부러질 뻔했다. 석어도 그런 기분이 들었고, 나는 앞으로 4개월 동안 일하게 될 선장과 따뜻한 악수를 하기 위해 끼어들었고, 내가 전에 경험하지 못했던 종류의 바이스 그립(vice grip)에 사로잡힌 자신을 발견했다. 나는 약 2시간 후에 그의 이웃을 만났고 똑같은 실수를 했다. 그것은 더욱 심각했다: 내가 인사말의 끝을 유지하기 위해 상대방의 힘을 일으키려고 노력했다.

흥미롭게도, 이들 남자 중 어느 누구도 특별히 크지도 않았고, 크기와 신장도 크지 않았다. 사실, 나는 키가 컸고 두 사람보다 더 컸을 것이다. 생각나는 단어는 "강인함(wiry)"이다.

그들은 예외적이지 않았다. 그 여름 동안, 나는 상상했던 것보다 훨씬 더 강한 사람들을 많이 만났고, 공통 분모는 수산업에서 여러 해 동안 일을 해온 것처럼 보였다.

농장 공동체에서도 비슷한 관찰이 확인되었다. 유명한 캐나다 운동생리학자인 Michol Dalcourt는 하키팀의 농장 아이들이 체육관에서 했던 역도와 상관없이 도시에 사는 다른 팀들보다 압도적으로 강했음을 자주 언급했다.

이것을 설명하기 위해, 사람들은 종종 어부나 농부가 노출되는 복합 움직임과 하중 가변성에 초점을 맞추었고(전통적인 근력 상승 운동에 비해), 이것은 몸 전체를 통해 더 나은 통합과 연결을 만들어냈다.

그러나, 시간이 지남에 따라 최대하 하중과 체적에 대한 생각을 나에게 실제로 준 사람은 RKC 강사 Troy Anderson이었다. 농장에서 자란 Troy는 농장의 일은 역도를 몇 번 하고 난 후 하루를 쉬는 것과는 다르다라고 설명했다. 쉬는 날은 1주일에 2−3일 밖에 없었다. 농장의 일은 하루 종일 최대하 하중이 걸리는 일이고, 매일 다양한 작업을 수행하는 것이다. 이들 일을 수년간 꾸준히 반복하면, 코디악에서 만났던 어부와 다른 많은 육체노동자 뿐만 아니라 농부들과 관련된 일종의 강인함이 생긴다.

제한된 공간에서 보튼을 난순하게 유지하기 위해, 나는 최대 노력으로 반복 작업하거나 근육을 취하는 최대 하중을 고려하였다. 따라서, 최대하 하중은 최대 노력으로 반복적으로 작업하거나 근육을 근육 부전으로 가져가는 것을 포함하지 않는다. 시각적 참조를 위해: 장작을 패서 한 더미를 쌓거나, 길이가 20 피트이고, 깊이가 4피트인 참호를 파는 것을 상상해 보자.

근막 네트워크가 근육에 의해 생성된 힘을 조직화한다는 점을 고려하면, 근육이 생성하는 힘(중력, 지면반발력, 질량 및 운동량으로부터 우리가 직면하는 힘 이외에도)을 적절히 지원할 수 있는 근막 온전성을 가져야 한다. 충분한 지지적 구조가 없으면 신경계가 근육의 힘 생성 능력을 저하시킬 것이라는 추측까지 할 수 있다.

저항 훈련 프로그램은 신경계에서 먼저 적응을 만들고, 그 다음 근육계, 그리고 마지막으로 근막/결합조직망의 적응을 만들어 낼 것이라는 것이 널리 알려져 있다. 결합조직에서 중등도의 두께와 강도 적응을 달성하려면, 수개월에서 수년이 필요할 것임을 종종 간과하고 있다. 장기적이고 빈번하고 일관된 노출이 필요하다.

하중 기반 훈련은 항상 36−48시간의 휴식시간이 필요하다는 일반적인 생각에서 볼 때, 하중에 대한 빈번하고 일관된 노출을 얻기가 어려울 수 있다. 사실, 운동 이후의 콜라겐의 분해와 합성을 고려할 때, 훈련은 일주일에 2−3번만 수행되어야 한다고 제안하고 있다.

그러나, 사람들이 운동에서 보통 하는 것은 최대한의 노력에 가까운 일을 하려고 노력하고, 근육이나 신체 부위를 반복적으로 파손하게 만드는 것으며, 물론 이런 경우에는 더 긴 회복시간이 요구된다.

신체 노동 인구에서 발견되는 빈도와 일관성을 달성하기 위해서는(그리고 감히 말하자면 동일한 구조적 강도와 복원력 이점을 어느 정도 얻기 위해), 최대하 하중을 매일 사용할 수 있으며, 최대 하중이나 파손 하중은 1주, 1개월 및 1년에 걸쳐 계획되며 주기적으로 발생할 수 있다.

실제 적용의 관점에서 보면, 하루종일 이루어지는 일/훈련 회기는 대부분의 사람들에게 불가능하지만, 매일 훈련할 시간을 만드는 것이 가능하다. 그러나 일반적인 45–75분 훈련 동안, 일정한 하중으로 더 많은 시간을 만들어냄으로써 유사한 훈련 효과를 얻어낼 수 있다.

얼티메이트 샌드백(DVRTFitness.com)을 사용해 보자:

- 얼티메이트 샌드백을 집어들고, 다음의 동작을 각각 10회 반복해 본다: Clean, Overhead Press, Good Morning, Bent Over Row, MAX Lunge. 그리고 나서, 2–3분 동안 가방을 들고 돌아다닌다. 다시 시작 위치로 돌아와서 Cleans 등을 다시 시작한다.
- 30분 정도 이것을 계속 하고, 얼티메이트 샌드백을 바닥에 내려놓지 않는다.
- 힌트: 처음에는 가벼운 가방으로부터 시작한다. 시간이 경과하면, 최대하 하중으로 이어진다.
- Cleans 동안 측면으로 스텝을 밟고, Press 할 때 회전하고, Row 할 때 가방을 오프셋하고, 걸을 때 가방을 한 쪽 어깨에 올려놓고, 다른 것들을 섞기 위해 생각할 수 있는 것들을 자유롭게 추가해 본다. 여전히 최대 노력을 기울일 수 있다.

그러나 회복을 위해 다음날 모든 하중을 피하지 않고, 위의 예처럼 수행하거나, 25파운드의 백팩을 메고 60분 동안 걷는 것이 좋을 것이다.

하중은 우리의 발달과 지속적인 신체 건강에 필수적이다(우리가 우주비행사로부터 배웠던 것처럼). 그러므로, 나는 우리가 어느 정도의 하중을 더 자주 받을 수 있수록 우리의 몸이 우리 모두가 필요로 하고 원하는 구조적 온전성을 개발하고 유지할 것이라고 진심으로 느낀다. 내가 살면서 만난 가장 강한 사람들은 당연히 그렇게 했다. 그리고 악력이 장수와 연관되어 있기 때문에, 어부와 농부들은 오랫동안 살 수 있는 것으로 보인다.

만약 좀 더 중요한 달리기 스타일로 훈련하는 것을 고려한다면, 나는 속력과 강도를 변화시킬 것이고, 지난 몇 년 동안, 나는 다른 달리기를 할 때마다 신발을 바꾸는 데 집중해 왔다. 탄성 에너지를 위한 우리의 저장 능력은 특히 족저근막과 아킬레스건을 통해 배양될 수 있다.

젠너지 달리기 [Zenergy Running]

Gail O'Reilly

달리기는 균형 잡힌 유체 운동을 필요로 한다. 나는 친절, 인내심을 가지고 달려야 하며, 항상 열린 마음으로 이끌어야 한다고 생각한다. 조화롭고 건강한 움직임을 만들기 위해서는 신체의 모든 부분이 함께 수행되어야 하기 때문에, 통합되고 연결된 마음을 가지고 달려야 한다(**그림 11.3**).

통합적이고 전체적이며 주의깊은 접근 방식을 개발함으로써, 신체의 근막밴드와 근막 경선을 자연스럽고 반응적이며 효율적으로 포괄할 수 있다. 러너들이 더 많은 탄력을 내고, 에너지 소비를 개선하고, 부상을 줄이고, 긍정적인 감각의 피드백을 만들 뿐만 아니라 진정한 잠재력을 발휘할 수 있도록, 나는 전신과 근막 경선의 상호 연결성을 기반으로 하는 작은 미세 조정과 조정의 방법론을 채택할 것을 제안한다.

예를 들어, 상체의 자세를 약간 조정하면 족궁이 위로 올라가 척추를 중립위로 만들고, 근막 연결이 길어지며 안정화되고 감압하게 된다. 달리기를 하는 동안 자세의 이런 간단한 변화가 기법의 다른 조정과 정교함의 기초가 되는 것이다. 턱과 눈을 조정하면 내적 초점이 강화된다; 부드러운 팔의 활주 추가는 다리 보폭과 관련된 필수적인 리듬을 만들고 발의 볼 부위로의 체중 이동은 스프링 효과를 생성한다.

호흡 기법의 변화도 모든 근막 경선에의 건강한 기능을 회복하는 데 도움이 된다.

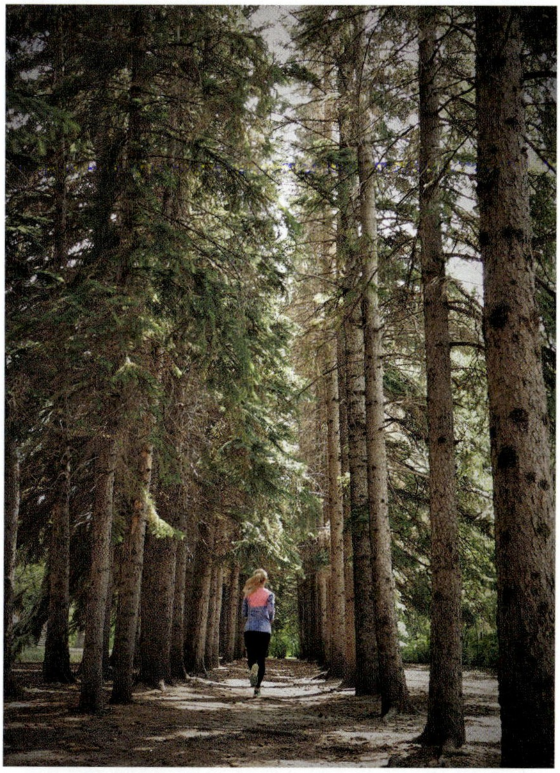

그림 11.3 부드러운 달리기는 잘 협응된 근막 효율성을 보여주는 동작이다.

사진 출처: Gail O'Reilly/Zenergy.

마지막으로, 케이크 위의 아이싱은 내가 분해라고 부르는 기법이며, 마음과 몸을 더 깊은 수준에서 강력하게 연결시키는 것이다.

이들 모든 작은 향상은 더 큰 이득을 더해 주며, 러너를 더 즐겁고 효율적으로 만든다.

이기기 위한 신장 [stretch to win]

Chris Frederick Dynamic Stretching for Movement

동적 신장은 사람이 워밍업을 하고 사전 활동을 준비하거나 열을 식히고, 사후 활동을 회복하는 데 도움을 줄 수 있는 여러 가지 선택 중 하나이다. 전신 운동, 피트니스 훈련 또는 스포츠를 준비하는 일반적인 동적 프로토콜은 가동범위(ROM) 운동으로 시작한 후, 신체 피트니스 운동, 경기 운동 또는 댄스 이벤트를 위한 보다 구체적인 훈련에 참여하기 전에 동적 신장을 진행하는 것이다. 신체 훈련, 스포츠 또는 댄스에서의 파워 움직임을 수행할 준비의 경우, 훨씬 더 완전한 워밍업을 위해 탄도적 움직임을 추가하고 마무리하는 것이 적절할 것이다(예: 피트니스의 경우, 부분 스쿼트에서 완전 스쿼트로, 다시 버피(burpee)로 진행된다)(Frederick과 Frederick, 2017).

조직이나 관절의 저항에 부딪히지 않고 부분 또는 전신 ROM을 통해 수행되는 전신(또는 분리된 몸통 및/또는 사지) 운동은 ROM 기술, 수행 및 운동을 얻게 된다.

누군가가 특정한 움직임을 위해 정상 ROM을 초과하여 어떤 저항을 느끼면서 움직였다면, 이 경험은 정적 신장과 대조되는 동적 신장을 얻게 될 것이다. 움직임이 느린 템포로 이루어질 때 종종 신체에서 이들 저항을 느끼기 쉽다.

주목할 점은 워밍업과 신장 프로토콜과 관련하여 나타난 일관된 최근 연구를 바탕으로(Behmet 등, 2016; Kalerud와 Gleeson, 2013; Opplert와 Babault, 2018), 피트니스 전문가를 위한 검증된 기반 교육기관을 선도함으로써 동적 신장과 피트니스 훈련의 필수 요소로 새롭게 우선시되었다는 것이다(Sutton, 2021).

본 저자는 연습과 훈련을 하기 전에 기존의 수동적 정적 신장의 우위성을 대체하고 동적 신장을 선호하는 것의 중요성을 전문 댄서 그룹과 개인 댄서들을 대상으로 교육하고 훈련시켰다. 일화적으로, 이들 변화는 고유수용성 자각을 향상하는 것 이외에, 손상, 초기 피로, 만성 스트레인 등을 크게 줄임으로써 모든 사례에서 즉시 성공적이었다.

동적 신장은 대개 선 자세에서 수행된다. 여기에서 나는 바닥에서 수행되는 더 많은 옵션을 제시할 것이다. 나는 사전-활동과 사후-활동에 사용될 수 있는 Core 4라는 동적 신장 프로그램을 고안했다. 다음의 신장은 준비운동인 지면 움직임에서 더욱 강렬한 선 자세 움직임으로 진행하는 동적 운동으로 구성된다. 5-10분간 가벼운 땀을 흘릴 정도의 가벼운 조깅/달리기, 고정자전거 또는 비교적 힘이 덜 드는 가벼운 워밍업 이후에 이들 운동을 수행하는 것이 가장 좋다.

신장은 전체 근막운동사슬을 관여시키고, 치료, 피트니스 및 스포츠에서의 명명법은 변할 수 있다. 슬링, 링크, 라인 및 그물 등과 같은 용어들이 현재 일반적으로 사용되고 있다. 이런 프로그램의 경우, 신장의 이름은 표적 일반 해부 영역에서 유래된다.

동적 가동성 준비에 대한 일반 지침:

- 이들 신장의 이전과 이후에 여러분이 느끼고 움직이는 것을 비교해 보자. 시간이 지남에 따라, 여러분은 어떤 것이 가장 유익하고 필요에 따라 어떻게 변화해야 하는지 알게 될 것이다.
- 여러분의 움직임을 흐르도록 만들어보자.
- 신장 시 호기를 하고, 신장이 끝났을 때 흡기한다.
- 반복 횟수를 세지 않고, 더 이상 유연성을 확보하지 못하면 움직임을 마무리한다.
- 만약 여러분이 이 움직임으로 충분히 이완되지 않으면, 문제 지점에서 SMR(자가근막이완술)을 수행하고, 신장을 다시 해보자.
- 여러분의 척추를 절대로 처지지 않게 하고, 신장하는 동안 잘 움직일 수 없을 정도로 여러분의 코어를 꽉 붙잡지 않아야 한다.
- 이들은 동적 신장이다; 여러분은 신장을 크게 느끼지 않아야 한다. 적은 강도와 빠른 속도를 사용하고, 더 많은 가동성을 느끼고 여전히 강하지만 수행할 준비가 되어 있을만큼 많은 반복이 이루어져야 한다.
- 마무리 운동을 위해, 천천히 그리고 길게 숨을 쉬면서 신장을 길게 하는 같은 동작을 하지만, 속도는 약 3배 더 느리게 한다. 여러분은 여전히 움직여 신장을 유지하지 않게 하고, 신장 움직임을 오랫동안 유지한다(다른 이유와 목적으로 정적 신장을 수행하는 경우를 제외하고). 각 움직임 시 서로 다른 각도를 탐색하여 이 순간에 필요한 것을 사용자에게 알려준다.

Core 4 on the Floor™

Core 4 프로그램은 수천 명의 클라이언트와 학생들을 대상으로 평가와 유연성 운동 프로그램으로서 성공적으로 사용되었다. 이 프로그램은 하체 코어 근막의 동적 유연성을 준비하는데 초점을 맞추고 있으며, 상체 코어 핵심 근막으로 진행된다. 초기 초점은 동적 코어 가동성이고, 이 운동의 진전은 운동조절과 동적 코어 안정성을 통합한다. 이런 운동 루틴은 최적의 코어 조절이 필요한 대부분의 활동과 스포츠에 적용된다(Frederick과 Frederick, 2017).

Core 4는 피트니스와 스포츠의 대다수 움직임을 위한 파워 생성 영역으로 구성된다. 뼈와 관절의 측면에서 보면, 이것은 여러분의 허리-골반-고관절 영역일 것이다. 근막의 측면에서 볼 때, 이것은 모든 코어 근육과 근막(요배근막, 흉요근막, 복횡근, 복사근, 심층 및 천층의 허리 근육, 장요근, 둔부 근육 및 심층 고관절 회전근 등)일 것이다. 이들 근육과 관련된 근막, 특히 고관절을 둘러싼 근막은 운동선수들이 경기력 향상을 위해 의존하는 많은 움직임의 토대를 제공한다. 그러므로 이 운동은 대부분의 스포츠, 댄스 및 높은 수준의 피트니스 훈련 때 요구되는 에너지가 효율적이고 강력한 기능을 생성하는 Core 4의 가동성 균형을 달성하는 것이 매우 중요하다.

하체의 가동성을 향상시키는 동적 신장은 대부분의 스포츠와 움직임을 위한 토대나 기초이기 때문에 먼저 의미가 있다. 가동성의 향상에 초점을 맞추는 4가지 주요 하체 근육과 운동 사슬을 확인해야 한다:

- 둔부, 고관절 및 등을 위한 워밍업(근위 슬괵근 바로 밑에 있는 근막과 하부와 상부의 등과 목의 위쪽에 있는 근막을 포함하는)
- 고관절, 등 및 목을 위한 회전 워밍업(아래쪽으로는 양측 요방형근과 허리와 고관절 주변의 근막, 위쪽으로는 몸통 회전근과 목으로 들어가는 근막)
- 고관절 굴근을 위한 워밍업(장요근과 허벅지와 사타구니의 아래쪽에 있는 근막, 그리고 복부와 목의 앞쪽에 있는 근막)
- 광배근에서 하부 등까지를 워밍업(광배근과 허리와 골반에서 어깨와 가슴까지 이어지는 근막)

광배근이 이 근막 안에 포함되는 이유는, 광배근이 하부 등과 골반에 부착되어 있을 뿐만 아니라, 어깨에도 부착되어 있기 때문이다. 이것은 하체와 상체를 연결하는 운동 교각의 역학을 한다.

Core 4 프로그램은 고관절과 허리 주변의 제한을 일으킬 수 있는 영역을 오픈시키고, 이들 부위는 결합조직 네트워크나 근막망을 통한 길고 광범위한 연결로 인해 높은 부위(예: 척추와 어깨)와 낮은 부위(예: 무릎, 발목, 발)를 돕는다. 다른 쪽을 신장하기 전에 그쪽 몸에 있는 전체 Core 4를 완수한다.

1. 둔부, 고관절 및 등을 위한 워밍업

지시사항

1. 바닥에 앉은 후, 한쪽 다리를 앞쪽으로, 다른쪽 다리를 뒤쪽으로 배치한다. 그리고 한쪽 다리의 발이 뒤쪽 다리의 무릎에 닿을 때까지 가져간다 (**그림 11. 열린 상자 1A**).

그림 11. 열린 상자 1A

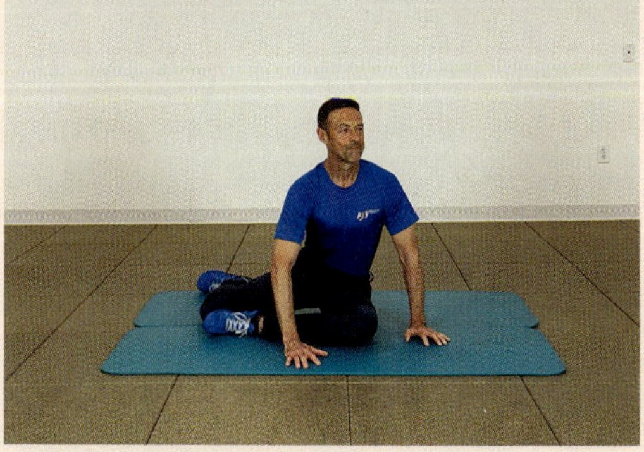

그림 11. 열린 상자 1B

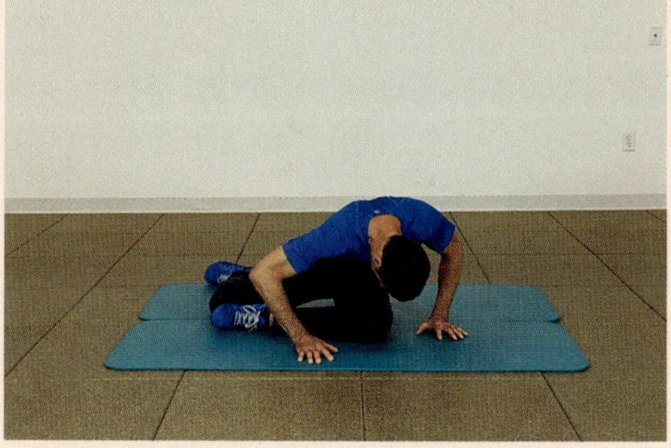

앞쪽 다리의 둔부에 더 많은 체중이 실리도록 앉는다. 편안함을 위해 자세를 조정한다. 양 팔을 곧게 편 상태로 여러분의 앞쪽에서 푸쉬-업 자세로 배치한다.

2. 흡기를 하면서, 전체 척추를 위쪽으로 길게 뻗는다; 그런 다음, 숨을 내쉬면서 무릎위로 몸을 숙인다. 이때 척추의 길이를 그대로 유지한다. (**그림 11. 열린 상자 1B**).
3. 똑바른 시작자세로 척추를 롤링-업하면서 다시 가져간다. 3번 반복하거나 필요한 횟수로 반복한다.

그림 11. 열린 상자 1C

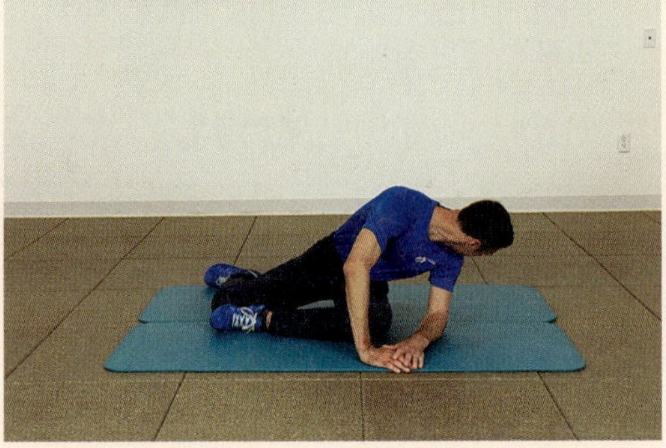

그림 11. 열린 상자 1D

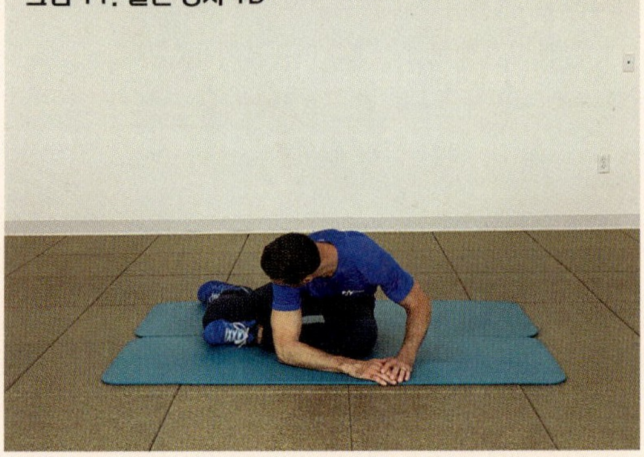

4. 위의 마지막 반복 부터는, 다른 각도에서 몸통을 무릎의 왼쪽과 오른쪽으로 가져가서 다양한 둔부 근섬유를 신장시킨다(**그림 11. 열린상자 1C 및 그림 11.열린상자 1D**). 양쪽 방향으로 2번 정도 반복하거나, 필요한 횟수로 반복한다.

팁

- 여러분의 조직이 이완되는 것을 느낄 때까지 호흡을 하면서 신장을 한다.
- 몸을 지면 쪽으로 더 많이 가져간 후, 좌우로 움직인다.
- 반대쪽을 수행하기 전에 다음 신장의 나머지를 완수한다.

2. 고관절, 등 및 목을 위한 회전 워밍업

지시사항

1. 둔부 신장 자세로부터, 등, 고관절 및 다리에서 약간의 신장을 느낄 때까지 몸을 틀고 손을 조금씩 뒤쪽으로 움직인다(**그림 11. 열린 상자 2A**).
2. 손을 그대로 유지한 채, 앞쪽 다리와 같은 쪽의 손 쪽으로 몸통을 숙인다. 이때 들이쉰다. (**그림 11. 열린 상자 2B**).
3. 몸을 다시 뒤로 젖히면서 숨을 내쉰다.
4. 3번 반복하거나, 필요한 횟수만큼 반복한다.

그림 11. 열린 상자 2A

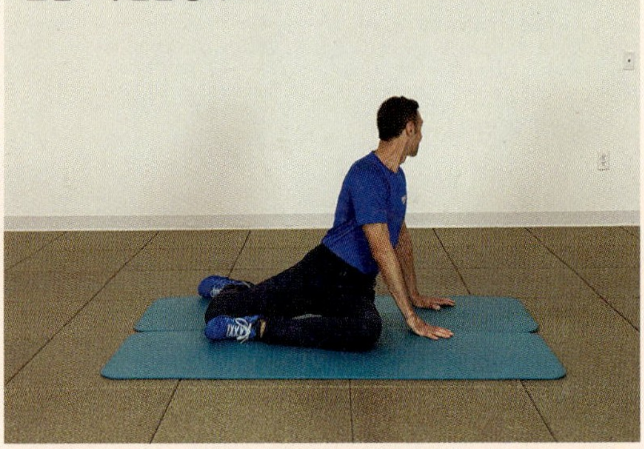

그림 11. 열린 상자 2B

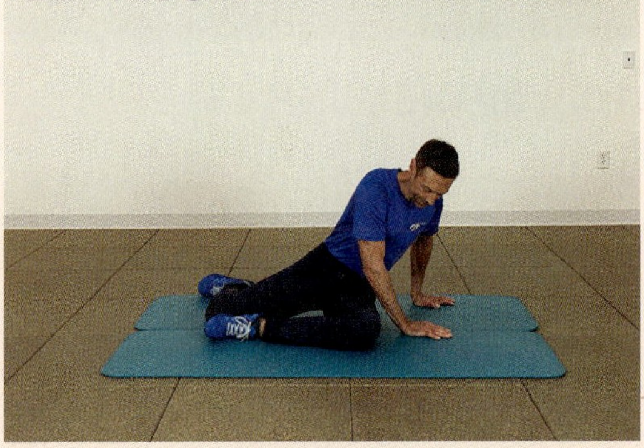

팁

- 반복할 때마다 손을 조금씩 더 멀리 움직여 신장을 진전시킨다.
- 반대쪽을 수행하기 전에 다음 신장의 나머지를 완수한다.

3. 고관절 굴근을 위한 워밍업

지시사항

1. 이전 신장의 마지막 자세로부터, 뒤쪽 팔의 전완을 지면에 대고, 여러분의 체중이 그 팔에 실릴 수 있는 어깨가 안정될 수 있는 자세를 찾는다. 여러분의 등이 휘어질 때 전완으로 뒤쪽으로 활주하고, 가볍게 신장 되는 것을 느낄 때 전완의 활주를 멈춘다. 들이쉬면서 양 손 위로 몸을 숙인다 (**그림 11. 열린 상자 3A**).

그림 11.열린 상자 3A

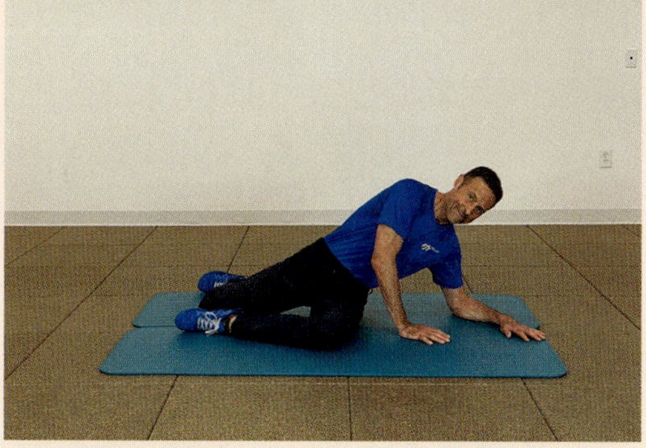

그림 11.열린 상자 3B

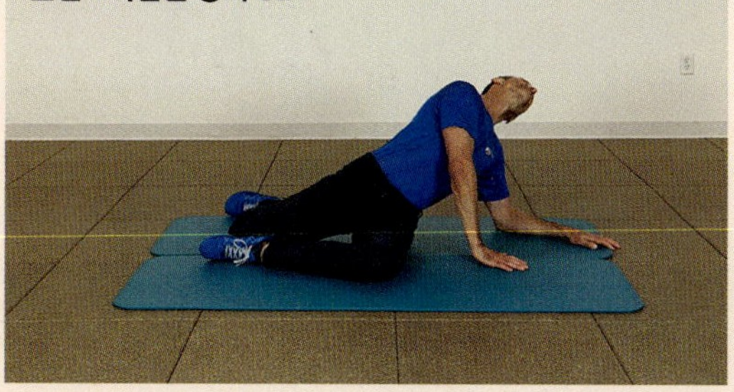

2. 등을 아치 모양으로 구부리고 고관절 굴근에서 신장을 느끼는 천장을 올려다보는 동안에 내쉰다 (**그림 11. 열린 상자 3B**).
3. 3번 반복하거나 필요한 만큼 반복한다.
   - 신장을 진행하기 위해 몸을 뒤쪽으로 더 숙인다.
   - 등을 비틀기 보다는 아치를 만듦으로써 신장을 찾는다.
   - 반대쪽을 수행하기 전에 마지막 신장을 완수한다.

4. 광배근에서 하부 등까지를 위한 워밍업

지시사항

1. 이전 고관절 굴근 신장의 마지막 자세로부터, 들이쉬면서 팔을 머리 위로 뻗는다 (**그림 11. 열린 상자 4A**).
2. 팔을 뻗을 수 있는 만큼 고관절로부터 팔을 옆으로 뻗는다. 이것은 마치 공중에서 수영하는 것처럼 보인다 (**그림 11. 열린 상자 4B**).
3. 팔을 옆으로 뻗는 동안, 바닥쪽으로 가슴을 회전하면서 내쉰다 (**그림 11. 열린 상자 4C**).
4. 팔을 아래로 원을 그리고, 다시 머리 위로 들어올린다.
5. 3번 반복하거나 필요한 만큼 반복한다.

팁

- 최대 효과를 얻기 위해 신장하는 동안 팔을 계속 뻗는다.
- 반복할 때마다 가슴을 지면과 평행하게 가져가도록 노력한다.
- 반대쪽으로도 전체 운동 시리즈를 반복한다.

그림 11.열린 상자 4A

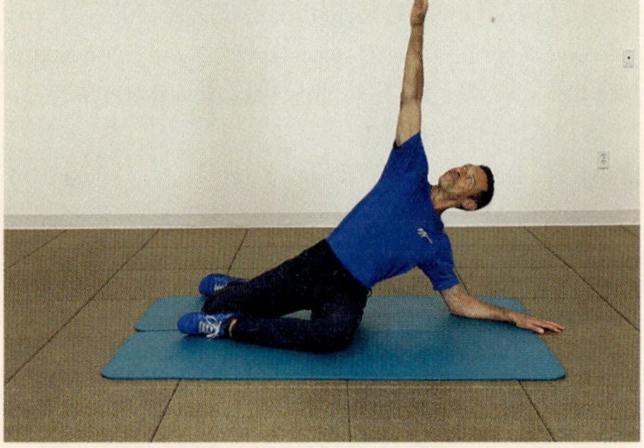

그림 11.열린 상자 4B

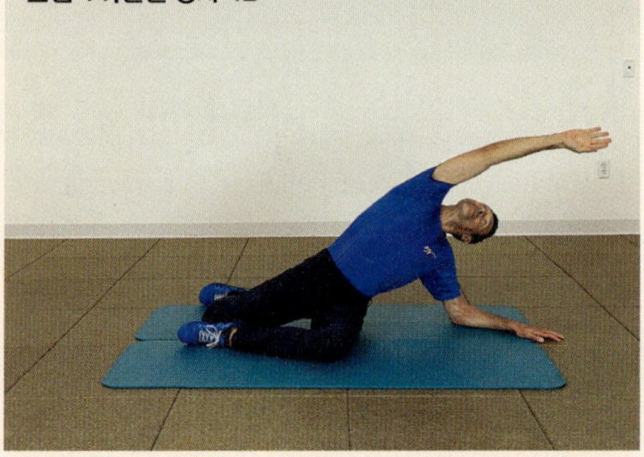

그림 11.열린 상자 4C

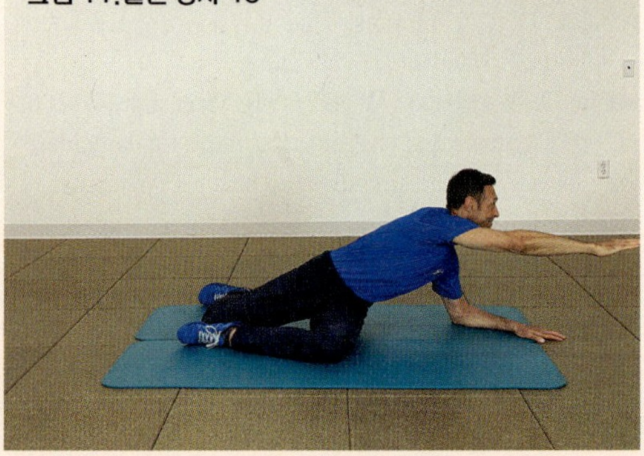

피트니스 훈련이나 스포츠와 같은 활동을 하기 전에 완전한 워밍업을 하는 것은 가벼운 조깅이나 고정 자전거 또는 전신 ROM과 같은 5-10분간의 활동에서 동적 신장으로 진행하기 전에 이루어진다. 동적 신장은 지상에서 할 수 있으며, 의도된 활동에 관여하기에 충분히 준비되었다고 느낄 때까지 속도와 빈도를 증가시켜 서 있는 상태로 진행할 수 있다. 사람은 민첩하고 가동적이고 높은 강도의 활동을 위한 준비를 느껴야 한다. 그들은 피곤하거나, 긴장을 풀거나, 너무 지나치게 활동을 수행하지 않아야 한다.

동적 신장은 완전하고 효율적인 회복을 지원하기 위해 활동 이후에 열을 식히는 마무리 운동으로도 사용될 수 있다. 템포가 느리기 때문에, 호흡과 신장의 지속 시간이 길어져 조직의 산소 공급과 재수화, 대사노폐물 배출, 유연성 회복을 돕는다. 사람은 특정 요구를 위한 신장을 개별화하기 위해 다양한 각도로 탐색하면서 신장을 유지하도록 권장을 받는다. 이 프로토콜은 활동적인 라이프스타일을 위해 유연성과 가동성을 증가하고 또 유지할 것이다.

참고문헌

Behm, D. G., Blazevich, A. J., Kay, A. D. and McHugh, M. (2016) 'Acute effects of muscle stretching on physical performance, range of motion, and injury incidence in healthy active individuals: A systematic review.' Applied Physiology, Nutrition, and Metabolism 41, 1, 1–11. https://doi.org/10.1139/apnm-2015-0235.

Frederick, A. and Frederick, C. (2017) Stretch to Win. 2nd ed. Champaign, IL: Human Kinetics.

Kallerud, H. and Gleeson, N. (2013) 'Effects of stretching on performances involving stretch-shortening cycles.' Sports Medicine 43, 8, 733–750. https://doi.org/10.1007/s40279-013-0053-x.

Opplert, J. and Babault, N. (2018) 'Acute effects of dynamic stretching on muscle flexibility and performance: An analysis of the current literature.' Sports Medicine 48, 2, 299–325. https://doi.org/10.1007/s40279-017-0797-9.

Sutton, B. (2021) An explanation of the new updates to the OPT™ model. Accessed on 03/16/2022 at https://blog.nasm.org/new-opt-model-updates.

참고문헌

Brumitt, J. (2015) 'The Bunkie Test: descriptive data for a novel test of core muscular endurance.' Rehabilitation Research and Practice 2015, 1–9. https://doi.org/10.1155/2015/780127

Elphinston, J. (2019) The Power and the Grace: A Professional's Guide to Ease and Efficiency in Functional Movement. Edinburgh: Handspring Publishing.

Frederick, A. and Frederick, C. (2020) Fascial Stretch Therapy™. Edinburgh: Handspring Publishing.

Fukashiro, S., Hay, D. C. and Nagano, A. (2006) 'Biomechanical behavior of muscle-tendon complex during dynamic human movements.' Journal of Applied Biomechanics 22, 2, 131–147. https://doi.org/10.1123/jab.22.2.131

Huijing, P. A. (2007) 'Epimuscular myofascial force transmission between antagonistic and synergistic muscles can explain movement limitation in spastic paresis.' Journal of Electromyography and Kinesiology 17, 6, 708–724.
https://doi.org/10.1016/j.jelekin.2007.02.003

Järvinen, T. A. H., Józsa, L., Kannus, P., Järvinen, T. L. N. and Järvinen, M. (2002) 'Organization and distribution of intramuscular connective tissue in normal and immobilized skeletal muscles. An immunohistochemical, polarization and scanning electron microscopic study.' Journal of Muscle Research and Cell Motility 23, 3, 245–254.
https://doi.org/10.1023/A:1020904518336

Kram, R. and Dawson, T. J. (1998) 'Energetics and biomechanics of locomotion by red kangaroos (Macropus rufus).' Comparative Biochemistry and Physiology Part B: Biochemistry and Molecular Biology 120, 1, 41–49. https://doi.org/10.1016/S0305-0491(98)00022-4

Lesondak, D. (2017) Fascia: What it is and why it matters. Edinburgh: Handspring Publishing.

Lesondak, D. and Akey, A. M. (eds) (2020) Fascia, function, and medical applications. Boca Raton, FL: CRC Press.

Magnusson, S. P., Langberg, H. and Kjaer, M. (2010) 'The pathogenesis of tendinopathy: balancing the response to loading.' Nature Reviews Rheumatology 6, 5, 262–268. https://doi.org/10.1038/nrrheum.2010.43

Reeves, N. D. (2006) 'Adaptation of the tendon to mechanical usage.' Journal of Musculoskeletal & Neuronal Interactions 6, 2, 174–180.

Sawicki, G. S., Lewis, C. L. and Ferris, D. P. (2009) 'It pays to have a spring in your step.' Exercise and Sport Sciences Reviews 37, 3, 130–138. https://doi.org/10.1097/JES.0b013e31819c2df6

Schleip, R., Baker, A. and Avison, J. (eds) (2015) Fascia in Sport and Movement. Edinburgh: Handspring Publishing.

Solnit, R. (2017) A Field Guide to Getting Lost. Edinburgh: Canongate Books.

van Pletzen, D. and Venter, R. E. (2012) 'The relationship between the Bunkie-test and physical performance in Rugby Union players.' International Journal of Sports Science & Coaching 7, 3, 543–553. https://doi.org/10.1260/1747-9541.7.3.543

추천 책

Alexander, C., Ishikawa, S. and Silverstein, M. (1977) A Pattern Language: Towns, Buildings, Construction. Oxford: Oxford University Press.

Anderson, B. (1981) Flexibility testing. NSCA Journal 3, 2, 20–23.

Baechle, T. R. (1994) 'Neuromuscular adaptations to conditioning.' In Essentials of Strength Training and Conditioning. Champaign, IL: Human Kinetics.

Barker, V. (1993) Posture Makes Perfect. Tokyo: Japan Publications.

Lesondak, D. (2017) Fascia: What it is and why it matters. Edinburgh: Handspring Publishing.

Trabold, O., Wagner, S., Wicke, C., Scheuenstuhl, H. et al. (2003) 'Lactate and oxygen constitute a fundamental regulatory mechanism in wound healing.' Wound Repair and Regeneration 11, 6, 504–509.
https://doi.org/10.1046/j.1524-475X.2003.11621.x

노화 과정 – 생애주기에 따른 근막 효율성 (Aging process-myofascial efficiency throughout life stages) 12

우리는 전체 생애에 걸쳐 배아 발달기의 초기부터 근막으로 연결되어 있다. 우리는 근막이 다양한 연령대와 단계에서 우리에게 어떤 영향을 미치는지를 이해함으로써, 모든 연령대에서 더 잘 훈련될 수 있고, 또 삶의 다양한 단계에서 더 탄력적일 수 있도록 도울 수 있다. 삶 자체가 우리의 형태를 형성하고 삶의 단계들을 통해 근막증을 이해하는 것은 각 단계를 더 잘 탐색하는 데 도움이 될 수 있다. 만약 근막망이 배아 발달기로부터 약 2주 후에 시작된다면(그리고 우리가 죽을 때도 여전히 온전하다면), 우리가 어떻게 근막망을 치료하느냐에 따라 건강 감각을 만들거나 신체에 도전할 수 있게 된다. 치료사, 코치, 부모, 그리고 사회 구성원으로서, 우리는 몸의 근막 과제를 운동 프로그램의 틀로 보고, 건축과 놀이를 위한 요소를 설계할 수 있다면 어떨까? 우리는 신체에서 크고 섬세한 근막 연결 사이의 균형을 만들기 위해 다방향성 움직임과 다벡터성 움직임을 장려하는 개념을 사용하고 있다; 이런 개념의 사용은 모든 연령의 신체를 탄력있게 유지하는 가동성 발달을 장려한다. 우리는 변화하는 인간의 형태를 지지하기 위해 우리의 지식을 사려깊게 사용하길 원한다.

게다가, 우리는 한 사람에게 서비스하는 움직임 패턴이 다른 사람에게는 서비스를 제공하지 못함을 명심할 필요가 있고, 또 발달의 한 시대에서 우리가 사용하는 패턴이 앞으로 몇 년 동안 우리가 누구인지 또는 무엇도 아닐 수 있음을 명심할 필요가 있다. 댄서이자 움직임 탐구자인 Andrea Olsen에 따르면;

> *지각(perception)은 하나의 구조이고, 태도는 변한다. 익숙한 견해와 가치를 살펴보고, 이런 생각이 어떻게 형성되었는지를 파악하는 것이 유용할 수 있다. 여러분이 12살, 18살, 또는 심지어 지난 주에 확립한 패턴은 현재의 여러분에게 적합하지 않을 수도 있다. 조정된 습관은 근육의 과도한 수축을 초래할 수 있다(생각이 엉덩이를 긴장시킨다). 정신은 춤추는 육체가 행동으로 나타나는 것을 본다. 우리는 무엇을 심고 무엇을 영양공급할 것인지를 선택한다. 이것은 일대기와 생물학이다, 즉 개인적인 이야기와 유전적으로 부여받은 구조를 필요로 한다. 감각 신호를 수신하고, 해석을 업데이트하고, 의사소통 표현을 허용함으로써, 우리는 변화를 한다. 우리가 의미를 구성하는 방법들은 영향을 받는다: 우리의 세계관과 우리가 현실이라고 생각하는 것(Olsen 2014, p.8).*

다시 말해, 세계에 대한 우리의 인식이 변하듯이, 우리의 모양도 변한다. 이것은 차례로 우리를 다시 작동시킨다.

초기 아동 발달

유아는 움직임 어젠더(음식과 같은 기본적인 욕구를 제외하고)를 가지고 있고, 동기부여는 욕구와 비구조화된 놀이를 통해 이루어진다. 대다수 사람에 대한 초기 아동기의 상호작용은 여전히 모유 수유로 시작되며, 이것은 구강 인두 작업에 큰 영향을 미친다. 유치원(미국의 대부분 어린이들은 약 5세)까지 대부분의 아이들은 쉽게 스쿼트를 할 수 있고, 원숭이 바(monkey bar)를 탐색할 수 있을 뿐만 아니라 땅 위에 쉽게 앉을 수 있다. 아이들은 주변 공간을 통해 자연스럽게 움직이며, 아주 어린 나이에 그들 스스로 움직임 행동을 수정하지 않는다. 다시 말해, 그들은 어른들보다 더 쉽게 넘어지고, 더 쉽게 움직임을 회복한다.

우주의 움직임 모티브와 형태로서 매우 중요한 회전 운동도 아동의 초기 발달에 매우 중요하다. 우선, 우리는 땅바닥에 반듯이 누운 사람에게 몸 안에 7개의 주요 체중부하 영역(양쪽 팔, 양쪽 다리, 골반, 머리, 가슴)을 개념화할 수 있다. 이들 체중부하 영역 사이에서 우리는 회전 능력을 가지고 있다(스스로 안아주는 것과 골반과 가슴 사이의 회전하는 것을 생각해보자). 등을 대고 누운 자세에서, 체중이 가해지는 부위는 모두 지면에 닿거나 바닥으로부터 팔과 다리를 들어 올려 웅크릴 수 있다. 아기의 첫 번째 주요 자세 변화는 원하는 물체를 따라가기 위해 머리를 회전시키는 것이고, 그것은 아기의 나머지 부분을 들어올리고 길게 하는 능력을 가진 머리로 회전시킬 수 있다. 눈(또는 일부의 경우는 귀)이 이동과 변화를 주도한다.

또 다른 회전 운동은 아기를 엎드린 자세에서 2개의 커다란 신체 부위(가슴과 머리)가 지면으로 떨어지는 앉은 자세로 가져가는 것이다. 다른 회전 운동은 몸통(머리, 가슴 및 골반)을 들어올려 기어가는 자세로 이동하는 것이다. 무릎 꿇기는 한쪽 무릎과 발로 이루어지고, 선 자세로 이동하는 마지막 회전 운동은 기본적으로 한쪽 발과 다른쪽 발의 절반으로 체중을 지탱하는 보행의 마지막 단계이다.

나무에 올라가거나 놀이터로 나가라.

몇 년 전, 내가 오른팔을 다치고 외측상과염에 걸렸을 때, 손의 악력이 심각하게 약해져 치유를 하면서 트레일 러닝이 끝날 무렵 일상 놀이의 일부인 추가적인 재활을 위해 동네 놀이터에 있는 기구들을 다시 활용하기 시작했다. 스윙을 하지 않고 시간을 보낸 어른이라면 누구나 손의 파악력이 원숭이 바나 다른 체육 장비를 마스터하는 데 매우 중요하다는 것을 분명히 이해할 것이다. 우리는 기술적으로 더 이상 머리 위로 뻗을 필요가 없지만, 팔을 다양한 방법으로 사용하는 데 여전히 근막으로 잘 반응하는 해부학의 측면들이 확실히 존재한다.

아동들은 나무타기를 위해 여전히 이것을 하고 있다(빌고, 많은 아동에게는 덜 이용될 수 있지만). Louv (2008)는 놀이에 대한 환경의 관계를 탐구했고 다음과 같이 언급했다:

> *일이십년의 시간 동안, 아동들이 자연을 이해하고 경험하는 방식이 근본적으로 바뀌었다. 그들 관계가 뒤바뀌었다. 오늘날, 아동들은 환경에 대한 세계적인 위협을 인식하고 있지만, 그들의 신체적 접촉과 자연과의 친밀감은 사라지고 있다. 그것은 내가 어렸을 때와는 정반대 현상이다(p.1).*

불안정한 환경에서의 놀이는 신체를 근육과 근막적으로 훈련시킨다. 건설된 환경과 상호 작용하는 프랑스의 도시 젊은이들에 의해 개발된 파쿠르(Parkour)는 여전히 운동의 효율성을 극대화하고 불가피한 낙상 동안 긴장된 신체를 이완시킴으로써 신체의 균형을 잡을 수 있도록 하는 운동이다. 우리가 알고 있듯이, 넘어질 때 긴장된 신체(노인들이 손상에 대해 걱정을 할 때처럼)는 종종 손목이나 뻣뻣한 신체 부위를 쉽게 부러뜨린다.

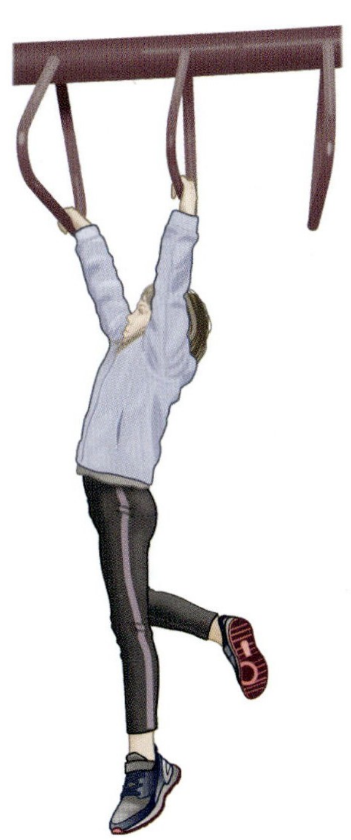

그림 12.1 놀이터 기구를 타는 소녀. 팔이 몸 옆에 붙어 있을 때는, 흉근과 광배근 모두가 팔의 뼈와 연결되기 전에 꼬여 있다. 팔을 머리 위로 가져가면 이들 근육의 꼬임이 풀리고, 그 팔로 나무 매달리기를 할 수 있다. 근막 연결을 추가하면, 특히 팔이 일자로 곧게 되었을 때 그 팔은 몸통을 통해 그들의 당김을 계속 할 수 있다. 협응력과 근력이 발달하고 있는 아동들은 실제로 팔의 파악력과 힘 전달 라인을 통해 이들 동작을 수행할 수 있다.

파쿠르 수행자나 몸 전체에 압력을 분산하면서 넘어지고 구르는 아동들은 손상 없이 이 동작을 수행할 것이다.

근막사슬을 일자로 곧게 펴는 것이 효율성과 힘 전달을 돕는 것으로 인식되는 시기가 있다. 다음을 참고해 보자.

> *긴팔원숭이가 나뭇가지 사이를 우아하게 스윙하면서 이동하는 것을 보자; 그들은 수평 편위움직임을 할 때 팔꿈치를 거의 굽힘하지 않는다. 이것은 놀이터에서 노는 아동에서도 마찬가지다(그림 12.1). 아동들은 구름다리의 한쪽 철봉에서 다른 쪽 철봉을 잡을 수 있지만, 팔의 근력이 부족하기 때문에, 팔꿈치를 굽힘할 수 없는 것이다. 그럼에도 불구하고, 근막을 단련하기 위해 여러분은 확실히 강한 근육을 필요로 한다. 이것은 근막 결합조직을 적절하게 운동하기 위한 필수조건으로써 근력강화훈련의 중요성을 우리에게 알려준다(Heiduk in Schleip and Wilke 2021, pp.407–408).*

초기 학령기

배 젓기… 놀이를 통한 근막 효율성 향상

아동들은 놀이를 통해 이익을 얻고, 움직임 놀이의 기본 개념은 근막 시스템을 목표로 한다. 초기 아동기의 발달과 함께, 아동들은 노래, 움직임 및 놀이를 통해 논다. 임펄스 조절 스킬, 리듬 및 협응도 발달한다. 움직임 연습하고, 그 다음 움직임의 장점을 위해 움직임을 분해해 본다.

커다란 스트레치 밴드(많은 것들이 플리스나 테리 천으로 덮인 탄성 물질과 같은 소재로 상업적으로 판매되지만, 신장성 패브릭이 커다란 루프로 만든)를 주변의 아이들(취학 전 연령부터 초등학교 초기 연령까지)이 원을 만든

다. 모든 사람은 배를 잡거나(요가 보트 자세를 취함으로써), 발을 배 위에 올려놓거나(배를 선착장에 고정하거나), 또는 발을 지면으로 들어올려(물속에 떠 있는 배처럼) 밴드 위에 발을 올려놓음으로써 그 배 안으로 들어갈 수 있다. 이제 우리는 노래를 부르기 시작한다. "노를 저어라, 노를 저어라, 배를 부드럽게 저어라. 즐겁게, 즐겁게, 즐겁게, 즐겁게, 인생은 꿈일 뿐이다." 첫 번째 연습이지만, 이제 끈적끈적한 강을 만났기 때문에, 우리는 열심히 노를 젓지만 천천히 나아가야 할 것이다. 끈적끈적한 강을 지날 때까지 "루우우, 루우우, 루우우 배를 젓자" 이제 우리는 호수로 들어갔지만, 악어를 발견했기 때문에 가능한 한 빨리 노를 저을 것이다(패들링과 노래가 더 빨라진다!). 끝으로, 우리는 위험을 극복하고 수면 위로 올라간다(한 번 더 노를 젓는다).

만약 이것을 근막적으로 본다면, 우리는 신체적, 정서적 조절뿐만 아니라 무엇보다 협응으로 움직이고 있다.

새로운 성인기

젊은 성인기와 완전히 실현된 독립 성인기 사이의 영역은 많은 연구가 필요하다. 법적으로, 성인(특히 미국)은 18세로 건강 정보, 투표 등의 추가적인 법적 분리와 함께 상당한 권리로 시작한다. 그러나 요즘 대학생의 대다수는 스마트폰의 지속적인 간섭 없이 세상을 탐색하는 데 익숙하지 않다. 아동들은 스스로 잘 성공할 수 있어야 한다는 부모들의 편견은 변하지 않았다. 치료사 Jeffrey Jensen Arnett는 "새로운 성인기"라는 용어를 통해 청소년기와 성인기 사이에 새로운 심리학적 영역이 있다라고 했다(Arnett, 2014). 1995년에 300명의 젊은 성인들을 인터뷰한 대규모 연구 후에, 그는 많은 사람들에게 개인 정체성에 대한 질문이 어떻게 흔한 주제인가에 대한 반응에 놀랐다.

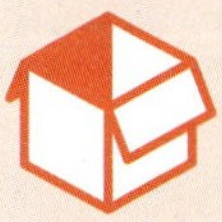

아동을 위한 근막의 교육

Jihan Adem

근막 해부학 교육은 성인들에게도 비교적 새로운 개념이며, 특히 평범한 사람에게는 더욱 그러하다. 그래서, 아동을 위한 근막 해부학 교육에 대해 생각해 볼까? 음, 이것은 완전히 새로운 개념이다.

아동에게 우리 존재의 상호 연결성을 보여주는 생각과 방법이 있다면, 즉 아동들이 어떻게 하면 자신의 몸을 더욱 완전하게 이해할 수 있는지, 그리고 우리가 알게 되는데 오랜 시간이 걸리는 방식으로 자신을 이해할 수 있는 생각과 방법이 있다면, 우리가 만들 수 있는 세상을 상상할 수 있을 것이다.

현재 제시되고 있는 근막의 개념은 인체의 기능적 관계를 효과적으로 설명하는 데 큰 도움이 된다. 전신 시스템으로 여겨지는 근막에 대한 생각은 길을 걷는 평범한 사람들의 일상 세계에서는 비교적 새로운 개념일 것이다. 그리고 지난 수십 년 동안 움직임과 도수치료 분야에서 일해온 사람들은 우리의 몸이 어떻게 연결되어 있고, 움직임과 삶에서 통합된 형태로 어떻게 기능하는지에 대해 더 많이 이해하는 정보를 적극적으로 찾고 있는 특정 그룹에 속한다. 어떤 사람들의 경우에는, 이것이 어떻게 몸과 마음이 상호 연관되어 있는지, 그리고 근막에 대한 연구가 이런 개념적 아이디어에 대한 핵심 이해를 어떻게 유지하고 있는지, 근막에 대한 감각과 감정 기관으로서 어떻게 연구되고 있는지 등에 관심이 있다. 이것은 데카르트 이원론이 교회의 감독에서 벗어나 의학의 실천과 씨름하는 데 근본적인 역할을 했던 역사와는 거리가 멀다. "마음"과 "몸"의 공식적인 분리는 종교가 비신체적인 "마음"에 관심을 가질 수 있도록 허용했고, "몸"에 대한 지배권은 의학, 생리학 및 해부학 학문으로 넘어갔다.

우리가 존재하는 순간부터, 우리의 환경은 우리에게 선을 위해 그리고 도전으로서 영향을 미친다. 나의 한 친구가 나에게 다음과 같이 말했다:

어린 아이가 뛰고 노는 것을 보면, 우리는 그들이 커다란 움직임의 제약으로부터 어떻게 자유로워졌는지 알 수 있다. 젊은 사람의 근막은 노인의 감정과 삶으로부터 자유로울 수 있다. 그것은 우리가 비이상적인 방식으로 우리의 삶을 수행하기 전에, 대부분의 시간을 우리 본질의 시스템 방식으로 교육받지 않는 이상 적인 청사진일 수 있다(Zaranko, 2020).

기능해부학 학습을 젊은 나이에 더 넓은 영역에 도입하는 것이 어떤 이점을 가질까; 근막 해부학을 추가하여 각 젊은 사람에게 더욱 건강한 성장과 권한을 지원할 수 있는가?

근막 해부학 교육의 미래에 대해 생각할 때, 나는 우리가 가장 어린 아동을 교육하는 방식이 매우 중요하기 때문에 우리가 방금 이해한 지식을 소중히 여기고 구현할 수 있는 기회를 가져야 한다. 거기로부터 그들의 견해, 경험, 그리고 열정을 가지고 그들의 세대와 그 너머에 대한 이해와 지식을 더 발전시켜야 한다.

참고문헌

Zaranko, A. 2020 Personal communication. British Dental Association.

이름이 뭐지?

오늘날 "남성"과 "여성"의 생물학적 식별자는 아마도 스펙트럼에 더 정확하게 떨어지고 있으며, 생물학적으로도 우리의 호르몬 수치나 특정 장기 속성은 사람마다 크게 다를 수 있다. 비양성적(non-binary), 성 전환적(trans), 그리고 간성(intersex)적인 성의 개념들이 근막 세계와 우리들 앞에 자리잡고 있다.

임신, 폐경기 등 …

많은 여성의 경우, 신체의 근막 변화는 에스트로겐 수치의 변화에 의해 일생 동안 변화하기 때문에, 진화적 유산뿐만 아니라 자신이나 클라이언트의 생애를 통한 변화 모두를 이해함으로서 특히 골반 주변의 안정성과 적절한 가동성에 대한 신체 시스템의 영향을 이해하는 것이 중요하다. 여성의 경우 월경, 임신, 폐경 등의 다양한 삶의 생애 주기에 있어서, 에스트로겐의 수치는 근막 조직의 가동성에 직접적인 영향을 미치는 것으로 보인다. 이것은 운동, 특히 움직임에 대해 무엇을 의미하는가? 엉덩이가 넓으면, 몸통은 요방형근과 같은 근육을 과하게 작용시킨다. 우리는 신체를 신경근 수준에서 통합하는 것을 고려할 필요가 있다. 이것은 IT 밴드 증후군, 골반저 기능부전 등을 초래할 수 있다. 특히 여성의 경우는 가동성의 기능부전 패턴이 아니라, 신체 시스템의 안정성에 더욱 집중할 필요가 있다.

대다수 여성들은 보행 안정화에 불안정성을 가지고 있으며, 이것은 다리를 옆으로 뻗어 외회전하는 소화전 운동(fire hydrant)과 같은 다른 일반적인 운동으로 전환된다. 이것은 근막성 골반저와 하부 요추의 불안정성으로 인해 네발자세에서의 흔들림으로 나타날 수 있다. 이 라인을 따라 내부 안정성을 구성하면, 다른 움직임과 다른 라인도 균형을 맞출 수 있다.

임신 여성은 더 탄력적인 근막을 가진다. Caterina Fede가 이끄는 연구에 따르면, 근막과 호르몬 수치 사이의 관계는 월경의 여러 단계와 관련성이 있었다(Fede 등, 2019). 기본적으로 호르몬은 배란 중에 유연성을 증가시키고, 월경 동안에 강직 효과(stiffening effect)가 있었다. 이것은 운동에 무엇을 의미하는가? 배란기 중에는 관절의 하중에 대해 주의를 기울일 필요가 있으며, 정렬에 대해 더 많은 인식이 요구된다. 또한 Fede와 그녀의 팀은 근막 세포가 세포외기질의 구성 요소를 변형시키는 능력에 주목했다. 한 예로 Relaxin-1이 있다. Relaxin-1은 임신 중이거나 모유 수유중인 산모에게 몸에 더 많은 유연성을 제공한다. 그것은 기질 합성을 감소시키는 항섬유화 효과를 가지고 있다.

3형 콜라겐 섬유와 피브릴린(fibrillin)은 임신 동안에 생성되며, 서클의 다른 기간보다 더 많은 탄성을 만든다. 이것은 태아의 성장을 수용할 수 있는 복강의 형태를 허용한다. 그러나 이것과 함께, 균형의 감소와 천장관절(SI)의 불안정을 증가시킨다. 따라서 탄성 범위의 증가는 균형 잡힌 비용을 허용한다. 우리는 성호르몬이 치아의 합성과 같은 결합조직에 영향을 미친다는 것을 알고 있다. 예를 들어, 임신 이후에, "정상"으로 돌아오는데 시간이 걸리는 호르몬의 수준이 있다. 유방암 치료에 타목시펜(tamoxifen)을 사용하면, 근막에 영향을 미쳐 근막을 단단하고 통증에도 영향을 미칠 수 있다. 콜라겐 리모델링의 발현에도 여성과 남성에서 차이가 있으며, 세포외기질(ECM)의 리모델링에 영향을 준다. 피임약의 사용과 근막에 대한 효과는 제한적이었지만, 경구 피임약의 사용이 콜라겐 합성을 억제한다는 강력한 근거가 있다(Hansen 등, 2009).

폐경기 이후에는 에스트로겐에 대한 민감성 수용체가 감소한다. 예를 들어, Eiling 등(2007)은 이런 안정성의 상실로 인해 배란기 때 무릎이 매우 이완되는 것을 발견했다. 이것은 움직임에 중요한 영향을 미치며, 여성 선수들은 그들 서클의 다른 단계에서 근막 훈련과 움직임을 고려해야 할 필요가 있다. 또한 그들의 제안은 피임약이 하지 근육힘줄 강직성(MTS)에 미치는 영향을 조사하기 위한 향후 연구이었다. 젊은 여성 선수들의 전십자인대(ACL) 손상률이 높은 점을 감안해 볼 때, 이것이 중요한 조사 영역이 될 것으로 보인다.

복벽도 몇가지 문제를 야기하는데, 특히 여성과 고령자에게 더욱 그러하다. Zorn이 언급한 바와 같이 (Schleip, 2015), 복직근은 다음과 같이 작용한다: "실제로 커다란 복직근은 민첩하게 치골을 끌어올려 골반의 균형을 조절하고, 움직임 동안에 빠르게 힘을 변화시켜 자세를 미세 조정한다" (p.165). 이와 마찬가지로, 천장관절도 다른 근막성 관절과 유사한 문제를 일으키기 쉽고, 움직임과 안정화 사이의 균형을 필요로 한다.

제왕절개(CS)

여성의 4명 중 1명은 선택적이든 응급적이든 제왕절개를 한다. 제왕절개가 필요할 수 있지만, 절왕절개는 근시안적인 문제인 제왕절개의 흉터로부터 오는 영향을 포함해 산모의 건강 문제(The Lancet 2018)와 밀접한 관련성이 있다. 어떤 수술이든, 근막은 그들의 연결성 측면에서 손상을 받게 된다. 반흔조직은 그들의 힘이 가장 적은 저항의 경로를 따라 재분배된다. 여성은 배꼽탈장, 남성은 서혜탈장이 발생할 수 있다. 오늘날 연구는 부족하지만, 제왕절개 흉터와 몇 년 이후 발생하는 배꼽탈장의 유병률 사이에 연관성이 있을 수 있다.

고령자의 근막

건강한 노화는 특히 어떻게 하면 근막 영양을 유지하고 근막의 활주가 계속해서 잘 작동하도록 할 수 있는지를 염두에 둔다면 접근하기 쉬운 개념이어야 한다. 무엇보다 두 가지 조각이 미세 수준과 전체 수준에서 노화의 가장 중요한 부분일 수 있다: 첫째, 우리가 노화하면서, 삶이 지속적으로 제공하는 것의 복원성(탄성)을 유지하는 것이 중요하고, 둘째는, 연결성으로써 신체의 형태와 커다란 문화의 형태 측면 모두에서 중요하다.

건강한 노화를 지원하는 것은 매우 기본적인 수준에서 우리를 변화시킨다. 2009년도 노벨상 수상자인 Elizabeth H. Blackburn은 염증, 세포손상, 그리고 말 그대로 DNA 가닥을 덮는 텔로미어(telomere)의 단축을 관찰했다. 우리가 건강한 삶에 참여할 수 있는 첫 번째 방법은 연결된 지역사회에서 일하는 것이다. 중요한 것은 지역 사회에서의 연결 고리를 찾는 것이다. 그 후, 좋은 건강을 위한 처방으로 움직임을 선택하는 것이다.

노화는 본질적으로 몸이 마르는 과정이다. 건강한 세포외기질(ECM)은 물로 가득 차 있지만, 노화된 세포외기질은 수분이 감소된다. 간질액이 조직 리모델링에 도움이 된다면, 건강한 작용 아래에서는 근막이 반응하지만, 그렇지 않으면 림프종이나 종양 성장과 같은 문제가 발생할 수 있다. 그러나, 노화를 "반대하는 작용"은 잘못된 사고 과정일 수 있다. 더 큰 난제는 아마도 노화가 불가피한 통증과 질병을 의미한다는 가정을 극복하는 것이다. 나의 요가 선생님 중의 한명인 Tao Porchon Lynch는 101세 까지 살았고, 그녀의 복원력은 그녀의 끝없는 호기심으로부터 도움을 받았을지도 모른다. 그녀는 8세 때 요가를 공부하기 시작했고, 80대에 사교춤을 배웠다.

미용 산업도 근막에 초점을 맞추고 있지만, 콜라겐, 히알루론산 등과 같은 근막의 구성 요소에 맞추고 있다. 많은 사람들에게 노화는 더 깊은 주름과 관절 통증이 발생하는 시기이다. 우리가 늙어감에 따라, 일반적으로 결합조직이 딱딱해진다. 특히 세포외기질의 탄성 반동이 크게 떨어진다. 신체의 이런 탄성 손실은 중년 때 발생하는 눈 수정체의 강직도 포함한다. 우리가 더 젊을 때, 홍채 뒤의 렌즈는 "순응"이라고 불리는 과정에서 굴절되는데, 문자 그대로 가깝고 먼 거리의 변화에 적응할 수 있다. 수정체가 딱딱해지는 상태를 노안이라고 한다.

분명한 것은, 현재의 노화 모델은 건강한 노화가 아니라 만성적인 고통과 문제에 기초하는 것이다. Huber 등(2011)은 다음과 같이 언급했다:

> *만성 질환과 노화는 일상화됐고, 만성 질환이 건강관리 시스템 지출의 대부분을 차지해 지속적인 부담을 준다. 이런 맥락에서 볼 때, WHO[세계보건기구]의 정의는 만성 질환과 장애를 가진 사람을 확실히 질병에 걸렸다고 선언하기 때문에 역효과를 낳는다. 그것은 삶의 끊임없이 변화하는 신체적, 정서적, 사회적 도전에 자율적으로 대처하고, 만성 질환이나 장애로 성취감과 행복감을 가지고 기능할 수 있는 사람의 능력을 최소화한다 (p.343).*

Trindade 등(2012)은 그들의 연구에서 심층 측두엽 근막은 젊은 사람들보다 늙은 사람에게서 덜 탄력적이고 더 딱딱하다는 것을 보여주었다. 나이가 들수록 안정성을 높일 수 있는 장점이 있지만, 노인의 경우에는 유연성이 크게 떨어진다.

많은 면에서, 이것은 "현대에는 잘 죽기 쉽지 않다" Ira Byock 박사의 생각을 따른다. 그는 다음과 같이 설명했다:

죽음은 인생에서 가장 피할 수 없는 사실이다. 그러나 죽음의 경험은 역사의 흐름에 따라, 특히 지난 50년 동안 변화해 왔다. 많은 면에서, 죽는 것이 훨씬 더 어려워졌다. 우리는 과학 발달의 혜택자이자 피해자이다. 심각하고 만성적인 질병은 20세기 후반의 발명으로, 사람의 지적 능력의 결실이며, 수천 년의 과학적 진보의 정점(적어도 지금까지)이다 (Byock 2013, p.2).

Twyla Tharp는 종종 시간 제한적 경력에서 그녀의 일과 그녀의 장수는 현대 무용의 힘으로 알려져 있다. 그녀의 2019년 책 "Keep It Moving"은 출간 당시 그녀의 나이는 78세였고, 그녀가 말하고자 하는 요점은 움직임을 계속 유지하는 것이 아니라, 더 잘 움직이도록 하는 것이었다. 그녀는 "나이는 적이 아니고, 정체가 적이다라고 말했다. 안일함은 우리의 적이다. 정체는 적이다.
모든 생물은 얼면 파괴된다. 그들은 움직이지 않는다. 이것은 가치 있는 목표가 아니고, 근막을 작동하려는 계획처럼 들린다.

만약 큰 보폭이 젊음의 상징일 뿐만 아니라 조직이 운동에너지의 전달을 얻기 위해 필요한 수단이라면, 우리는 걸을 수 있는 통로와 기능성에 필요한 발목 움직임의 범위를 수용할 수 있는 움직임, 특히 보행 측면에서 환경을 제한함으로써 노인들에게 무엇을 하고 있는지 생각해야 한다.

노화에 대한 새로운 연구, 특히 세포외기질(Pavan 등, 2020)은 나이가 들수록 수동적 강직성이 증가한다는 점에 주목한다. Pavan 등이 수행한 연구는 피실험자들의 젊은 사람 집단과 고령자 집단에서 섬유의 신장을 발생시키는 수동 스트레스를 비교했다. 그들은 "사람 골격근의 경우, 나이와 관련된 순응의 감소는 주로 콜라겐 축적으로 인한 ECM의 강직성 증가 때문이다"라고 결론 지었다"(Pavan 등, 2020, p.1). 게다가, 근막 해부학에서 배웠던 것처럼, 히알루로난은 조직 사이의 활주를 담당하며, 노화된 신체에서 눈에 띄게 감소했다.
요통은 성인 인구에서 흔히 볼 수 있는 또 다른 불만 사항이며, 그 이유 중 일부는 교감신경뿐만 아니라 높은 비율의 유해수용기(자유신경종말)로 가득 찬 흉요근막이 될 수 있다. 이것은 부분적으로 스트레스에 대한 반응으로써 높아진 고통의 감정을 설명할 수 있다.

어떻게 하면 근막적으로 더 잘 늙을 수 있을까 하는 것은 우리가 할 수 있는 한 최고의 삶의 질을 원하기 때문에 많은 사람들이 묻고 있는 질문이다. 지능적 노화란 무엇인가? 노벨상 수상자들의 평균 연령은 60세였고, 계속해서 더 높아지는 추세를 보이고 있지만, 지능적 노화는 우리가 즐기고 또 하고 싶은 것들에 참여할 수 있는 것이다.

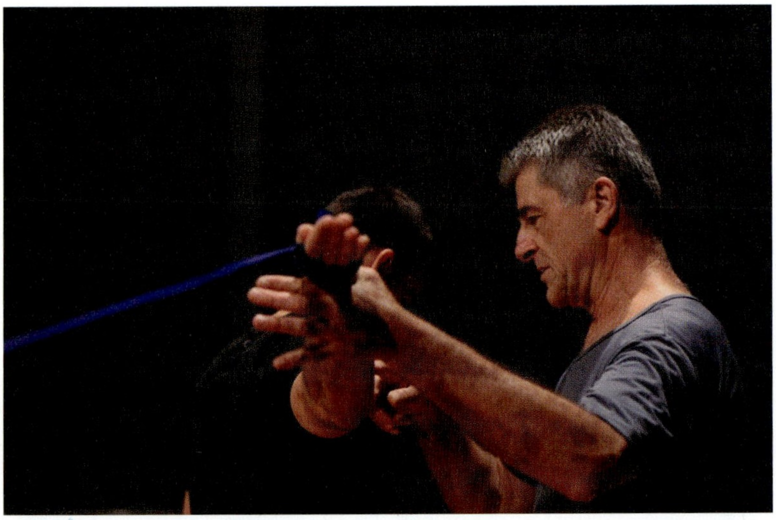

그림 12.2 능동 노화는 근막 시스템과 동적 훈련을 통해 강직성을 줄이고, 근력과 가동범위를 향상시킨다.

사진 출처: Johannes Freiberg.

동적 근막 시스템을 통한 좋은 노화

Johannes Carl Freiberg Neto

노화는 자연스러운 과정이지만, "노령"이라는 용어는 신업 현대성에 의해 생산되는 역사적, 사회적으로 구성된 범주이다(Correia 등, 2011).

WHO(2005)에 의해 다차원적으로 개념화된 '능동 노화'라는 용어는 노인들이 나이가 들면서 삶의 질(QOL)을 향상시키기 위해 신체적, 정신적 노력이 필요한 활동에 참여해야 한다는 것을 정당화한다(Centro International de Longgevidade Brazil, 2015)(**그림 12.2**).

노화 과정에서 자신을 이해하고, 심폐계, 신경계, 근육계, 근막계 훈련에 대한 충분한 지식을 개발하는 것은 노화 과정 자체에 대한 평가와 분석, 그리고 신체 수행을 적절하게 조정하는 방법에 도움이 될 수 있다. 움직임과 관련된 내용을 가르치는 것 외에도, 특히 근막 시스템을 훈련시키는 기능적 이점에 대해 배우는 것은 건강과 신체적 능력과 함께, 자신의 신체적, 인지적, 운동적, 정서적 현실을 스스로 관리하는 즐거움을 높일 수 있다. 즉, 나이를 먹는다는 것이 무엇을 의미하는지 생각해보고, 자신의 개념을 재검토하고 노후에 대한 더 긍정적인 관점을 만드는 것을 생각해 보자.

연구는 노인의 경우에는 계단을 오르고, 의자에서 일어서고, 일정 거리를 걷는 거리가 증가한다고 했다. 검사 결과에 따르면, 대퇴사두근의 크기, 근력 및 파워가 뚜렷하게 감소되었다. 이런 변화는 근육톤, 뻣뻣함, 탄성과 관련이 있으며(Agyapong-Badu 등, 2016), 노인의 경우에는 매년 약 1.5%씩 점진적으로 변화가 일어났다(Kicor 등, 2019).

노화에 따라 근육 기능과 신진대사와 관련된 많은 연령 관련 부정적 변화가 노화에 따른 생활습관 변화, 특히 신체적 비활동으로 인해 발생한다는 설득력 있는 증거가 있다(Distefano와 Goodpaster, 2018)

섬유성 근막계는 3개의 층으로 구성된다; 근섬유와 관련된 근내막, 건에 힘을 전달하고 신경 혈관을 지지하는 근주막, 그리고 근육이 형태를 만들고 근유 수축에 저항하는 근외막 등(Purslow, 2010). 근막의 기본 물질인 젤성 성분은 수분 공급과 세포 영양공급, 그리고 나머지 근육과 근육내 활주 기능을 담당하고, 근력을 지지할 수 있는 충분한 능력을 제공한다(Stecco 등, 2013).

다양한 자극에 대해 강도와 콜라겐 섬유 사이에 직접적인 관계가 있고, 만약 역학적 과하중에 노출되면, 그들의 구성이 변화하여 결과적으로 움직임 수행도 변화한다(Zullo 등, 2020). 이런 결과 때문에 근육의 신장성이 제한되어 가동범위가 감소한다(Wilke et 등, 2019).

노화가 진행함에 따라, 세포외기질의 교차연결이 증가하고, 탄성이 떨어져 딱딱해지고, 이런 결과로 인해 근육의 강직성이 증가하여 근육의 기능을 손상시킨다(Etienne 등, 2020).

많은 대안 중에서, 근막 피트니스(또는 근막 웰니스) 운동이 장력성, 신경성 및 혈관성 협응 활동을 제공하여 움직임의 질을 향상시킬 뿐만 아니라 가동성도 향상시킨다(Guzoni 등, 2018).

난제는 기능성을 회복하고 근막 문제를 재활하고 재생하기 위해 노인들을 어떻게 도와야 하는가이다. 근막 시스템에 초점을 맞춘 신체 수행의 사용은 이들 노인들의 행동 변화를 변화시키고 유지하는 것은 물론, 운동의 성공 가능성, 속도 및 자기효능감을 높이는 중재를 허용한다(Schleip 등, 2021).

근막 시스템의 능동의 동적 신장은 노화 동안 잠재적으로 근막을 훈련시키는 방법이다. 유산소운동 프로그램을 통해 경직성을 줄이고, 원심성-구심성 수축을 향상시키며, 좋은 가동범위를 유지한다.

기본적인 능동 동적 신장 훈련은 여분의 근육과 근육내의 힘을 전달하는 능력을 증가시킴으로써 근골격근계에 영향을 미도록 사용된다. 근막을 지향하는 기본 운동은 낮은 하중(최대 1 kg), 리듬/주기성, 낮은 반복(최대 15회) 및 적은 운동세트(1~4회)를 가진 다양한 운동 버전을 포함하도록 설계되었다. 그리고 준–등척성 상태의 움직임과 탄성 바운스 움직임이 있는 곳을 포함하여 조직의 재수화를 위해 일시적으로 중단된다.

동적 근막 훈련을 위한 4가지 기본 원칙은 노인의 운동 스킬을 향상시키기 위해 고안되었다:

1. 모든 활동은 전체적/국소적이다.
2. 말단에서 중앙으로 수행되어야 하고, 중심–말단의 균형이 이루어져야 한다.
3. 기본 근막 톤의 상태는 초점을 향상시키기 위해 설정되어야 한다.
4. 움직임은 수행될 움직임의 초기 단계에서 좋은 자세와 균형을 유지하는 장려와 함께, 원심성–구심성 원리를 따라야 한다.

움직임은 3개의 전통적인 운동면에서 일어난다. 먼저 시상면 움직임으로 시작하고, 그 다음 차례대로 전두면, 대각선 및 나선 움직임으로 일어난다. 이것은 동질적이고, 동측 활동으로 시작한 후, 3차원 활동을 포함하는 반대측 활동으로 끝난다.

참고문헌

Agyapong-Badu, S., Warner, M., Samuel, D. and Stokes, M. (2016) 'Measurement of ageing effects on muscle tone and mechanical properties of rectus femoris and biceps brachii in healthy males and females using a novel hand-held myometric device.' Archives of Gerontology and Geriatrics 62, 59–67. https://doi.org/10.1016/j.archger.2015.09.011

Correia, M., Miranda, M. and Velardi, M. (2011) 'The practice of physical education for elderly anchored in Freire's pedagogy: reflections on a problem-dialogic experience.' Movimento: Revista Da Escola de Educação Física 17, 281–297.

Distefano, G. and Goodpaster, B. H. (2018) 'Effects of exercise and aging on skeletal muscle.' Cold Spring Harbor Perspectives in Medicine 8, 3, a029785. https://doi.org/10.1101/cshperspect.a029785

Etienne, J., Liu, C., Skinner, C. M., Conboy, M. J. and Conboy, I. M. (2020) 'Skeletal muscle as an experimental model of choice to study tissue aging and rejuvenation.' Skeletal Muscle 10, 1, 4. https://doi.org/10.1186/s13395-020-0222-1

Guzzoni, V., Ribeiro, M. B. T., Lopes, G. N., de Cássia Marqueti, R., de Andrade, R. V., Selistre-de-Araujo, H. S. and Durigan, J. L. Q. (2018) 'Effect of resistance training on extracellular matrix adaptations in skeletal muscle of older rats.' Frontiers in Physiology 9, 374. https://doi.org/10.3389/fphys.2018.00374

Kocur, P., Tomczak, M., Wiernicka, M., Goliwąs, M., Lewandowski, J. and Łochyński, D. (2019) 'Relationship between age, BMI, head posture and superficial neck muscle stiffness and elasticity in adult women.' Scientific Reports 9, 1, 8515. https://doi.org/10.1038/s41598-019-44837-5

Purslow, P. P. (2010) 'Muscle fascia and force transmission.' Journal of Bodywork and Movement Therapies 14, 4, 411–417. https://doi.org/10.1016/j.jbmt.2010.01.005

Schleip, R. with Bayer, J. (2021) Fascial Fitness: Practical Exercises to Stay Flexible, Active and Pain Free in Just 20 Minutes a Week. Berkeley, CA: North Atlantic Books.

Wilke, J., Kalo, K., Niederer, D., Vogt, L. and Banzer, W. (2019) 'Gathering hints for myofascial force transmission under in vivo conditions: are remote exercise effects age dependent?' Journal of Sport Rehabilitation 28, 7, 758–763. https://doi.org/10.1123/jsr.2018-0184

Zullo, A., Fleckenstein, J., Schleip, R., Hoppe, K., Wearing, S. and Klingler, W. (2020) 'Structural and functional changes in the coupling of fascial tissue, skeletal muscle, and nerves during aging.' Frontiers in Physiology 11, 592. https://doi.org/10.3389/fphys.2020.00592

노화에 따른 통합적 운동 접근법

Sue Lembeck-Edens

사진 출처: Stacie Bird

우리의 몸은 움직이도록 설계되어 있다. 아이들은 그늘 자신과 주변의 세상에 대해 배우기 위해 자유롭게 그들의 몸을 사용한다. 우리의 나이가 들어감에 따라, 이런 자유와 호기심은 종종 줄어들고, 움직임의 레퍼토리는 좁아진다; "운동"은 스포츠나 체육관으로 제한된다. 반복적인 행동과 장시간의 좌식 생활방식의 신체적 영향은 불균형, 손상, 만성 통증의 패턴으로 이어질 수 있다. 반면에 건강한 움직임은 훨씬 더 많은 것을 포함한다. 포괄적인 움직임은 튼튼한 뼈와 근육을 만들 뿐만 아니라, 뇌 기능과 기억력을 향상시키고 운동 인지와 자기표현을 얻게 만든다.

몸을 편안하게 만들고, 균형을 유지하며, 정신적, 육체적 변화에 적응하는 것은 나이든 학생들의 중심적인 관심사이며, 이것은 구체적으로 근막 시스템의 건강과 기능을 다루는 것을 의미한다. 나이가 들수록 근막은 건조해지고 딱딱해지며, 유연성이 없어지고 고유수용성 소통이 느려진다. 운동 선택의 다른 접근법은 근력, 유연성, 균형 및 지구력을 유지하고 증가시키는데 필요하다. 요가와 태극권 등과 같은 주의깊고 통합적인 운동은 나이든 학생들에게 선택권을 제공한다.

이들 요가, 태극권 및 기공 등의 체성 전통은 학생들에게 천천히 움직이는 동작과 의식적인 호흡을 하도록 하여 부교감신경을 강화시킨다. 참가자들은 교감신경의 반응성 싸움/비행/동결 반응을 줄이고, 보다 수용적이고 집중적이며 차분한 경험을 좋아하게 만든다. 이들 주의 깊은 자질은 안전한 방법으로 근막 조직의 고유수용성 감각을 강화하고 근막조직의 수화 작용을 강화시키는 흐름 상태로 학생들을 이끈다.

의자와 같은 소품은 안전과 고관절성형술과 슬관절성형술 등과 같은 신체적 제한을 조정하기 위해 사용된다. 운동은 순차적으로 소개될 것이며, 먼저 간단한 패턴에서 복잡한 패턴의 운동 순서로 설정한다.

그림 시리즈 설명 **(S. Lembeck-Edens에 의한 Meditation Through the Seasons class)**

1. 앉은 자세에서 이루어지는 포워드 폴드 (Seated forward fold) (그림 12. 열린 상자 1)

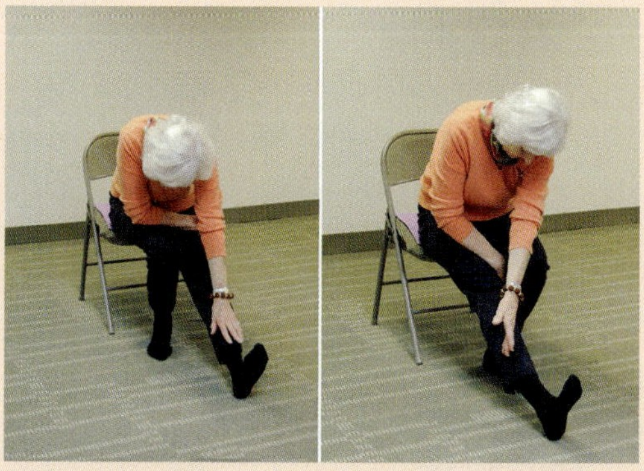

그림 12. 열린 상자 1. 앉은 자세에서 이루어지는 포워드 폴드와 다른 버전

시작자세: 의자의 앞쪽에 앉아서 한쪽 다리를 앞으로 곧게 뻗어 발꿈치가 바닥에 닿도록 한다.

a. 흡기: 뻗은 다리쪽 팔을 머리 위로 들어올린다.

b. 호기: 팔을 쭉 펴서 위쪽과 가쪽으로 뻗고, 그 다음 뻗은 다리의 발가락 쪽으로 내린다.

c. 흡기/호기: 흡기를 때마다 몸을 앞쪽으로 숙이고, 호기를 하면서 등을 열면서 신장한다.

d. 흡기: 똑바로 앉은 자세로 돌아오고, 다시 그 팔을 옆으로 벌려 머리 위로 뻗는다.

e. 이완하고, 반대쪽도 반복한다.

다른 버전: 부가 벡터를 이용한 신장 하중

시작자세: 의자의 앞쪽에 앉아서 한쪽 다리를 앞으로 곧게 뻗어 발꿈치가 바닥에 닿도록 한다.

a. 흡기: 뻗은 다리쪽의 팔이 아닌 반대쪽 팔을 머리 위로 들어올린다.

b. 호기: 팔을 쭉 펴서 위쪽과 가쪽으로 뻗고, 그 다음

뻗은 다리의 새끼발가락이나 가쪽 정강이를 따라 그 팔을 내린다.

c. 흡기/호기: 들이쉴 때마다 몸을 조금씩 회전하고, 내쉬면서 등을 열면서 신장한다.

d. 흡기: 똑바로 앉은 자세로 돌아오고, 다시 그 팔을 옆으로 벌려 머리 위로 뻗는다.

e. 이완하고, 반대쪽도 반복한다.

2. 선 자세에서 이루어지는 쓰레드 더 니들(thread the needle) 운동(그림 12. 열린 상자 2)

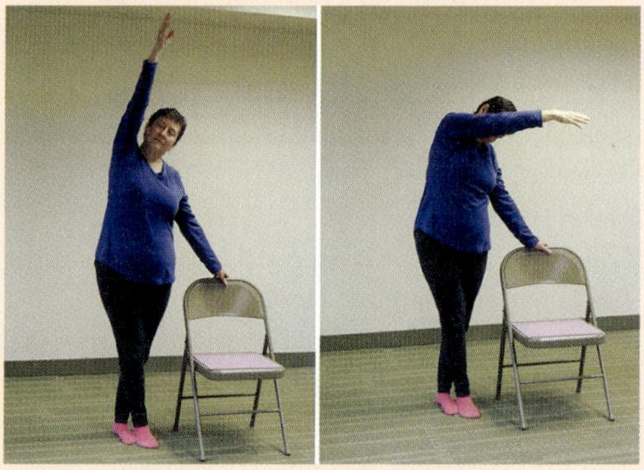

그림 12. 열린 상자 2. 선 자세에서 이루어지는 쓰레드 더 니들과 다른 버전

시작자세: 의자 옆에 서서 가쪽 다리를 교차하여 의자 가까이에 위치시킨다. 양쪽 발을 바닥에 고정하고, 안정성을 위해 의자등받이를 손으로 잡는다.

a. 흡기: 온몸을 옆으로 굽힌한 자세에서 의자로부터 동측 고관절이 멀어지도록 온몸을 옆으로 굽힘하고, 가쪽 팔을 머리 위로 들어올린다.

b. 호기: 신장된 척추와 고관절을 그대로 유지하고, 상체를 부드럽게 앞쪽으로 굽혀 양쪽 견갑골이 벌어지도록 만든다.

c. 흡기: 가슴, 어깨, 팔을 시작자세까지 열거나 상체를 약간 뒤로 젖힌다.

d. 호기: 시작자세로 되돌아간다.

e. 이완하고, 반대쪽도 반복한다.

다른 버전: 쓰레드 더 니들 균형

시작자세: 의자 옆에 서서 안쪽 다리를 굽힘하여 의자 위에 발을 올려 견고하게 배치한다. 한쪽 발은 지면에 견고하게 배치하고, 한 손으로 안정성을 위해 의자 등받이를 잡는다.

a. 흡기: 균형이 허용한다면, 가쪽 팔을 머리 위로 들어 올릴 때, 눈으로 그 팔의 움직임을 따라간다.

b. 호기: 상체를 앞쪽으로 부드럽게 숙이고, 굽힘된 무릎과 의자 사이로 손을 집어넣는다. 균형이 허락한다면 눈으로 손의 움직임을 따라간다.

c. 흡기: 가슴, 어깨, 팔을 열고, 시작자세로 팔을 가져가 거나, 상체를 약간 뒤로 젖힌다.

d. 호기: 시작자세로 돌아간다.

e. 이완하고, 반대쪽도 반복한다.

3. 앉은 자세에서 이루어지는 전사 운동 (그림 12. 열린 상자 3)

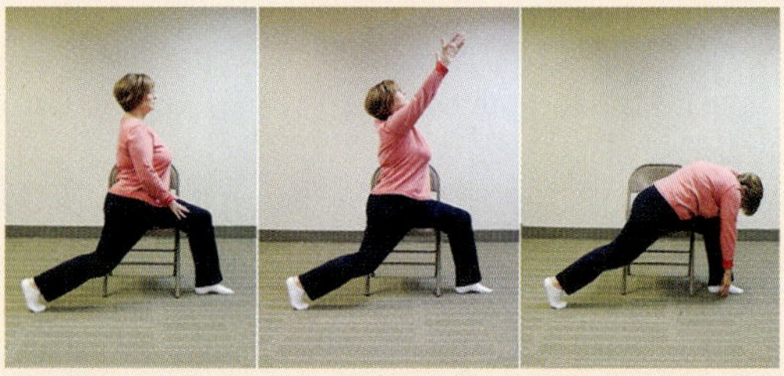

그림 12.열린 상자 3. 앉은 자세로 이루어진 전사 자세 시리즈

시작자세: 의자의 앞쪽에 앉아서, 몸통과 다리를 한쪽으로 돌린다. 발의 볼부위를 통해 신장하면서, 가능하면 여러분의 뒤쪽으로 멀리 앞쪽 다리를 뻗는다. 양쪽 발을 지면에 견고하게 붙이고, 앉은 자세를 크게 하도록 둔부를 조이고 코어를 관여시킨다. 굽힘된 무릎 측면에 양쪽 손을 배치한다.

a. 흡기: 양팔을 뻗어서 머리 위로 올린다. 눈은 손의 움직임을 따라간다.

b. 호기: 계속 하늘쪽으로 손을 뻗는다. 척추를 길게 하고, 진체 진빙 근믹을 관여시키고 어깨의 이완을 유지한다.

c. 흡기: 더 큰 척추 폄을 하기 위해 상부 등과 가슴을 관여시킨다. 이때 심장과 목구멍 앞쪽을 활짝 연다.

d. 호기: 양팔과 척추를 바깥쪽으로 신장하고, 그 다음 바닥쪽으로 움직인다.

e. 흡기/호기: 몸을 앞으로 접은 채, 등을 길게 신장한다.

f. 흡기: 발로 지면을 누르면서, 코어를 관여시키고, 몸통과 양팔을 머리 위로 가져감으로써 몸통을 뒤쪽으로 신장한다.

g. 호기: 천천히 뒤쪽 신장을 이완시키고, 양팔을 시작자세로 가져간다.

h. 다리를 이완하고, 반대쪽도 반복한다.

참고문헌

Arnett, J. J. (2014) Emerging Adulthood: The Winding Road from the late Teens through the Twenties. Oxford: Oxford University Press.

Byock, I. (2013) The Best Care Possible: A Physician's Quest to Transform Care through the End of Life. New York, NY: Avery Publishing.

Eiling, E., Bryant, A. L., Petersen, W., Murphy, A. and Hohmann, E. (2007) 'Effects of menstrual-cycle hormone fluctuations on musculotendinous stiffness and knee joint laxity.' Knee Surgery, Sports Traumatology, Arthroscopy 15, 2, 126–132. https://doi.org/10.1007/s00167-006-0143-5

Fede, C., Pirri, C., Fan, C., Albertin, G. et al. (2019) 'Sensitivity of the fasciae to sex hormone levels: modulation of collagen-I, collagen-III and fibrillin production.' PLOS ONE 14, 9, e0223195. https://doi.org/10.1371/journal.pone.0223195

Hansen, M., Miller, B. F., Holm, L., Doessing, S. et al. (2009) 'Effect of administration of oral contraceptives in vivo on collagen synthesis in tendon and muscle connective tissue in young women.' Journal of Applied Physiology 106, 4, 1435–1443. https://doi.org/10.1152/japplphysiol.90933.2008

Huber, M., Knottnerus, J. A., Green, L., Horst, H. v. d. et al. (2011) 'How should we define health?' BMJ 343, 2, d4163–d4163. https://doi.org/10.1136/bmj.d4163

Louv, R. (2008) Last Child in The Woods: Saving our Children from Nature-deficit Disorder. Chapel Hill, NC: Algonquin Books.

Olsen, A. (2014) The Place of Dance: A Somatic Guide to Dancing and Dance Making. Middletown, CT: Wesleyan University Press.

Pavan, P., Monti, E., Bondí, M., Fan, C. et al. (2020) 'Alterations of extracellular matrix mechanical properties contribute to age-related functional impairment of human skeletal muscles.' International Journal of Molecular Sciences 21, 11, 3992. https://doi.org/10.3390/ijms21113992

Schleip, R. (2015) Fascia in Sport and Movement. Edinburgh: Handspring Publishing.

Schleip, R. and Wilke, J. (2021). Fascia in Sport and Movement. 2nd ed. Edinburgh: Handspring Publishing.

Tharp, T. (2019) Keep It Moving: Lessons for the Rest of your Life. New York, NY: Simon and Schuster.

The Lancet (2018) 'Stemming the global caesarean section epidemic.' The Lancet 392, 10155, 1279. https://doi.org/10.1016/S0140-6736(18)32394-8

Trindade, V. L. A., Martins, P. A. L. S., Santos, S., Parente, M. P. L. et al. (2012) 'Experimental study of the influence of senescence in the biomechanical properties of the temporal tendon and deep temporal fascia based on uniaxial tension tests.' Journal of Biomechanics 45, 1, 199–201. https://doi.org/10.1016/j.jbiomech.2011.09.018

추천 책

Hargrove, T. (2019) Playing with Movement: How to Explore the Many Dimensions of Physical Health and Performance. Seattle, WA: Better Movement.

Jessen, K. R. (2004) 'Glial cells.' The International Journal of Biochemistry & Cell Biology 36, 10, 1861–1867. https://doi.org/10.1016/j.biocel.2004.02.023.

환경-내적/외적 공간과 우리가 환경을 인지하고 사용하는 방법 13

우리는 의식적이든 또는 무의식적이든 우리가 살고 일하는 장소에 반응하고, 우리가 거의 알아 차리지 못하거나 지금 우리에게 알려지게 되는 방식으로 반응한다... 예컨대, 우리가 시간을 보내는 장소는 현재의 우리와 미래에 우리가 될 수 있는 사람에게 영향을 미친다.

Tony Hiss, The Experience of Place (1991)

내가 여행을 즐기는 이유 중 하나는 자연환경과 건축 양면에서 나를 새로운 공간으로 인도하기 때문이다. 이들 공간들은 그들의 생소함에 어느 정도 도전적일 수도 있고, 색, 질감, 공간을 경험하는 다른 방식에 따라 자극과 짜릿함을 느낄 수 있다. 여행을 다녀온 후, 집에 돌아온 후 캐비닛의 높이나 전등 스위치의 위치를 갑자기 확인해본 적이 있는가? 환경의 간단한 변화는 우리를 다른 높이로 팔을 뻗게 하거나 도어 손잡이를 다르게 잡게 할 수 있도록 한다. 우리는 무엇이 공간을 편안하고 평화롭게 또는 혼란스럽게 느끼도록 만들 수 있는지에 대해 궁금할 것이다.

미국의 광활한 중서부에서 자랐기 때문에, 나는 내 가족이 New England의 언덕으로 이사할 때 귀가 끊임없이 찢어지는 것을 알아챘다. 나는 New Mexico에서 처음 하이킹을 했을 때 화성에 착륙한 것 같았다. Costa Rica의 푸른 바다와 하늘, 그리고 Arizona 주, Sedona의 붉은 빛깔의 강렬함에 숨을 헐떡였다. 나는 위험한 도시 지역에서 스스로 위축되었고, 반대로 조용한 길에서는 몸이 확장되었다.

해부학은 정적인 2차원 구조가 아니다; 그것은 더 큰 세계에 존재하는 3차원 세계의 신체 안에 산다. 간단히 말해, 환경은 우리를 다양한 방식으로 형성하며, 우리가 디자인한 환경적 공간의 관점에서 우리가 창조하는 것이 우리를 만든다. 이것은 집이 설계되거나 차지하는 방식에서 우리가 걸어가는 길까지 존재할 수 있다. 이것은 긍정적 측면이나 부정적 측면에서 전체 근막시스템에 도전할 수 있다.

환경의 어원은 중세 프랑스어의 전치사 "around"의 의미인 "환경"에서 내려온 것이며, 가장 기본적인 의미는 무엇을 둘러싸고 있다는 의미이다. 덜 신체적이고, 더욱 확장된 의미의 측면에서 볼 때, 환경은 일상 생활을 구성하는 환경과 조건을 나타낼 수 있다("그는 사랑하는 환경에서 자랐다."). 예를 들어, 그 단어는 "언어적 요소의 위치"와 같은 매우 전문화된 방식으로도 적용될 수 있다(Merriam–Webster n.d.).

이들 정의로부터 우리는 "환경"이 심리적으로나 공간적으로 개념과 아이디어 사이의 보다 난해한 관계에 대한 형태(즉, 우리를 둘러싼 공간적 관계)를 갖는다는 이해를 형성하기 시작할 수 있다. 현미경적 수준에서, 우리는 세포외기질 공간이 섬유와 기질사이의 관계를 형성하는 데 어떻게 도움이 되는지를 보았다. ECM(세포외기질)은 결국 세포가 없는 근막의 발판 모양에 관한 것

어느 줄이 더 긴가? 시각 제안의 파워 (그림 13.1)

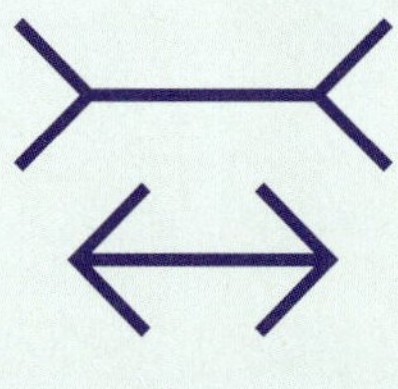

그림 13.1 어느 줄이 더 긴가? 지각은 화살표의 추가 때문에 두 선이 서로 다른 길이로 보이는 Muller–Lyer 착시현상으로 테스트될 수 있다. 일단 그 착각을 인식하면, 우리는 그것을 다음에 마주쳤을 때 그것을 이해할 수 있게 된다. 우리가 내적 연결과 외적 연결을 어떻게 지하는지를 이해하면, 다음 번에 만났을 때 학습을 더 빨리 적용할 수 있다.

이다. 더 큰 규모의 수준에서 볼 때, 우리가 환경과 상호작용하는 방법은 우리의 몸에 깊은 영향을 미친다.

자연 산책(산림욕)의 영향에서부터 사무실 공간이나 컴퓨터 비디오 스트림이 우리 몸의 정렬과 웰빙에 어떻게 영향을 미칠 수 있는지에 대한 스트레스에 이르기까지 환경 이해가 더욱 집중적으로 연구되기 시작했다. 우리의 근막 해부학의 관점에서, 몸의 위치는 고유수용기의 개념과 내수용기의 개념에 연결되어 있는 감정적인 감각에 매우 관련되어 있다.

Johnson(2008)은 다음과 같이 언급했다:

> *사람의 모든 측면이 환경과의 신체적 관여의 특정 형태에 기반을 두고 있음을 인정하는 것은 우리가 누구이며 무엇인지에 대한 광범위한 생각을 요구한다. 여러분의 뇌, 신체, 또는 환경을 사소한 방법으로 바꾸면, 여러분은 세상을 경험하는 방법, 어떤 것들이 여러분에게 의미 있는지, 그리고 심지어 여러분이 누구인지를 바꿀 것이다 (p.2).*

지도는 영토가 아니다

여러분은 "지도는 영토가 아니다" 라는 인용구를 들어본 적이 있을 것이다. 종종 잘못 인식되기도 하지만, 이런 생각은 실제로 의미론 분야를 창조한 철학자이자 사상가인 Alfred Korzybki(1879 – 1950)로부터 나왔다. 그가 가진 생각의 중심은 우리의 신체 시스템이 인식할 수 있는 것에 의해 제한되는 사고 과정이다. 다시 말해서, 우리는 우리를 둘러싼 세계의 전체 그림이나 진정한 현실을 진정으로 보지 못한다. 구름과 풍경의 사진인 **그림 13.2**를 살펴보자. 이 지역의 지도를 찾아보면, 나는 지형의 고도와 치수를 찾을 수 있지만, 그 모델은 내가 이 산책로를 따라 걷거나, 이 사진을 찍을 때의 현실이 아니거나, "뉴욕의 허드슨 계곡의 구름"이 아닐 수 있다.

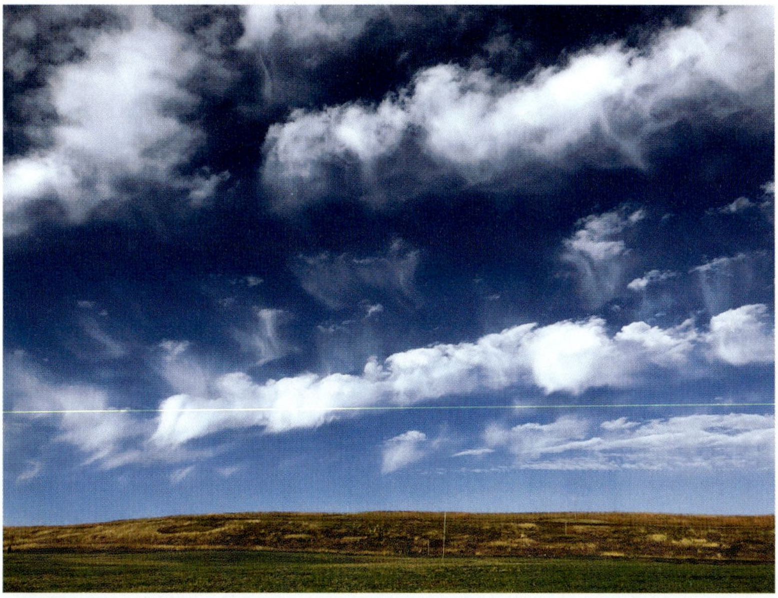

그림 13.2 뉴욕 허드슨 계곡 위의 구름.

사진 출처: 저자

감각기관으로서의 근막: 고유수용성, 내수용성 및 그 이상의 감각

우리는 근막을 신체를 위한 정보 통신망으로 간주할 수 있고, 내적과 외적으로 세계와의 관계를 고려할 수 있다. 근막의 역학적 수용기는 내부와 외부 환경에서 오는 자극을 감지하는 것이며, 신경 집단(루피니, 파치니, 골지건기관/골지수용기, 간질 및 근방추)이다. 수용기들은 움직임과 하중의 종류에 반응하기 위해 다른 역할을 가진다. 루피니 수용기는 조직을 이완하는 도수치료 때 사용되는 조직의 전단력에도 잘 반응한다. 루피니 수용기는 움직임 때는 잘 흥분되지 않지만, 느린 신장과 근막 도구를 통해 자극될 수 있다. 경막에도 루피니 수용기가 풍부하게 존재한다. 이들 수용기는 손가락의 움직임과 위치를 조절하는 데 도움을 주며 잡기 동작에도 관여한다. 그들은 부교감 반응을 증가시키고, 교감신경을 하향 조정하는 것으로 보인다. 만약 여러분이 커피나 차를 든 채로 줌 통화(Zoom call)를 할 수 있다면, 여러분은 이런 범주에 속한다. 파치니 수용기는 온도뿐만 아니라 압력과 진동의 변화를 감지한다. 그들은 매끄러운 질감과 거친 표면의 질감을 감지하고, 신체의 반응을 조절하는 데 도움을 준다. 신기하게도, 특히 저주파 영역의 음파가 이들 수용기에 영향을 미친다. 깊은 드럼의 반주가 있는 발칸브래스 밴드는 이들 춤의 밟고 밟는 스타일에서 동시에 빠르게 변화하는 민속 무용수들에게 영향을 줄 것이다.

GTO로 알려진, 신경힘줄기관 또는 신경힘줄방추인 골지건기관은 근육의 장력 변화를 감지하며, 근육힘줄 이음부에 위치한다. 그들은 깊은 근막뿐만 아니라 2–3겹으로 형성된 깊은 근막의 콜라겐섬유다발이 있는 발목 지대(retinacula)와 같은 부위에서도 위치한다. 중요한 부분은 다음과 같다: "지대는 인대와 같이 관절 안정화를 위한 정적 구조가 아니라, 발과 발목의 움직임의 고유수용성 감각을 담당하는 특수화된 근막이다"(Stecco 등, 2010). 자유신경종말이라고 간질성 수용기는 온몸에 분포되어 있으며, 온도, 스트레스, 장력의 피드백을 제공하고, 심지어 골막에도 분포되어 있다. 그들은 역학적 수용기 중에서 가장 많이 분포되어 있으며, 표층 근막과 심층 근막 사이의 활주 영역에서 특히 중요하다. 만약 우리가 그들의 풍부함과 자율신경계와의 관계를 모두 고려한다면, 그들의 중요성은 훈련과 함께 고유수용성 인지를 증가시킬 뿐만 아니라 과잉 활동적인 자율신경계를 조절하기도 한다. 마지막으로, 근방추는 근복부위에 위치하며 근막으로 둘러싸여 있고, 근육의 수축과 신장을 감지한다.

고유수용성 감각(Proprioception)

이들 모든 역학적 수용기(때로는 감각신경이라고도 함)는 공간의 위치와 그 정보에 어떻게 우리가 반응해야 하는지를 이해하기 위한 피드백을 제공하는데 도움이 된다. 고유수용성 감각은 표층 근막의 장력이나 전단력에서 오는 느낌을 감지하는 것으로 보인다. 우리가 본 것처럼, 패턴과 형태는 과학의 세계, 해부학 구조, 건축 공간의 디자인에서 중첩된다. 양쪽 모두는 지각, 고유수용성 감각, 내수용성 감각 및 외수용성 감각 안에서 얽혀 있다. 고유수용성 감각은 여섯 번째 감각(나머지 다섯 가지 감각은 청각, 시각, 미각, 후각 및 촉각)으로 불리며, 우리가 공간의 어느 지점에 있는지를 감지한다. 라틴어 "propeus"는 자기 자신을 의미한다. Freeman과 Wyke (1966)는 고유수용성 입력과 자세의 3가지 열쇠로서 발바닥, 천장관절 및 경추를 언급했다.

움직임을 할 때, 우리는 실용적이고 수행적인 수준의 감각에 대해 고유수용성 인식을 생각할 수 있다. 관절 고유수용성 감각은 고유수용성 인지를 제공하는 결합조직으로부터 나온다. 관절은 미세한 움직임을 감지하는 능력을 가진다. 패들보드 위에 서 있든 물구나무서기를 하든 간에, 작은 고유수용성 조정이 균형을 유지하는데 도움을 준다. 만약 여러분이 발목 염좌를 당하기 전이라면, 고유수용성 감각은 여러분이 적절한 자세를 취하도록 만들며, 이것은 동적 움직임을 얻는데 중요한 역할을 한다. 나이가 들면서, 때때로 우리는 공간 관계를 재창조하는 능력을 상실하고, 몸을 조직화하는 고유수용성 능력이 감소될 수 있다.

움직임 처리에 대한 정보는 뒤쪽 대뇌섬에서 앞쪽 대뇌섬까지 몇몇 단계를 통해 이루어지고 반응한다. 먼저 뇌가 무의식적으로 신체에서 일어나는 일을 1차 내수용성 발현을 통해 처리한다. 그런 다음, 운동 기능이 시상하부와 편도체에서 촉발된다. 이 모든 것은 근육, 신경계와 특히 근막과 조화를 이루고, 근막은 풍부한 역학적 수용기를 가지고 있어서 자극에 반응하고 자극을 필요로 한다.

체내의 근막망은 힘을 분산시키는 매개체로 생각될 수 있다. 대다수 표층 근막의 전단 진동과 장력이 고유수용성 피드백의 원천으로 보인다. 신체를 3차원적으로 훈련시킴으로써, 우리는 전체 근막망의 건강을 도울 뿐만 아니라, 고유수용성 감각에 대한 의사소통을 돕는다. 적절한 인지성을 위한 의사소통을 도울 뿐만 아니라 전체 네트워크의 건강에도 도움을 주고 있다. 우리는 몸이 우리 주변의 환경에서 그 관계를 이해하는 방법을 배우도록 돕는 움직임을 필요로 한다. 특히 다방향성을 강조하는 움직임은 신체의 고유수용성 능력을 훈련하고 강화하는데 도움이 될 것이다.

작은 신경의 고유수용성 수용기는 발바닥과 손바닥, 그리고 온몸의 근막에 널리 퍼져 있으며, 이것은 공간에 대한 지남력에 도움을 준다. 만약 근막이 전반적인 망으로써 온몸에 섞여 있다면, 이것은 근육의 장력에도 영향을 받게 될 것이다. 신체를 긴장시킬 때, 우리는 관절의 위치뿐만 아니라 근막에서도 미세한 안정성을 만들어 낼 수 있다. 워블 보드, BOSU 및 기타 피트니스 장비들은 고유수용성 훈련을 하는데 도움이 된다. 근운동감각은 움직이는 신체를 탐색하는 신체 자각이다. 특히, 고유수용성은 신체의 위치에 대한 자각을 만든다.

내수용성 감각(Interoception)

우리는 고유수용성을 공간에서 방향을 감지하는 것으로 보는 동안, 내수용성은 우리의 내장기나 내적 환경에 대한 감각을 감지한다. 감정은 신체의 느낌 변화에 대한 인식에서 발생할 수 있으며, 특히 불안감 등에서 중요하다. 항상성에 대한 우리의 감각은 중요하고, 이것은 온도나 심박동을 느끼는 것이다. 만약 우리가 감정을 과거의 외상이나 불편과 연결한다면, 정서적 반응은 느낌과 동일할 수 있다.

우리가 "장기" 반응이 있다고 말할 때 이것은 무엇을 의미하는가? 우리는 눈과 귀를 통해 배우지만, 많은 감정적 상황에 반응하는 본능적 감각에 의존한다. 근막의 측면에서 볼 때, 장기에 있는 골지건과 신장 수용기는 우리에게 위험 상황에 대한 경고 뿐만아니라 인식을 제공해 주는 인식의 일부이다.

내수용성 감각은 우리 몸의 주관적인 감정일 뿐만 아니라 "느끼는" 몸, 즉 근막의 감정적 측면에 관한 것이다. 앞서 언급했듯이, 운동과 정서는 댄스/움직임 치료에서 스포츠 심리학에 이르는 분야와 연결되어 있다. 내수용성 감각은 사회적으로 적절한 터치와 가벼운 마사지 기술에 대한 욕구의 핵심이라고 생각된다. 내수용성 감각은 몸이 느끼는 내적 신호의 인식이다. 간질성 수용기는 배고픔, 통증, 추위와 더위 등의 느낌을 형성하는데 도움을 준다.

일반인의 측면에서 볼 때, 운동과 감정도 밀접하게 연결되어 있다. 환경도 이것과의 명확한 연결을 가지고 있다.

우리는 내수용성을 근막, 특히 수용기와 감각 사이의 연관성을 연관짓는 방법으로 볼 수 있다. 지난 몇 년 동안, 특히 사색 운동 수련(Farbet 등, 2015), 신체 심리 치료, 감정 처리 등의 측면에서 내수용성에 대한 연구가 빠르게 증가하고 있다.

근막(연결의 장기)과 세계에서, 그리고 서로의 위치에 대한 우리의 느낌 사이의 이들 관계에 대한 우리의 새로운 이해는 신체와의 분리가 증가하고 긍정적인 신체 감각으로 돌아오기를 원하는 시기에서 온다.

뉴로셉션(신경감각, Neuroception)

Stephen Porges(2009)가 만든 용어인 뉴로셉션(Neuroception)은 위험과 안전에 대한 단서의 방향을 잡는데 도움이 된다. 다중미주신경이론(polyvagal theory)은 자율신경의 기능과 행동에 대한 새로운 관점을 제공해왔지만, 아직 과학적으로 완전하게 밝혀지지 않았다. 일반적인 전제로서, 이 이론은 2가지 미주신경계의 신경 조절에 초점을 맞추고 있다. 예를 들어, 자연의 위험 소리를 알아차림으로써, 우리는 우리를 해칠 수 있는 것으로부터 방향을 잡게 되고, 반면에 아름다운 일몰을 장시간 관찰하는 것은 우리를 실제로 위험에 빠뜨릴 수 있는 이완 반응을 완화시킬 수 있다. 그러나 우리는 현대 생활에서 종종 위험을 잘못 읽고 잘못 이해함으로써 스트레스에서 빠져나올 수 없게 된다. 사람이 깜짝 놀라게 되면, 뇌의 편도체는 교감신경계에 경고를 주지만, 기억을 잘못 읽거나 공포 영화에 대한 반응에 근거한 반응을 볼 수 있다. 만약 우리가 상황을 정확하게 읽지 못하고 적절하게 반응하지 못한다면, 우리의 몸은 만성적인 스트레스를 느낄 수 있다.

여러분이 편두통을 앓은 적이 있다면, 삼차신경과 연결된 유해성 통증을 경험할 수도 있다. 삼차신경의 이름은 눈(눈으로 가는 것), 상악골(볼로 가는 것), 하악골(아래턱)로 가는 3가지의 신경을 가진 것으로 유래되었다. 삼차신경은 모든 감각 때문에 종종 얼굴의 큰 감각신경으로 불린다. 삼차신경은 뇌를 둘러싸고 있는 "강한 어머니"로 알려진 결합조직인 경막도 제어한다. 경막의 유해수용기(통증 수용기)는 통증을 감지할 수 있다. 자극은 경막에서 올 수 있지만, 감각신경이 모여 있는 영역이기 때문에 본질적으로 유사한 연관통 현상을 가진다.

외수용성 감각(Exteroception)

외수용성 감각은 신체 외부의 감각에 대한 지각이고, 우리가 흔히 배웠던 오감(시각, 청각, 후각, 미각 및 촉각)과 관련되어 있고, 외적 자극이 어떻게 다시 내면으로 들어오는지와 관련이 있다.

고유수용성 감각을 미세하게 조정한다는 것은 공을 던지기 위해 얼마나 많은 힘이 필요한지를 판단하거나, 주스 잔을 들거나, 능숙하게 악기를 연주하는 것의 차이를 의미할 수 있다. 우리들 대부분은 생각을 하지 않고 하루종일 수천 개의 고유수용성 움직임을 수행한다. 근운동감각, 신체의 움직임 감각도 신경계로 연결되어 있고, 시간과 공간에 대한 인식과 연결되어 있다.

여러분이 언제든지 보고, 듣고, 느낄 수 있는 것,
여러분이 거기에 도달하기 위해 수행한 움직임,
또 이 움직임에 대한 기억과 지역에 대한 지식도
그 세계 속의 위치에 대한 감각에 기여한다.
뇌의 다양한 감각과 운동 시스템도
이런 감각을 생산하기 위해 함께 작용한다.
여러분의 기억과 지식이 어디에 있는지 알도록
도와줄 뿐만 아니라 여러분의 위치가
기억과 지식을 촉발시킨다. 그러므로
여러분이 식료품 목록에 있는 것을 잊어버렸을 때,
부엌으로 다시 돌아가는 것은 여러분이 요리하려고
계획했던 것을 기억하도록 도와줄 것이다
(Groh, 2014, p4).

움직임의 리패턴화는 공간의 고유수용성을 훈련하는 방법의 일부분일 수 있다. 빈야사 스타일의 요가 강사들은 학생들이 순서화된 움직임 패턴으로 돌아가는데 도움을 줄 것이다. 새로운 순서 내의 친숙한 아사나로 돌아가는 것은 신체가 고유수용성 능력을 높이는데 도움을 줄 것이다. 친숙한 스포츠 훈련은 새로운 움직임 조합을 하기 전에 알고 있던 움직임으로 돌아가는 것만으로도 이익을 얻을 수 있는 것이다.

지각의 유형

Dr. Neil Theise

사람이 감각을 통해 세상을 창조한다. 그리고 모든 사람들의 감각기관이 조금씩 다르기 때문에, 우리의 세계가 다른 것이다; 일부의 경우, 이것이 인간의 다양성을 창조적으로 꽃을 피우는 기전이다. 몇 가지 감각적 차이는 타고난 것이다. 색맹과 같이 정상에서 벗어난 것은 그런 변동성이 존재한다는 것을 분명히 하고 있다. 그러나 생의 초기에는, 누군가 들을 수 없는 것들을 우리는 들을 수도 있고, 다른 사람들이 지나쳐 가는 세부 사항을 자연스런 다양성을 들어내어 볼 수 있다는 것에 주목하기 시작했다,

그리고 때때로 표준 이상의 놀라운 도약들도 존재한다. 예를 들어, 내 친구이자 동업자인 Maureen Seaberg은 작가이자 테트라크로매트인 "만화경 눈을 가진 소녀" (Seaberg, 2014)였고, 그녀의 망막은 보통 3개가 아닌 색을 감지하는 4개의 원추형 클래스를 가지고 있다. 그 결과, 대부분의 사람은 백만 개의 색을 구별할 수 있지만, 그녀는 1억 개까지 구별할 수 있었다! 그래서, 사람들 사이의 다양한 선천적 감각 능력의 범위는 우리가 알고 있는 것보다 더 큰 편이다.

공감각(synesthesias), 즉 공감각을 가진 사람들을 고려할 때 상황은 훨씬 더 경이로워진다. 공감각은 음악을 들을 때 색상을 경험하거나 다른 모양을 볼 때 맛을 보는 것과 같이 서로 다른 감각 사이의 상호 연결이다. Maureen도 다중 공감각자이며, 그녀는 자신의 사색성을 깨닫기도 전에 "Teating the Universe(2011)"라는 책을 쓰고, 심리학에 대한 "Sensorium" 이라는 PsychologyToday.com에 게재했다. 그래서, 사실 사람들이 경험하는 세계는 인간과 동물 사이의 것과 같이, 종종 미묘하거나 극단적인 방식으로 서로 다르다.

그러나 우리의 태어난 감각이 반드시 우리의 것이 되는 것은 아니다. 물론, 사람은 감각 능력을 잃어버릴 수 있다; 후천적인 질병이나 손상, 또는 노화의 변화를 통해 장님이나 청각장애인이 될 수 있다. 그러나 사람의 감각은 우리의

행동에 반응하여 또렷해지고 예민해질 수 있다. 이것에 대해 생각해 본다면, 여러분은 이것이 여러분에게 맞는 어떤 방법을 인식할 수 있을 것이다. 피아노 연습을 통해, 음악의 미세한 차이를 구별하거나 손가락의 미세한 촉각과 움직임을 인지할 수 있다. 야구를 하다 보면, 투수의 공이 섬세하게 다가오고, 볼의 속도가 느려지며 눈으로 움직임을 확실하게 볼 수 있다. 숙련된 요리사가 되면, 그 사람의 후각과 미각이 예민해지고, 더욱 섬세해진다.

타고난 특성으로 가장 세련된 감각은 아마도 어느 정도 여러분이 흥미를 가질만한 활동들을 조건으로 한다. 그러나 일단 여러분이 그런 활동을 연습하기 시작하면, 세련됨이 발달할 수 있다.

나는 정기적으로 보았던 마사지치료사와의 놀라운 순간을 생각한다. 그는 내 몸의 문제가 어디에 있는지, 그리고 미묘한 교전(손가락을 살에 대고)을 어떻게 사용하는지에 대해 놀라운 직관력을 가지고 있어서 나를 유연하게 만들어 고통으로부터 해방을 시켰다. 어느 날 테이블 위에 누워 있는 나를 치료해 주었고, 그가 약간 껄껄 웃었을 때 나는 평소와 다름없이 행복했고, 꿈결 같았다. 그는 내 등에서 특이한 결절을 발견했을 때 가끔 그렇게 했지만, 요즘에는 그런 결절이 존재하지 않는다.. 내가 무엇이 재미있냐고 물었다. 그는 "전등이 방금 다시 켜졌다." 라고 말했다. 약 10분 동안 전기가 끊겼다. 나는 고개를 숙이고 눈을 감았기 때문에, 전기가 나갔음을 알지 못했다. 그리고 그는 아무 일도 없었던 것처럼 계속 일했지만, 전기가 다시 왔을 때, 그는 웃었다. 나는 나중에 "당신의 손가락이 눈인 것 같다" 라고 그에게 말했다. 그는 고개를 끄덕이며 동의했고, 실제로도 그러했다. 그는 나를 촉지하고, 교정하고 치료하는 방법을 알기 위해 시력이 필요하지 않았다. 그는 자신의 손가락을 통해 모든 것을 알 수 있고, 할 수 있었다. 그의 손가락은 처음부터 매우 민감했고, 이것이 그가 육체노동자가 되는 것의 즐거움을

발견하는 데 도움이 되었는가? 그럴 수 있지만, 이런 감각들이 그의 오랜 연습에 의해 세련되었을까? 나는 확신한다. 이런 기술들은 그를 치료사로 만드는데 도움을 주었고, 적어도 그의 치유 능력을 보여줄 수 있는 최선의 방법을 찾는데 도움이 되었다.

이것에 대한 증거는 1인칭 보고서에서 나온다. 병리학 수련의로 시작했을 때, 나는 낮은 전력의 현미경으로 볼 수 없는 세포 유형이 있음을 개인적으로 알고 있었다. 나는 그들을 자신있게 식별하기 위해 2배 배율에서 100배 배율로 가야 했다. 나의 수련이 6개월에 접어 들었을 때, 나는 의대생에게 멘토링했고, 그들을 2배 배율에서도 볼 수 있음을 깨닫게 되었다. 나의 수련은 나의 감각 능력을 변화시켰다.

나와 모린의 대학교 친구이자 동료였던 William "Bill" Bushell 박사는 티벳 불교와 같은 다양한 문화적 전통에 정통한 전문가들에게 놀라운 감각 능력을 기록한 M.I.T의 생물리 인류학자이다. 예를 들어, 능숙한 명상가들은 가장 작은 감각 입력(예: 30피트 떨어진 어두운 방에서 빛의 단일 스파크)을 볼 수 있도록 스스로를 훈련시킬 수 있다고 주장한다. 이것은 일반인의 능력으로는 불가능해 보이지만, Bill이 언급했듯이, 실험실 기반의 연구는 사람의 망막이 단일 광자를 감지할 수 있음을 증명했다. 최근에 그는 Maureen과 함께 다음과 같은 글을 작성했다:

> *물리학과 관련 분야에서 심오한 움직임이 진행되고 있으며, 그 움직임은 가속화되고 있다. 대중들은 그것에 대해 많이 듣지 못했고, 더 넓은 물리학 커뮤니티를 갖지 못했다. 그것은 진정으로 "공간의 구조"라고 불릴 수 있는 것의 핵심 측면을 직접적으로 지각할 수 있는 사람의 잠재력 발견에 초점을 맞춘 연구의 근거"이다. 이 뉴스에 대한 놀라운 사실은 과학이 양자라는 인간의 직접적이고 감각적인 인식이 물리학에 대한 미련한 질문에 답할 수 있는 날을 향해 나아가고 있다는 것이다.*

그리고:

> *인간은 존재하는 빛의 가장 환원 불가능한 단위인 단일 광자의 수준에서 빛을 볼 수 있는 검증된 잠재력을 가지고 있다; 원자 크기의 진폭을 갖는 진동 수준을 들을 수 있고, 백만분의 1초의 범위 내의 청각적 시간 간격을 구별할 수 있다; 나노 스케일(10억분의 1)의 예민한 촉각 구분을 경험할 수 있다(Bushell과 Seaberg, 2019).*

사실, 그는 명상과 같은 비기술적인 인간 수행이 어떻게 감각 인식의 심오한 변화를 성취할 수 있는지에 관한 방대한 문서 증거를 수집했다.

Maureen은 공감각-다르를 가지고 있다고 말하는데, 그녀는 공감각-다르를 말하기도 전에 공감각을 인식하는 재능이 있다라고 했다. 그녀 블로그의 대부분은 그녀가 "추측하는" 공감하는 사람들이 읽거나 만났던 사람들과의 인터뷰들로 구성되어 있고 그들은 그렇다고 인정했다. 그녀는 나에 대해 그런 글을 한 편 썼다(Seaberg, 2012). Bill은 원래 나를 Maureen에게 소개했고, 함께 시간을 보낸 후 그녀는 내가 공감각자라고 생각했다라고 말했다. 나는 반론했다.

색깔, 소리, 맛, 모양, 숫자, 글자를 화려하게 섞지 마시오! 그저 훈련받은 병리학자이자 오랜 선불교 명상가의 규칙적이고 평범하고 약간의 날카로운 시각일 뿐이지만, 그게 전부였다! 그러나 그녀는 내게 "어느 때처럼 보이는지" 물어보기 전까지 쿡쿡 찔러댔다. 나는 그것을 묘사하기 조금 어렵다고 말했지만, 최선을 다했다. 그것은 내 주변의 공간에 있는 바퀴와 같다. 그녀는 자신의 성공에 기뻐했다: 난 공간적 순서의 공감각자이다! 나에게 있어 시간은 위치뿐만 아니라 움직임도 가지고 있다. 나는 충격을 받았다. 나는 모든 사람들이 나처럼 시간을 경험할 수 있다라고 생각했다. 분명히 아닌 것 같은데… Maureen은 나에 대해 다음과 같이 썼다:

> *그는 창조적인 연구자로 알려져 있고 그의 공감각이 어떤 역할을 하는지 궁금하다. "이미지를 쉽게 마술로 표현할 수 있는 것과 상상 속의 다른 공간에 있는 이 감각은 나의 창의력 중의 일부이다" 그는 12살 때 물리학에 관심을 갖게 되었고, Einstein의 사고적 실험 방법에 사로잡혔다. 그는 나중에 그가 현재 연구에서*

일을 해결하는 방식이 그 구조와 매우 유사하다는 것을 깨달았다. [...] "내가 여행하고 있던 공간은 내가 시간을 경험하는 공간과 같은 종류의 공간이었다: 개방되고, 무한하고, 자유롭게 회전했다" (Seaberg, 2012).

시간과 모든 감각을 넓은 내적 공간에서 경험한다. 내가 그것을 가리킬 수는 없지만, 내 주위에 있다는 것을 안다. 임상적, 과학적 실행에서 생기는 의문과 호기심은 "상상적 공간"에서 풀어나간다. Maureen과 Bill이 내게 이런 습관과 능력을 깨닫게 한 후, 나는 그것이 내가 많은 사람들과 공유하는 것이 아님을 알게 되었고, 나는 이런 은총에 깊이 감사하게 되었다.

물론, 독자들은 이렇게 묻는다: 아무리 미묘하더라도, 여러분의 특별한 감성과 재능은 무엇인가? 그들은 어떻게 여러분을 여러분의 삶을 정제하는 관행으로 이끌었는가? 그리고 어떻게 하면 여러분 주변의 세상에 더 좋은 영향을 미칠 수 있을까?

참고문헌

Seaberg, M. (2014) 'Girl with kaleidoscope eyes.' Vogue, December 2014.

Seaberg, M. (2011) Tasting the Universe. Pompton Plains, NJ: New Page Books. Bushell, W. C. and Seaberg, M. (2018) 'Experiments suggest humans can directly observe the quantum.' Psychology Today December 5, 2018.

Bushell, W. C. and Seaberg, M. (2019) 'Experiments suggest humans can directly observe the quantum, Part II: It would be useful to add adept perceivers to the studies.' Psychology Today, May 31, 2019.

Seaberg, M. (2012) 'Dr. Neil Theise's magnificent time wheels.' Psychology Today, February 14, 2012.

세상은 모든 문이고, 모든 기회이며, 또 연주되길 기다리는 팽팽한 줄이다.

Ralph Waldo Emerson

철근으로서의 근막

나는 수년 전에 미술사 연수의 일환으로 건축에 큰 관심을 가지고 공부했다. 구조물, 심지어 만들어진 구조물이라 해도 모두 정적인 것은 아니다. 지진과 허리케인이 많은 지역의 건물들은 무게와 스트레인을 분산하는 수단으로 철근을 사용하여 지어졌다. 이런 디자인의 원리를 살펴보고 근막 네트워크가 어떻게 활기차고 적응력이 있는 철근 유형인지를 확인하는 연결을 만들어보자.

철근은 보강 막대이고, 보통 강철이나 철사의 그물망으로 만들어진다. 다시 말해, 철근은 비해부학적 의미에서 근막의 일종이다. 콘크리트가 압축력은 강하지만 장력이 강하지 않기 때문에 특히 현대 건물과 함께 사용된다. 근막계를 통한 바이오텐셔그리티의 개념과 비슷하게 구조물에 철근을 첨가함으로써, 이것은 스트레스와 스트레인을 분산할 수 있다.

근막, "우드 와이드 웹"과 공생

1997년 과학자인 Suzanne Simard는 균사, 즉 균류와 나무 뿌리 사이의 공생 관계에 대한 연구로 네이처 학술지의 표지에 실렸다. 관계의 범위는 물리적 크기와 두 종 모두에 대한 중요성 측면에서 광대하다. 이것은 환상적으로 복잡한 연결 시스템이다. 이런 지지성 네트워크는 "우드 와이드 웹"이라고 불렸고, 연구는 나무 종들 사이의 관계와 이산화탄소의 교환에 대한 연구로 계속 이어졌다.

MacFarlane(2018)은 다음과 같이 언급했다:

만약 사람이 우드 와이드 웹으로 만들어진 인간의 의미가 있다면, 우리가 앞으로 불안정하고 가변적인 세기를 향해 나아갈 때, 우리를 구할 수 있는 것은 분명히 협력이다; 상호주의, 공생, 그리고 사람 공동체 이상의 공동체에 이르기까지 확장된 집단적 의사 결정. 여러분은 네트워크를 살펴본 후, 여러분 자신을 돌아보자(p.113).

이렇게 얽힌 상호 연결과 협업은 신체 표면 바로 아래에 있는 우리의 근막 네트워크와 많은 유사점을 가지고 있다. Simard(2021년)는 균근 네트워크, 또는 식물과 곰팡이 사이의 공생 관계와 신경 네트워크(p.229) 사이의 연결을 만들었다.

나를 더욱 흥미롭게 한 것은 "우드 와이드 웹" 이 진균에 대한 나무 뿌리와 관련이 있다는 것인데, 이것은 근막의 양치류 같은 콜로이드와 유사함을 고려하는 것이 중요하다. Simard(2021)가 언급했듯이, 나무와 곰팡이는 관계가 있고, "진균에서 송로버섯, 끈, 가닥 등 지하 장치 전체가 흘러나와 흙 구멍으로 침투하는 초미세 균류의 팬을 키웠다. 이들 구멍은 물이 너무 단단하게 고여있어서 한 방울의 물을 충분히 빨아들이기 위해 수백만 개의 미세한 실들을 필요로 한다. 팬은 흙 구멍에서 물을 빨아들이고, 줄을 형성하는 가닥으로 흘러들어가 뿌리를 위해 부착된 것으로 전달될 수 있다(p.58−59). 본질적으로, 곰팡이는 물과 영양분을 나무에 제공하고, 나무는 광합성을 통해 곰팡이에게 당분의 제공을 돕는다.

지식에 대한 우리의 인식에는 우리가 경험하고 볼 수 있는 것에 대한 인식에 묶여 있는 이 방정식의 또 다른 부분이 있다. 야외에서 많은 시간을 보내는 사람으로서, 나는 많은 사람들이 자연에 대한 경험이 적다는 것에 놀랐다. Mayo Clinic의 Well Living Lab에 따르면, 보통의 미국인들은 하루의 90% 이상을 실내에서 보내고 있다는 것이다. 실내 환경은 실외 환경과 관계가 거의 없을 수 있고, 실제로 체육관이나 사무실 공간 등 많은 사람은 주변 환경에 대해 큰 인식을 하지 않고 일하거나 운동할 것이다. 물리적 세계와의 접촉이 적은 이런 새로운 시대에서, 우리는 자극의 부족으로 인해 다양한 촉각 표면에 대한 민감성을 잃어버릴 수도 있다.

우리는 또한 점점 더 2차원적인 세계에서 살고 있다. 최근 세대의 아이들은 공간적 관계에 어려움을 겪고 있다. 미국 소아과학회의 최신 스크린타임 연구(Council on Communications and Media, 2016)의 주요 저자인 Dimitri Christakis 박사는 한동안 놀이가 필요하고, 미디어와의 접촉 시간을 줄여야 한다는 경종을 울렸다. COVID 팬데믹으로 인해 상영시간이 증가하였고, 특히 아동과 젊은 성인을 중심으로 스트레스와 불안감이 크게 증가하고 있다. 컴퓨터 앞에서 이루어지는 타이핑 자세(자동차 운전이나 휴대폰 문자를 할 때처럼)는 흉쇄유돌근을 앞쪽으로 당겨 신체의 앞쪽 부분을 단축시켜 가슴을 앞쪽으로 무너뜨리는 경향이 있다. 우리의 기술이 우리 몸이 해부학적으로 스트레스와 연관되는 자세를 강화시키고 있는지 궁금해 하는 것은 그리 먼 도약이 아닐지도 모른다.

신체 균형잡기 도전

공간에서 우리의 몸을 어렵게 하면서 놀아보자(그림 13.3과 **그림** 13.4의 순서). 앞의 장들에서, 우리는 신체 측면의 해부학이 안정화를 위해 설계되어 있고, 또 측방 굴곡에도 관여하고 있음을 알고 있다. 동시에 두 가지에 도전하고, 환경을 약간 바꿔서 도전해 보자. 요가 블록(폼에서 코르크에 이르기까지 다양한 물체 위에서 시도해 보자) 위에 한 발을 올려놓고, 반대쪽 발이 보이지 않는 블록 위에 놓여 있는 것처럼 선 자세를 취해 보자. 양쪽 팔을 위로 들어올리고, 그 다음 한쪽으로 몸을 기울이고, 그 다음에는 반대쪽도 기울여 보자. 균형을 유지한 채, 한쪽 팔을 몸통 옆으로 내리고, 그 다음에는 반대쪽 팔도 몸통 옆으로 내린다.

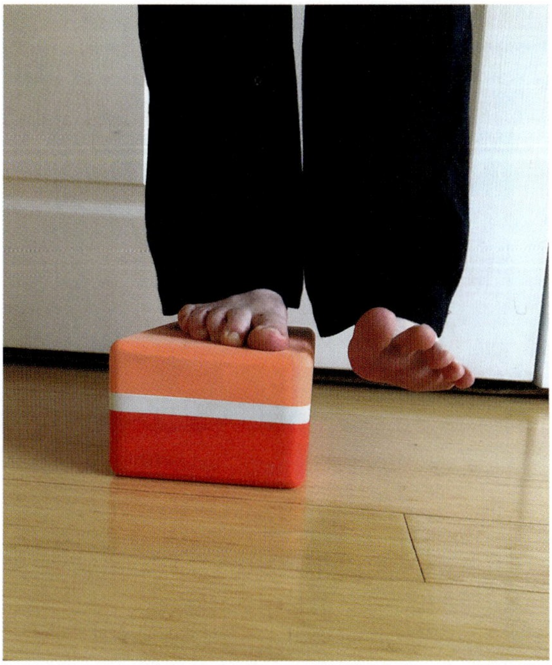

그림 13.3 요가 블록 위에서 균형잡기.

사진 출처: 저자

블록 위에서 균형 잡기(**그림 13.3**)는 여러 가지 방법으로 근막 연결을 힘들게 하고, 또한 발 감각을 위한 다른 표면을 만든다. 이 시리즈 운동에서, 한 발을 허공 위로 올리고, 몸을 좌우로 기울여 보자. 공간과 중력과의 관계 그 자체는 우리가 이런 수행을 위해 부드러운 표면이나 단단한 표면을 통해 상호작용하기로 선택한 대상의 영향을 받는다. 거의 즉시, 우리는 집중할 수 있는 수평선이 없다면 균형을 잃기 시작한다. 우리의 후두하근(SBL)은 신경학적으로 우리의 시력과 연결되어 있고, 눈을 감으면 우리가 몸의 위치를 찾는 감각을 미세 조정하지 못해 그 균형을 잃어버리게 된다. 운동선수와 함께 일하든, 주말 전사들과 일하든, 질감, 공간 활용 등 환경의 변화를 소개함으로써 몸에 도전하는 것을 좋아한다. 자연은 종종 이것을 무료로 제공한다. 카약을 타는 사람들은 종종 황혼이나 거의 어둠 속에서 노를 저을 때 균형의 변화를 알아차리고, 시각적 신호의 상실에 잘 적응하는 방법을 배운다.

우리의 환경 공간과 그것을 가지고 노는 방법은 건강한 몸과 마음을 유지하는 데 중요하다. 1980년대 하버드 심리학자 Ellen Langer는 "반시계 방향" 연구로 알려진 것을 만들었고, 그 후에 Pagnini 등(2019)에 의해 반복되었다. 그녀의 기본 컨셉은 70대 남성 그룹을 20대 시절로 되돌리는 시간 왜곡된 재창조된 환경으로 데려오는 것에 초점을 맞췄다. 그 시대의 장식은 물론, 그 당시와 같은 활동을 할 수 있는 능력이 있다. 일주일 내에, 이 그룹은 근력, 자세, 지각 및 기억의 향상을 발견했다. 그리고 기억력의 향상을 얻었다.

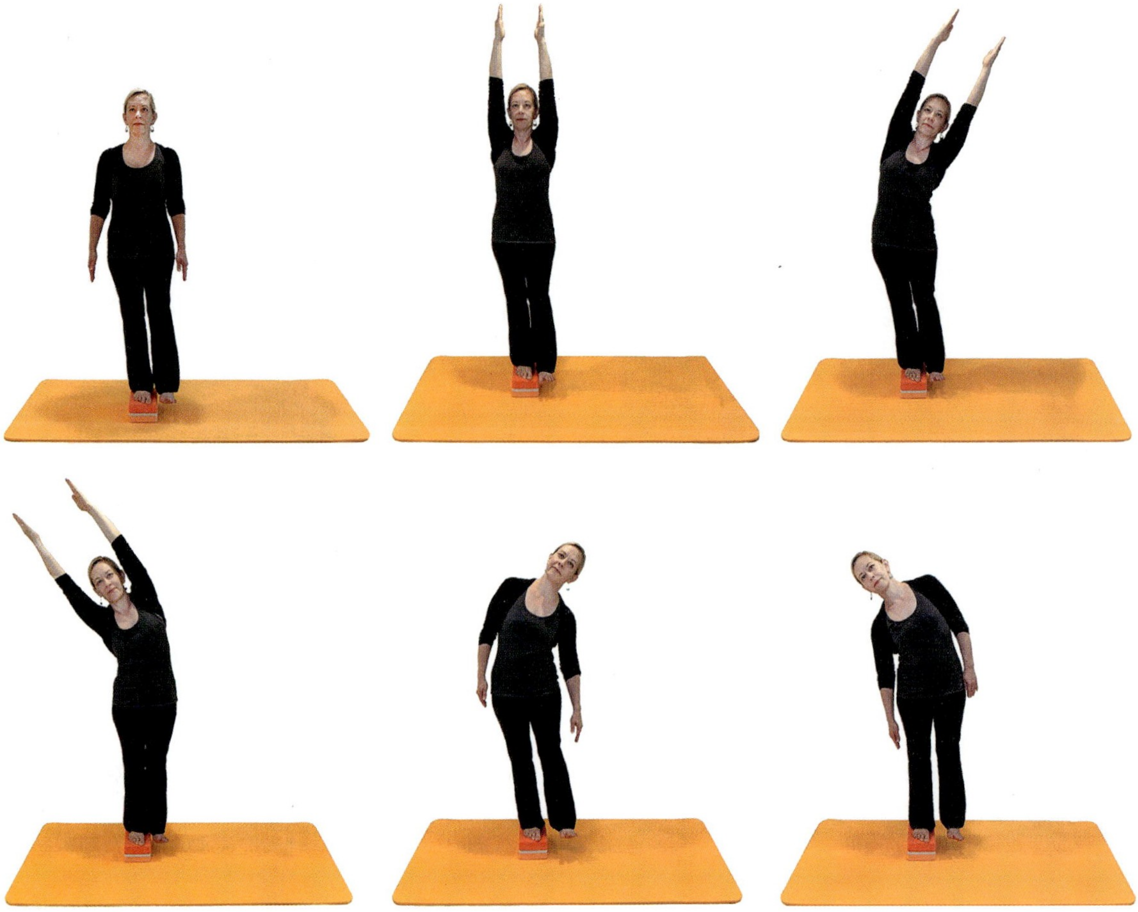

그림 13.4 요가 블록 위에서의 균형 시퀀스는 신체와 중력과의 다양한 관계에서 신체의 안정화를 어렵게 만드는 활동이다.

사진 출처: 저자

그것을 사용하거나 잃어버리자

Robert Schleip

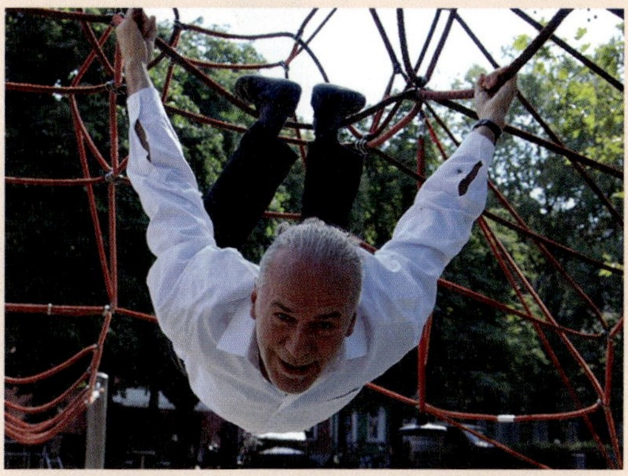

그림 13 열린 상자 1. Robert Schleip 박사는 과학자이면서 운동선수로서 근막을 연구했고, 우리의 건강을 위한 움직임을 장려했다.

사진 출처: Robert Schleip

내 개인적인 영웅들 중의 한 분은 작고한 뉴질랜드 의학 방사선 연구원인 Colin James Alexander였다. 그는 침팬지가 사람과는 노년에 골관절증이나 류머티즘성 골관절염과 같은 관절 퇴행성 질환으로부터 면역된다는 것을 관찰했다. 그러나, 만약 그들이 그네를 타고, 오르고, 서로를 쫓는 것과 같은 정상적인 원숭이 같은 방식으로 그들의 몸을 사용할 수 없게 되는 우리에 갇히게 되면, 침팬지는 사람의 노화 과정에서 정상으로 간주되는 관절 병리를 갖게 되는 경향이 있다. Alexander 박사의 천재적인 질문: 사람의 이런 관절병리들이 "마모"와 "손상" 때문이 아니라, 유전적으로 할 수 있는 가동범위에 비해 관절의 하중이 부족하기 때문일까?

그는 이것을 "사용되지 않은 원호 가설"이라고 불렀고, 침팬지의 정글 환경에서 서로 다른 관절의 하중 범위를 자세히 비디오로 기록하고 분석하여 새로운 설명을 조사했고, 오늘날의 전형적인 좌식생활 스타일을 갖는 사람의 행동과 비교 연구했다. 이런 광범위한 연구는 수년이 걸렸지만, 최종 결과는 매우 명확하고 도발적이었다: 완전 관절가동범위로 하중을 싣는 경향이 있는 원숭이와는 대조적으로, 사람은 사용가능한 가동범위 중 작은 범위에서만 하중을 싣는 경향이 있고, 이로 인해 사람은 관절 퇴행에 쉽게 노출되는 경향이 있다. 가장 좋은 예는 고관절이나 견관절이며, 일반적으로 사용 가능한 가동범위 중 작은 범위에서만 하중을 받는다. 반대로, 사람은 주관절과 같은 관절을 사용가능한 가동범위를 전체적으로 사용하는 경향이 있기 때문에, 노화가 진행되어도 주관절을 원숭이처럼 건강하게 사용하게 된다.

현대의 네트워크

근막 시스템의 네트워크와 유사하게, 우리는 인스타그램에서 페이스북까지 인터넷과 소셜 네트워킹 사이트가 부상하면서 통신 네트워크를 대규모로 확장할 수 있고, 우리가 다루고 있는 개념을 3차원으로 강화하고 있다. 스위치, 라우터, 브리지 및 방화벽을 포함하는 현대 네트워크의 언어를 생각해 보자. 이들 장치는 모두 상호 연결되어 있으며, 각각 정보를 처리하고 전달하며, 수많은 다중 연결 경로를 따라 다른 구성요소에 연결된다.

우리의 세상과 신체 구조의 3차원성이 재활과 훈련의 프로토콜에서 너무 자주 간과된다. 체육관, 스튜디오 바닥, 가정, 사무실 작업 환경은 모두 평평하고 딱딱하지만, 사람들이 하이킹, 스키, 해변 산책, 그리고 야외 달리기와 같은 모든 활동들은 다양한 지형(형태, 질감, 밀도 및 온도)에서 이루어진다.

David Jacobs, trainer

추가 노트

나는 rocker surface shoes(아프리카에서 맨발로 걷는 사람으로부터 유래된)에서 minimalist fingered sleeve 신발(양말과 신발 버전 모두)까지 다양한 신발과 지면의 실험을 해본 경험이 있다. 결국, 나는 개인적으로 대부분 맨발로 요가와 동작을 가르치면서 일하지만, 걷거나 뛰는 시간은 나 자신의 시간에 따라 보조적인 것과 미니멀리스트 사이에 섞여 있다는 것을 깨달았다. 시간의 현실은 발 기능에 영향을 미치기도 하는데, 특히 발바닥을 완충하는 지방 패드의 측면에서 더욱 그러하다.

다양한 표면 위를 걸으면, 많은 이점이 있다(**그림 13.5**). 끊임없이 변화하는 지형은 발목관절과 그들의 연부조직이 잘 적응해야 하며, 발목 힘줄이 적응하는 관절 주변을 통과할 때 근육과 힘줄을 감싸고 이끌기 위해 슬리브(sleeve) 역할을 하는 근막의 두꺼운 부분이 발목지대 밑에서 잘 활주하도록 만든다. 이들 근막 비후는 조직을 제자리에 고정하는데 도움을 줄 뿐만 아니라, 고유수용성 감각을 돕는 신경지배를 조밀하게 만든다. 이들 부위의 다방향성 훈련은 의미가 있고, 진입로에서 예기치 못하게 미끄러짐이 발생하면 발목이 훈련되어 있기 때문에 잘 반응할 수 있다. 워밍-업의 일부나 요가 사바사나의 입문으로써의 손목과 발목의 회전운동도 이들 고유수용성 영역을 일깨우는 데 도움이 될 수 있고, 최소한 이 영역의 활주에 도움을 준다.

나는 사람으로서 우리가 환경 공간에 의해 어떻게 형성되는지, 그리고 우리 주변의 환경을 어떻게 형성하는지에 관심을 가져왔다. 지리적으로 우리가 사는 곳(언덕 지형이나 도시 정글), 사무실이나 야외는 우리의 해부학에 영향을 미친다. 나는 또한 문화가 그들의 움직임 표현과 건축 양쪽 모두에 반영되는 공간 사용에 대한 선호도를 가지고 있다는 것을 발견했다.

한 가지 예는, 발레리나의 앙포인트 동작(**그림 13.6 A, B**)을 반영하는 고딕 양식의 대성당의 플라잉 버트레스이다. 이것 이외에, Kemp(2016)는 다음과 같이 언급했다:

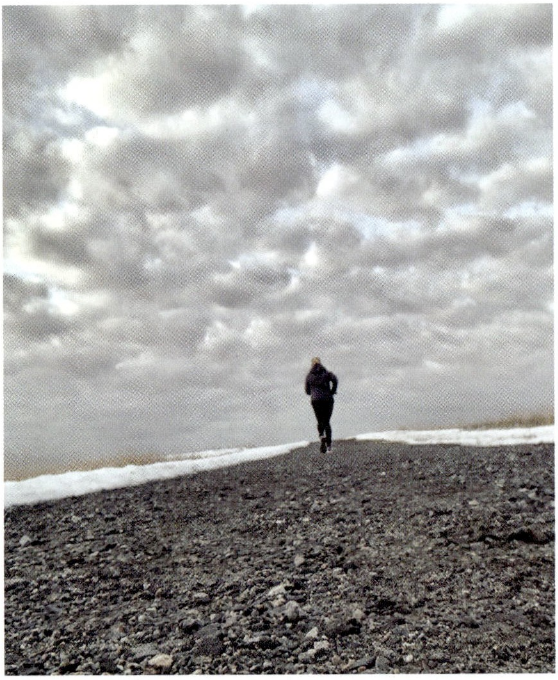

그림 13.5 트레일 러닝. 매일 걷기와 달리기는 신발, 표면, 그리고 매일의 환경 변화 (바람을 맞으면서 달리기 등)에서 표면을 변화시킴으로써 근막 형태에 도전할 수 있다. 나와 같이, 나이든 여성 달리기 선수는 낮은 에스트로겐 수치로 인해 회복력이 떨어지고 발바닥에 지방이 많아짐을 경험하게 된다. 그러나 환경으로부터의 자극은 역학적 수용기가 자세 피드백에 계속 반응하도록 하고, 균형과 고유수용성 조절을 유지하도록 돕는다. 협응은 모든 연령과 스킬 수준에서의 훈련을 향상시키는 신경가소성 스킬이다.

사진 출처: 저자

건축은 이것이 일어서기 위해서 또는
사회적 힘의 특정한 표현이 되기 위해서
필요한 특정한 원칙들을 따를 수 있다.

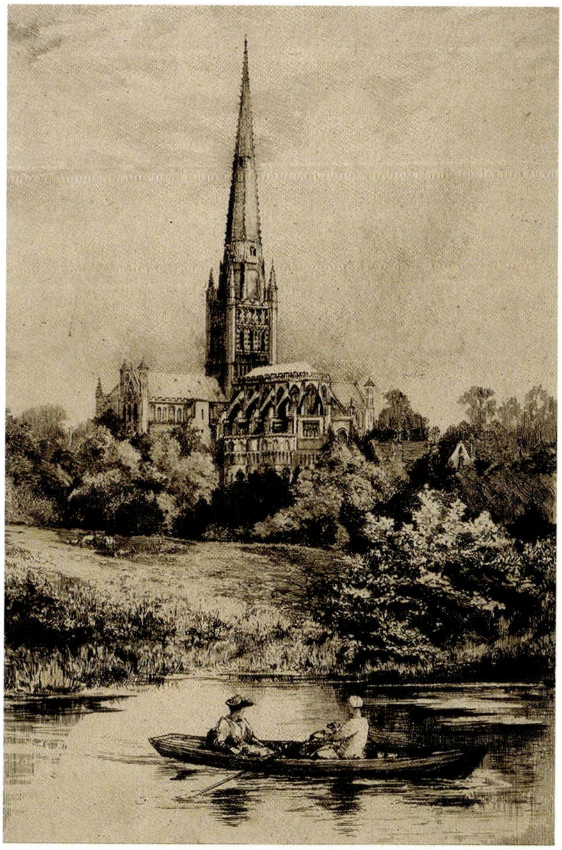

그림 13.6 A Norwich Cathedral, Norwich, Norfolk: from the river. E. Slocombe의 판화.

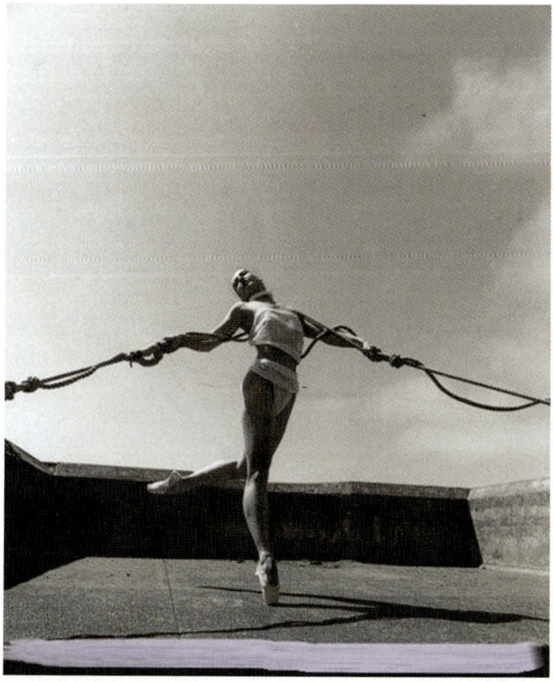

그림 13.6 B 댄서. 발레 무용의 미학은 높이와 양력에 중점을 둔 고딕 양식의 대성당의 건축을 모방한다.

사진 출처: Marilyn Mille

Cecil Balmond가 지은 고딕 양식의 플라잉 버트레스와 21세기 다리는 그 시기의 대부분을 차지하지만, 구조물에 안정성을 부여하는 장력과 압축력의 해결을 다루는 방법에 있어서 수학적 합리성을 공유하고 있다(p.3).

신체에 대한 환경 공간의 커다란 의미

우리가 어디로 이동하고 어디서 훈련하느냐는 우리의 몸을 어떻게 훈련하느냐에 더 큰 영향을 미친다. 현대 세계는 신체 시스템에 가해지는 자연적인 스트레서가 부족한 편이다. 우리의 근막에 미치는 영향은 중요하다.

인간은 문명의 시작때 부터 환경 공간을 창조하고 형성해 왔다. 사람은 외부 환경뿐만 아니라 내적 해부학도 새롭게 만든다. 인지과학 분야에서, Andy Clark과 David J. Chalmers는 "The Extended Mind(1989)"이라는 글에서 "확장된 인식"의 개념에 대해 다음과 같이 의문을 제기했다:

마음은 어디에서 멈추고 나머지 세계는 어디에서 시작하는가? 그 질문은 두 개의 표준적인 답변을 요구한다. 어떤 사람들은 피부와 두개골의 경계를 받아들이고, 몸 밖에 있는 것은 마음 밖에 있다고 말한다. 또 다른 사람들은 말의 의미가 '머리에 있지 않을 뿐'이라는 것을 암시하는 주장에 감명을 받고, 의미에 대한 외향주의가 정신에 대한 외향주의로 넘어간다고 주장한다. 우리는 제 3의 지위를 추구할 것을 제안한다. 우리는 인지 과정을 추진하는 데 있어서 환경의 적극적인 역할을 기반으로 하여 매우 다양한 종류의 외향주의를 능동적 외향주의로 바꾸는 것을 지지한다.(p.7)

발을 지면에 붙여 보자

자연스런 표면의 영역을 찾아보자(만약 여러분이 깨진 유리나 다른 건강상의 위험이 있는 장소에 살고 있다면 조심하자). 양말과 신발을 벗고, 여러분의 발로 감각을 느끼는 시간을 가져보자. 손과 다른 부분에 자유로운 느낌을 추가해 보자! 지면이 딱딱한가? 여러분이 경험하고 있는 다양한 질감과 감각이 있는가? 어떻게 하면 자연스런 지면에 맞서 다양하게 움직일 수 있는가? 이런 환경에 있을 수 있는 여러분 자신을 위한 시간을 가져보자. 몇 분, 아마 5분이나 10분 정도만 있다가 여러분의 신체 감각을 체크해 보자.

예술, 건축 및 공간 관계

"공간"의 개념은 여러 분야에서 사용하고 있는 개념이다. 심리학에서는, 사람의 공간 개념은 수용 가능성의 문화적, 심리적 규범을 확립하는 데 매우 중요하다. 건축학의 측면에서, 구조물을 어디에 배치할 것인지와 개방된 공간으로 남겨둘 것인지에 대한 선택은 매우 중요하며, 마찬가지로 그것이 서비스하는 문화에 반영된다. 해부학에서, 신체 시스템 내에서뿐만 아니라 공간에서도 신체가 어떻게 움직이는지는 끊임없이 모양을 바꾸고 있다. 공간 사용은 사람이 세상에서 어떻게 움직이고, 살고, 자신을 표현하는지 중요하게 된다. 예를 들어, 라틴어 "solvitur ambulando"는 대략 "걸어서 해결한다"로 번역된다. Sinope의 Diogenes에 의해 처음 언급되었다고 믿어지는 그것은 운동이 비현실적이라는 주장에 대한 그의 반응이었고, 그는 일어서서 걸었고, 비언어적 행동을 통해 그의 신념 체계를 증명했다. 우리가 이동할 수 있는 공간이 있는 곳은 물리적 문제이면서 심리적 문제이다.

건축은 주변의 공간에 대한 개별적인 반응을 형성할 뿐만 아니라 문화적 정체성의 발현일 수 있다.
작가 Tony Hiss(1991)는 다음과 같이 말했다:

… 우리는 단순히 장소에 적응하거나 부담을 덜기 위해 장소를 수정하는 것이 아니다. 우리는 이해의 능력을 확장시키고 새로운 성취를 이끌어내기 위해 우리의 환경을 의도적으로 계속해서 변화시킨 유일한 생물체이다. 그리고 우리가 성장하고 이해력을 높이는 것은 가장 가치 있고 가장 취약한 유산이다(p.xvi).

공공 공간과 건강 공간이 어떻게 만들어지는지의 중요성을 인식함으로써, 사회는 전체 집단의 정신 건강을 증진시킬 수 있다. 해부학적 요구는 환경을 형성하고, 차례로 인체를 재구성할 필요가 있다. 환경과 움직임 창조 사이의 연결성은 중요한 것이다. 이런 경우, 환경은 춤이 순간적인 형태로 만들어지는 상대적인 상수로 작용한다. 물론, 환경이나 건축이 변화함에 따라, 춤도 그것이 유래한 풍경을 반영할 것이다. 만약 우리가 전통춤을 생각한다면, 그것의 형태는 환경과 공간에 결정적인 연관성을 가지고 있다. 민족음악학자인 Alan Lomax도 춤을 연구했고, 환경적 위치와 발달 단계 사이의 연관성에 주목했다. 유럽의 민속 무용은 농업에서 발전한 도장 찍기와 셔플 동작으로 가득 찬 반면, 높은 스텝의 춤은 바위 지형을 오를 필요가 있는 이들 동작에 가치를 둔 산악 지역의 풍경을 반영한다(Lomax, 1978). 부가적으로, Lomax는 칸토메트릭스(cantometrics)와 안무로 분류된 지역의 춤과 음악 스타일을 분류하기 위한 시스템을 개발했고, Bartenieff를 포함한 춤 인류학자들로부터 의견을 들었다. 비록 포크 댄스 형태가 각 지역에서 퇴색하고 있지만, 영화 RIZE(La Chapelle, 2005)에서 볼 수 있는 크럼핑(krumping)과 같은 도시 스타일의 춤이 미국에서 증가하고 있다. 이들 스타일은 그들이 발전한 도시 환경의 영향을 분명히 받는다. 크럼핑의 실제 "성능"은 좁고 제한된 공간에 국한되는 반면, 움직임 노력은 강하고, 빠르고, 자유롭다.

2016년, 나는 미국 해부학 협회를 위한 지역 회의에서 공간 관계, 환경, 해부학에 대한 나의 연구 중 일부에 대한 포스터를 제시했다. 열정적인 주제를 발표하는 것 외에도, 내가 가장 즐거웠던 것은 워싱턴 하이츠 근교에 있는 콜롬비아 의과대학의 일부인 Roy and Diana Vagelos Education Center에서 열렸다는 것이다. Diller Scofidio + Renfo에 의해 디자인된 이 건물은 이웃과 허드슨 강의 전망을 볼 수 있는 커다란 창문을 가지고 있다. 또한 필요에 따라 재구성할 수 있는 다양한 계단, 경사로 및 교실 또는 "학술동"이 있었다. 건축가들은 공간이 환경을 통해 배우고 움직이는데 있어 중요하다는 것을 분명히 이해한다.

이런 개념은 "…사람은 그들 자신을 위한 환경, 살 수 있는 공간을 만들고, 그들 삶의 패턴에 의해 제안되며, 그들에게 있어 중요한 것으로 보이는 현실의 상징을 중심으로 구축된다"고 이해하고 있는 진보적인 건축가들에 의해 반영되었다(Scully, 1991, p.1). 건축은 더 큰 문화적 자아가 차례로 개인의 정신에 영향을 미칠 수 있는 부분으로 생각할 수 있다. 개인의 웰빙이 울려 퍼지는 곳을 찾는 것뿐만 아니라 심리적 스트레스와 좌절감을 해소하기 위해 공공장소를 잘 설계해야 할 책임이 커진다. 우리의 정신 건강 커뮤니티에 있는 사람들에게, 그 커뮤니티가 지원할 수 있는 장소의 건설을 지원하고 육성하는 것이 훨씬 더 중요해진다.

공동체라는 개념은 그 자체의 네트워크로서 애착의 형태와 의지를 취한다.

> *공동체의 감정은 공간, 태도, 행동의 공유와 공통성에 기초한다. 공동체 정신(community spirit) 또는 공동체 의식(community of community)은 사람들이 다른 사람들과 물리적 공간이나 환경(예: 이웃이나 직장)을 공유할 때 시작되는 장소 애착의 한 형태이다 (Kopec, 2012, p 297).*

전통적으로 중앙 광장이었던 것이 공동체 공간의 교차점 역할을 하고, 춤과 음악에 활용되었지만, 이제는 지역의 커피숍이든, 농민 시장이 다시 성장하든, 정체성의 감각을 제공하는 의미가 있는 장소로 대체되었다.

장소에 대한 생각은 개인들이 그들 주변의 세계를 어떻게 개념화하느냐에 달려있다. 환경 심리학 분야에서, 장소라는 단어는 장소 정체성, 장소 감각, 장소 애착과 같은 더 구체적인 개념을 포함한다. 이들 용어는 장소의 의미를 정의하는 일련의 감정들을 기술하는 시도이기도 하는데, 그것은 본질적으로 우리가 타인과 특정 환경과 관련해 우리 자신을 어떻게 보고 있으며, 감정적 유대감이 시간의 경과에 따라 그 장소로 발전할 수 있음을 설명해 준다(Kopec, 2012, p61–62).

효과적으로 활용되면 자연 환경의 통합은 치료적일 수 있다. Louv(2008)는 그의 책 "Last Child in the Woods: Saving Our Children From Nature Deficit Disorder에서, 아이들이 자연 속에서 자유롭게 탐험할 수 있는 공간이 지난 세대에도 크게 줄어들었다고 지적했다. 자연 세계와의 창조적 상호작용을 위한 공간은 환경과의 건강한 관계뿐만 아니라 그 안에서 인간과의 관계를 유지하는 데 중요하다.

Ackerman(1991)은 다음과 같이 언급했다:

> *우리가 우리 자신을 지각있는 존재로 묘사할 때(느낌을 의미하는 라틴어 "sentire"에서 유래되고, 향하다 또는 가다의 의미인 인도유럽어 "sent-"에서 유래된),*

우리는 우리가 의식하고 있음을 의미한다.
좀 더 문자적이고 포괄적인 의미는 우리가 사람으로서
감각적 인식을 가지고 있다는 것이다(p.xvii).

장소에 대한 소속감은 환경에 대한 심리적 애착의 표시이다. 우리는 또한 우리 자신과 환경에서 패턴을 찾는다. 이것은 왜 우리가 이 책의 첫머리에서 접한 피보나치 순서(Fibonacci sequences)와 같은 순서들이 위안을 느끼는지 설명할 수 있고, 종종 예술과 건축에서 재현되었다. Da Vinci와 같은 시기에 살았던 Luca Pacioli가 지적했듯이, "수학이 없다면, 예술도 없다."(Meisner, 2014).

사람은 환경과의 상호작용을 통해 환경에 영향을 미치고, 환경을 형성하는 방법을 선택한다. 우리는 이전에 서양의 움직임을 일차적인 기계론적 관점에서 다루어 왔고, 이와 마찬가지로 우리의 건물을 심리적 영향보다는 기능적 측면에서 바라보았다. 그러나 만약 움직임에 대한 강조를 더 심오하게 다루었다면, 우리의 세계와 춤의 상호작용이 번창할 기회를 가졌을 것이다.

수년에 걸쳐, 몇몇 건축가들은 그런 식으로 상상하지 않았더라도, 근막 시스템에 대한 도전으로 볼 수 있는 다양한 방식으로 신체를 관여시키는 방법을 가지고 놀기 시작했다. 일본에서 태어나 미술과 의학을 공부한 뒤 뉴욕에 정착한 건축가 Arakawa가 대표적이다. 그는 아내인 Gins와 함께, 신체 시스템에 도전하는 건물에서 사는 개념을 확장했다. 그들의 집인 Bioscleave House는 균형에 도전하고, 몸이 예상치 못한 방식으로 계속 활동할 수 있도록 기복이 있는 울퉁불퉁한 바닥을 가졌다. 이와 비슷하게, 2016년에, 하버드 디자인 대학원의 Lauren Friedrich도 편안함을 제공하는 대신, 해부학적으로 신체에 도전할 수 있는 실내 공간을 만드는 일을 했다.

복잡성 이론과 환경으로서의 연결된 신체의 중요성

복잡성 이론을 살펴보면, 이것은 해부학적 공간을 미시적, 거시적 차원에서 보는 틀이 될 수 있다. 개미는 복잡한 보도의 교통과 같은 방식으로 상향식 시스템을 이용하여 자기 조직화한 예이다. 세포는 같은 방식으로 형성되며, 다른 세포들은 서로 다른 유형의 이웃으로 함께 모인다. 세포는 환경을 "읽지만", 복잡한 시스템에서 어느 정도 무작위성을 가지고 정보를 처리한다. 너무 많은 무작위성과 조직화하는 능력이 사라진다. 시스템과 신체에 너무 적은 무작위성은 항상 같은 방식으로 반응하며, 환경이 변화하면 제대로 적응할 수 없게 된다. 우리는 무작위성과 멀티벡터를 위한 신체 환경을 훈련시켜, 신체의 복원력을 만들어내야 한다. 우리는 실제로 변화에 적응하기 위해 건강한 방식으로 신체적으로 어려움을 겪어야 한다는 것을 염두에 두고 설계되었다.

무작위성은 우리가 복잡성 이론을 논의하고 있는지 아니면 예상치 못한 공간 배치에 의해 만들어지는 자발적인 저녁식사 대화를 논의하고 있는지에 영향을 미친다. 이 책 내내 우리의 손님들은 이런 대화의 일부가 되었다. 마음 챙김(mindfulness)은 많은 사람들이 잘 알고 있는 개념이지만, 우리는 여전히 종종 신체와 단절되고 용이함과 편안함을 느끼면서 움직이는 방법을 알고 있다. 궁극적으로, 스포츠, 규율, 직업에 상관없이 우리는 탄력적인 시스템을 구축하는 것을 목표로 하고 있다.
환경 문제를 이해한다는 것은 연결된 신체에서 그것의 역할을 더 자세히 볼 수 있는 이유를 우리에게 제공할 수 있다는 것이다.

여러분의 근막 형태를 세상 안으로 가져가자

여러분의 몸에서 중요한 연결고리를 그려보자. 이것은 특정 해부학에 뿌리를 둔 근막 연결일 것이다. 이것은 층이나 은유적인 실의 일반적인 연결일 수도 있다. 이번에는, 더 큰 환경으로 연결을 유도하자. 여러분을 위한 공간은 무엇인가? 나무가 우거진 길인가, 카약을 위한 강인가, 수영장인가 아니면, 스케이트장인가? 다른 사람(운동선수, 동료 또는 친구, 가족)과 관련이 있는가?

이번에는 종이를 들고 뒤집어서, 여러분이 선택한 환경에서 여러분의 이상적인 공간에 대한 무언가를 그려보자. 야외 훈련장에서 운동기구로 여러분이 디자인할 것은 무엇인가? 홈 사무실을 위한 것인가? 창의적으로 되자! 공간, 장소, 관계가 어떻게 여러분의 움직임과 기분을 바꿀 수 있는지 생각해 보자.

마지막으로, 우리는 큰 불화의 시대에 살고 있음을 알 수 있고, 근막에 대한 흥분은 아마도 연계에 대한 욕구가 있기 때문에 급속하게 확장되었을 것이다. 새로운 (또는 재발견된) 깨달음은 전통적인 해부학에서 우리가 종종 분리했던 공간들이 실제로 건강을 위한 치료 전략을 만드는 관심 영역이라는 것이다. 우리들 중 많은 사람들은 무엇이 우리 모두를 하나로 묶는지, 그리고 패턴과 형태가 우리를 작고 더 큰 규모로 어떻게 형성하는지 보고 싶어한다. 내 안의 해부학자는 모든 것이 근막이 아니며, 단어들이 중요할 수 있음을 인식한다. 해부학 용어집(이런 경우, 국제해부학자협회)의 해부학적 정의는 여전히 논의되고 계속 업데이트되고 있다. 마찬가지로, 물리치료사, 카이로프랙터, 오스티오패쓰, 피트니스 트레이너, 운동 수련가, 그리고 많은 다른 사람들로 구성된 더 큰 원탁회의도 이런 주제에 대한 아이디어를 더해 주고 있다. 그러나, 우리 모두는 우리의 지식 성장이 계속 확대될 수 있도록 어떻게 서로 대화를 나눌 것인가에 대해 여전히 연구하고 있다. 삶은 궁극적으로 신체의 조직에서든, 불꽃을 튀기고 모양을 만드는 자극적인 아이디어에서든 움직임에 관한 것이다.

모든 것이 서로 얽혀 있고, 그들의 얽힘은 거룩하며,
모든 부분이 서로 연결되어 있다.
그것들은 조화롭게 구성되고, 함께 작용하여
세상을 구성한다.
하나의 세상은 모든 것으로 이루어지고,
하나의 신성성(divinity)이
그들 모두에게 존재한다.

Marcus Aurelius, Meditations

우리가 함께 움직임의 잔치를 끝나기 시작할 때, 우리는 마지막 손님인 철학자, 해부학자, 시인인 Gil Hedley의 말을 들을 것이다. 시는 즐거움뿐만 아니라 공간의 틀이다. 우리는 생활에서 기본적인 기능을 먹여 살리기 위해 움직임과 음식 안에서 우리 스스로를 키운다. 단어는 또한 실용적인 의사소통이 될 수 있고, 또 다른 수준의 연결에 도달할 수 있는 방법이 될 수 있다.

통합 해부학

Gil Hedley

우리들 사이에 보이는 공간은
갈망하는 외로움, 후회,
극복해야 할 거리감으로
가득 차 있다—

연결하려는 모든 시도는
그 틈을 영원히 메우지 못한다.
"너" 와 "나" 사이의 이런 흔들리는 공허함,
즉 나는 이 몸이고
너는 저 너머에 있는 저 몸이고,
우리는 각자 혼자이다.

세상도 별개로 분리된 사물처럼 보이고,
우리는 그 위에 모든 고독한 생명체들이
마치 어떤 잔인한 운명에 의해
모두 가까이 있지 못하도록
단절되고 두려워하는 것처럼
변함없이 분리되어 서 있다.

태어난 것은 반드시 죽는다.

그러나 우리가 상상하는
텅 비어 있고,
애인이나 아이에 대한
우리의 마음이 넘쳐흐르면,
그 공간은
그것으로 가득 차 있게 될 것이다.

그 "공간" 의 촉지 가능한 질감,
뼈에 박힌 힘줄,
콜라겐 밧줄,
은빛 시트,
내부를 항해하기 위한
돛과 장비보다는
반박할 수 없는
하나의 감각이 더 현실적일 수 있고,
더 완벽하게 감싸줄 수 있다.

바다가 여러분 안에 있을 때는
어느 누구도
바다에서 길을 잃지 않는다.

우리가 상상하는
우리 사이의 공간이
우리의 뛰는 심장에 울려 퍼지면 어떨까? –
삶의 끈을 뽑아내고,
첫 번째 소리를 울리는 코드,
그 공간의 미묘한 물질,
우리를 엮어주는 파도,
하나의 천으로 짠 옷.

아마도 우리의 마음이 만들어내는
기계를 구성하는 것에
이것을 맞추는 부품들,
그리고 진리는 분열하고,
분리된 말과
행동에 있는 것이 아니라,
보이는 공간,
그 조각들과 조각들 사이의
티끌과 같은 공간,
계속되고,
감싸고,
연결되고,
관련되는 조직에 있을 것이다.

이것은
우리가 하나라는
증거를 발견하는
두 사람 사이의
미묘한 공간 속에서,
우리가 떼어낼 수 없고
온전한 우리의 육체에 있는 것처럼,
거기에 반영될 수 있음을 발견한다.

(2018년 베를린 근막 학회에서의 Gil Hedley).

참고문헌

Ackerman, D. (1991) A Natural History of the Senses. New York, NY: Vintage.

Aurelius, Marcus. (2014) Meditations. CreateSpace Independent Publishing Platform.

Carrette, J. (2013) William James's Hidden Religious Imagination: A Universe of Relations. Abdingdon, UK: Routledge.

Clark, A. and Chalmers, D. (1998) 'The extended mind.' Analysis 58, 1, 7–19. https://doi.org/10.1093/analys/58.1.7

Council on Communications and Media (2016) 'Media and young minds.' Pediatrics 138, 5, e20162591. https://doi.org/10.1542/peds.2016-2591

Farb, N., Daubenmier, J., Price, C. J., Gard, T. et al. (2015) 'Interoception, contemplative practice, and health.' Frontiers in Psychology 6. https://doi.org/10.3389/fpsyg.2015.00763

Freeman, M. A. R., and Wyke, B. [1966] (2005). 'Articular contributions to limb muscle reflexes. The effects of partial neurectomy of the knee-joint on postural reflexes.' British Journal of Surgery 53, 1, 61–69. https://doi.org/10.1002/bjs.1800530116

Groh, J. M. (2014) Making Space: How the Brain Knows Where Things Are. Cambridge, MA: Belknap Press.

Hiss, T. (1991) The Experience of Place: A New Way of Looking at and Dealing With our Radically Changing Cities and Countryside. New York, NY: Vintage.

Johnson, M. (2008) The Meaning of the Body: Aesthetics of Human Understanding. Chicago, IL: University of Chicago Press.

Kemp, M. (2016) Structural Intuitions: Seeing Shapes in Art and Science. Charlottesville, VA: University of Virginia Press.

Kopec, D. (2012) Environmental Psychology for Design. London: Fairchild Books.

LaChapelle, D. (dir.) (2005) Rize. Lions Gate Films.

Lomax, A. (1978) Folk Song Style and Culture. Piscataway, NJ: Transaction Books.

Louv, R. (2008) Last Child in the Woods: Saving our Children from Nature-deficit Disorder. Chapel Hill, NC: Algonquin Books.

MacFarlane, R. (2018) The Lost Words. Toronto: House of Anansi Press.

Meisner, G. (2014) Golden Ratio in Art Composition and Design. The Golden Ratio: Phi, 1.618. Accessed on April 2, 2022 at www.goldennumber.net/art-composition-design

Merriam-Webster (n.d.) Environment. Accessed on December 29, 2019 at https://www.merriam-webster.com/dictionary/environment

Pagnini, F., Cavalera, C., Volpato, E., Comazzi, B. et al. (2019) 'Ageing as a mindset: a study protocol to rejuvenate older adults with a counterclockwise psychological intervention.' BMJ Open 9, 7, e030411. https://doi.org/10.1136/bmjopen-2019-030411

Porges, S. W. (2009) 'The Polyvagal Theory: new insights into adaptive reactions of the autonomic nervous system.' Cleveland Clinic Journal of Medicine 76, 4 suppl 2, S86–S90. https://doi.org/10.3949/ccjm.76.s2.17

Scully, V. J. (1991) Architecture: The Natural and the Manmade. New York, NY: St. Martin's Press.

Simard, S. (2021) Finding the Mother Tree: Discovering the Wisdom of the Forest. New York, NY: Alfred A. Knopf.

Stecco, C., Macchi, V., Porzionato, A., Morra, A. et al. (2010) 'The ankle retinacula: morphological evidence of the proprioceptive role of the fascial system.' Cells Tissues Organs 192, 3, 200–210. https://doi.org/10.1159/000290225

추천 책

Almond, L. and Whitehead, M. (2012) 'Physical literacy: clarifying the nature of the concept.' Physical Education Matters 7, 68–71.

Andrews, K. (2020) WANDERERS: A History of Women Walking. London: REAKTION Books.

Bartenieff, I. and Lewis, D. (1980) Body Movement: Coping with the Environment. Philadelphia, PA: Gordon and Breach Science Publishers.

Carter, A. and O'Shea, J. (eds) (2010) The Routledge Dance Studies Reader. Abingdon, UK: Routledge.

에필로그 (Epilogue)

지금을 위한 마지막 생각상자

인류는 생명의 그물을 짜지 않았다. 우리는 그 안에 있는 하나의 실에 불과하다. 우리가 그물 안에서 무엇을 하든, 우리 스스로 한다. 만물은 함께 결합되어 있다. 모든 것은 연결되어 있다.

Chief Seattle, 1854

과학은 미시적인 것에서부터 거시적인 것까지 세상의 구조를 연구한다. 이것은 모든 것이 어떻게 작동하는지에 대한 호기심을 가지고 있다. 정적이기는 커녕, 질문을 계속하고 예측을 하며 답이 어떻게 유지되는지 보고 있다. 근막에 우리의 이해는 진화하는 과정이며, 어떤 좋은 대화에서도 관찰적이고 적극적인 대화가 있다. 모든 것을 자세히 살펴 봄으로써 그 주제에 우리만의 렌즈를 들이대지만, 우리는 또한 그 주제가 우리에 대해 무엇을 알려 주고 있는지를 발견할 수도 있다.

의심할 여지 없이, 근막에 대한 우리의 지식은 계속 확장될 것이고, 확정되지 않는다. 이 책은 여러분이 사려 깊은 방식으로 계속되기를 바라는 생각과 대화를 촉발시키기 위한 것이다. 우리는 신체가 근막 수준에서 연결되고, 세계로 더 넓게 뻗어 나가는 무수한 방법을 이해하기 시작했다.

나는 과학적 정신 – 보류하는 것, 확신하지만 너무 확신하지 않는 것, 증거가 그들에게 불리할 때 아이디어를 포기하려는 의지 –을 좋아한다; 이것은 궁극적으로 괜찮다 – 이것은 항상 열려 있는 것 이상의 길을 유지한다 – 항상 삶, 생각, 애정, 전체 사람, 실수 후에 다시 시도할 기회를 준다.

Walt Whitman, Walt Whitman's Camden Conversation

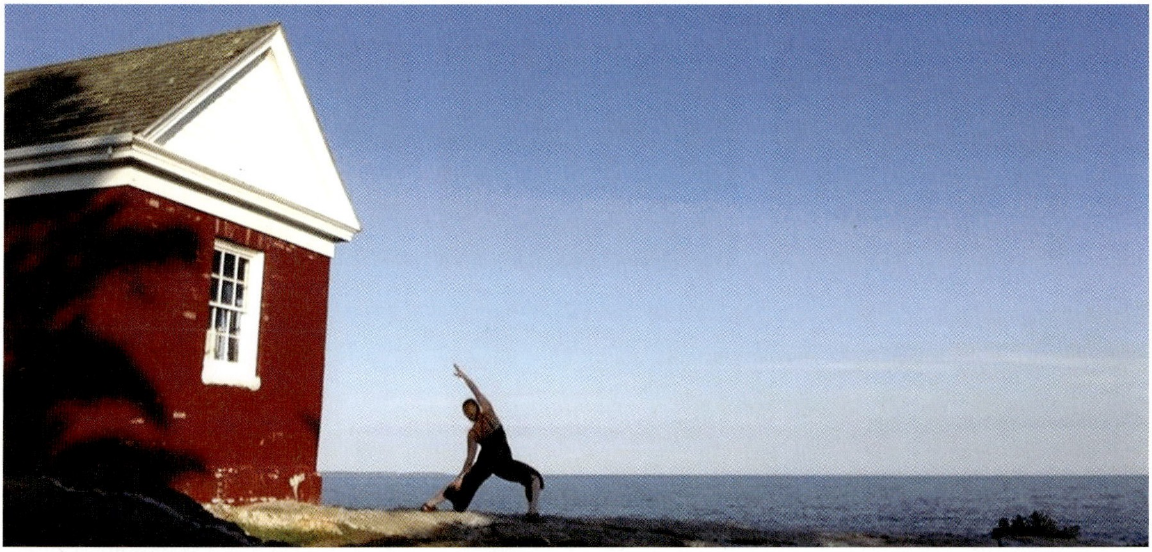

그림 에필로그1. 저자의 셀프-타이머. Pemaquid Point, Maine.

부록. 텐서그리티 모형 만들기
(Appendix Building a tensegrity model)

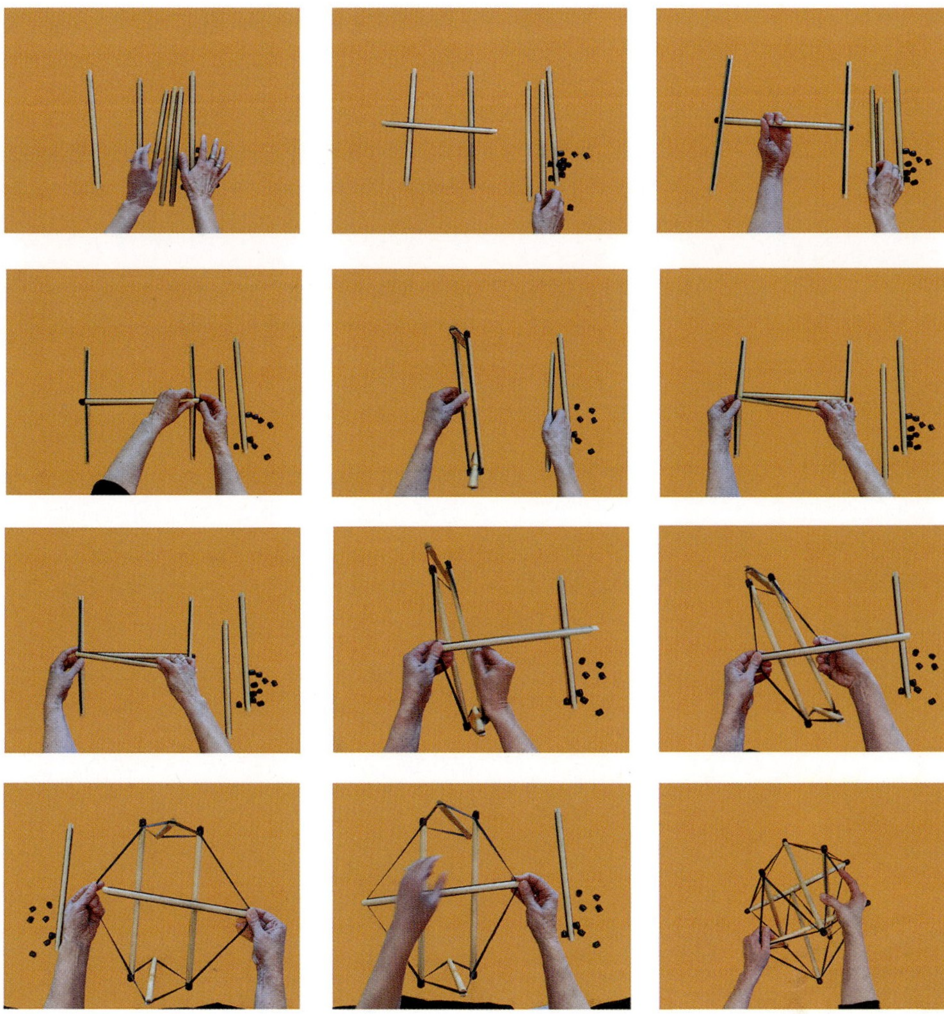

그림 부록 1.

텐서그리티 모형에서 뼈는 근막 조직으로 작용하는 고무줄에 묶이는 나무 막대로 표현된다. 신체의 형태에서, 스트레인은 압박과 장력을 동시에 발생시키는 닫힌 시스템 안에서 분산되고, 자기 조직화 형태로써 작용한다. 텐서그리티 모형은 한 영역의 스트레인이 구조의 다른 영역으로 이동한다는 것을 입증할 수 있다. 잘 균형 잡힌 모형은 복원력으로 무너지거나 바운딩되는 것을 조절해 줄 수 있다.

인덱스(index)

ㅂ

ㅅ

ㅇ

ㅈ

ㅊ

ㅋ

ㅌ

ㅍ

ㅎ

기타